新版
からだの地図帳

The Atlas of the Human Body

監修／佐藤達夫

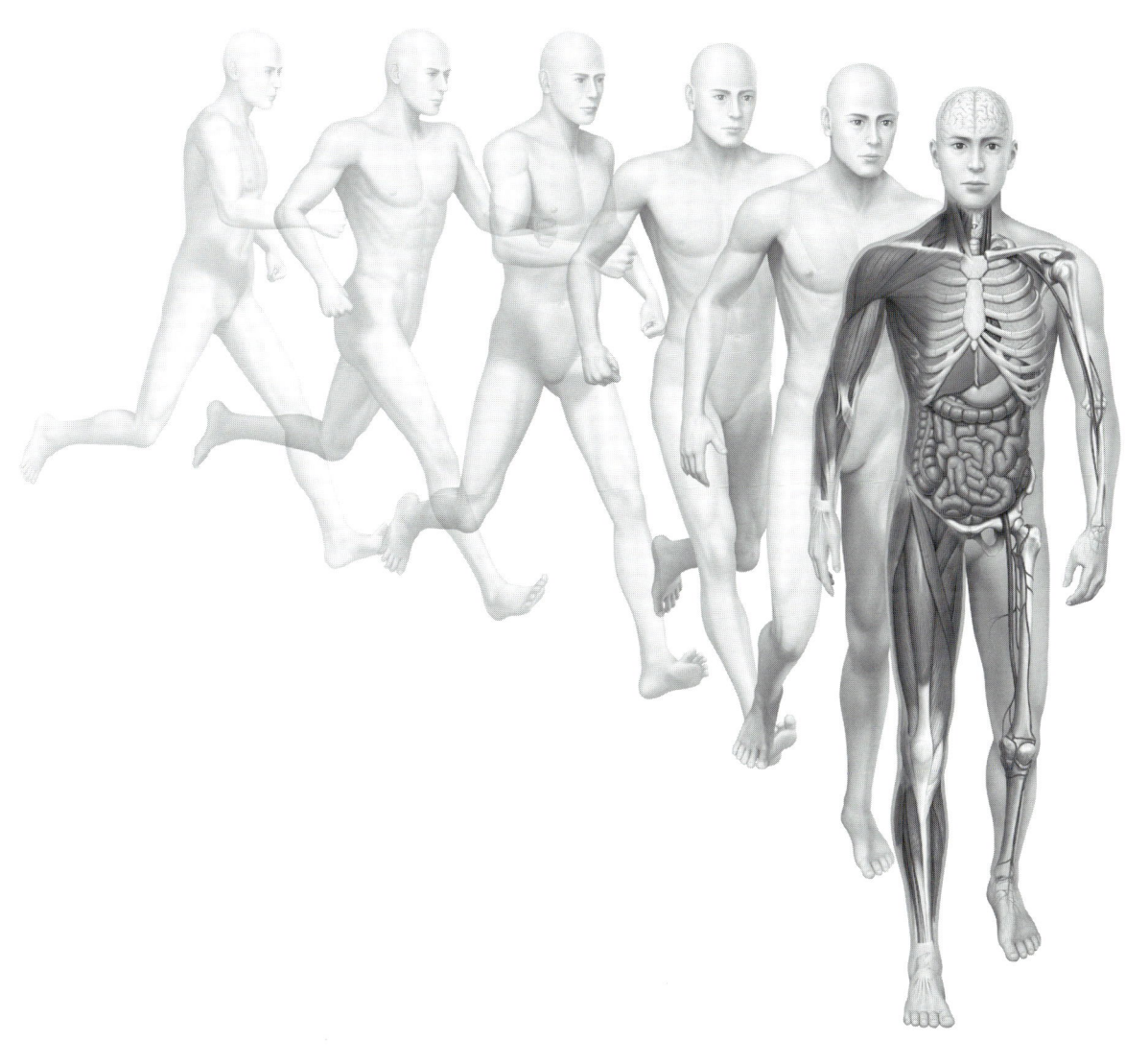

講談社

監修のことば

　本書の旧版が誕生したのは1989年であり，以来好評を博して増刷を重ねること48回，隠れたベストセラーとして知られている．現在では本書のスタイルが広く受け入れられているが，発刊当時は，従来の医療健康関係書にはない斬新な本として歓迎された．

　最大の特徴は器官とその周辺を大きく美しく描いて見開き2ページの中心にコアとして据えたことである．そして監修者として，臨床経験豊かで局所にも全身にも目配りのきく碩学高橋長雄先生を迎えたことが大きい．解剖学がしばしば人体の地図とたとえられるように，故高橋先生は序文のなかで，人体という小宇宙を理解する最初のステップは，どこに何があり，どんなはたらきをしているかを理解することであり，つまりは，からだの〈地図〉と〈地理〉を理解することである，と指摘しておられる．今日においても，それは変わらないであろう．

　しかし医学関係書の宿命として，四半世紀の時間経過はいかんともしがたい．科学技術の驚異的な進歩に支援されて診療内容も信じられぬほど変貌した．新聞紙上や雑誌の健康記事も量の増大と質の高度化の一途をたどっており，いきおい専門用語は氾濫し，読者の理解は追いつかない．

　こうした変化にいちいち対応するのは土台無理というものであるが，すくなくとも目配りだけはしておく必要が感じられる．それには単なる増補という形で対応するには無理があり，まったく新しい『からだの地図帳』をつくる態度でのぞむこととした．とくにいちばんの眼目であるイラストレーションはほとんどすべて新たに描き起こすことにした．しかもイラストレーターと監修者の間のチェックは編集者もまじえて各数回にわたっておこない，誤りのないように最大限に配慮した．文中や図中の用語についても，『解剖学用語』記載のものはできるだけ採録し，新聞・雑誌・書籍を参照する際に容易に調べられるようにした．また，これに対応して索引の充実もはかった．解説も単なる用語の連結に陥らぬように心がけたが，図の大きさとの兼ね合いで十分なスペースを得られなかったのが残念である．

　先に述べた〈地図〉と〈地理〉のうち，本書は軸足をからだの〈地図〉にかけた本であり，〈地理〉にさらに踏み込んで理解を深めたい読者には，地図帳シリーズの「脳」，「感覚」，「胸部」，「細胞と組織」などの参照をおすすめしたい．

　旧版に先立って講談社は『医科学大事典』（全50巻，1982-83）を刊行しているが，この一大プロジェクトによって多くのすぐれたメディカル・イラストレーターと編集者が育成された．彼らの存在なくして旧版が日の目をみることはなかったであろうし，新版もその伝統の継承の集大成といえる．本書のように美しく正確な図を満載した書物の制作がさまざまな困難をともなうのは当然である．しかし編集担当者，イラストレーター，デザイナー諸氏の献身的な協力とチームワークによりのりきり，出版にこぎつけることができた．これらの方々に心から御礼申し上げたい．本書により，からだの理解が容易に深まることを祈っている．

2013年10月

佐藤達夫

旧版の監修のことば

からだの探検の道しるべに

「腎臓はどれくらいの大きさなのか？」
「食道と気管とはどちらが前にあるか？」
「硬膜下出血とクモ膜下出血はどうちがうか？」

　自分自身のからだでありながら，あらためて聞かれてみると，このような質問に正確に答えられないことが意外に多いのではないだろうか．

　日常の診療で，わたしたち医師が患者さんや家族に病状を説明したり，必要な手術の概要を説明しようとすると，まず，からだの構造や臓器の働きを理解してもらう必要がある．このとき写真や正確な図があると正しい理解がはやく得られるのであるが，どうも適当なものがない．結局，手書きの略図で間に合わせざるをえないが，線画の平面図だけでは構造などを立体的に理解してもらうのが，いかにもむずかしい．

　神の創造を思わせるような，からだの構造の巧緻さ，機能の神秘さ，厳格な規則性と調和のとれた運行などの共通性から，からだを〈小宇宙〉にみたてることがある．からだは，たしかに神秘に満ちた小宇宙というにふさわしい対象であるが，もちろん空や星のように遠い存在ではなくて，もっとも身近で，たえず関心をもたざるをえない対象である．この小宇宙を理解するための最初のステップは，どこに何があり，どんな働きをしているかを理解することであろう．つまり，からだの〈地図〉と〈地理〉を理解することである．たいていの家庭に日本地図はもとより世界地図があるのに，からだの〈地図〉や〈地理帳〉を備えている家庭は少ないし，書店で探してみても，正確でしかもわかりやすいものに遭遇できないのが実情である．

　本書は，からだ全体を広く偏りなく，見わたせるように構成されている．たとえば病院で担当医の説明を聞くときなどに持参して，本書の図のうえで要点を指摘してもらい，そのあと自分で時間をかけて解説をじっくり読み返して理解を深めるという使い方をしていただければ，要に即して，からだの〈地理〉について正確なイメージをもつことができると思う．

　莫大な数と量の英知が，からだの謎の解明のために動員され，毎日のように最先端の分野に新しい知見が加えられて，甲論乙駁のなかで新説が塗り替えられている．本書のなかでは，つとめて意見の一致をみたところを，とりあげたつもりであるが，千慮の一失のあることをおそれるものである．皆さまの御批判を待ちたい．なお，本書のための新しいイラスト作成にあたっては，山内昭雄東大教授の御指導をいただいた．御礼申しあげる．

　日常生活で健康への関心が高まり，また医療を受ける側から，病気やけがについて正しく理解したい，という願いが強くなっているいま，この《からだの地図帳》が，よい道しるべとなることを期待したい．

　1989年7月

　　　　　　　　　　　　　　　　　　　　　　　　　　　高橋長雄

目 次

監修のことば———1
本書の利用にあたって——からだの区分，面・方向，各部の名称———8

1 頭部と頸部 head and neck

頭頸部には何があるか———12
頭蓋———14
脊柱———16
脳———18
脊髄———22
頭頸部の筋———24
頭頸部の血管———26
眼———28
耳———30
鼻———32
口腔と唾液腺———34
あごと歯———36
咽頭と喉頭———38
甲状腺———40
● おもな病気〔頭部と頸部〕———42

2 胸部 thorax

胸部には何があるか———44
心臓———46
心臓の血管———48
心拍動のしくみ———50
気管・気管支と肺———52
ガス交換のしくみ———56
横隔膜———58
食道———60
乳房———62
● おもな病気〔胸部〕———64

3 腹部 abdomen

腹部には何があるか———66
胃———68
小腸———72
大腸と肛門———74
消化管壁———76
肝臓———78
門脈———82
胆嚢と膵臓———84
脾臓———86
腎臓———88
尿をつくるしくみ———90
尿管，膀胱，尿道———92
男性生殖器———94
精子をつくるしくみ———96
女性生殖器———98
卵子をつくるしくみ———100
月経周期———102
受精と妊娠———104
骨盤———106
● おもな病気〔腹部〕———108

4 上肢と下肢 upper limb and lower limb

- 上肢の骨と筋————112
- 肩関節————114
- 肘関節————116
- 手の関節————118
- 上肢の血管————120
- 上肢の神経————122
- 下肢の骨と筋————124
- 股関節————126
- 膝関節————128
- 足の関節————130
- 下肢の血管————132
- 下肢の神経————134
- ●おもな病気〔上肢と下肢〕————136

5 全身 whole body

- 全身の骨格————138
- 全身の筋————140
- 胸腹部の筋————142
- 背部の筋————144
- 関節————146
- 骨組織————148
- 筋組織————150
- 皮膚————152
- 毛と爪————156
- 血管系————158
- リンパ系————162
- 脳神経————166
- 脊髄神経————170
- 自律神経系————172
- 内分泌腺とホルモン————174
- ●おもな病気〔全身〕————176

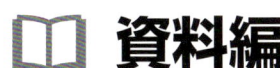 資料編 histology & human body data

●組織学の基礎知識
- 細胞————180
- 上皮組織————182
- 腺————183
- 結合組織————184
- 血液————185
- 神経組織————186

●からだのデータ
- 成長にともなうからだの割合の変化————188
- 胚子・胎児の形態変化と異常のおこりやすい時期————188
- からだの数値————189

- 出典，参考文献————192
- さくいん————195

器官別目次

骨
- 頭蓋 ———— 14
- 脊柱 ———— 16
- あごと歯 ———— 36
- 骨盤 ———— 106
- 上肢の骨と筋 ———— 112
- 下肢の骨と筋 ———— 124
- 全身の骨格 ———— 138
- 骨組織 ———— 148

関節
- 肩関節 ———— 114
- 肘関節 ———— 116
- 手の関節 ———— 118
- 股関節 ———— 126
- 膝関節 ———— 128
- 足の関節 ———— 130
- 関節 ———— 146

筋
- 頭頸部の筋 ———— 24
- 横隔膜 ———— 58
- 上肢の骨と筋 ———— 112
- 下肢の骨と筋 ———— 124
- 全身の筋 ———— 140
- 胸腹部の筋 ———— 142
- 背部の筋 ———— 144
- 筋組織 ———— 150

消化器
- 口腔と唾液腺 ———— 34
- あごと歯 ———— 36
- 咽頭と喉頭 ———— 38
- 食道 ———— 60
- 胃 ———— 68
- 小腸 ———— 72
- 大腸と肛門 ———— 74
- 消化管壁 ———— 76
- 肝臓 ———— 78
- 胆嚢と膵臓 ———— 84

呼吸器
- 鼻 ———— 32
- 咽頭と喉頭 ———— 38
- 気管・気管支と肺 ———— 52
- ガス交換のしくみ ———— 56

泌尿器
- 腎臓 ———— 88
- 尿をつくるしくみ ———— 90
- 尿管，膀胱，尿道 ———— 92

生殖器
- 男性生殖器 ———— 94
- 精子をつくるしくみ ———— 96
- 女性生殖器 ———— 98
- 卵子をつくるしくみ ———— 100
- 月経周期 ———— 102
- 受精と妊娠 ———— 104

内分泌腺
- 甲状腺 ———— 40
- 胆嚢と膵臓 ———— 84
- 内分泌腺とホルモン ———— 174

循環器（脈管）
- 頭頸部の血管 ———— 26
- 心臓 ———— 46
- 心臓の血管 ———— 48
- 心拍動のしくみ ———— 50
- 門脈 ———— 82
- 脾臓 ———— 86
- 上肢の血管 ———— 120
- 下肢の血管 ———— 132
- 血管系 ———— 158
- リンパ系 ———— 162

神経

- 脳————18
- 脊髄————22
- 上肢の神経————122
- 下肢の神経————134
- 脳神経————166
- 脊髄神経————170
- 自律神経系————172

感覚器

- 眼————28
- 耳————30
- 鼻————32
- 口腔と唾液腺————34
- 乳房————62
- 皮膚————152
- 毛と爪————156

- 頭頸部には何があるか————12
- 胸部には何があるか————44
- 腹部には何があるか————66

おもな病気

- 頭部と頸部————42
- 胸部————64
- 腹部————108
- 上肢と下肢————136
- 全身————176

*本書の項目を，取り上げた器官の構造と機能から分類した．

資料編

●組織学の基礎知識

- 細胞————180
- 上皮組織————182
- 腺————183
- 結合組織————184
- 血液————185
- 神経組織————186

●からだのデータ

- 成長にともなうからだの割合の変化————188
- 胚子・胎児の形態変化と異常の
   おこりやすい時期————188
- からだの数値————189

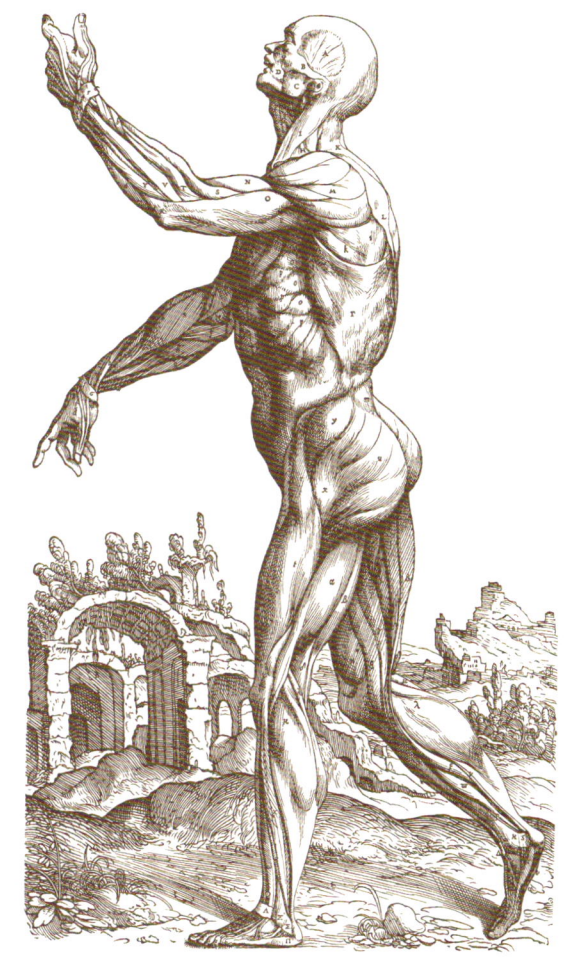

Vesalius, A.：De Humani Corporis Fabrica Libri Septem, 1543

本書の利用にあたって──からだの区分，面・方向，各部の名称

●からだの区分

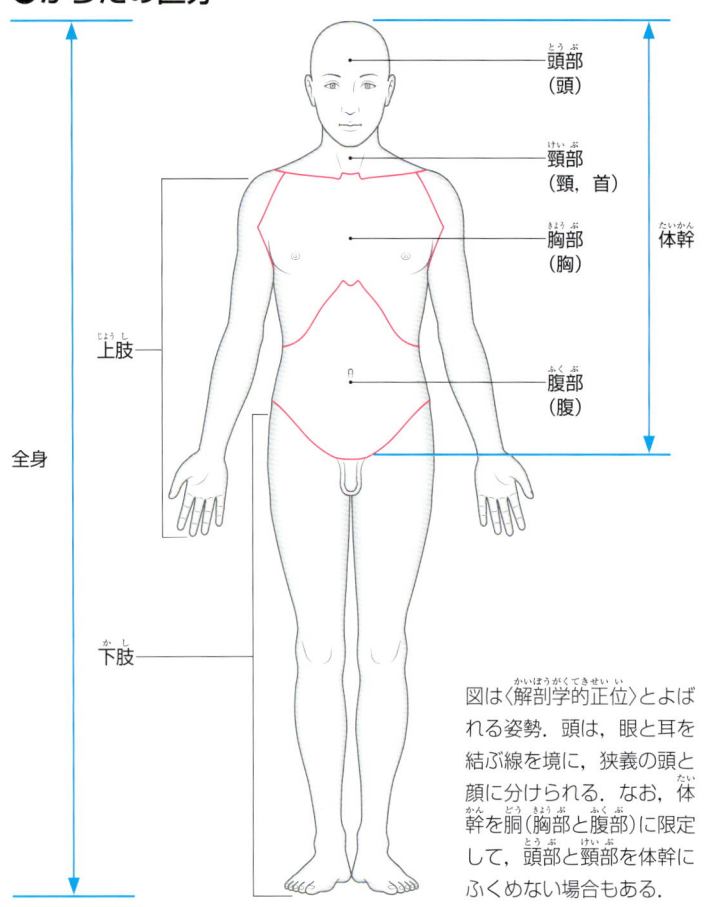

図は〈解剖学的正位〉とよばれる姿勢．頭は，眼と耳を結ぶ線を境に，狭義の頭と顔に分けられる．なお，体幹を胴（胸部と腹部）に限定して，頭部と頸部を体幹にふくめない場合もある．

●立位でみるからだの面

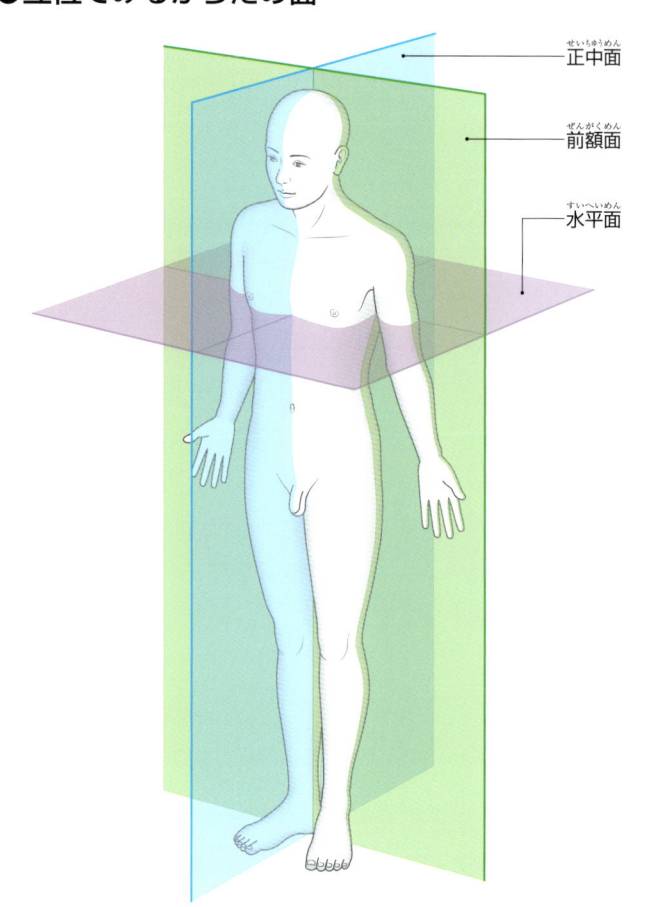

●からだのおもな方向

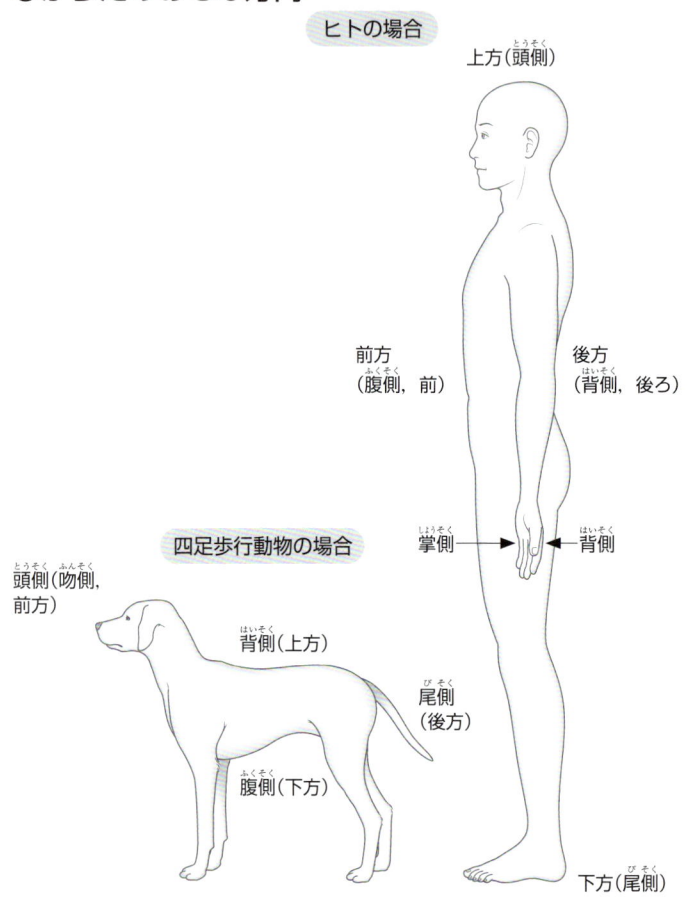

●うつぶせでみる面と方向

●水平面でみるおもな方向

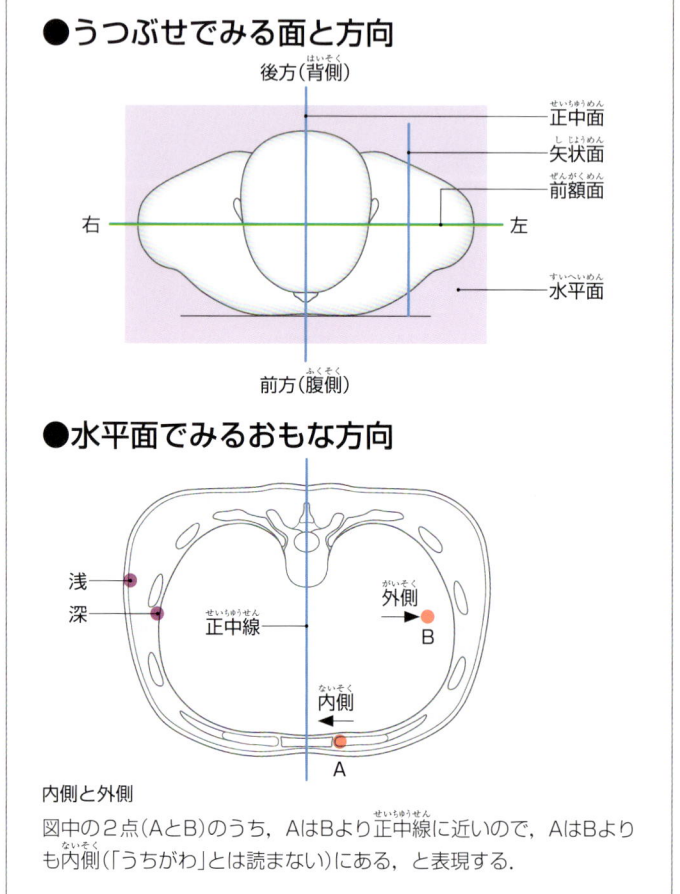

内側と外側

図中の2点（AとB）のうち，AはBより正中線に近いので，AはBよりも内側（「うちがわ」とは読まない）にある，と表現する．

●からだの面と方向

＊本書の図の説明や部位名で用いられている〈左〉〈右〉は，紙面に向かってではなく，からだにおける〈左〉〈右〉を意味する．

＊本書のからだの面や方向，位置などを示す図は，〈解剖学的正位〉とよばれる，以下の姿勢を基準とする．

・直立し，体幹を前方に向けた姿勢をとる
・下肢をそろえ，踵（かかと）をつけ，足趾（足のゆび）の先を左右になかば開く
・左右の上肢はからだの両側に下げて，手掌（手のひら）を前方に向ける

[面]

正中面：からだを縦の中心線（矢が正面からからだを前後につらぬく矢状の方向）で左右に等分した面．正中矢状面ともいい，この面に平行な面を矢状面という．

前額面：からだを腹側と背側に分割した面．前頭面，冠状面ともいう．

水平面：からだを水平に分割した面．地面に平行な面で，横断面ともいう．

[方向]

上方：頭に近いほうで，頭側ともいう．魚類や四足歩行動物では背側．

下方：下肢に近いほうで，尾側ともいう．魚類や四足歩行動物では腹側．

前方：胸や腹のがわで，腹側，前ともいう．魚類や四足歩行動物では頭側．

後方：背中のがわで，背側，後ろともいう．魚類や四足歩行動物では尾側．

内側：2点のうちでからだの正中線（縦の中心線）に近いほう．

外側：2点のうちでからだの正中線（縦の中心線）から遠いほう．

深：体表からからだの中心部に近いこと．深部．

浅：からだの中心部より体表に近いこと．浅部．

近位：体幹の中心や四肢（上肢と下肢）のつけ根に近いこと．

遠位：体幹の中心や四肢のつけ根から遠いこと．

●からだの各部の名称

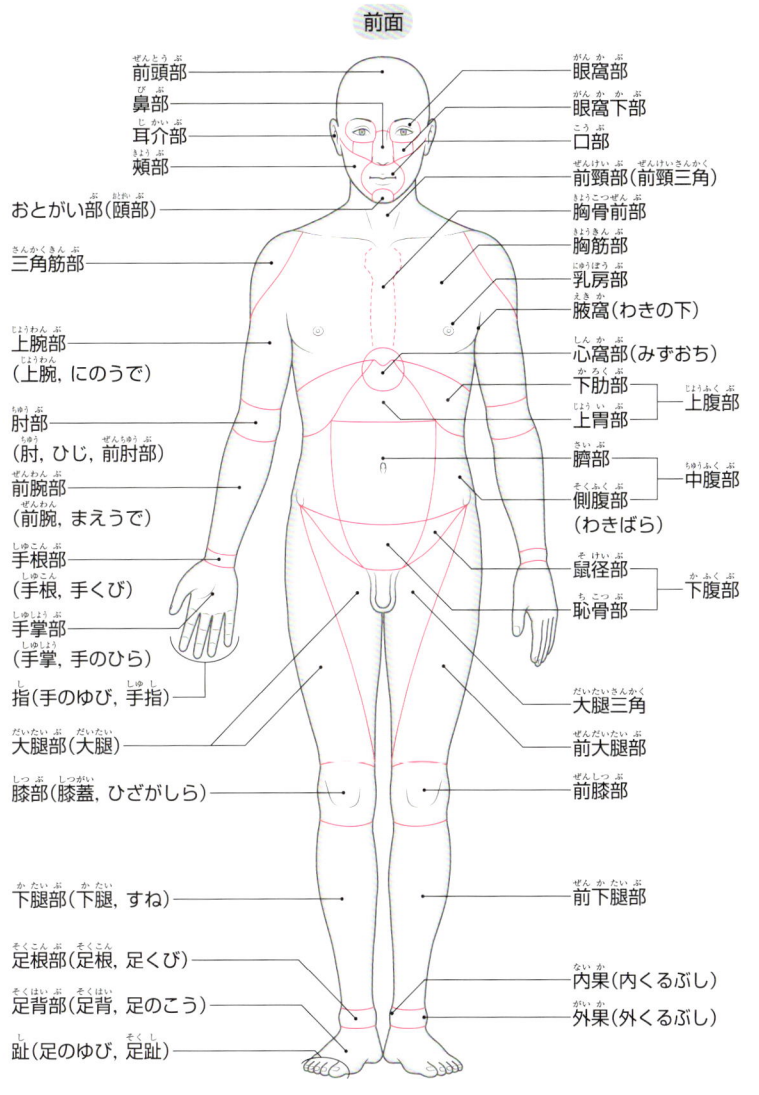
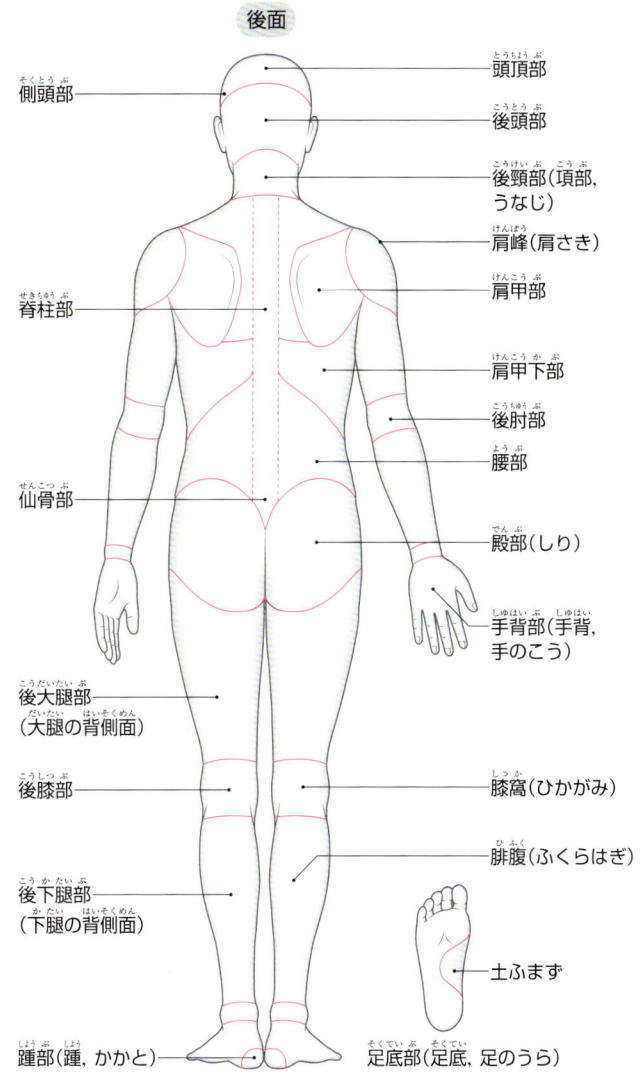

凡例

用語と表記について

＊本書で使用している解剖学用語は，原則として日本解剖学会監修による『解剖学用語 改訂13版』（解剖学用語委員会編集，医学書院，2007）によった．ただし，臨床の場での使用頻度を考慮し，胸大動脈は胸部大動脈，腹大動脈は腹部大動脈とした．また，アブミ骨，オトガイ，ヒダ，ヒモなどカタカナで表記されているものは，ひらがな（平仮名）とした．

＊解剖学用語の読み（ふりがな，ルビ）は原則として『解剖学用語 改訂13版』によった．たとえば，肩関節（かたかんせつ），肘関節（ひじかんせつ），膝関節（ひざかんせつ）では（　）内の読みが一般に流布しているが，本書では『解剖学用語』の読みにしたがって，肩関節（けんかんせつ），肘関節（ちゅうかんせつ），膝関節（しつかんせつ）とした．なお，ルビの拗音・促音は区別せず，すべて並字とした．

＊解剖学用語の読みのうち，左肺，右肺，左副腎，右副腎，左総頸動脈，右総頸動脈など〈左〉〈右〉ではじまる用語の読みは，一部（右心房（うしんぼう），右心室（うしんしつ），左心房（さしんぼう），左心室（さしんしつ））をのぞき，〈さ〉または〈ひだり〉，〈う〉または〈みぎ〉と読むかは慣例によるものであり，必ずしも確定しているわけではない．

そのほか

＊実物大マーク（⚠実物大）を付した器官（臓器）の大きさは，あくまで一応の目安である．

＊項目名の右の数値は，とくにことわりのあるものをのぞいて成人の数値である．これらの数値は資料編の「からだの数値」に掲載した参考文献をもとに示した．

＊解説文中では図の種別（イラストレーション，図解，表，写真）を区別せず，図❶，図❷のようにすべて〈図〉として表示した．

＊項目の最後に記した＊印のついた病気を中心にして，頭部と頸部，胸部，腹部，上肢と下肢，全身によくみられる病気の解説を各章末にまとめた．とくに図や写真を提示して項目中で解説した病気もある．

head and neck

1 頭部と頸部

head and neck

頭頸部には何があるか

1 頭頸部にあるおもな器官

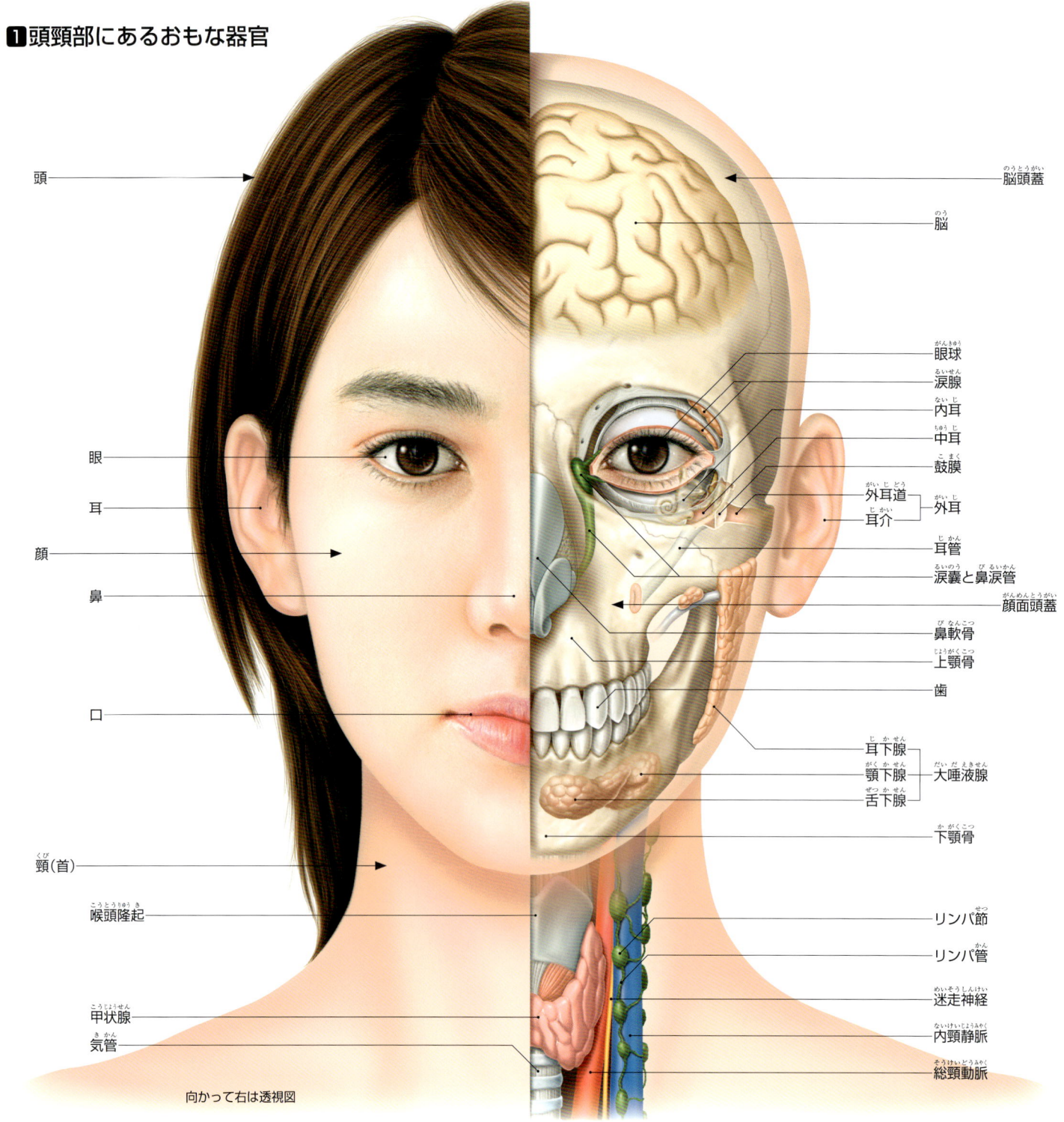

向かって右は透視図

頭部のおもな器官

　頭と顔の部分を合わせて頭部という．頭部には，思考・感情・行動のもととなる高度な知能活動をいとなむ脳，外界からの刺激をとらえる眼・耳・鼻などの感覚器，呼吸器と消化器のはじまりである鼻腔や口腔などがある．

　頭部の骨格は頭蓋とよばれ，脳を収容する脳頭蓋と顔面を形づくる顔面頭蓋に区分される（図1，14ページ）．脳頭蓋の天井は頭蓋冠，床は頭蓋底とよばれ，その間の頭蓋腔に脳が髄膜に包まれて収容されている（図2）．頭蓋底には大後頭孔とよばれる孔が開いており，脳のもっとも下位に位置する延髄の下部がここを通過する．脳頭蓋と顔面頭蓋の境の眼窩とよばれるくぼみには眼球と副眼器が収容され，脳頭蓋をつくる側頭骨の内部には内耳・中耳・外耳道が連なり，耳介が外界に張り出している．顔面頭蓋をつくる上顎骨の中央に開く鼻腔は軟骨でできた外鼻におおわれており，上顎骨の下端と下顎骨の上端に並ぶ歯の奥には口腔がひろがる．口腔には舌が収容され，大小の唾液腺が開いている．頭部の

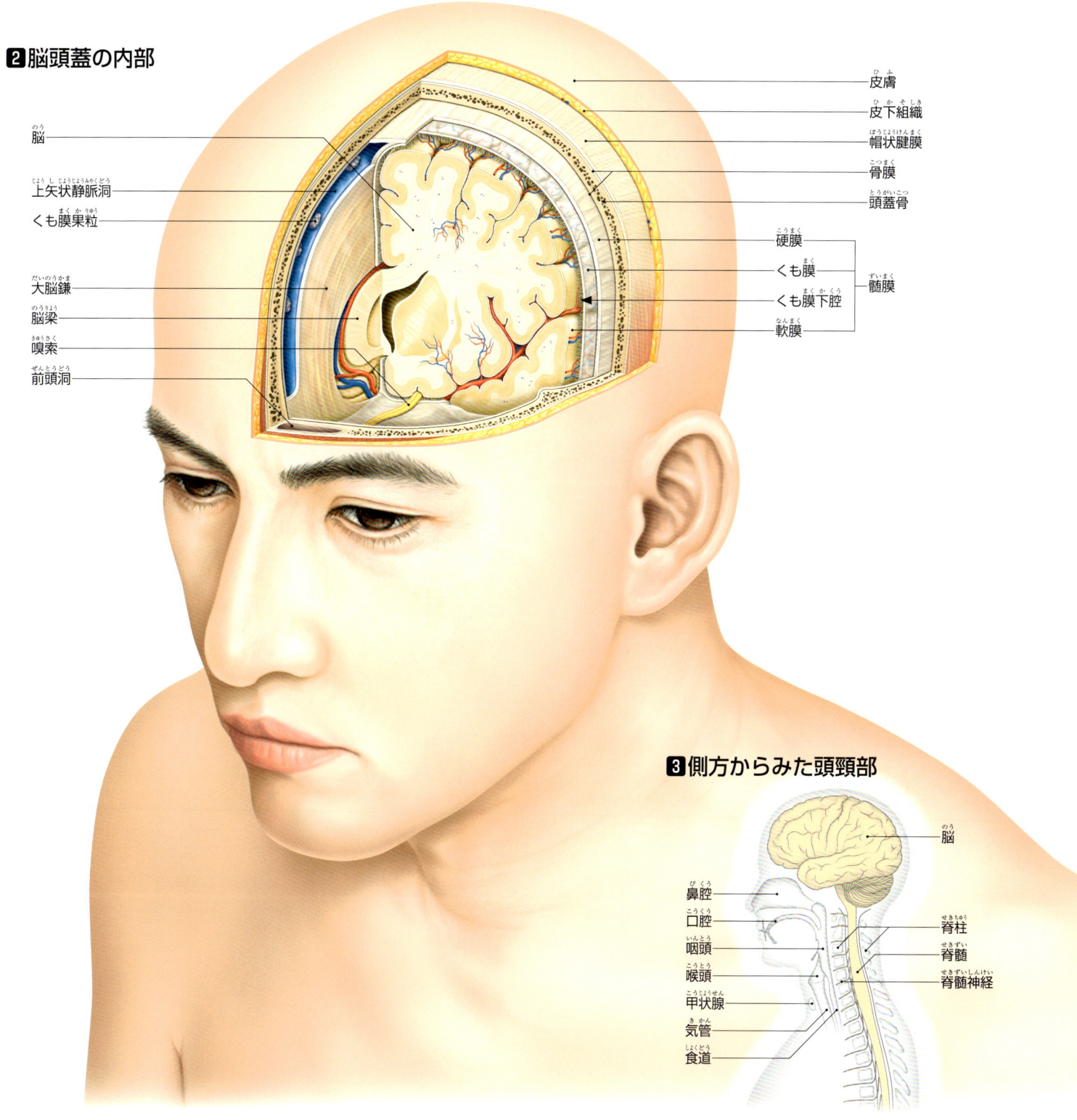

2 脳頭蓋の内部

3 側方からみた頭頸部

おもな筋は，浅層の顔面筋（表情筋）と深層の咀嚼筋である．

頸部のおもな器官

　一般に首とよばれる頸部は，頭部と胸腹部を連絡する重要な通路であり，脊髄や末梢神経，大血管，リンパ管，さらに消化器・呼吸器の管などが通過する（図3）．

　延髄につづく脊髄は，脊柱の内部に収容されて腰部までのびており，頸部の脊髄は頸髄，頸部の脊柱は頸椎とよばれる．頸椎は頭蓋を下から支え，頭部の運動を可能にしている．脊柱の前には咽頭があり，第6頸椎あたりから食道となる．咽頭の前には喉頭とそれにつづく気管が下がっている．鼻や口から入った空気や飲食物は鼻腔や口腔を通って咽頭に達すると，空気は喉頭から気管へ，飲食物は食道へ向かう．喉頭の内部には声帯があり，喉頭と気管の前から食道のわきまでを甲状腺が取り巻く．頸部は，頭部へ酸素と栄養に富んだ動脈血を運ぶ総頸動脈と，頭部から二酸化炭素と老廃物に満ちた静脈血を心臓へ運ぶ内頸静脈の通路でもある．頸部のおもな筋は，浅層の浅頸筋と深層の深頸筋である．

1　頭部と頸部 — 13

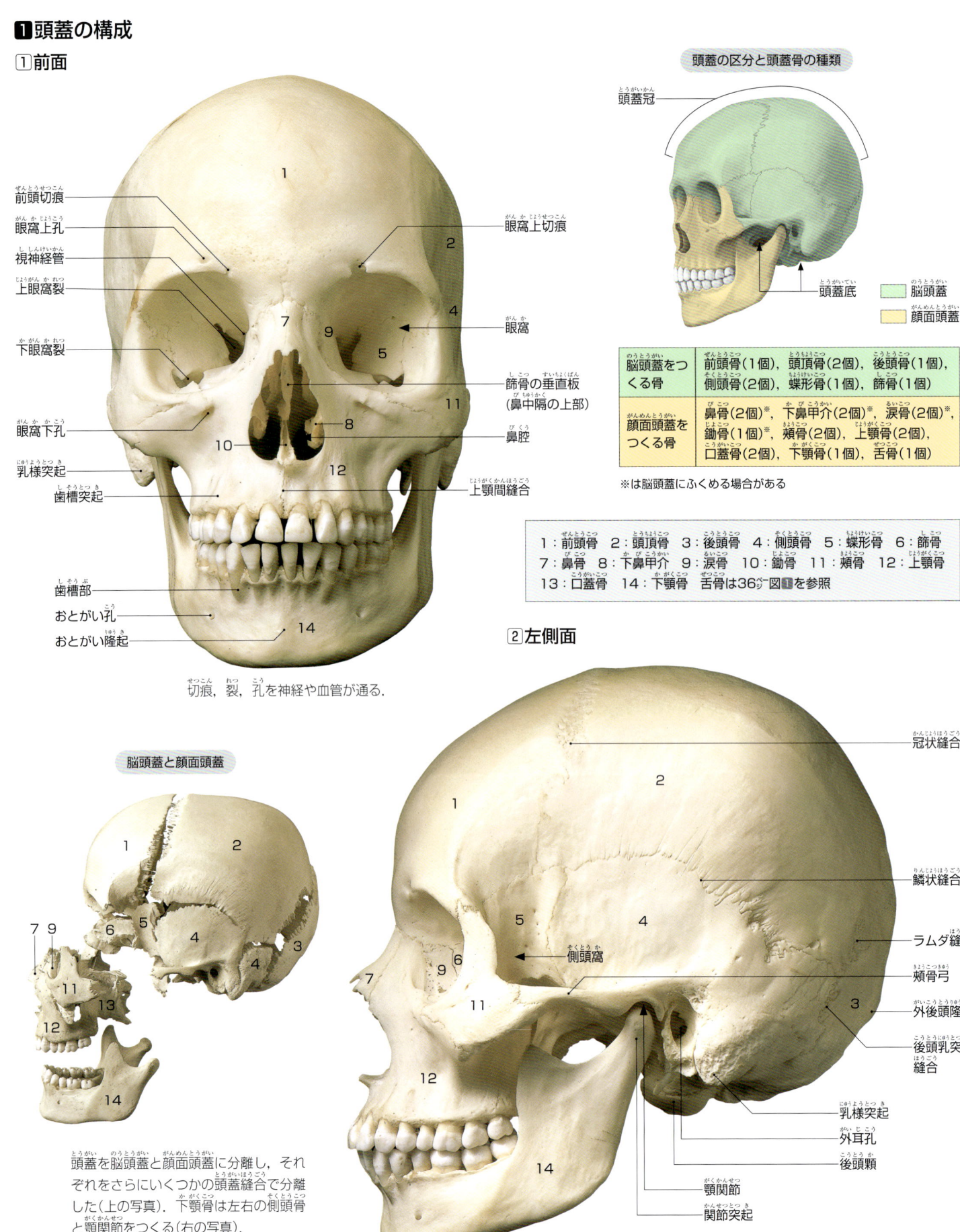

2 頭蓋底の内面と外面

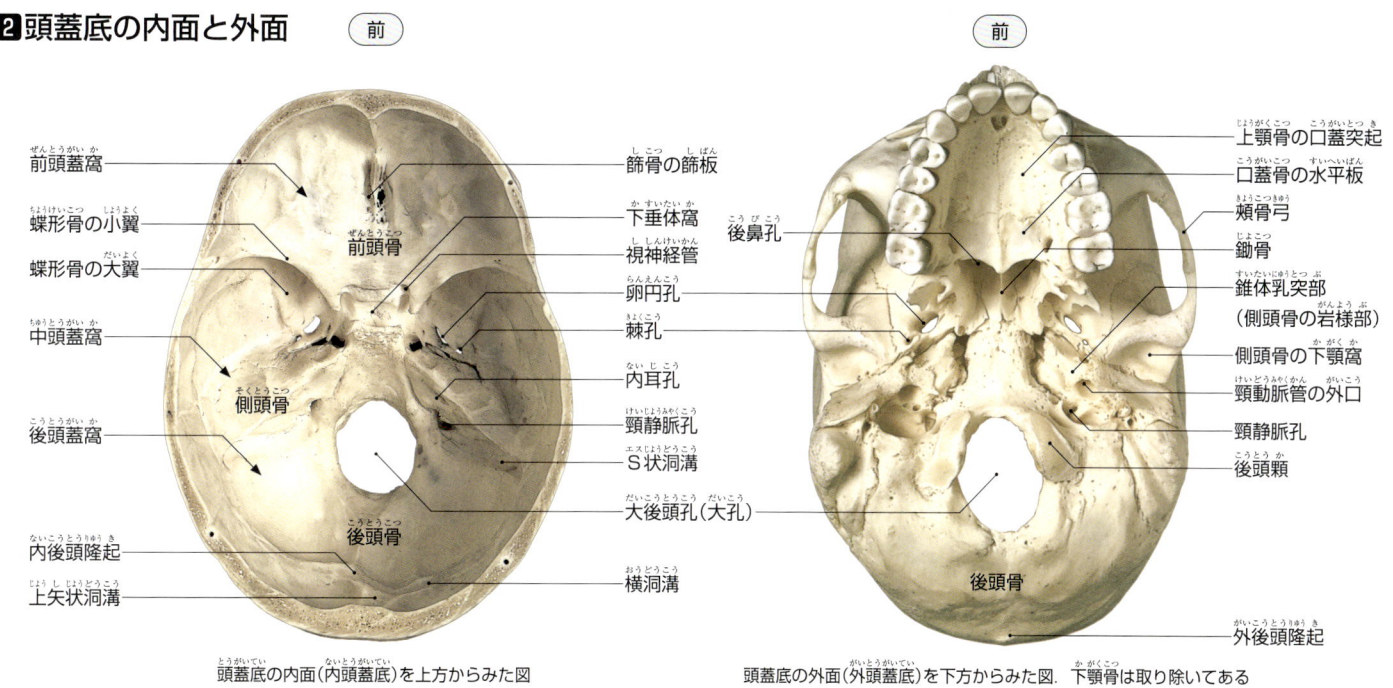

頭蓋底の内面（内頭蓋底）を上方からみた図

頭蓋底の外面（外頭蓋底）を下方からみた図．下顎骨は取り除いてある

3 頭蓋の発達

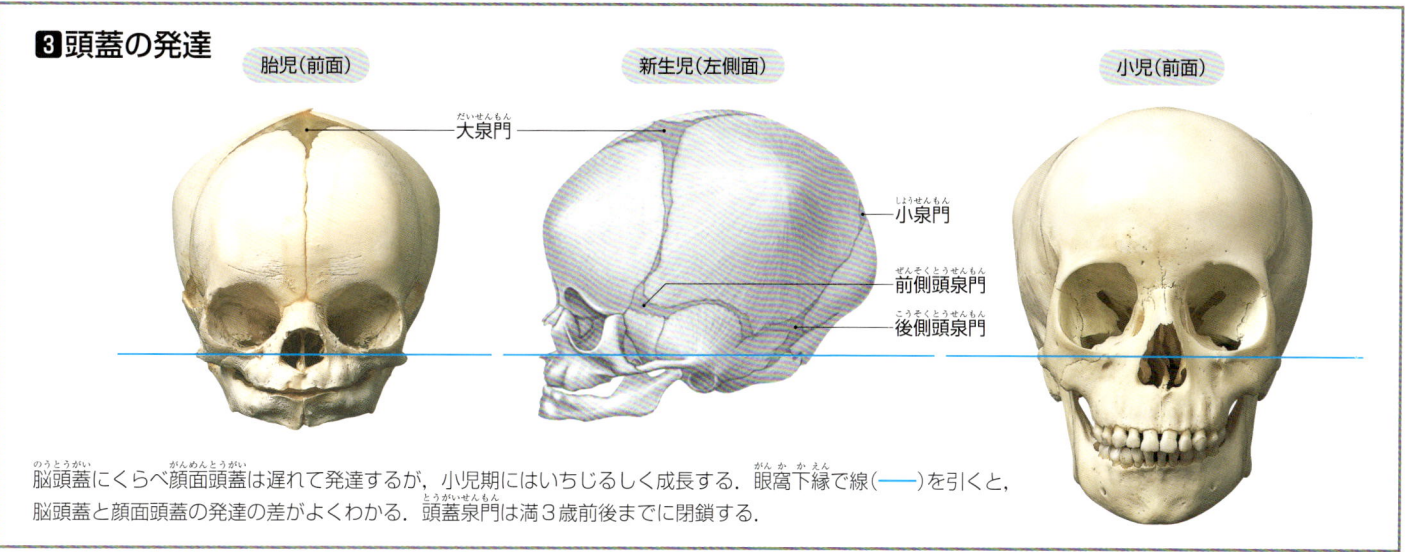

脳頭蓋にくらべ顔面頭蓋は遅れて発達するが，小児期にはいちじるしく成長する．眼窩下縁で線（——）を引くと，脳頭蓋と顔面頭蓋の発達の差がよくわかる．頭蓋泉門は満3歳前後までに閉鎖する．

　頭部を保護する骨格を頭蓋（一般には頭蓋骨）といい，脳を収容する脳頭蓋（神経頭蓋）と顔面を形づくる顔面頭蓋（内臓頭蓋）に区分される（図1）．頭蓋は15種類23個の骨からできており，1つひとつの骨は医学用語では頭蓋骨とよばれる．

【脳頭蓋】 脳頭蓋は6種類8個の骨からできている．脳頭蓋は天井にあたる頭蓋冠と床にあたる頭蓋底に分けられ（図1），その間の空間（頭蓋腔）に脳が収容されている．頭蓋底の内面には深くくぼみ（窩）があり，前頭蓋窩には大脳の前頭葉が，中頭蓋窩には下垂体と側頭葉が，後頭蓋窩には橋・延髄・小脳がのっている．頭蓋底には，延髄下部が通る大後頭孔（大孔）をはじめ，脳神経が通る多数の孔，内頸動脈が通る頸動脈管，内頸静脈が通る頸静脈孔，中硬膜動脈が通る棘孔などが開いている（図2）．

【顔面頭蓋】 顔面頭蓋は9種類15個の骨からできている．眼球と副眼器を収容するくぼみは眼窩とよばれる．眼窩の後内方には視神経が通る視神経管，外眼筋をコントロールする神経が通る上眼窩裂があり，これによって眼窩は頭蓋腔に通じている．
　顔面頭蓋の中央には呼吸器の入り口となる鼻腔がある．鼻腔周囲の前頭骨，蝶形骨，篩骨，上顎骨の内部には副鼻腔とよばれる空洞があり，頭蓋の軽量化に役立っている．下顎骨は左右の側頭骨と顎関節をつくり，頭蓋骨のなかで唯一可動性をもっている．上顎骨の歯槽突起と下顎骨の歯槽部には歯が並び，その奥が消化器の入り口となる口腔である．口腔と鼻腔の間は，上顎骨の口蓋突起と口蓋骨の水平板がつくる硬口蓋によって仕切られる（図2）．

【頭蓋縫合】 頭蓋骨の大部分は少量の結合組織によってつながっており，このような連結形式を縫合という．縫合の結合組織は中年期から骨化する．胎児では縫合による連結はゆるやかで，頭蓋泉門とよばれる膜におおわれたすきまがあるため（図3），分娩時には頭蓋骨が重なり合って産道を通りやすくなる．

●おもな病気　狭頭症（頭蓋縫合早期癒合症）*，頭蓋骨骨折など

vertebral column
脊柱

- 長さ　男性：約75cm，女性：68.5〜70.5cm
- 椎骨の数　32〜34個（仙椎，尾椎をそれぞれ1骨とすると26個）

❶脊柱の構成
①左側面

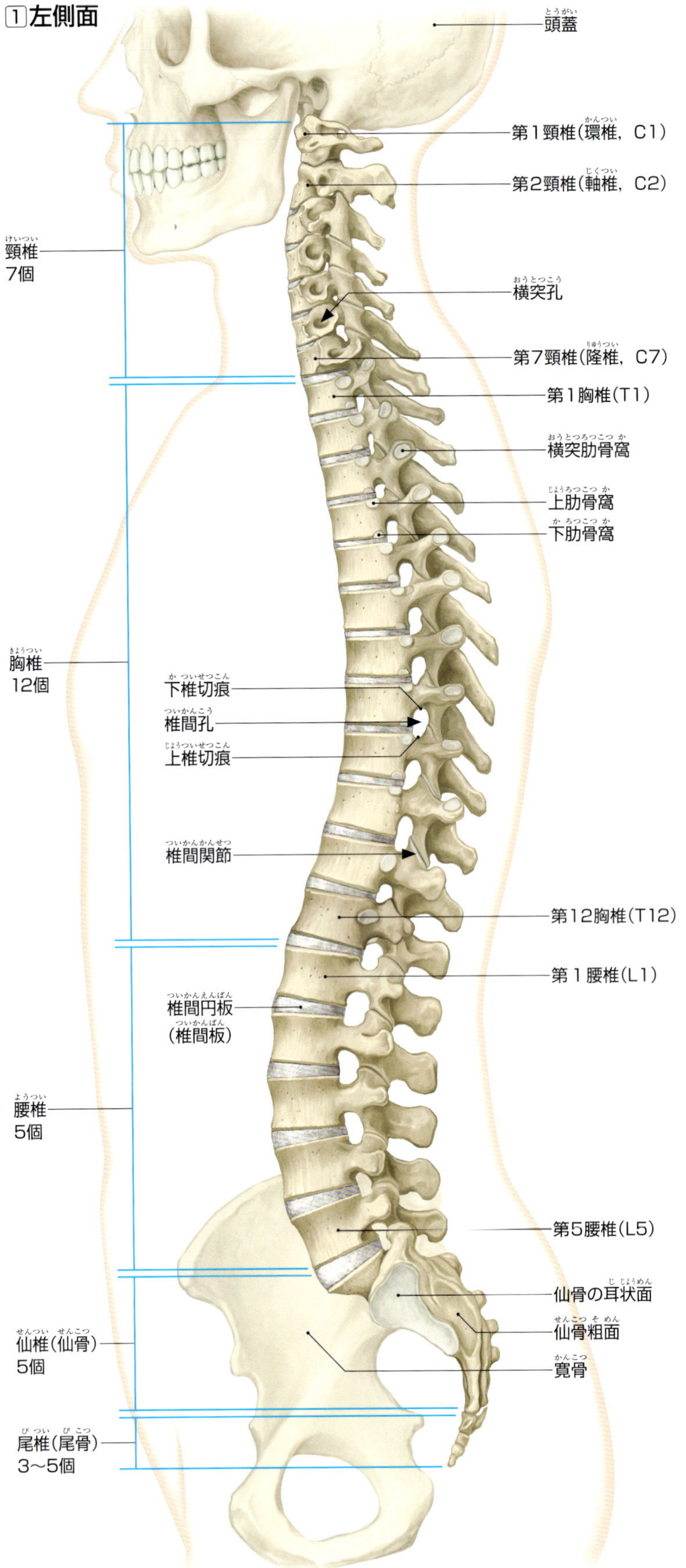

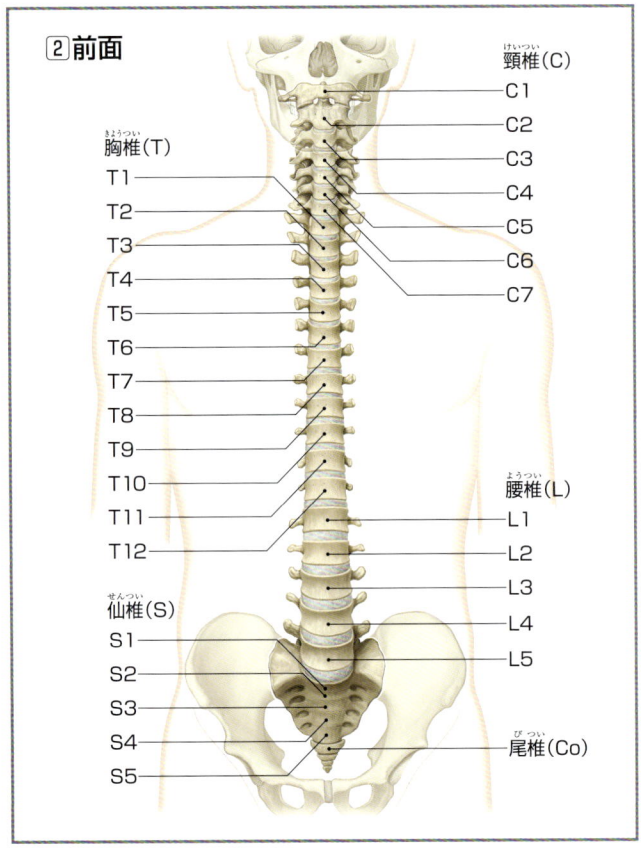

②前面

❷脊柱の連結

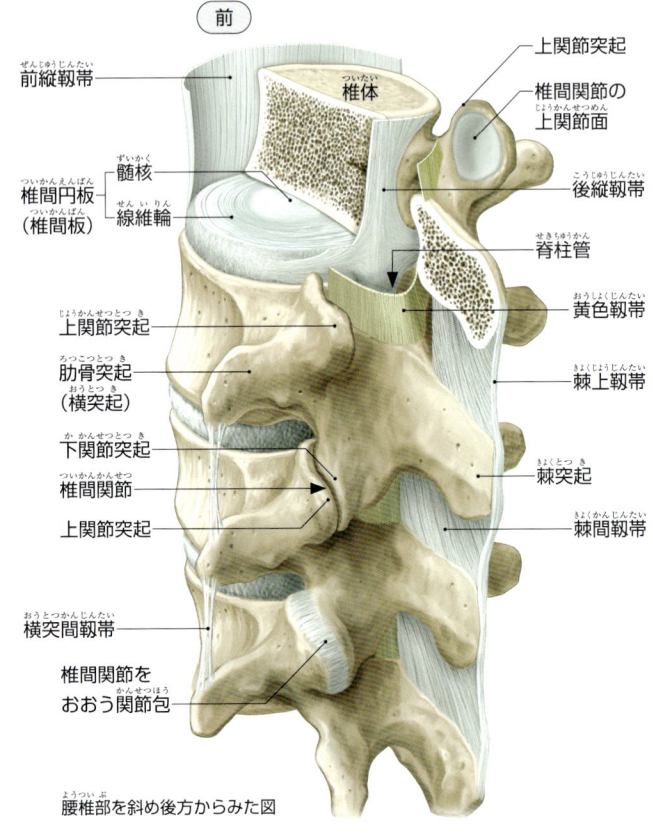

腰椎部を斜め後方からみた図

椎体間をつなぐ椎間円板（椎間板）は，線維輪（線維軟骨と結合組織）と髄核（水分を多くふくむゼラチン様物質）からできており，クッションの役割を果たす．椎骨同士の連結を補強するおもな靱帯も示した．

頸椎：cervical vertebrae (C)　胸椎：thoracic vertebrae (T)　腰椎：lumbar vertebrae (L)
仙椎：sacral vertebrae (S)　尾椎：coccygeal vertebrae (Co)

3 椎骨の種類

頸椎

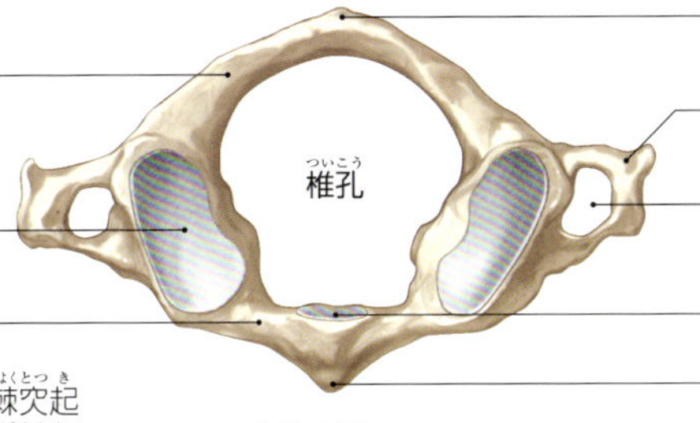

第1頸椎(環椎)の上面
- 後弓
- 環椎後頭関節の上関節面
- 前弓
- 後結節
- 横突起
- 椎孔
- 横突孔
- 歯突起窩
- 前結節

環椎は椎体と棘突起をもたない．上関節面に頭蓋がのる．

前面
- 歯突起
- 環椎
- 軸椎

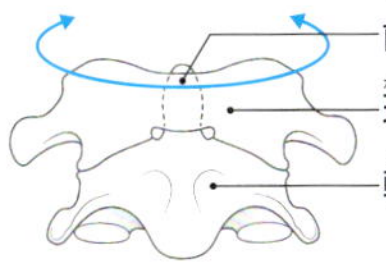

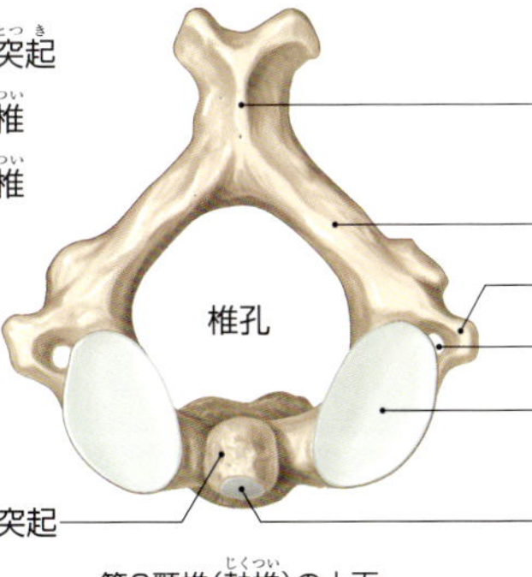

軸椎は歯突起をもつ．正中環軸関節と外側環軸関節によって，環椎は左右に回旋する．

第2頸椎(軸椎)の上面
- 棘突起
- 椎弓
- 椎孔
- 横突起
- 横突孔
- 外側環軸関節の上関節面
- 歯突起
- 正中環軸関節の前関節面

第4頸椎の上面
- 棘突起
- 上関節突起
- 椎間関節の上関節面
- 椎孔
- 椎体
- 椎弓板
- 椎弓根
- 横突起
- 横突孔

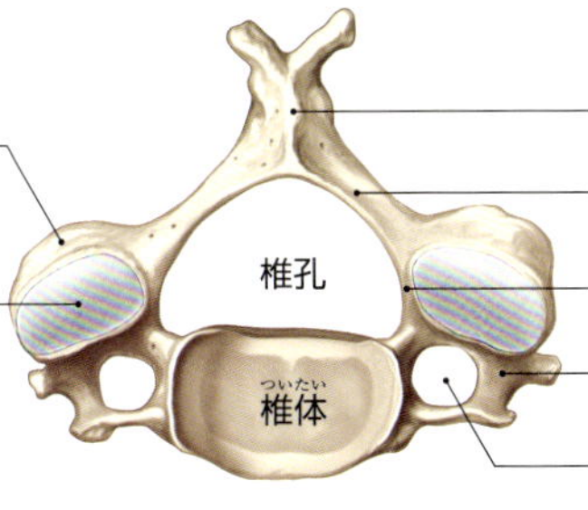

頸椎に特有の横突孔のなかを椎骨動脈が通る．

胸椎

第6胸椎の上面
- 横突起
- 肋骨
- 横突肋骨窩
- 下肋骨窩
- 上肋骨窩
- 椎体
- 椎孔
- 棘突起
- 椎弓板
- 椎間関節の上関節面
- 椎弓根

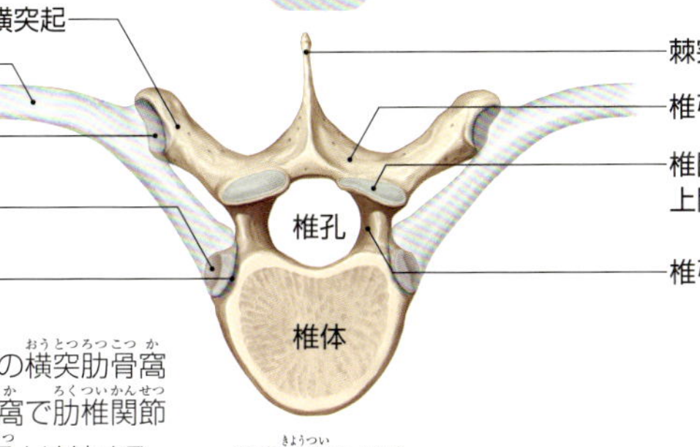

胸椎は，左右の横突肋骨窩と上・下肋骨窩で肋椎関節をつくって肋骨と連結する．

腰椎

第4腰椎の上面
- 椎間関節の上関節面
- 上関節突起
- 副突起
- 椎体
- 椎孔
- 棘突起
- 椎弓板
- 乳頭突起
- 肋骨突起(横突起)
- 椎弓根

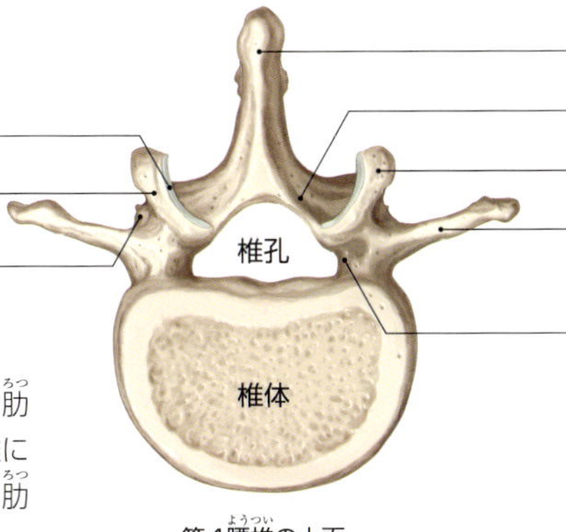

腰椎の横突起は，肋骨が退化して腰椎に癒着したもので，肋骨突起とよばれる．

4 椎骨の基本構造

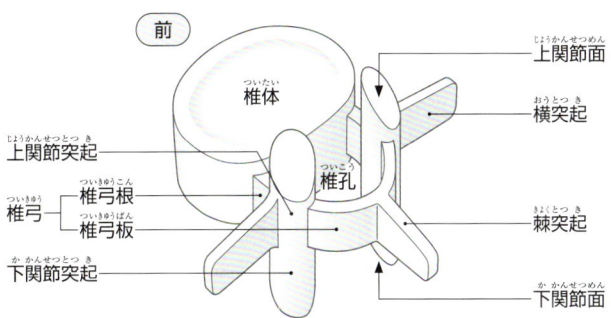

前
- 椎体
- 上関節突起
- 椎弓 (椎弓根・椎弓板)
- 下関節突起
- 上関節面
- 横突起
- 棘突起
- 下関節面

頸椎(環椎と軸椎をのぞく)，胸椎，腰椎の基本構造を示した．上関節突起は上の椎骨の下関節突起と，下関節突起は下の椎骨の上関節突起と椎間関節をつくって連結する．椎弓や突起は靱帯や筋の付着部となる．

　脊柱は背中の中央を縦につらぬく骨格で，上方では頭蓋とつながり，下方では寛骨と合わさって骨盤をつくっており，一般には背骨とよばれる(図1)．脊柱は体幹や上肢を支え，その重みを骨盤に伝え，さらに下肢に伝えるからだの軸となる強靱な骨格であるが，多数の骨が上下に連結してできているので，全体として柔軟な可動性をもつ．脊柱内部の脊柱管には脊髄(22ページ)が収容されている．

【区分と形】　脊柱をつくる1つひとつの骨を椎骨という(図3)．頸部の7個の椎骨は頸椎とよばれる．第1頸椎(環椎)の上関節面と頭蓋の後頭顆がつくる関節によって頭部は前後左右に曲がり，第1頸椎と歯突起をもつ第2頸椎(軸椎)がつくる関節によって頭部は回旋する．胸部の12個の椎骨は胸椎とよばれる．胸椎は肋骨(肋硬骨と肋軟骨)と関節をつくり，肋骨は胸骨とつながって，胸郭をつくる(44ページ)．腰部の5個の椎骨は腰椎とよばれる．体重の負荷がかかる腰椎はもっとも大きくて頑丈である．仙椎(5個)と尾椎(3〜5個)は骨盤の一部となる椎骨で，それぞれひとつに癒合して仙椎は仙骨，尾椎は尾骨(一般には尾骶骨)とよばれる．

　脊柱は正面からみるとまっすぐであるが，横からみると，頸椎は前方へ，胸椎は後方へ，腰椎は前方へカーブしている(図1)．これを脊柱の生理的彎曲といい，歩いたり飛び降りたりしたときに，この彎曲は脊柱にかかる垂直方向の衝撃をやわらげている．

【椎骨と椎間円板】　環椎と軸椎，仙椎と尾椎以外の椎骨は，椎体と椎弓からできている(図4)．前方(腹側)の椎体は体重を支える部分で，円筒形をした骨の塊である．椎体から後方(背側)へ半円状にのびる骨が椎弓で，椎体と椎弓に囲まれた空間を椎孔という．椎弓からは7個の突起(後方の棘突起，左右の横突起，上下各1対の関節突起)が出る．

　椎骨同士は，椎体と椎体の間の椎間円板(椎間板)とよばれる弾力性のある線維軟骨と，上下の関節突起がつくる関節(椎間関節)によってつながれ，何種類もの靱帯によって補強されている(図2)．椎骨の連結によって連なった椎孔が脊柱管をつくる．椎弓の左右の根もとにある上下の切れ込みは椎間孔とよばれる空間をつくり(図1-①)，ここを脊髄神経が通る(23ページ)．

●おもな病気　脊柱管狭窄症*，椎間板ヘルニア* など

脳 brain

- ●脳全体の重さ　男性：1350〜1400g，女性：1200〜1250g
- ●終脳（大脳）　前後径（矢状径）約17cm，左右径（幅）約13cm，重さ 脳全体の重さの約80％
- ●小脳　最大横径 約10cm，重さ 脳全体の重さの約10％

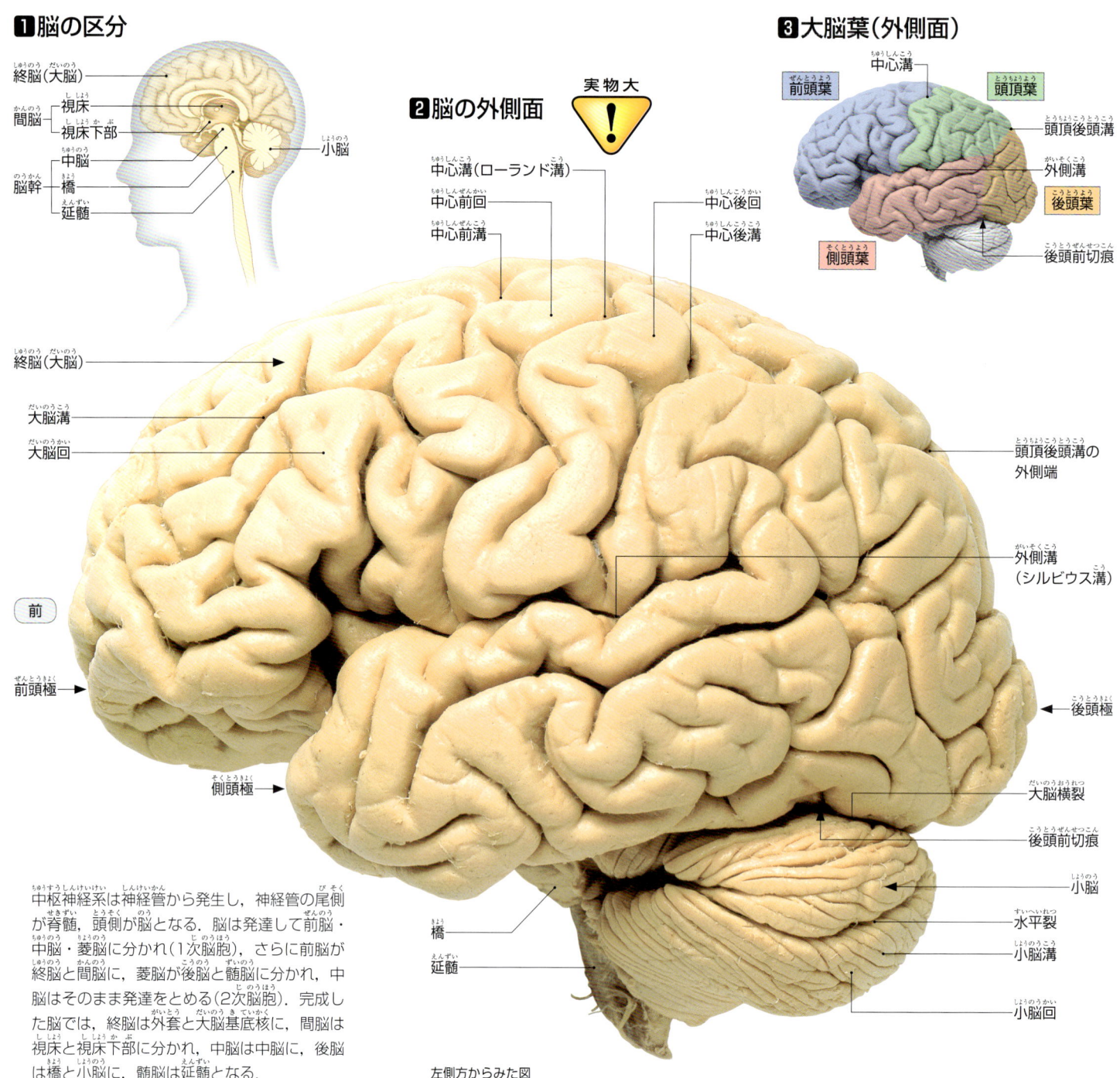

中枢神経系は神経管から発生し，神経管の尾側が脊髄，頭側が脳となる．脳は発達して前脳・中脳・菱脳に分かれ（1次脳胞），さらに前脳が終脳と間脳に，菱脳が後脳と髄脳に分かれ，中脳はそのまま発達をとめる（2次脳胞）．完成した脳では，終脳は外套と大脳基底核に，間脳は視床と視床下部に分かれ，中脳は中脳に，後脳は橋と小脳に，髄脳は延髄となる．

脳は，原始的な脳とも考えられる脊髄を原型としてその上方に発生・発達した器官であり，髄膜（硬膜，くも膜，軟膜）に包まれて頭蓋腔に収容され，頭蓋によって保護されている（13ページ）．脳は，全身から伝えられる感覚刺激を解析・判断し，全身の筋や腺に運動指令を与える最高中枢であり，脊髄とともに中枢神経系とよばれる．脳と脊髄に連絡する脳神経（166ページ）と脊髄神経（170ページ）は末梢神経系とよばれる．

脳は，終脳，間脳，小脳，脳幹に区分される（図1）．

終脳

【大脳半球】　終脳は脳の上端にあり，通常は大脳とよばれる（図2）．終脳は縦に走る深い溝（大脳縦裂）によって左右の大脳半球に分けられるが（図4），深部では脳梁などで結びついている（20ページ図8）．また，水平に走る深い溝（大脳横裂）によって小脳と分けられている．大脳半球はほかの脳部より圧倒的に大きく，間脳だけでなく脳幹・小脳の上半分をおおいかくしている．

【大脳皮質・髄質と大脳基底核】　大脳半球は，外套とそれに包まれる深部の大脳基底核（大脳核）からできている（20ページ図8）．外套は表層の大脳皮質と深層の大脳髄質に分けられ，神経細胞体が密集する皮質は灰白質，神経線維が集合する髄質は白質とよばれる．皮質の90％は高次脳機能をいとなむ新皮質が占めている．大脳半

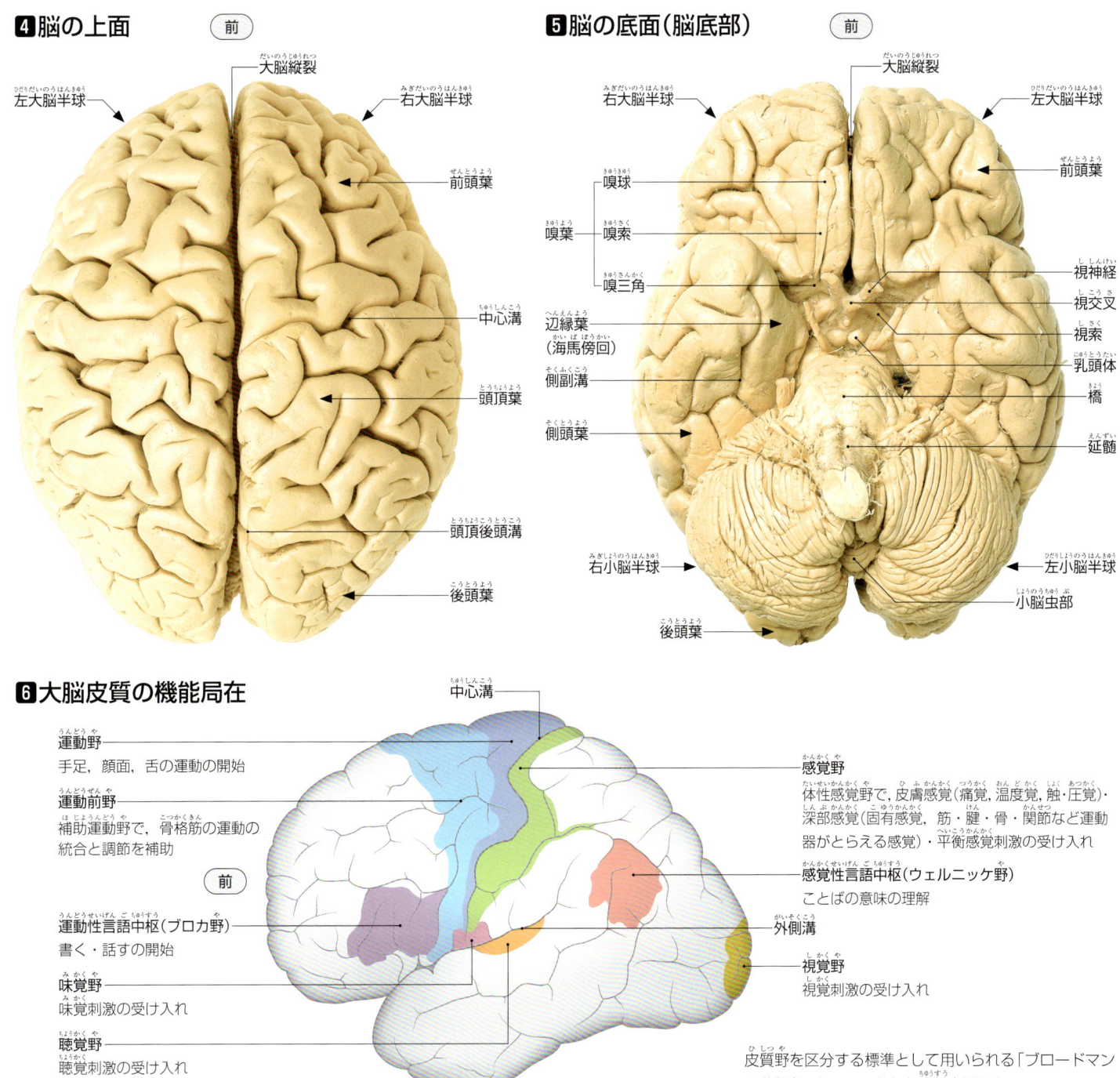

球の底面や内側面の一部を占める古皮質と原皮質(辺縁葉,図5,20㌻図7)は大脳辺縁系とよばれ,嗅覚,情動,本能,記憶の中枢である.皮質の各部位(皮質野)には機能の異なる中枢があり,これを機能局在という(図6).髄質には,大脳半球内や大脳半球とほかの脳部・脊髄とを連絡する線維路がある.大脳基底核は大脳半球深部にある灰白質の塊(神経核)で,扁桃体,尾状核,被殻,淡蒼球,前障に区分される.大脳基底核は,骨格筋の協調運動を無意識的・反射的に調節する錐体外路系の中枢と考えられている.

【大脳溝と大脳回】 大脳半球の表面には大脳溝とよばれる多数の溝があり,溝と溝の間の高まりは大脳回とよばれる(図2).溝の奥にかくれている皮質を合わせると,成人では左右の大脳半球の表面積は約1500cm^{2}になるといわれる.大脳溝には,個体差が少なく各人に共通する1次溝と,個体差のはげしい2次溝がある.

【葉の区分】 大脳半球の新皮質は,いくつかの1次溝によって前頭葉,頭頂葉,後頭葉,側頭葉の4つの葉に分けられる(図3).外側面では,前頭葉と頭頂葉を分けるのは中心溝(ローランド溝),前頭葉・頭頂葉と側頭葉を分けるのは外側溝(シルビウス溝)である.頭頂葉と後頭葉,後頭葉と側頭葉を明瞭に分ける溝はなく,頭頂後頭溝と後頭前切痕を結んだ仮線を境界とする.外側溝の深部には島(20㌻図8)があるが,成人では表面からはみえない.

1 頭部と頸部—19

7 脳の内側面（右大脳半球）

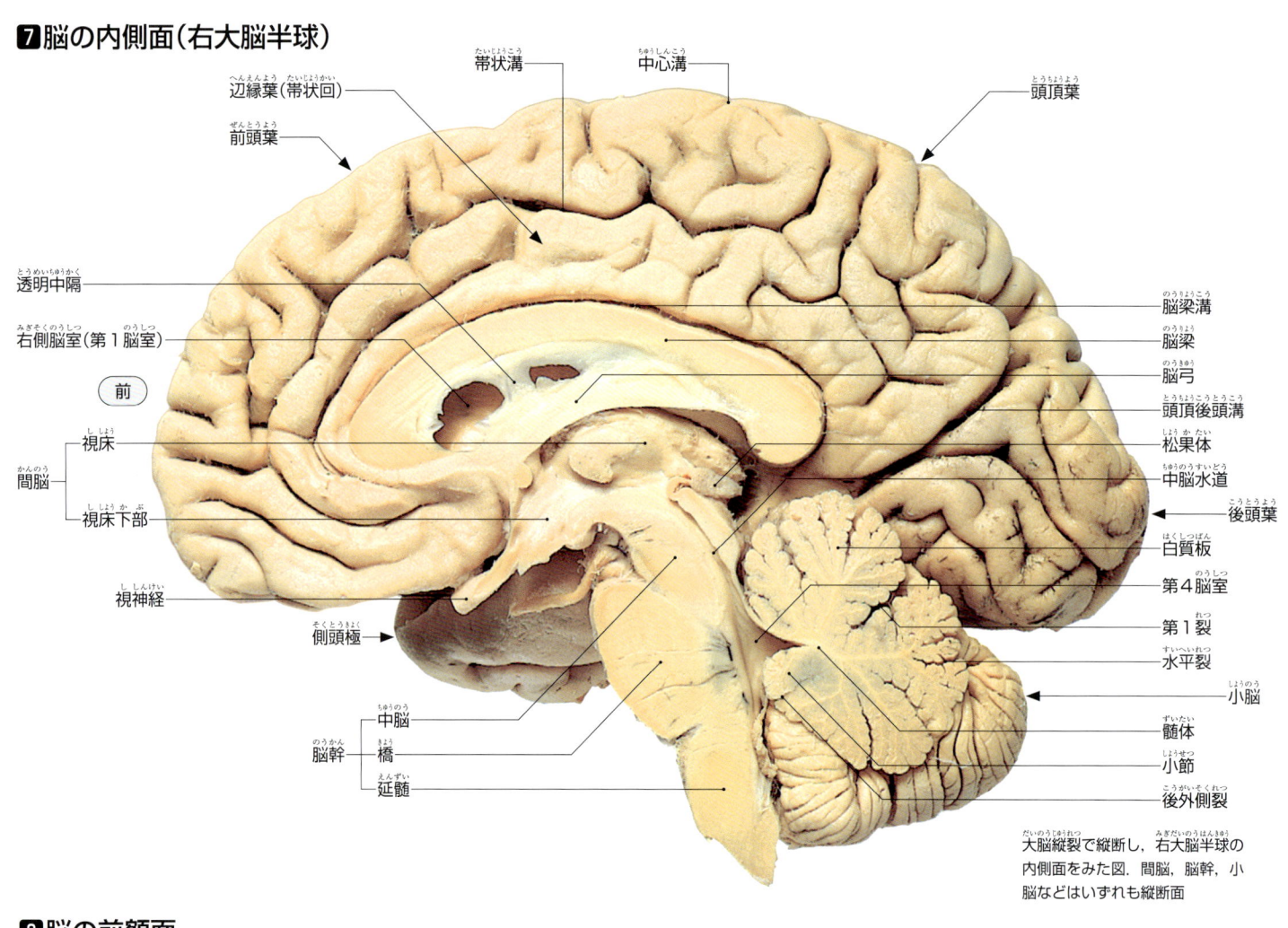

前頭葉、辺縁葉（帯状回）、帯状溝、中心溝、頭頂葉、透明中隔、右側脳室（第1脳室）、（前）、間脳、視床、視床下部、視神経、側頭極、脳幹、中脳、橋、延髄、脳梁溝、脳梁、脳弓、頭頂後頭溝、松果体、中脳水道、後頭葉、白質板、第4脳室、第1裂、水平裂、小脳、髄体、小節、後外側裂

大脳縦裂で縦断し，右大脳半球の内側面をみた図．間脳，脳幹，小脳などはいずれも縦断面

8 脳の前額面

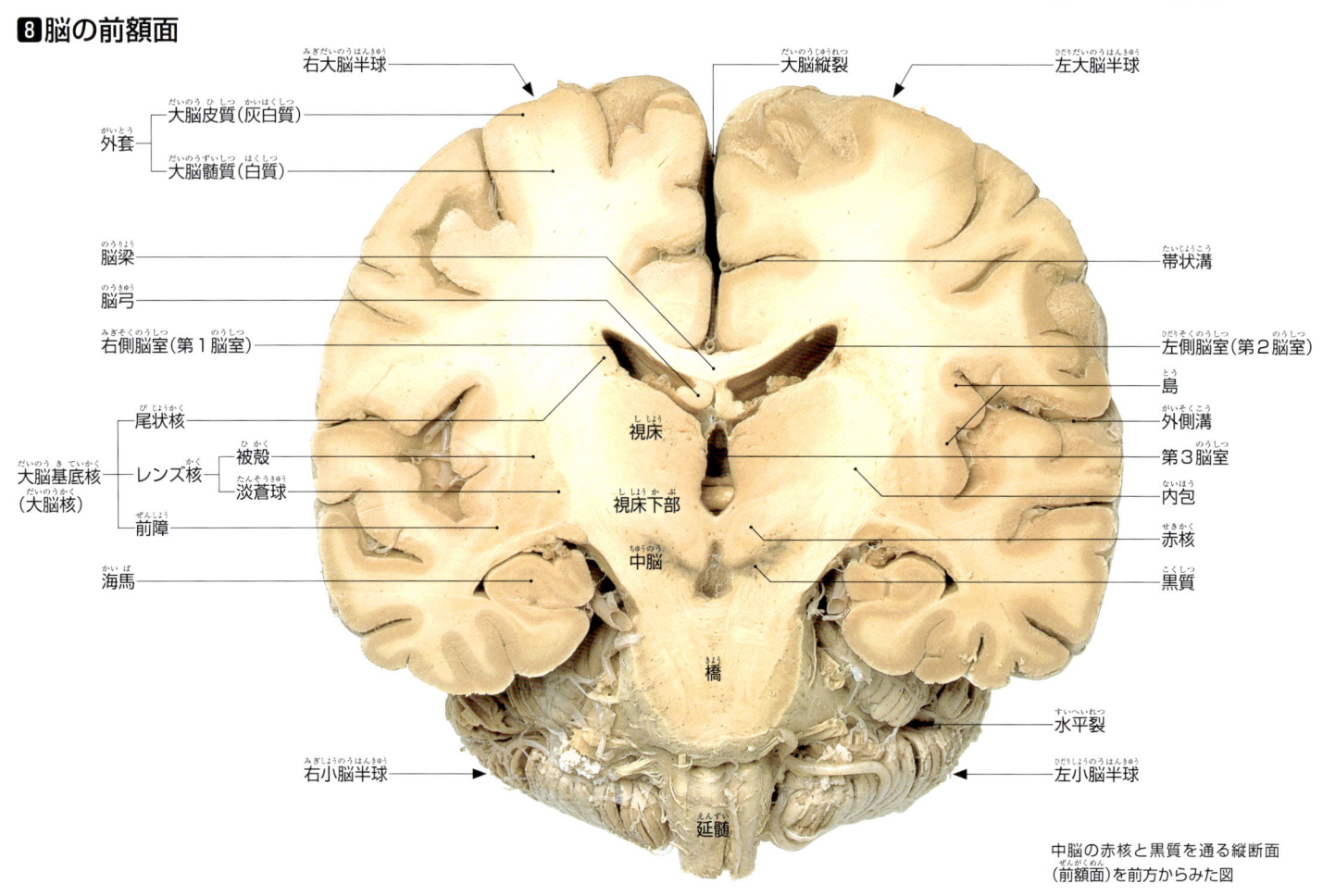

右大脳半球、大脳縦裂、左大脳半球、外套、大脳皮質（灰白質）、大脳髄質（白質）、脳梁、帯状溝、脳弓、右側脳室（第1脳室）、左側脳室（第2脳室）、尾状核、島、大脳基底核（大脳核）、レンズ核、被殻、淡蒼球、前障、視床、外側脳溝、第3脳室、視床下部、内包、海馬、中脳、赤核、黒質、橋、水平裂、右小脳半球、左小脳半球、延髄

中脳の赤核と黒質を通る縦断面（前額面）を前方からみた図

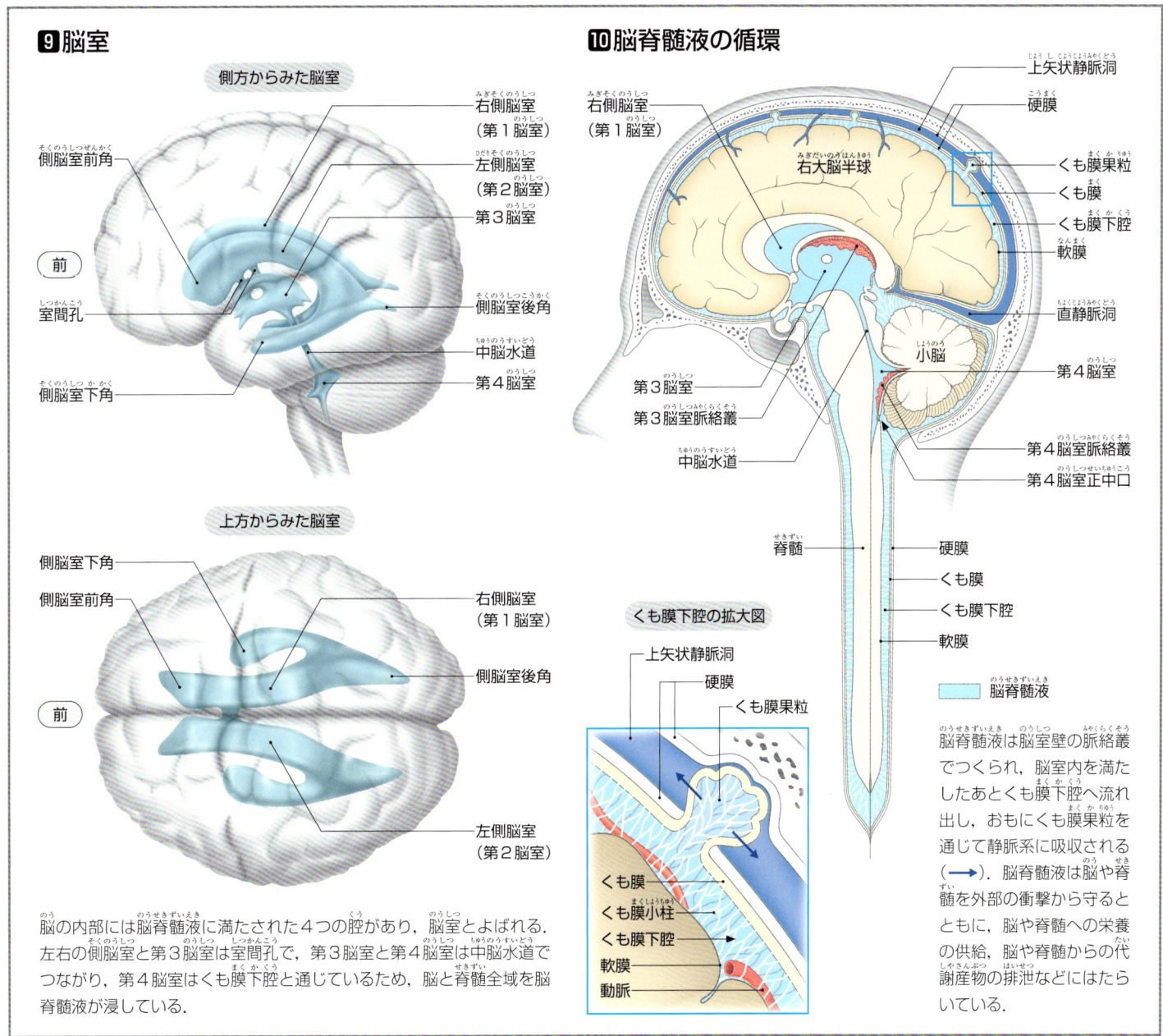

間脳

　間脳は終脳と中脳の間にある脳部で，第3脳室を取り囲む壁にあたり，視床（視床脳）と視床下部に分けられる（図7，図8）．視床は視床上部，背側視床，腹側視床に区分される．背側視床は間脳中最大の灰白質で，単に視床という場合は背側視床を指す．体性の感覚刺激は，おもに背側視床内部の視床核を中継して大脳皮質に伝えられる．視床下部は脳室周囲層，内側野，外側野に区分され，各領域に多数の核がある．自律神経系の中枢と考えられ，下垂体とともに内分泌系をコントロールし，情動機能にも関与する．

小脳

　小脳は脳幹の後方にあり，内耳の前庭・半規管から伝えられる平衡感覚刺激や骨格筋・腱・骨・関節から伝えられる深部感覚刺激を受けて，全身のバランスや姿勢を保ち，運動機能の調節をおこなっている．小脳は虫部と左右の小脳半球からできており（19ｼﾞ図5），表面は灰白質（小脳皮質）でおおわれ，その下に白質がある．中心部の大きな白質の塊（髄体）から皮質の間へ入り込む白質は，白質板とよばれる（図7）．髄体の深部には4つの小脳核がある．皮質は多数の小脳溝によって小脳回に細分される（18ｼﾞ図2）．とくに深い溝は裂とよばれ，水平裂は小脳を上面と下面に，第1裂は小脳を前葉（古小脳）と後葉（新小脳）に分け，後外側裂は平衡脳とよばれる片葉小節葉（原小脳）を後葉から区分する．

脳幹

　中脳，橋，延髄を合わせて脳幹という（図7）．脳幹には，脊髄と終脳，間脳，小脳とを連絡する線維路と，網様体に代表されるような生命維持に不可欠な呼吸，循環，意識，覚醒・睡眠，排尿反射などの諸中枢がある．終脳から出る嗅神経と間脳から出る視神経をのぞく10対の脳神経は，脳幹から出る（166ｼﾞ）．

●**おもな病気**　髄膜炎*，日本脳炎*，認知症*，脳腫瘍，脳性麻痺，パーキンソン病*など

spinal cord
脊髄

- 長さ　男性：約44cm，女性：約42cm
- 太さ（横径）　1〜1.4cm
- 重さ　男性：25〜26g，女性：約24g
- 終糸の長さ　約16cm

脊髄は原始的な脳と考えられ，脳とともに中枢神経系とよばれる．脳と同様に脊髄も髄膜に包まれ，脊柱（背骨）内部の脊柱管に収容されている（図4）．脊髄は，体幹や四肢でとらえた感覚刺激を脳に伝え，脳からの運動指令を筋や腺に伝える神経の伝導路であるが，無意識な反射運動（脊髄反射）の中枢でもある（図3）．

【形】脊髄は細長い円柱状で，脊柱管の上方3分の2を占めている（図1）．成人では脊髄から出る第1頸神経の根もとを上端，脊髄円錐の尖端を下端とする．脊髄円錐の尖端からは終糸がのびている．前面の前正中裂と後面の後正中溝によって脊髄は左右に分かれ，それぞれの外側面には前外側溝と後外側溝が縦に走っている（図5）．

【区分】脊髄は出入りする31対の脊髄神経（170ページ）に対応して，頸髄，胸髄，腰髄，仙髄・尾髄（脊髄円錐）に区分される（図1）．頸髄からは8対の頸神経，胸髄からは12対の胸神経，腰髄からは5対の腰神経，仙髄からは5対の仙骨神経，尾髄からは通常1対の尾骨神経が出る．腰髄と脊髄円錐から下行して終糸を取り巻く神経の束を馬尾という．上肢と下肢への神経が出る頸部と腰部の脊髄は太くなっており，頸膨大，腰膨大とよばれる．

【灰白質と白質】脊髄の内部は，内方が中心管を囲むH字形の灰白質，外方が白質で，脊髄の高さによって灰白質と白質の割合が異なる（図2）．神経細胞体が集まる灰白質は，前角と後角，両者をつなぐ中間質，胸髄から腰髄上部にある側角に区分される（図5）．皮膚や骨格筋からの体性の感覚刺激は脊髄神経の後根から後角に入って脳へ向かい，脳からの運動指令は前角から脊髄神経の前根を通って骨格筋へ向かう．中間質や側角は内臓の感覚と運動を支配する．前索，側索，後索に区分される白質には神経線維が集まり，脊髄と脳を結ぶ上行性・下行性伝導路（投射性神経路，図3）や，脊髄各部を結ぶ神経路を形成している．

●おもな病気　筋萎縮性側索硬化症*，脊髄炎，脊髄空洞症*，脊髄腫瘍，脊髄損傷など

1 脊髄の区分

（側面）

頸膨大：第4頸髄〜第1胸髄
腰膨大：第2腰髄〜第3仙髄

2 脊髄の内部

頸髄 第2頸髄／第8頸髄
胸髄 第8胸髄
腰髄 第3腰髄
仙髄 第3仙髄

白質，灰白質，前正中裂，後索，側索，前索，後角（後柱），側角（側柱），前角（前柱），中心管

3 投射性神経路と脊髄反射弓

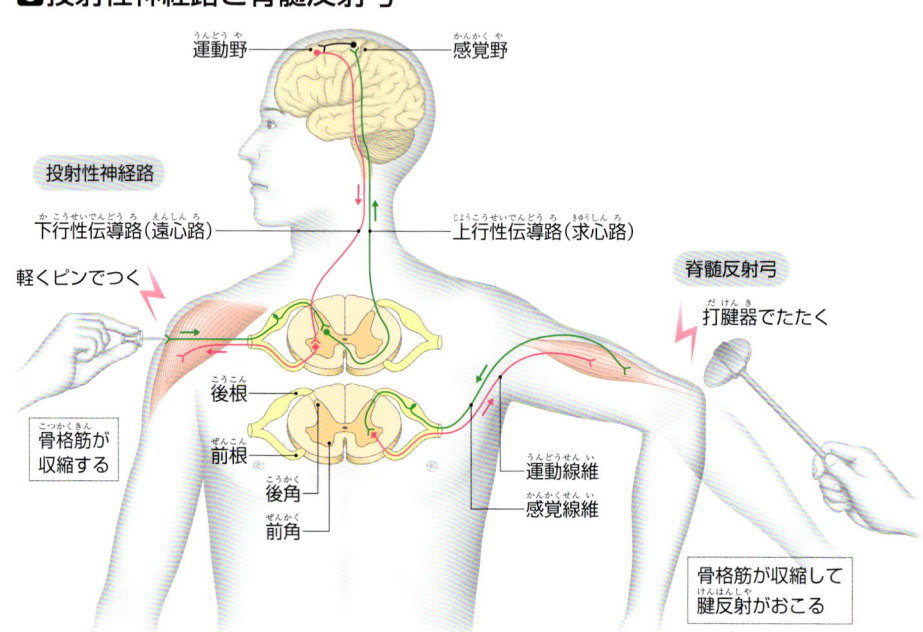

脊髄と脳を結ぶ上行性・下行性伝導路を投射性神経路という．体幹や四肢からの刺激は後角から脳の感覚野に伝わり，脳の運動野からの指令は前角から骨格筋に伝わる．下行性伝導路には，骨格筋の運動を開始する錐体路とその協調運動を無意識的・反射的に調節する錐体外路系がある．瞬間的な鋭い刺激は脳を介さず後角から前角に伝わる（脊髄反射弓）．

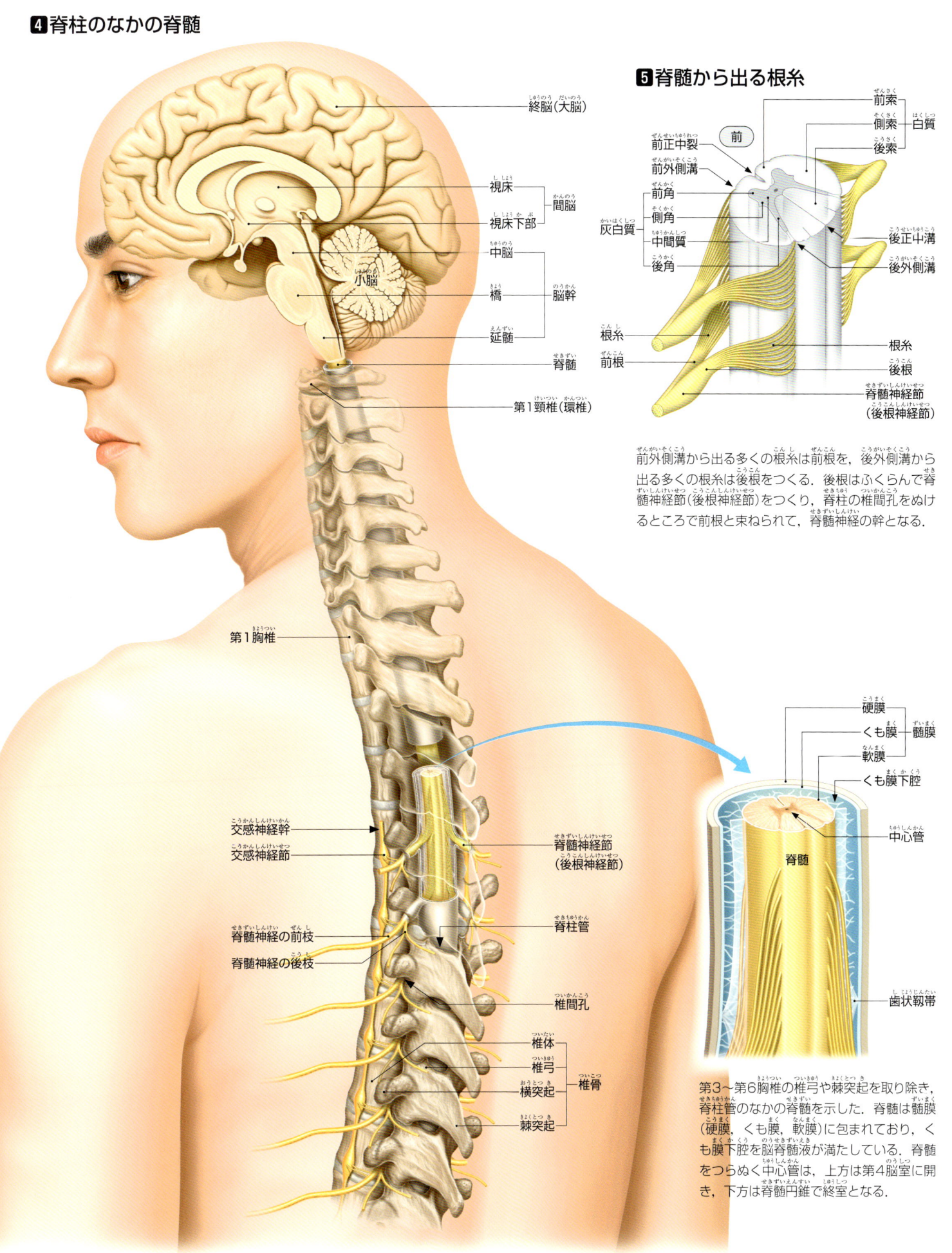

頭頸部の筋

muscles of head and neck

❶顔面筋（表情筋）

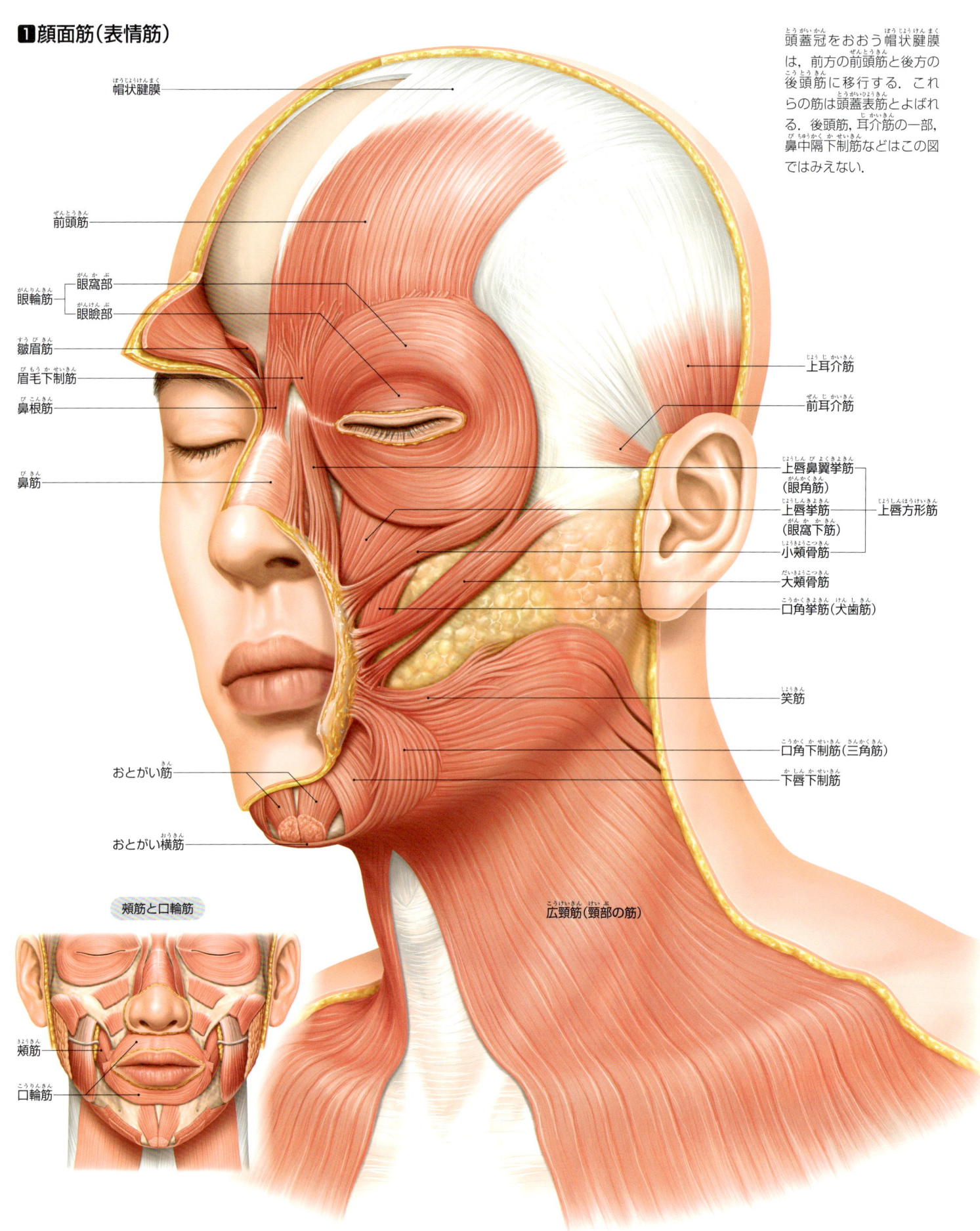

❷浅頸筋と深頸筋

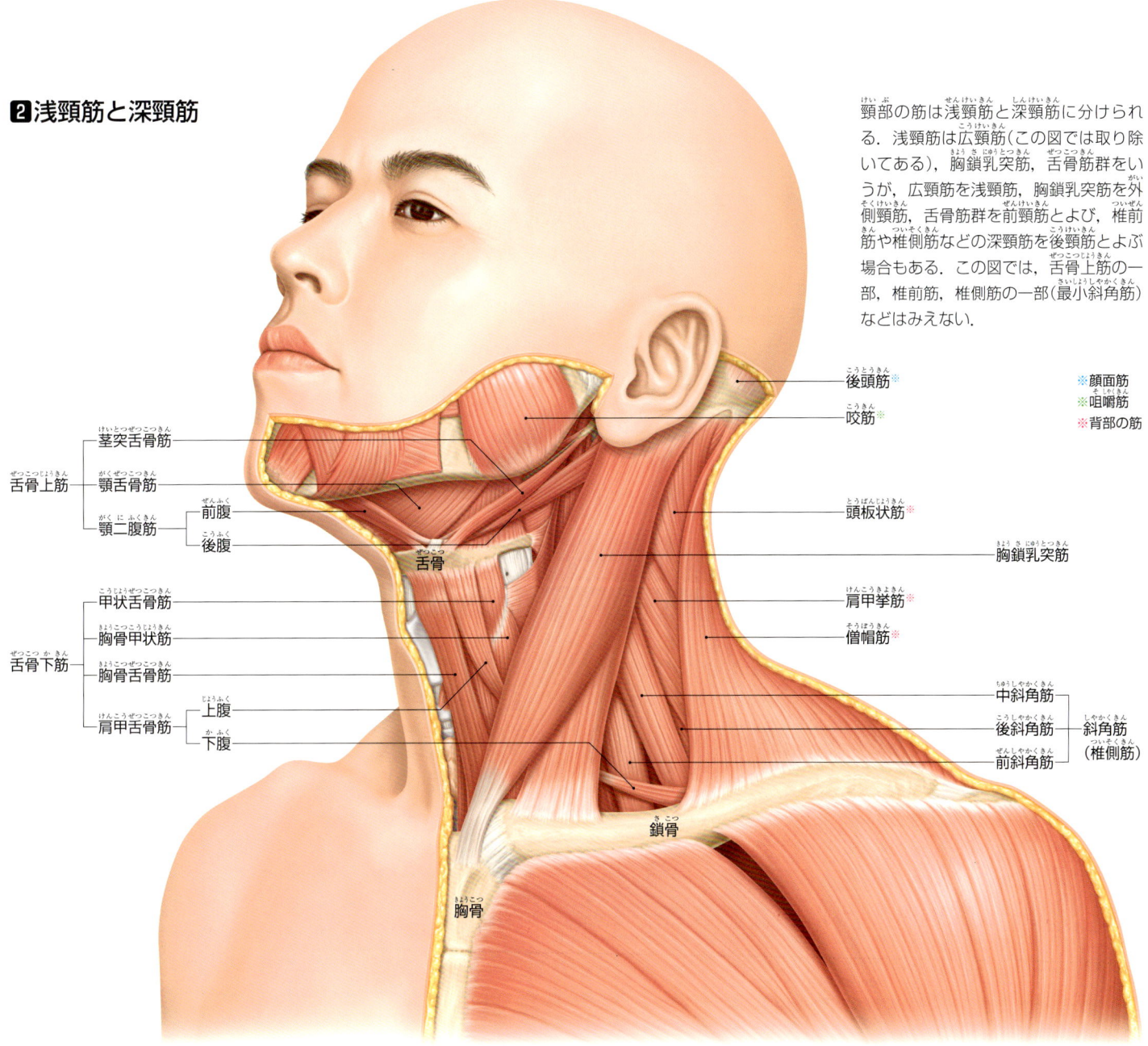

頸部の筋は浅頸筋と深頸筋に分けられる．浅頸筋は広頸筋（この図では取り除いてある），胸鎖乳突筋，舌骨筋群をいうが，広頸筋を浅頸筋，胸鎖乳突筋を外側頸筋，舌骨筋群を前頸筋とよび，椎前筋や椎側筋などの深頸筋を後頸筋とよぶ場合もある．この図では，舌骨上筋の一部，椎前筋，椎側筋の一部（最小斜角筋）などはみえない．

※顔面筋
※咀嚼筋
※背部の筋

頭部の筋

　頭部のおもな筋は，顔面の皮膚のすぐ下（皮下）にひろがる浅層の顔面筋である．顔面筋の大半は眼や耳，鼻，口などの開口部を輪状あるいは放射状に取り囲み，開口部の開閉筋としてはたらく（図❶）．顔面筋は頭蓋骨からおこって皮膚につく皮筋で，収縮すると皮膚を引っ張ってしわをつくる．開口部の開閉とこのしわによって表情がうまれるので，顔面筋は表情筋ともよばれる．深層の筋である咀嚼筋（36ページ）は，頭蓋骨からおこって下顎骨（下あご）につき，下あごを動かす骨格筋である．

　顔面筋は顔面神経によってコントロールされており（168ページ），眼を閉じる眼輪筋，眉頭を下げる眉毛下制筋，眉間にしわを寄せる皺眉筋，眉を上げる前頭筋，耳介を動かす耳介筋，鼻孔をひろげる鼻筋，鼻にしわを寄せる鼻根筋，口を閉じたり尖らせたりする口輪筋，口角を横に引く頰筋，口角を上げる大頰骨筋・笑筋・口角挙筋，口角を下げる口角下制筋，上唇を上げる上唇鼻翼挙筋・上唇挙筋・小頰骨筋，下唇を下げる下唇下制筋などがある．

頸部の筋

　頸部のおもな筋は，浅層の浅頸筋と深層の深頸筋に分けられる．

　浅頸筋は，頭部の皮下にある広頸筋（図❶），頸部の外方を斜めに走る胸鎖乳突筋，口腔下面や咽頭・喉頭の前にある舌骨筋群に区分される（図❷）．広頸筋は顔面筋と同じ皮筋で，下顎骨からおこって上胸部の皮膚につく．胸鎖乳突筋は胸骨と鎖骨からおこって乳様突起と後頭骨につき，頭部を前後左右に傾けたり回すときにはたらく．舌骨筋群は舌骨の上方につく舌骨上筋と下方につく舌骨下筋に区分され，咀嚼や嚥下，発声のときにはたらく．

　深頸筋は頸椎に沿って縦に走る筋群で，脊柱前面の椎前筋と側方の椎側筋（斜角筋）に区分される．椎前筋は頭を前方に曲げ，斜角筋は肋骨を引き上げて胸郭をひろげるはたらきをもつ．

●おもな病気　顔面痙攣*，顔面チック*，頸部痛など

頭頸部の血管

blood vessels of head and neck

❶ 頭頸部のおもな動脈と静脈

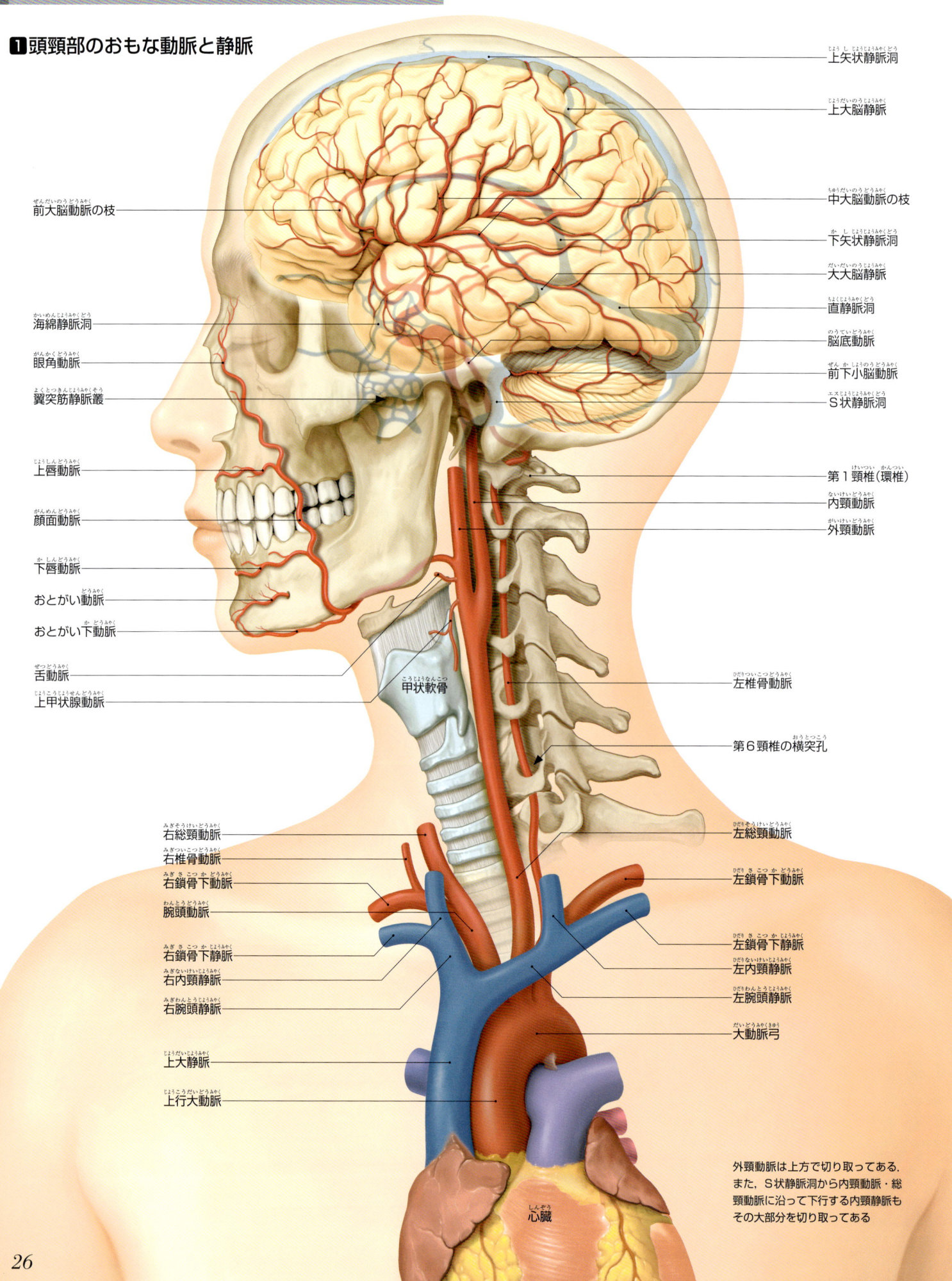

❷ 脳底部の動脈

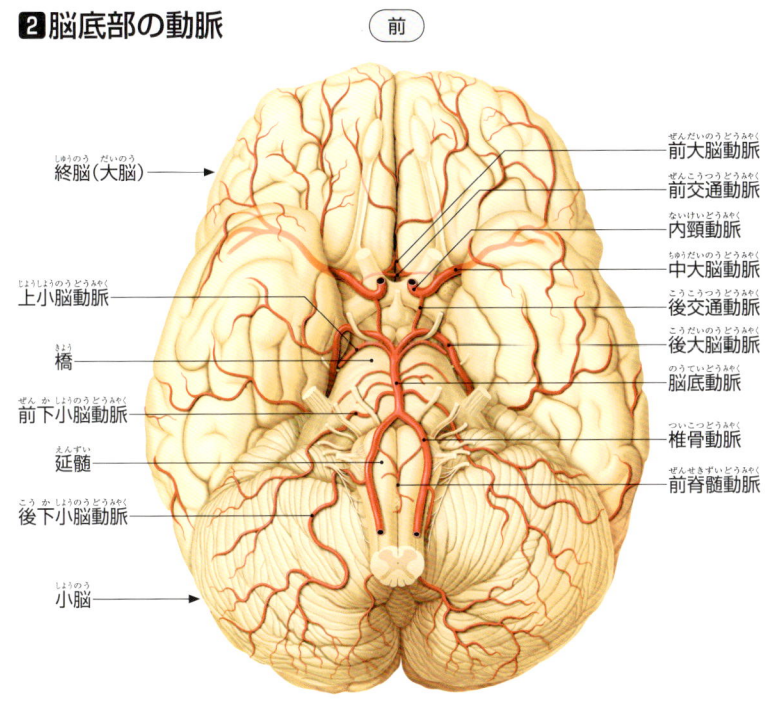

❸ 大脳動脈輪(ウィリス動脈輪)

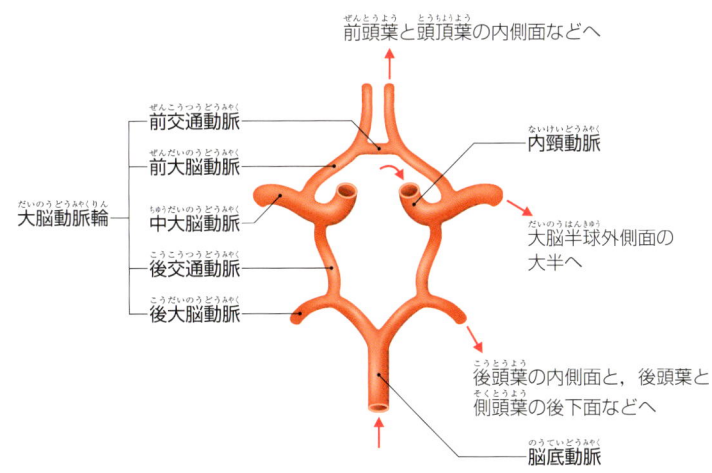

内頸動脈の前枝は前大脳動脈と中大脳動脈に分かれ，前交通動脈が左右の前大脳動脈をつなぐ．後交通動脈とよばれる内頸動脈の後枝は，脳底動脈から左右に分かれた枝(後大脳動脈)とつながる．

心臓から出た上行大動脈は，大動脈弓で頭頸部と上肢へ向かう3本の重要な枝を出している．腕頭動脈(すぐに右総頸動脈と右鎖骨下動脈に分かれる)，左総頸動脈，左鎖骨下動脈である．頭部へ血液を送るのは，左右の総頸動脈から分かれた内頸動脈・外頸動脈と，左右の鎖骨下動脈から出る椎骨動脈である(図❶)．

【内頸動脈と外頸動脈】　総頸動脈は，頸部を下顎骨の近く(甲状軟骨上縁)までのぼると，頭蓋の内部へ向かう内頸動脈と前頸部や顔面へ向かう外頸動脈の2つに分かれる(図❶)．脳に酸素を供給する主要動脈である内頸動脈は，頭蓋底に開いた頸動脈管から頭蓋内に入るまでは枝を出さないが，外頸動脈は甲状腺，咽頭，顔面，舌，あご，くちびるなどに枝を出し，頭蓋内の硬膜にも分布する．

【椎骨動脈】　椎骨動脈は，第6頸椎から第1頸椎(環椎)までの横突孔を通り抜け(図❶)，第1頸椎の後ろを回って大後頭孔から頭蓋内に入る．左右の椎骨動脈は脊髄や小脳などに枝を出したあと延髄と橋の境で合流し，1本の脳底動脈(図❷)となる．

【大脳の動脈】　頭蓋内に入った左右の内頸動脈は前枝と後枝に分かれる．前枝から分かれた左右の前大脳動脈は前交通動脈によってつながり，後枝の後交通動脈は後大脳動脈とつながるので，脳底部に動脈の輪(大脳動脈輪，ウィリス動脈輪)ができる(図❸)．この動脈輪によって，大脳半球全域に血液が安定的に供給される．前大脳動脈は内側面へ，中大脳動脈は外側面へ，後大脳動脈は後下面へおもに血流を与える．各大脳動脈から枝分かれした細い動脈は，皮質表面から皮質下へ入り，脳の実質を養う．

【大脳の静脈】　大脳の静脈の多くは動脈と関係なく走行し，大脳表面の静脈は硬膜静脈洞(上矢状静脈洞など，図❶)に，深部の静脈は大大脳静脈を経て直静脈洞にそそぎ，S状静脈洞から左右の内頸静脈に流れる．内頸静脈は頭蓋底に開いた頸静脈孔を通って頭蓋の外に出て，腕頭静脈，上大静脈を経て心臓にもどる．

●おもな病気

脳動脈瘤	脳梗塞	硬膜外血腫
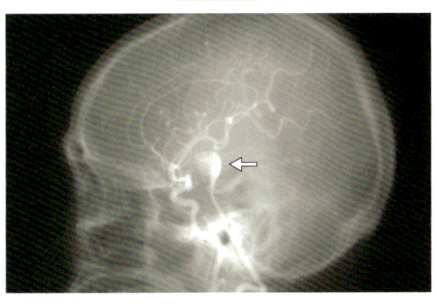	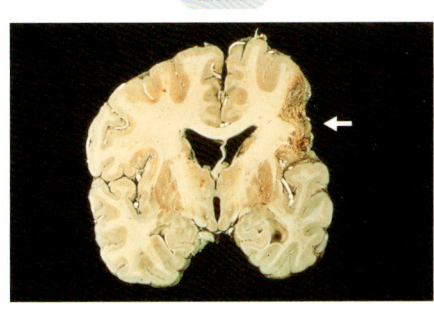	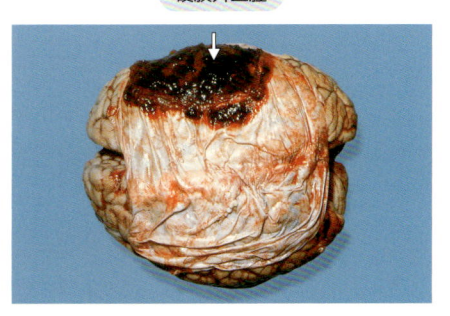

左は脳底動脈に発生した脳動脈瘤(⇐)．脳動脈瘤は脳底部の大脳動脈輪にできやすく，破裂するとくも膜下出血になることが多い．中央は脳梗塞による皮質軟化巣(⇐)．脳血栓や脳塞栓によって脳内の動脈がつまると，脳の一部が変性したり，壊死に陥る．脳梗塞は脳軟化ともよばれる．右は硬膜外出血による硬膜外血腫(⇩)．頭部外傷などで硬膜外の血管が損傷を受けて出血し，大きな血の塊(血腫)ができた状態が硬膜外血腫である．

眼 eye

- 眼球　横径・縦径　各 約24mm，前後径(眼軸) 21～26mm，重さ 約7.5g
- 眼球間の距離　60～65mm

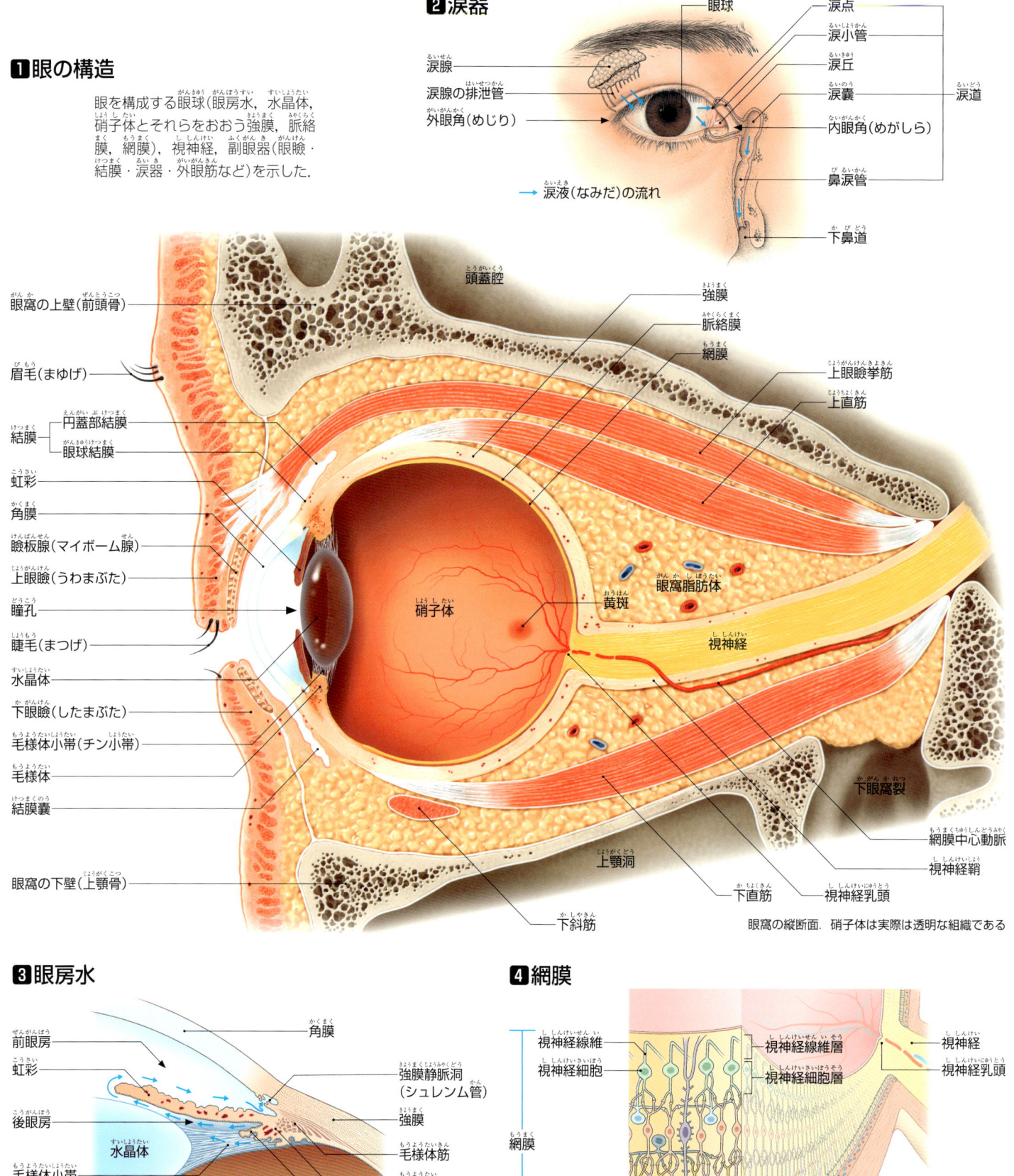

❶眼の構造

眼を構成する眼球(眼房水，水晶体，硝子体とそれらをおおう強膜，脈絡膜，網膜)，視神経，副眼器(眼瞼・結膜・涙器・外眼筋など)を示した．

❷涙器

❸眼房水

毛様体の上皮から分泌される眼房水(→)は，後眼房から前眼房へ流れる間に水晶体や角膜に栄養を与え，老廃物を回収して，強膜静脈洞に吸収される．眼房水の流れが停滞すると，眼圧が高まり緑内障になりやすい．

❹網膜

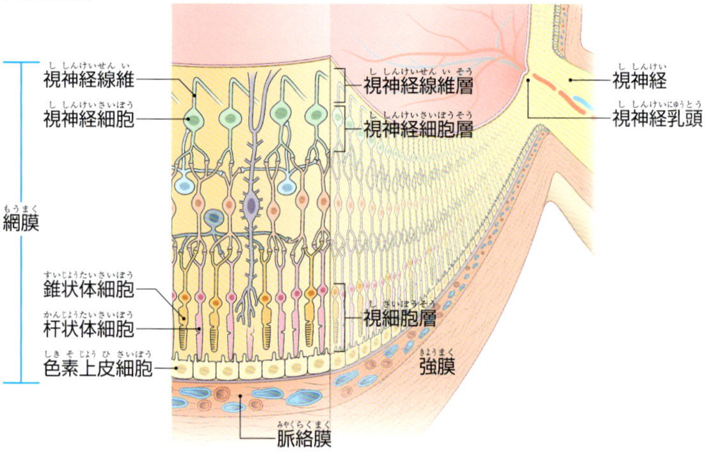

眼窩の縦断面．硝子体は実際は透明な組織である

28

5 外眼筋（左眼）

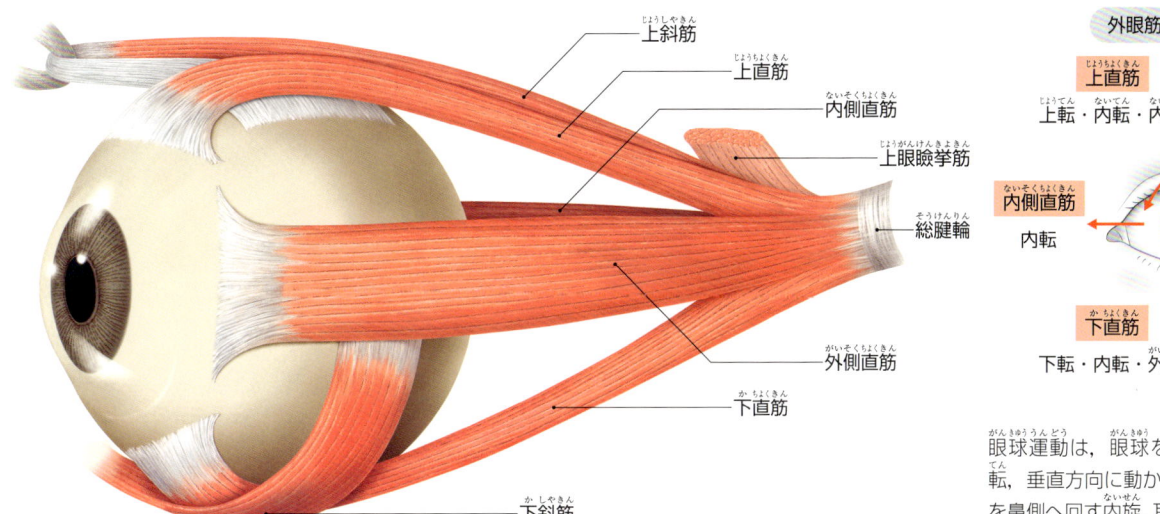

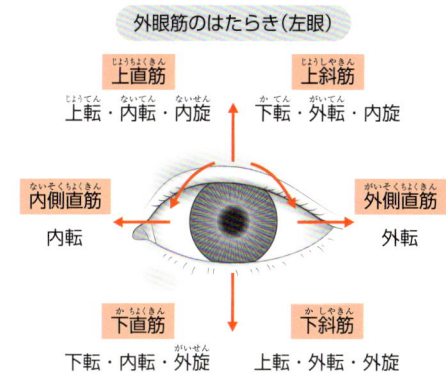

外眼筋のはたらき（左眼）

各筋単独の作用を示した図

眼球運動は，眼球を水平方向に動かす内転・外転，垂直方向に動かす上転・下転，眼球の上半分を鼻側へ回す内旋，耳側へ回す外旋に大別される．

6 視覚伝導路

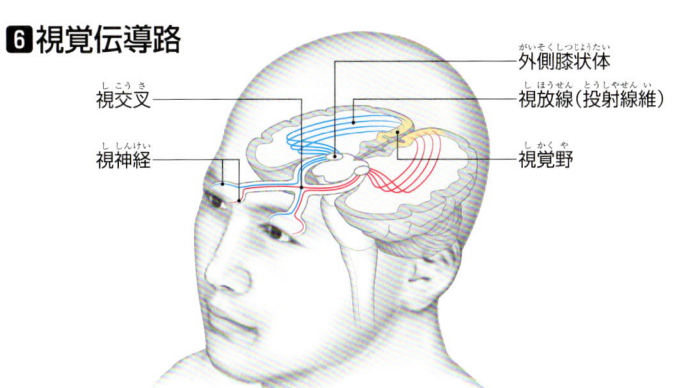

網膜の視細胞層でとらえられた視覚情報は，視神経細胞層を経て視神経（赤線と青線）によって視交叉に送られる．両眼からの視覚情報は視交叉で一部交差し，視床の外側膝状体，視放線を経て大脳皮質の視覚野に伝わり，ものをみるという感覚が生じる．

7 眼の屈折異常

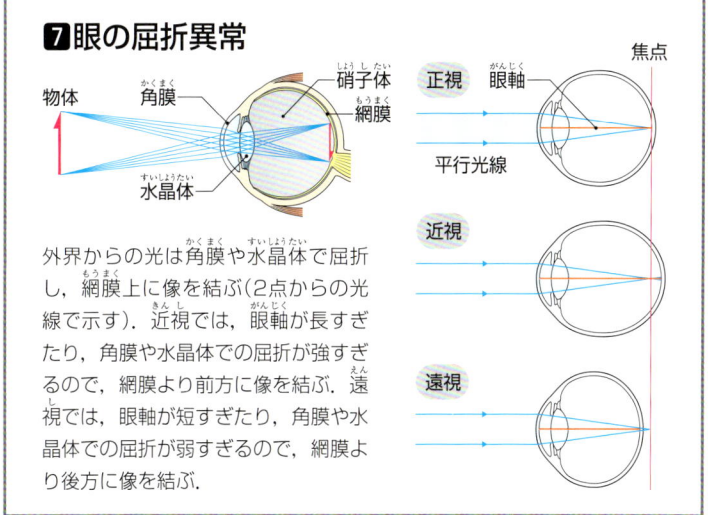

外界からの光は角膜や水晶体で屈折し，網膜上に像を結ぶ（2点からの光線で示す）．近視では，眼軸が長すぎたり，角膜や水晶体での屈折が強すぎるので，網膜より前方に像を結ぶ．遠視では，眼軸が短すぎたり，角膜や水晶体での屈折が弱すぎるので，網膜より後方に像を結ぶ．

眼は光を感受する感覚器であり，外界の物体の形や色，明暗，動き，遠近などを見分ける視覚器である．眼球，視神経，副眼器（眼瞼・結膜・涙器・外眼筋など）から構成されている（図1，図2）．

【眼球】 眼球はほぼ球状の器官で，3層の眼球壁と眼房水・水晶体・硝子体という内容物からできており，頭蓋前面のくぼみ（眼窩）の脂肪体のなかに埋もれている（図1）．

眼球壁のもっとも外層は線維に富む丈夫な眼球線維膜（眼球外膜）で，光屈折力の高い透明な角膜と強靱で白く不透明な強膜に分かれる．中層は色素と血管に富む眼球血管膜（眼球中膜，ぶどう膜）で，散乱光を吸収する暗赤色の脈絡膜，平滑筋に富む毛様体，収縮能に富む虹彩に分かれる．虹彩は，暗いときには収縮して瞳孔をひろげ，明るいときには弛緩して瞳孔をせばめて光量を調節する．内層は前脳（18㌻）から発生する眼球内膜で，光を感受する視細胞と視神経が分布しており，網膜とよばれる（図4）．

眼房水は，水晶体より前方の眼房（前眼房と後眼房）を満たす透明な液体で，毛様体の上皮から分泌される（図3）．水晶体は焦点距離が変化する透明な両凸レンズで，毛様体小帯（チン小帯）によって毛様体につながっている．近くをみるときには毛様体の筋（毛様体筋）が収縮して毛様体小帯がゆるみ，水晶体は厚くなる．遠くをみるときには毛様体筋が弛緩して毛様体小帯が緊張し，水晶体は薄くなる．硝子体は水晶体の後方にある透明なゲル状物質で，眼房水とともに眼球の内圧を保ち，眼の形を維持している．

【視細胞と視神経】 光は角膜と水晶体で屈折し，硝子体を通過して網膜に達する（図7）．網膜の視細胞には，明所で色を識別する錐状体細胞と暗所で明暗を識別する杆状体細胞がある．網膜上でもっとも光が集まる部分は黄斑で，その中央の中心窩には錐状体細胞が密集している．光を感受すると視細胞は興奮して刺激を電気信号に変換し，その信号は視神経によって脳に伝えられる（図6）．

【副眼器】 眼球の前面は上下の眼瞼（まぶた）で保護されており，眼瞼の後面から眼球表面の強膜までを結膜がおおっている．眼球には，外眼筋（眼筋）とよばれる4個の直筋と2個の斜筋がついており，眼球の運動を可能にしている（図5）．涙液（なみだ）は涙腺から分泌され，角膜表面を潤し，涙道（涙点，涙小管，涙嚢，鼻涙管）を通って鼻腔へ流れる．涙腺と涙道をあわせて涙器という（図2）．

●おもな病気　加齢黄斑変性*，眼底出血*，白内障*，緑内障*など

ear
耳

- 外耳道　長さ 約25mm，内径 約6mm
- 鼓膜　長径 約9mm，短径 約8mm，厚さ 約0.1mm
- 耳管　長さ 30〜40mm
- 蝸牛　全長（約2回転半）約30mm，高さ 4〜5mm，蝸牛底の径 8〜9mm

❶耳の構造

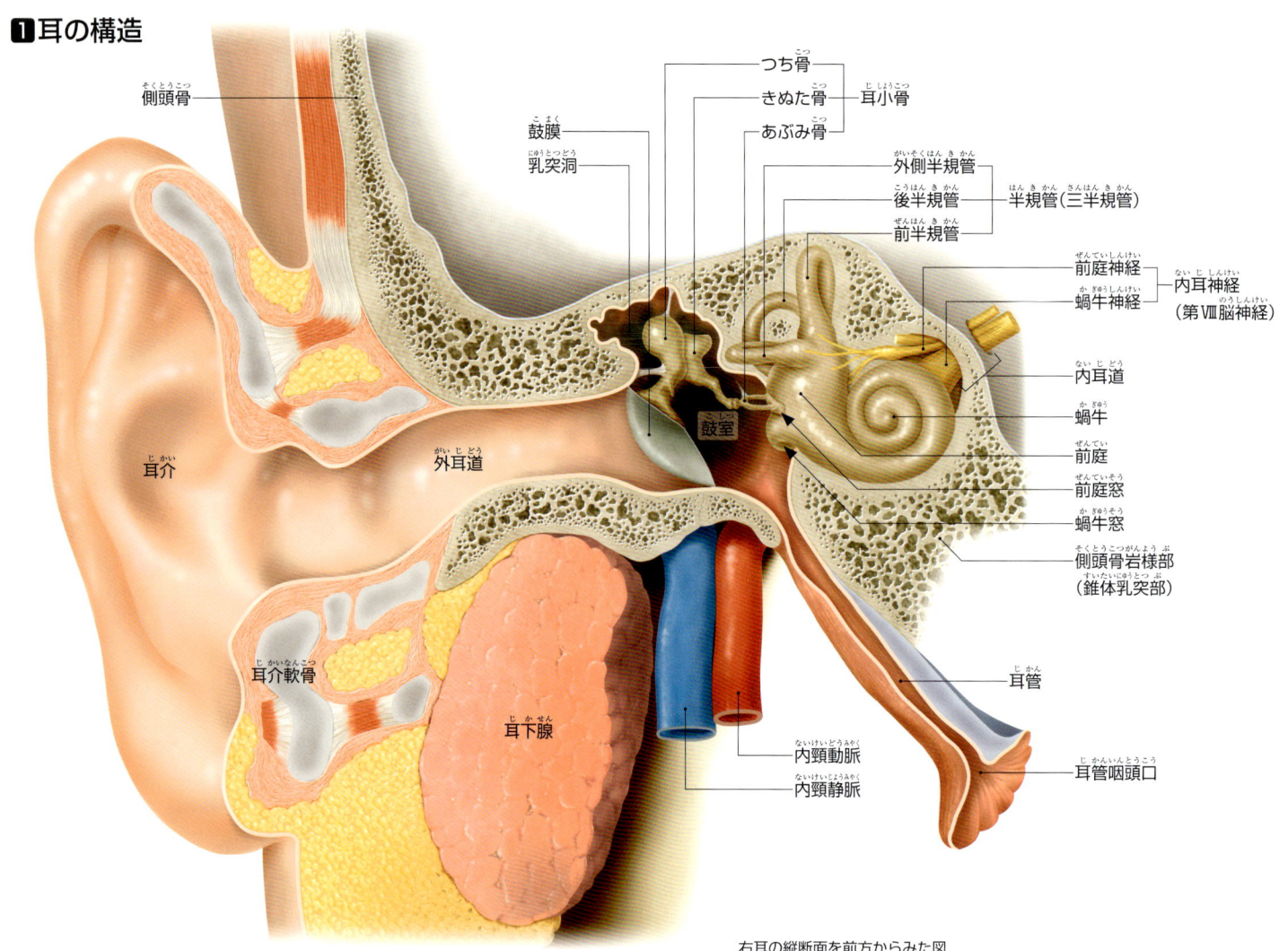

右耳の縦断面を前方からみた図

　耳は，音を聞き分ける聴覚と，頭部の位置と動きを感知してからだのバランスをとる平衡感覚の2つを担う感覚器である．耳は外耳，中耳，内耳の3つの部分に区分される．外耳と中耳，内耳の蝸牛は聴覚器で，外耳と中耳は音を伝え（伝音部），内耳の蝸牛は音を感知する（感音部）．内耳の前庭と半規管（三半規管）は平衡感覚器で，前庭は頭部の傾きや水平・垂直の動きを，半規管は頭部の回転の速度と方向を感知する．

【外耳】　耳介と外耳道を外耳という（図❶）．弾性軟骨からできている耳介は凹凸に富んでおり，空気の振動によって生じた音（音波）を外耳道へ向かって反射させる．外耳道は軟骨部と骨部からなる長さ約25mmのやや彎曲した管で，伝音と共鳴のはたらきをもつ．音は外耳道を伝わって骨部の終端にある鼓膜を振動させる．

【中耳】　外耳との境にある鼓膜，その内方の鼓室とよばれる中耳腔，鼓室と咽頭腔をつなぐ耳管を，中耳という（図❶）．鼓室には3個の耳小骨（つち骨，きぬた骨，あぶみ骨）が関節を介して連なっており，鼓膜に付着したつち骨柄から振動が耳小骨に伝わると，前庭窓にはまるあぶみ骨底が押され，内耳の蝸牛を満たす外リンパに振動が伝わる．耳管の内腔はふだんは閉じているが，嚥下やあくびによって開くと外界の空気が鼓室に送られ，鼓膜の内外の気圧が等しくなって鼓膜が振動しやすくなる．

【内耳】　蝸牛，前庭，半規管を内耳という（図❶）．内耳は曲がりくねった複雑な形をしているため迷路ともよばれ，骨性の迷路（骨迷路）のなかに膜性の迷路（膜迷路）が入る二重構造になっている（図❸）．骨迷路と膜迷路との間（外リンパ隙）は外リンパで，膜迷路の内部（内リンパ隙）は内リンパで満たされている．

　蝸牛はカタツムリの殻に似たらせん状の管で，前庭階と鼓室階の外リンパの振動が蝸牛管の内リンパに伝わり，蝸牛管のコルチ器で振動が感知されて，音の情報が蝸牛神経から脳に伝わる（図❷，図❺）．前庭には膜迷路の球形嚢と卵形嚢があり，頭部が傾くと2つの嚢内の平衡斑（球形嚢斑と卵形嚢斑）で内リンパの流れが感知され，頭部の傾斜角度や直線加速度の情報が前庭神経から脳に伝わる．半規管は3つの半円からなる管で，頭部が回転するとそれぞれの膜迷路の半規管膨大部で内リンパの流れが感知され，頭部の角加速度の情報が前庭神経から脳に伝わる（図❹，図❺）．

●おもな病気　外耳炎，中耳炎＊，内耳炎，難聴，メニエール病＊など

❷ 蝸牛

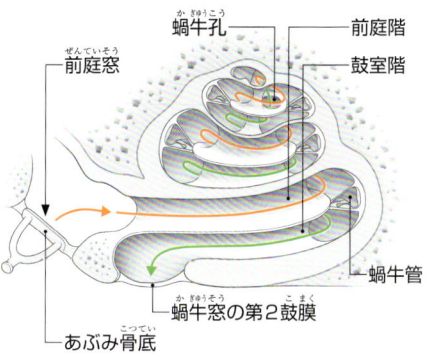

外リンパの振動は，前庭階→蝸牛孔→鼓室階に伝わる過程で前庭膜や基底板を揺らし，蝸牛管の内リンパを振動させる．

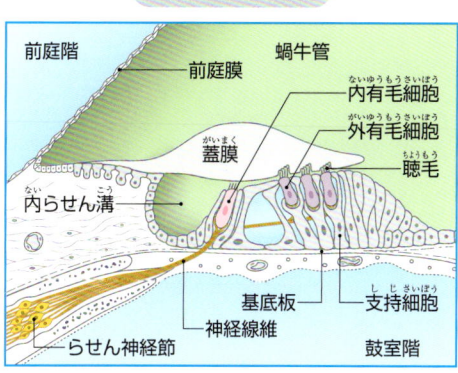

コルチ器は内・外有毛細胞と支持細胞からなる．液体振動によって基底板が揺れると蓋膜に刺さる有毛細胞の聴毛が傾き，電気信号が発生する．

❸ 骨迷路と膜迷路

骨迷路(■)と膜迷路(■)はほぼ同じ形だが，膜迷路は骨迷路よりはるかに細く，その両端は閉じている．

❺ 伝導路

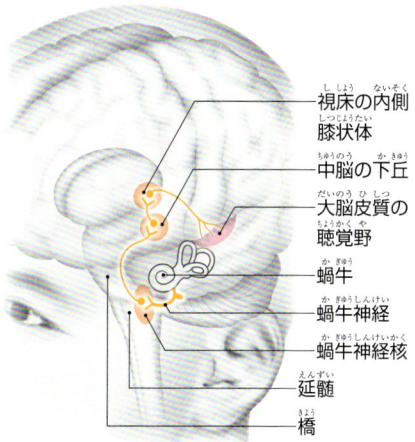

音の情報（電気信号）は，蝸牛神経によってコルチ器から橋と延髄の境にある蝸牛神経核に送られ，中脳の下丘，視床の内側膝状体を経て大脳皮質の聴覚野に伝わる．

❹ 半規管と前庭

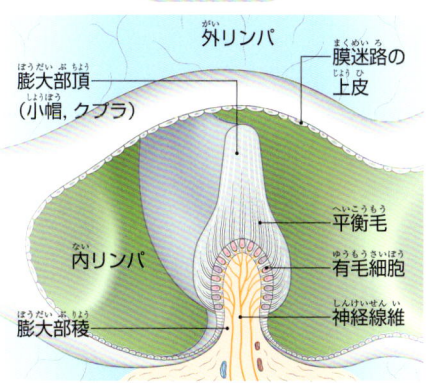

膨大部内部の膨大部稜には有毛細胞が密集し，膨大部頂に刺さる有毛細胞の平衡毛が内リンパの流れによって傾くと，電気信号が発生する．

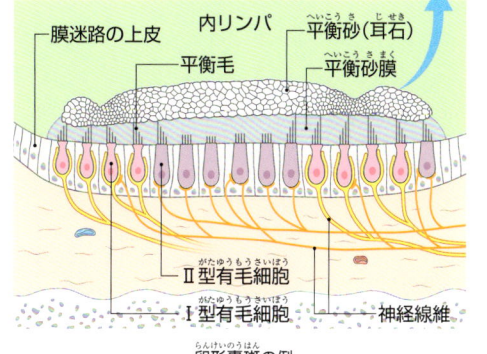

水平な卵形囊斑と垂直な球形囊斑の表面の平衡砂（耳石）が内リンパの流れによって動くと，有毛細胞の平衡毛が傾いて電気信号が発生する．

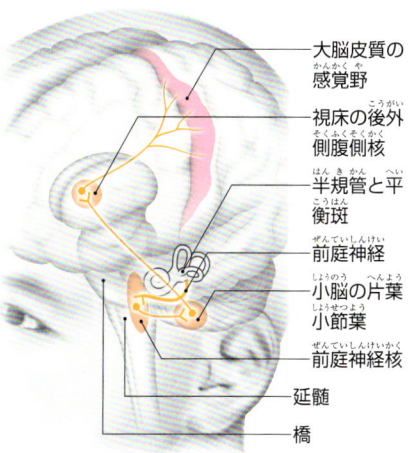

角加速度や傾斜角度・直線加速度の情報（電気信号）は，前庭神経によって前庭神経核や小脳に送られ，視床の後外側腹側核を経て，大脳皮質の感覚野などに伝わる．

1 頭部と頸部 ― 31

nose
鼻

●鼻腔　長さ 6.5〜7.5cm，高さ 4.3〜4.6cm，幅 1.3〜1.5cm

❶外鼻の名称

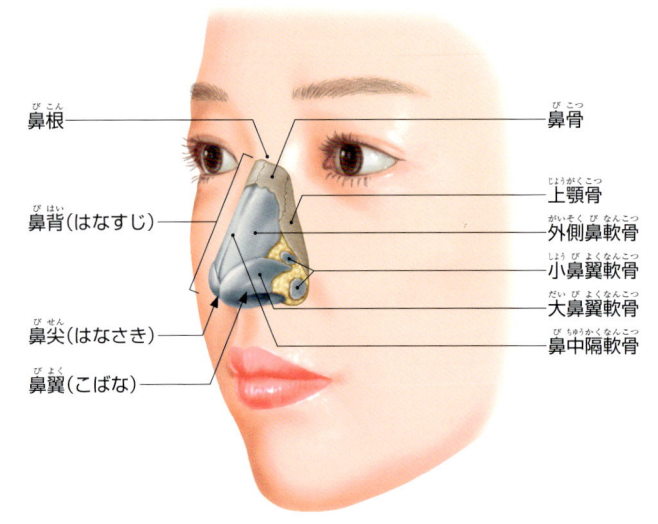

❸嗅覚中枢

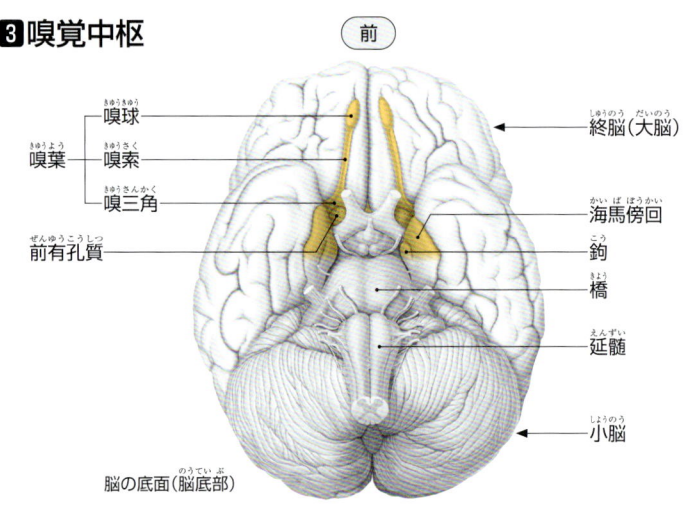

嗅覚に関係する領域を黄色で示した．嗅覚中枢(嗅覚野)は，海馬傍回の鉤やその前部の嗅内野とよばれる領域にあると考えられている．

❷鼻腔の構造

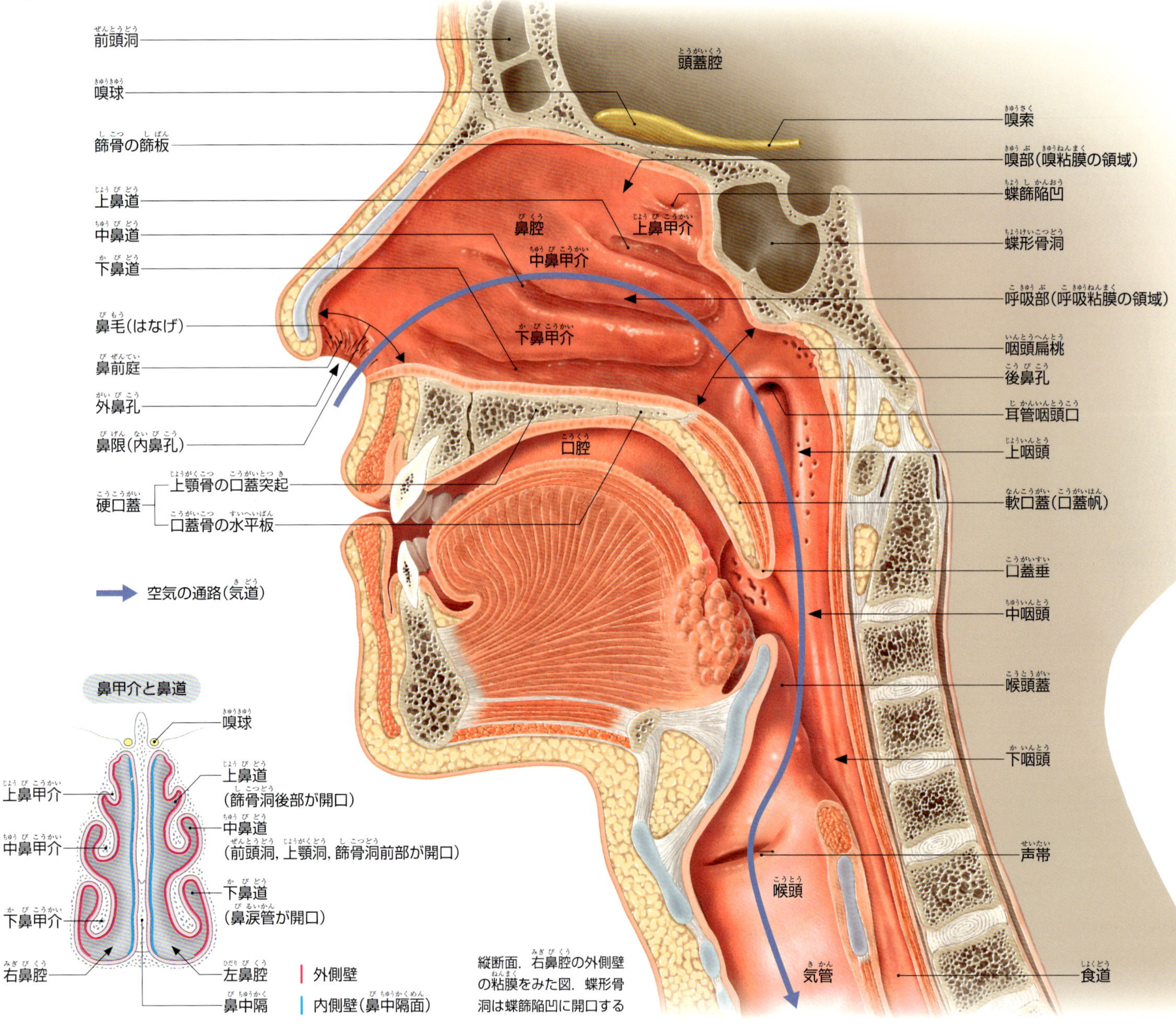

縦断面．右鼻腔の外側壁の粘膜をみた図．蝶形骨洞は蝶篩陥凹に開口する

4 嗅部と嗅球

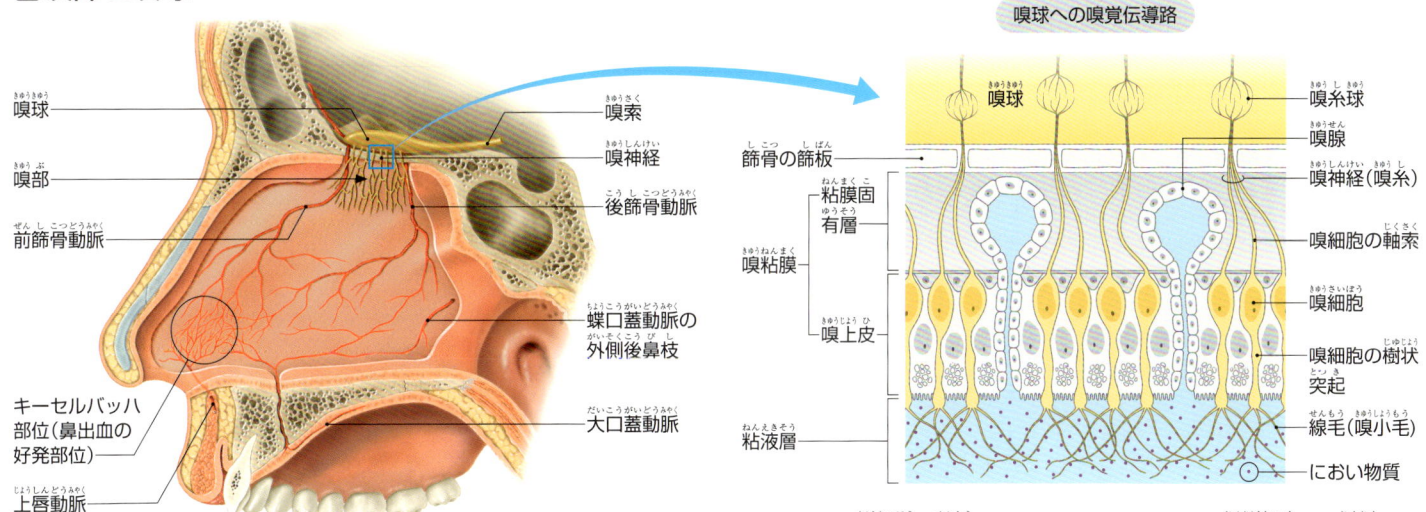

嗅球への嗅覚伝導路

左鼻腔の内側壁(鼻中隔面)の粘膜を一部取り除き,嗅神経と血管系をみた図

におい物質が嗅細胞の線毛に付着すると,におい刺激は樹状突起から軸索へと伝わる.軸索は20〜30本ずつ集まって嗅神経となり,嗅球へ刺激を伝える.

5 副鼻腔の位置

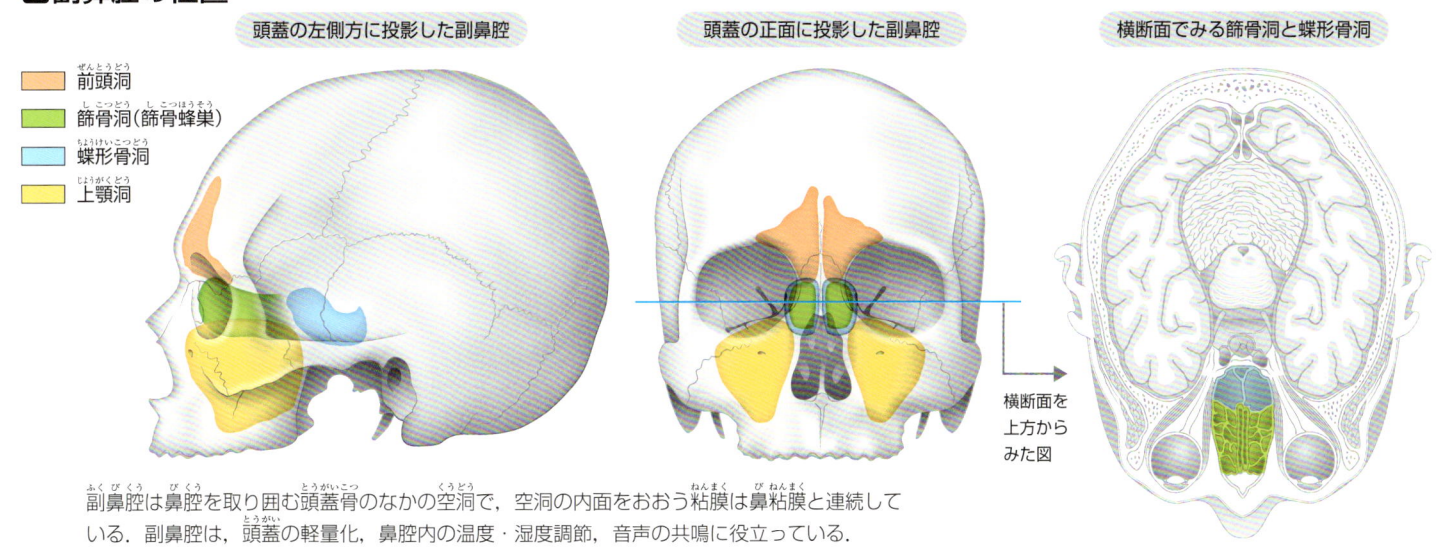

- 前頭洞
- 篩骨洞(篩骨蜂巣)
- 蝶形骨洞
- 上顎洞

頭蓋の左側方に投影した副鼻腔　　頭蓋の正面に投影した副鼻腔　　横断面でみる篩骨洞と蝶形骨洞

横断面を上方からみた図

副鼻腔は鼻腔を取り囲む頭蓋骨のなかの空洞で,空洞の内面をおおう粘膜は鼻粘膜と連続している.副鼻腔は,頭蓋の軽量化,鼻腔内の温度・湿度調節,音声の共鳴に役立っている.

鼻は,呼吸のための空気の出入り口であり,においを感知する感覚器(嗅覚器)である.顔面中央にある外鼻(図1),眼窩と口腔の間の広い空間を占める鼻腔(図2),鼻腔と交通する4つの副鼻腔(上顎洞,前頭洞,篩骨洞,蝶形骨洞,図5)から構成されている.

【鼻腔】 鼻腔の入り口で鼻毛が生えているところを鼻前庭,その後端の鼻限(内鼻孔)から後鼻孔までの空間を固有鼻腔(鼻腔)という.鼻の孔(外鼻孔)から吸い込まれた空気は,後鼻孔を通って咽頭(のど)へぬける(図2).

鼻腔は鼻中隔によって左右に分けられ,それぞれが4つの壁に囲まれている.上壁は頭蓋腔との仕切りとなる篩骨の篩板で,薄い篩板には多数の小孔が開いている.下壁は口腔との仕切りとなる硬口蓋(上顎骨の口蓋突起と口蓋骨の水平板)である.内側壁は鼻中隔で,外側壁には上中下の鼻甲介とよばれる棚板のような骨の突起がみられる.各鼻甲介の下のすきま(鼻道)には副鼻腔や鼻涙管の開口部がある(図2).

【呼吸部と嗅部】 鼻腔の中央や下方の壁は呼吸粘膜におおわれた呼吸部とよばれる領域で,外鼻孔から吸い込まれた空気は呼吸粘膜の作用で暖められ,粘膜が分泌する粘液によって加湿される.粘膜表面の線毛はたえず波打って,外界から入ってきた細菌や粉塵が付着した粘液を後鼻孔へ押し流す.線毛のはたらきがにぶると粘液は鼻腔にたまって鼻汁となる.鼻腔の天井や上方の壁は嗅粘膜におおわれた嗅部とよばれる領域で,においをとらえる.

【嗅細胞と嗅神経】 嗅部の粘液層には,においをとらえる嗅細胞が線毛をひろげている(図4).粘液に溶けたにおい物質が線毛に付着すると,篩板の小孔をつらぬく嗅神経によって刺激は嗅球に伝わり,嗅索から脳に達し(図3),においとして感じられる.

●おもな病気 花粉症*,嗅覚異常,鼻炎*,副鼻腔炎* など

oral cavity and salivary glands

口腔と唾液腺

- 舌　長さ 約7cm，幅 約5cm，厚さ 約2cm
- 唾液腺の長さ(長径)　耳下腺：4～5cm，顎下腺：2.5～3.5cm，舌下腺：3～4cm
- 唾液の分泌量　1～1.5ℓ/日

1 口腔の範囲

鼻腔、固有口腔、口裂、口腔前庭、咽頭、口峡

2 口腔内の器官

口唇(上唇)、歯肉、歯、固有口腔、硬口蓋、口蓋垂、口蓋舌弓、軟口蓋、口蓋咽頭弓、舌、舌小帯、舌下ひだ、舌下小丘、口唇(下唇)、唇交連、口腔前庭

3 外舌筋

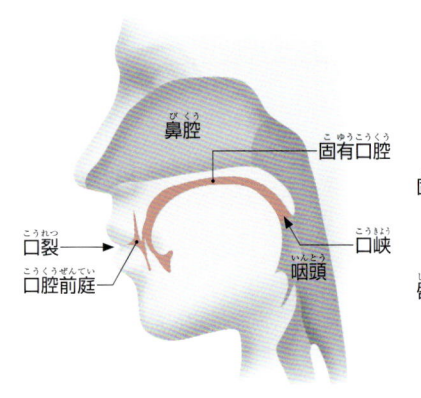

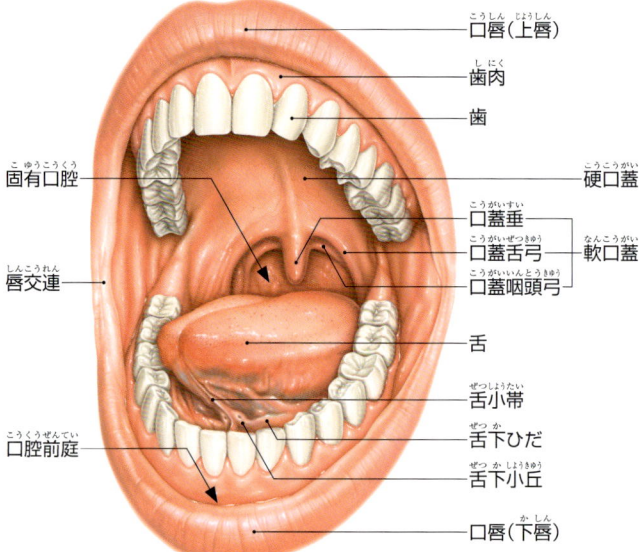

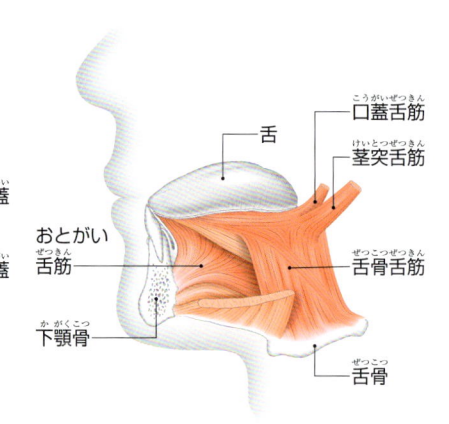

口蓋舌筋、舌、茎突舌筋、おとがい舌筋、舌骨舌筋、下顎骨、舌骨

おとがい舌筋は下顎骨，舌骨舌筋は舌骨，茎突舌筋は側頭骨の茎状突起，口蓋舌筋は軟口蓋からおこる．口蓋舌筋は口蓋の筋にも分類される．

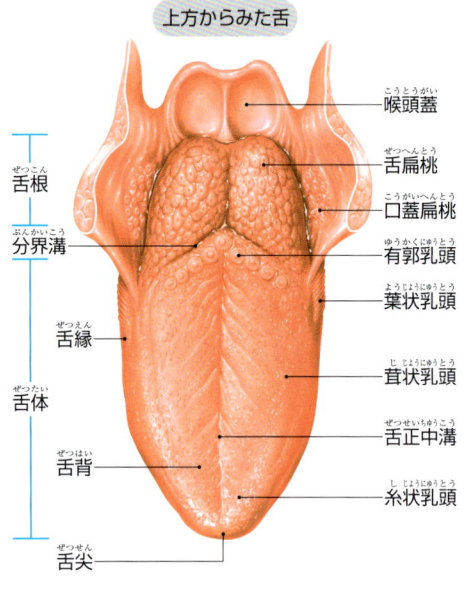

4 舌と味覚器

上方からみた舌：喉頭蓋、舌扁桃、口蓋扁桃、有郭乳頭、葉状乳頭、茸状乳頭、舌正中溝、糸状乳頭、舌根、分界溝、舌縁、舌体、舌背、舌尖

糸状乳頭は舌背一面をおおい，茸状乳頭は舌背に散在する．有郭乳頭は分界溝の前にV字状に並び，葉状乳頭は舌の後方側面にある．味覚の受容器である味蕾は有郭乳頭の乳頭溝や茸状乳頭の上面に多い．

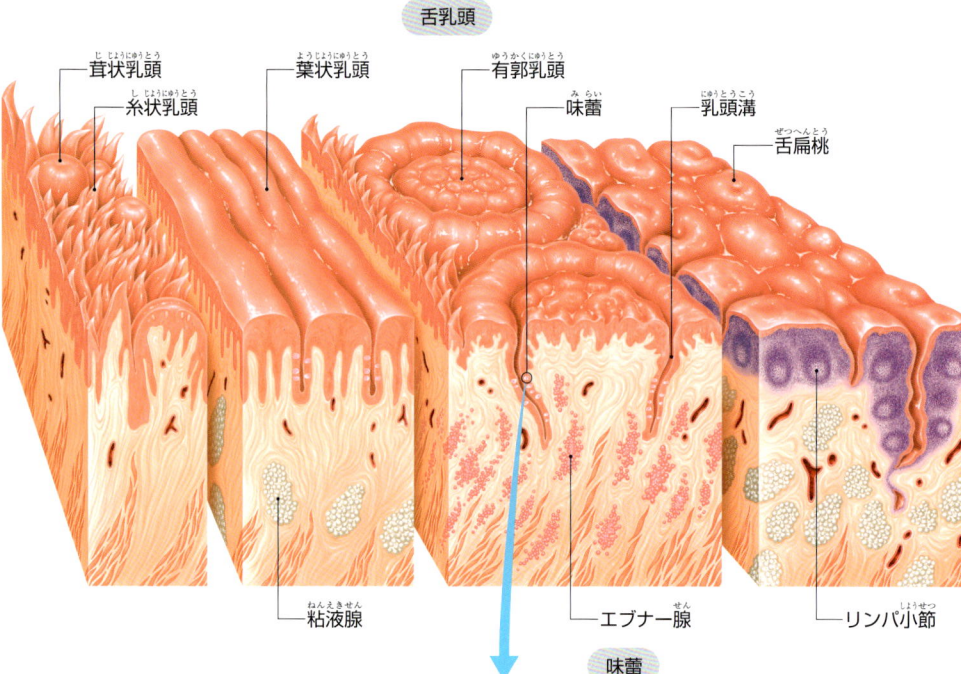

舌乳頭：茸状乳頭、糸状乳頭、葉状乳頭、有郭乳頭、味蕾、乳頭溝、舌扁桃、粘液腺、エブナー腺、リンパ小節

5 味覚伝導路

大脳皮質の味覚野、視床の中継核、延髄の孤束核、顔面神経、舌咽神経

舌の左半分からの伝導路を示した図

舌の前3分の2の味蕾に分布する顔面神経や三叉神経の枝と，舌の後ろ3分の1の味蕾に分布する舌咽神経の枝によって，味覚刺激は延髄の孤束核に伝わり，視床を経て大脳皮質の味覚野に達する．咽頭や喉頭の味蕾には迷走神経の枝が分布する．

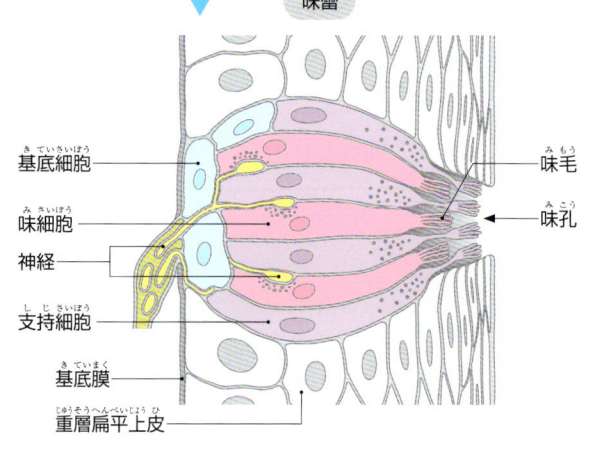

味蕾：基底細胞、味細胞、神経、支持細胞、基底膜、重層扁平上皮、味毛、味孔

味物質が味孔を通って味毛に付着すると，味細胞が興奮し，味細胞と接合する神経にその刺激が伝わる．

❻大睡液腺と小睡液腺

大睡液腺である耳下腺，顎下腺，舌下腺の位置と，それぞれの導管(耳下腺管，顎下腺管，大舌下腺管と小舌下腺管)やその開口部を示した．小睡液腺は口腔粘膜に無数に存在しており，図では口唇腺，前舌腺，舌腺，頬腺などを示した．

ラベル（左側、上から下）:
口唇腺／前舌腺／舌腺／舌小帯／舌下ひだ／舌下小丘／大舌下腺管／小舌下腺管／舌下腺／下顎骨／おとがい舌骨筋／顎舌骨筋／舌骨

ラベル（右側、上から下）:
耳下腺乳頭／耳下腺管／耳下腺／副耳下腺／頬腺／頬粘膜／頬筋／咬筋／下歯槽神経／舌神経／顎下腺／顎下腺管

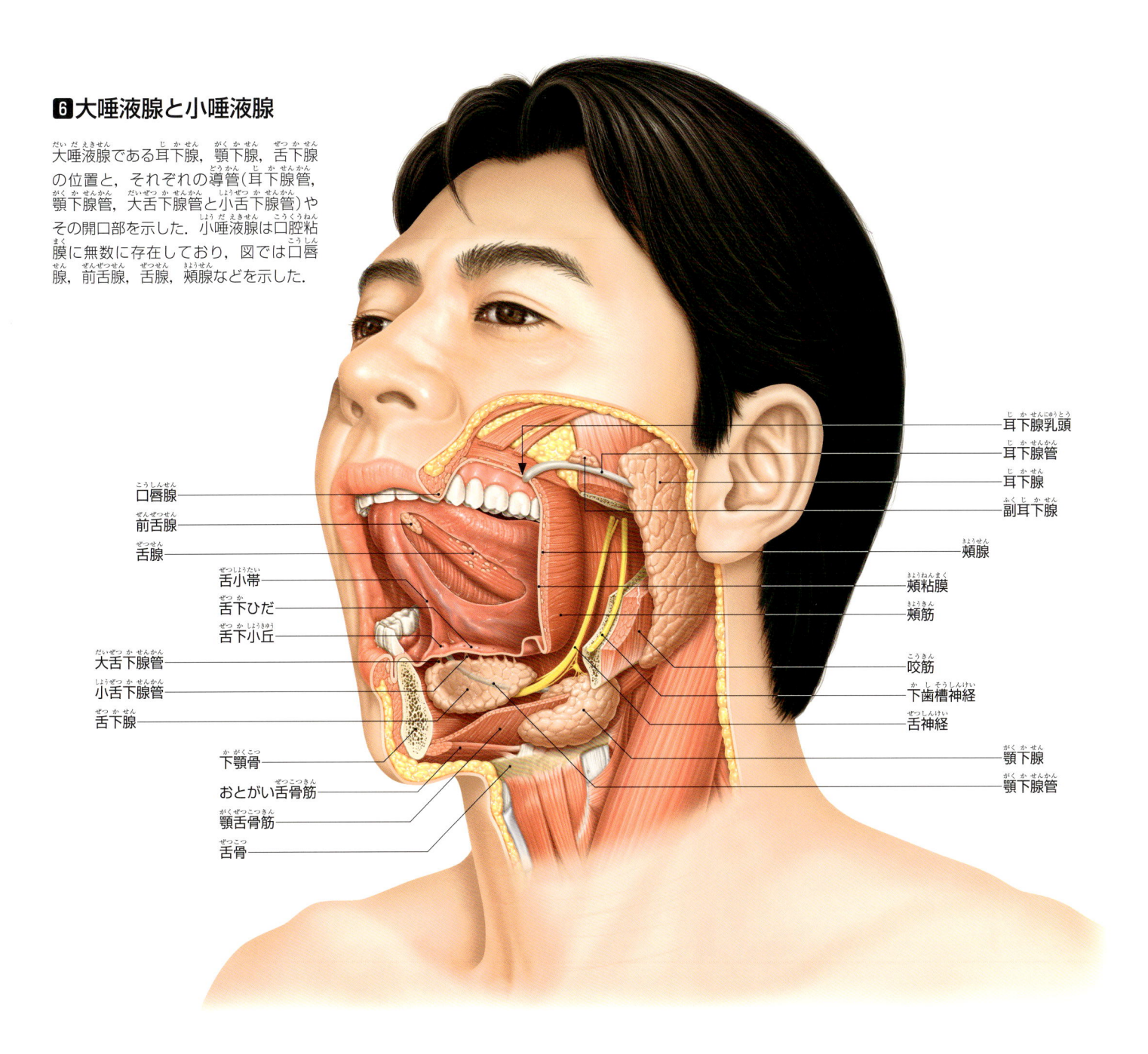

口の内腔を口腔といい，上下のくちびる(口唇)に囲まれた口裂から，咽頭との境である口峡までがその範囲となる(図❶)．消化器の入り口である口腔には，食物を咀嚼・嚥下する歯(36ページ)や舌があり(図❷)，唾液を分泌する大小の唾液腺が開いている．口腔は空気の出入り口でもあり，音声機能にも影響をおよぼす．

【口腔の区分】 口腔は上下の歯列弓を境にして，前方の口腔前庭と後方の固有口腔に分けられ，固有口腔を狭義の口腔とよぶ(図❶，図❷)．口腔前庭では外壁をつくるのは口唇や頬であるが，固有口腔では，前壁と側壁を歯列弓が，上壁を口蓋(硬口蓋と軟口蓋)が，下壁(口腔底)を下顎骨に張る筋群(顎舌骨筋やおとがい舌骨筋)がつくっており，口腔底の後部からは舌が口腔内に突き出ている．口腔に面する壁は，歯をのぞいて口腔粘膜におおわれている．

【舌】 舌は舌筋と粘膜からできており，横紋筋である舌筋には外舌筋と内舌筋がある．骨や軟口蓋からおこって舌の内部に入り込む外舌筋(図❸)は舌をさまざまな方向に動かし，舌の内部の内舌筋は舌の形を変化させる．分界溝を境にして舌の前方を舌体，後方を舌根という(図❹)．舌体の尖端を舌尖，外側縁を舌縁，上面を舌背といい，舌背の粘膜にある数種類の舌乳頭には味覚刺激をとらえて脳に伝える味蕾が散在する．舌体の下面の粘膜は粘膜ひだ(舌小帯)をつくって口腔底の粘膜につながる．舌根は口腔底に付着し，その粘膜下にはリンパ小節が集合して舌扁桃をつくる．

【唾液腺】 口腔粘膜には3対の大唾液腺(耳下腺，顎下腺，舌下腺)と多数の小唾液腺(口唇腺，舌腺，頬腺，口蓋腺など)が開いている(図❻)．唾液腺から分泌される唾液には消化酵素と粘液がふくまれており，口腔内の食物は咀嚼によって唾液と混ざり合い，嚥下されやすくなる．耳の前下方にひろがる耳下腺は最大の唾液腺で，その導管は上あごの第2大臼歯に接する頬粘膜(耳下腺乳頭)に開く．顎舌骨筋の下にある顎下腺の導管は口腔底の舌下小丘に，顎舌骨筋の上にある舌下腺の導管は舌下小丘と舌下ひだに開く．

●**おもな病気** 口内炎*，舌炎*，舌がん，味覚障害，流行性耳下腺炎(おたふくかぜ)*，流涎症(唾液分泌過多)など

jaw and teeth
あごと歯

- 乳歯の数　20本
- 永久歯の数　28〜32本

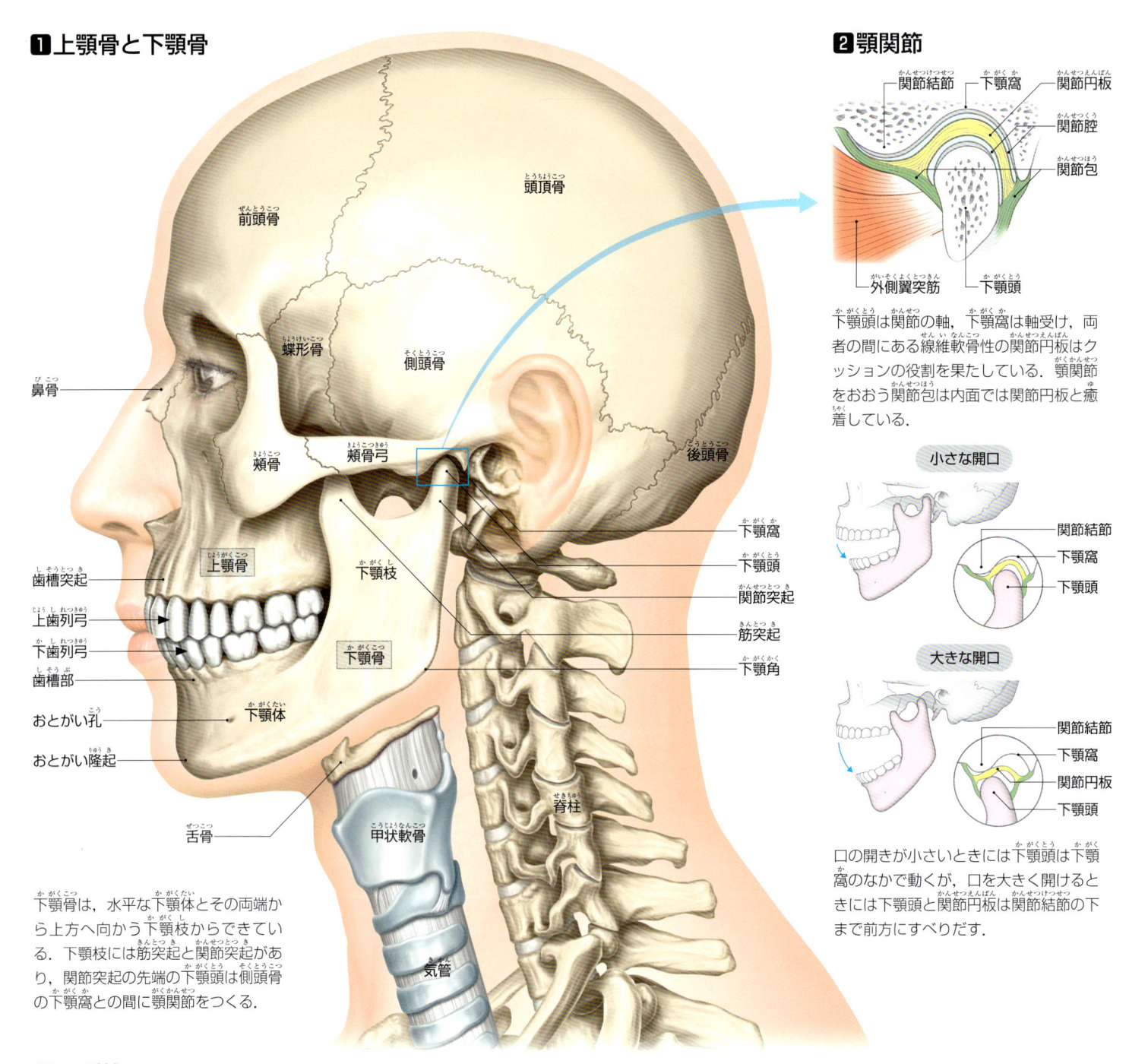

1 上顎骨と下顎骨

前頭骨／頭頂骨／蝶形骨／側頭骨／後頭骨／鼻骨／頬骨／頬骨弓／下顎窩／下顎頭／関節突起／筋突起／下顎角／上顎骨／歯槽突起／上歯列弓／下歯列弓／歯槽部／おとがい孔／おとがい隆起／下顎枝／下顎骨／下顎体／舌骨／甲状軟骨／脊柱／気管

下顎骨は，水平な下顎体とその両端から上方へ向かう下顎枝からできている．下顎枝には筋突起と関節突起があり，関節突起の先端の下顎頭は側頭骨の下顎窩との間に顎関節をつくる．

2 顎関節

関節結節／下顎窩／関節円板／関節腔／関節包／外側翼突筋／下顎頭

下顎頭は関節の軸，下顎窩は軸受け，両者の間にある線維軟骨性の関節円板はクッションの役割を果たしている．顎関節をおおう関節包は内面では関節円板と癒着している．

小さな開口
関節結節／下顎窩／下顎頭

大きな開口
関節結節／下顎窩／関節円板／下顎頭

口の開きが小さいときには下顎頭は下顎窩のなかで動くが，口を大きく開けるときには下顎頭と関節円板は関節結節の下まで前方にすべりだす．

3 咀嚼筋

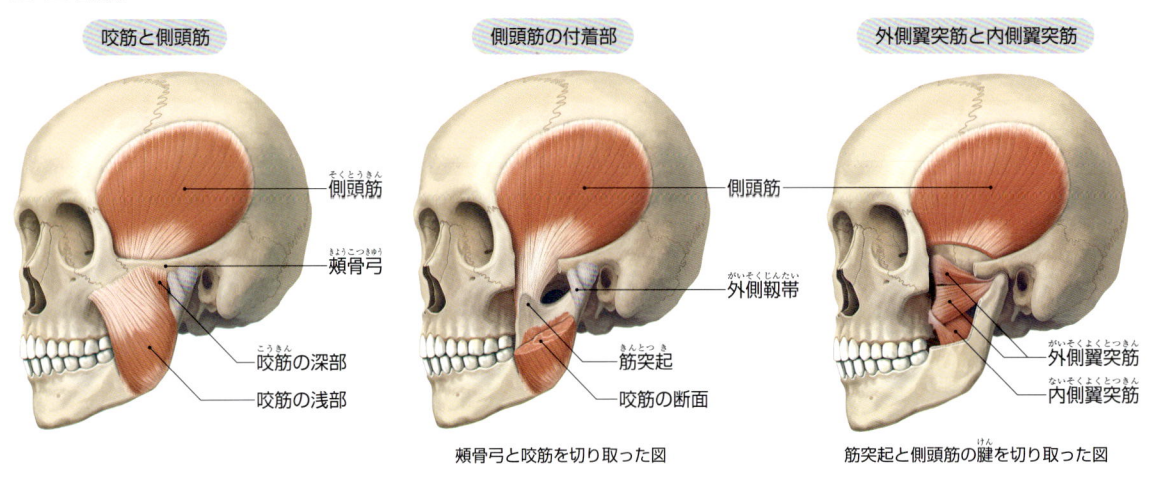

咬筋と側頭筋
側頭筋／頬骨弓／咬筋の深部／咬筋の浅部

側頭筋の付着部
側頭筋／外側靱帯／筋突起／咬筋の断面

頬骨弓と咬筋を切り取った図

外側翼突筋と内側翼突筋
側頭筋／外側翼突筋／内側翼突筋

筋突起と側頭筋の腱を切り取った図

咀嚼筋は顔面筋（24ページ）より深部にある筋で，咬筋，側頭筋，外側翼突筋，内側翼突筋がある．咀嚼筋はすべて頭蓋からおこって下顎骨につき，下顎骨を挙げて口を閉じるはたらきをもつので閉口筋ともよばれる．閉口によって上下の歯は咬み合い，食物は咀嚼される．咀嚼筋は三叉神経の第3枝（下顎神経）によってコントロールされている（168ページ）．

4 永久歯

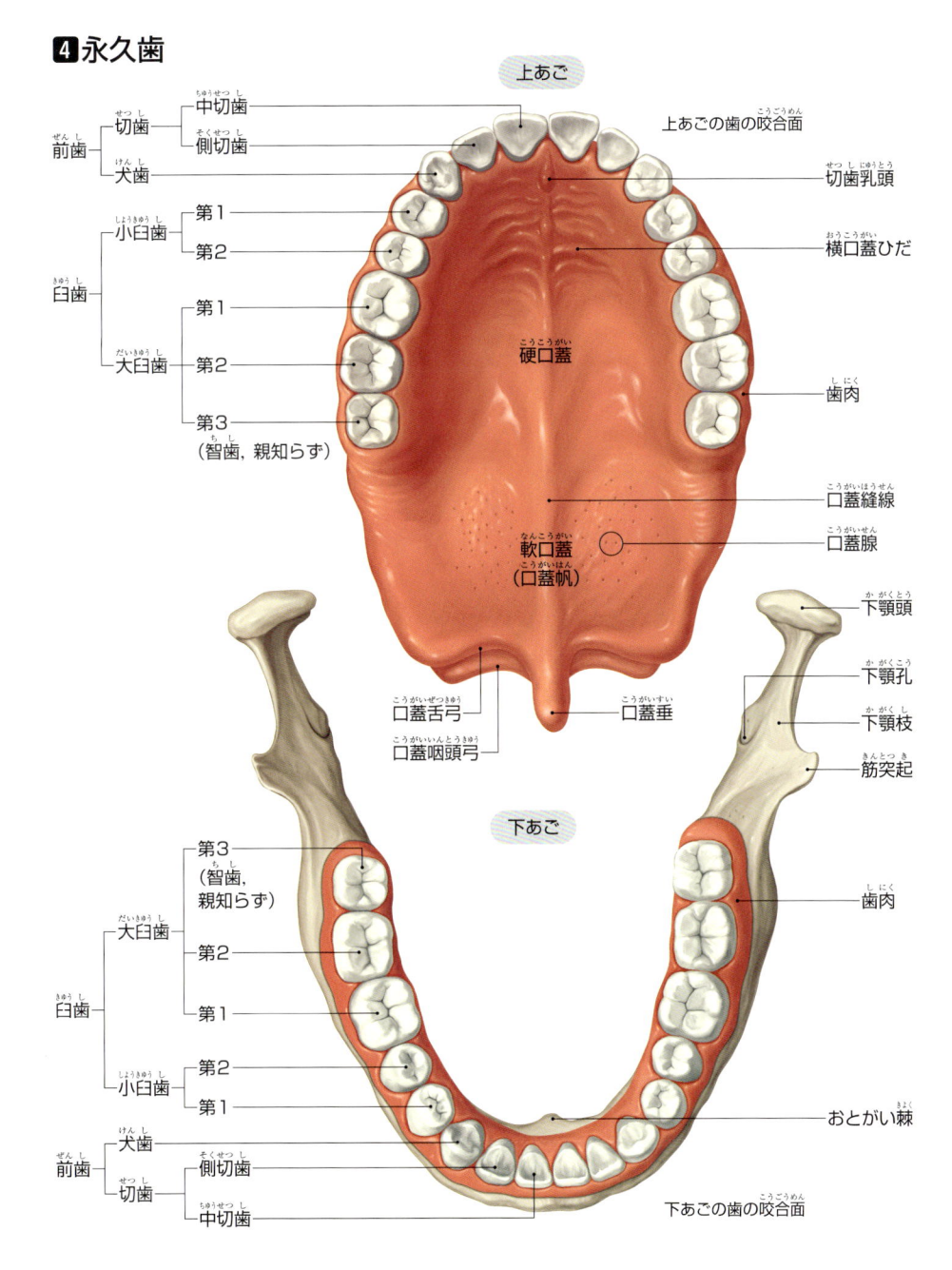

上あご
- 前歯
  - 切歯
    - 中切歯
    - 側切歯
  - 犬歯
- 臼歯
  - 小臼歯
    - 第1
    - 第2
  - 大臼歯
    - 第1
    - 第2
    - 第3（智歯，親知らず）

上あごの歯の咬合面
切歯乳頭
横口蓋ひだ
硬口蓋
歯肉
口蓋縫線
口蓋腺
軟口蓋（口蓋帆）
下顎頭
下顎孔
下顎枝
筋突起
口蓋舌弓
口蓋垂
口蓋咽頭弓

下あご
- 臼歯
  - 大臼歯
    - 第3（智歯，親知らず）
    - 第2
    - 第1
  - 小臼歯
    - 第2
    - 第1
- 前歯
  - 犬歯
  - 切歯
    - 側切歯
    - 中切歯

歯肉
おとがい棘
下あごの歯の咬合面

5 歯の構造

象牙質内部の空間を歯髄腔といい，下部は歯根管とよばれて歯根尖孔に開く．歯髄腔は結合組織の歯髄で満たされ，血管や神経が走っている．

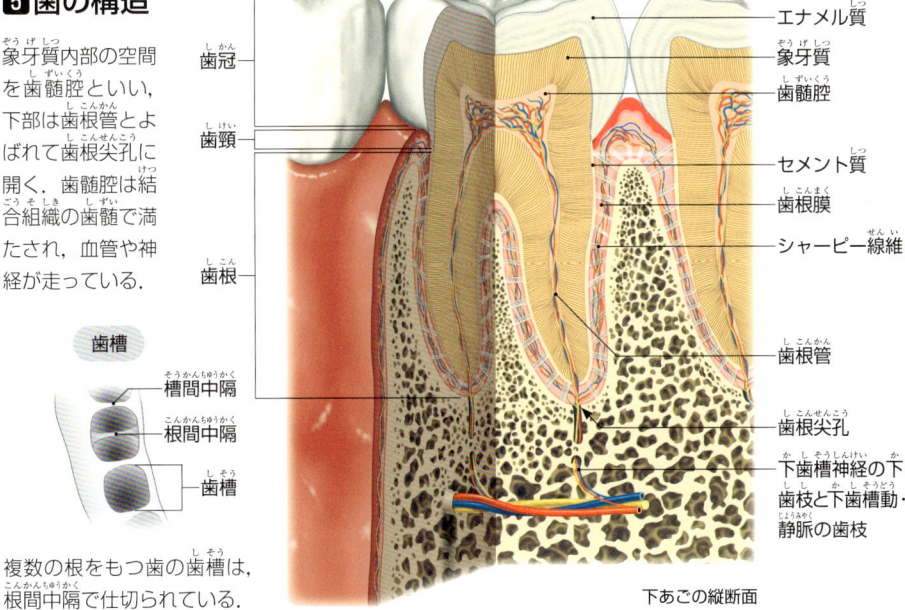

歯冠
歯頸
歯根
エナメル質
象牙質
歯髄腔
セメント質
歯根膜
シャーピー線維
歯根管
歯根尖孔
下歯槽神経の下歯枝と下歯槽動・静脈の歯枝
下あごの縦断面

歯槽
槽間中隔
根間中隔
歯槽

複数の根をもつ歯の歯槽は，根間中隔で仕切られている．

あごは上あごと下あごに分けられる．上あごは上顎骨，下あごは下顎骨とよばれる骨からできており（図1，14ページ），上顎骨の歯槽突起と下顎骨の歯槽部にそれぞれ歯が1列に並んでいる（歯列弓）．上あごと下あごの位置がずれると，上下の歯の咬み合わせがわるくなり，咀嚼力が低下したり，発音に影響がおよぶこともある．

上顎骨と下顎骨

上顎骨は顔面頭蓋の中央を占める広い骨で，頰骨，鼻骨，前頭骨，蝶形骨などと結合しているため動かない．下顎骨は顔面頭蓋のなかでもっとも強大な骨であるが，左右の顎関節で側頭骨と連結しているだけなのでよく動く．話したり，ものを食べたりするときに動くのは下顎骨であり，その動きを可能にしているのが顎関節と咀嚼筋とよばれる4種類の筋である（図2，図3）．

顎関節は，下顎骨の下顎頭と側頭骨の下顎窩との間につくられる関節で，耳の穴の前に指をあてて口を開閉するとその動きがわかる．この関節によって下あごは上下・左右・前後に動く．上下の動きには咬筋，側頭筋，内側翼突筋が，左右・前後の動きには外側翼突筋，側頭筋がおもにはたらく．

乳歯と永久歯

ヒトの歯は生涯の間に1度生えかわり，最初に生える歯を乳歯，乳歯と交代する歯を永久歯という．乳歯は20本，永久歯は28～32本あり，それぞれ前歯と臼歯に分けられる．永久歯の前歯は切歯と犬歯に分けられ，ものをかみきったり，引き裂く役割を果たす．永久歯の臼歯は小臼歯（第1・第2）と大臼歯（第1・第2・第3）に分けられ，ものをかみくだいたり，すりつぶす役割を果たす（図4）．第3大臼歯は智歯（親知らず）ともよばれ，生えない人もいる．

歯はおもに象牙質からできており，歯肉から突出するエナメル質におおわれた部分を歯冠，歯槽突起と歯槽部のくぼみ（歯槽）に埋まるセメント質におおわれた部分を歯根という（図5）．

● **おもな病気** う歯（むしば），顎関節症*，顎関節脱臼，歯肉炎*など

1 頭部と頸部 — 37

pharynx and larynx
咽頭と喉頭

- 咽頭の長さ　12〜14cm（上咽頭 約2.5cm，中咽頭 約5cm，下咽頭 約6.5cm）
- 喉頭の高さ　男性：約4cm，女性：約3.3cm

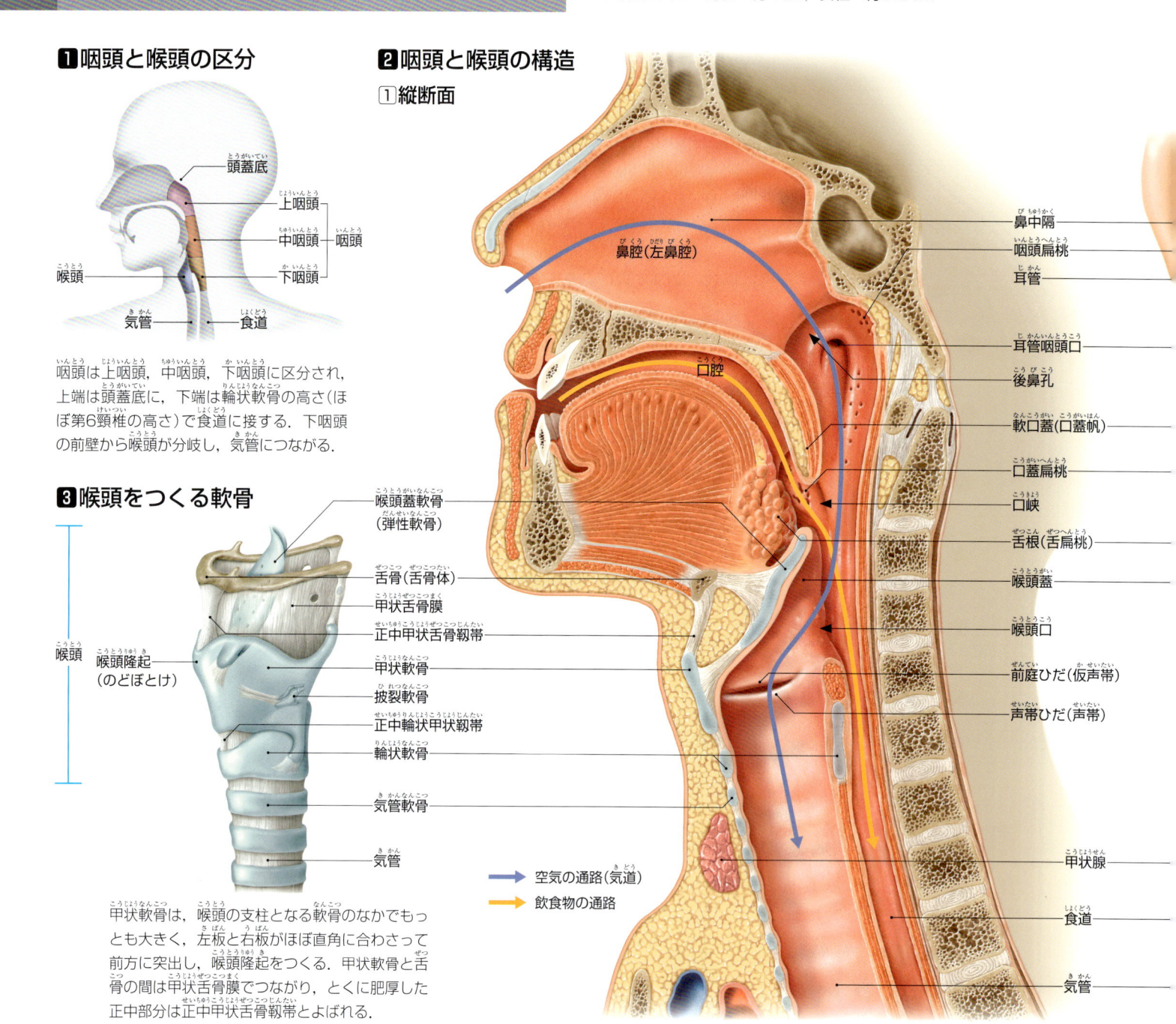

1 咽頭と喉頭の区分

頭蓋底／上咽頭／中咽頭／下咽頭／咽頭／喉頭／気管／食道

咽頭は上咽頭，中咽頭，下咽頭に区分され，上端は頭蓋底に，下端は輪状軟骨の高さ（ほぼ第6頸椎の高さ）で食道に接する．下咽頭の前壁から喉頭が分岐し，気管につながる．

2 咽頭と喉頭の構造
1 縦断面

鼻中隔／咽頭扁桃／耳管／耳管咽頭口／後鼻孔／軟口蓋（口蓋帆）／口蓋扁桃／口峡／舌根（舌扁桃）／喉頭蓋／喉頭口／前庭ひだ（仮声帯）／声帯ひだ（声帯）／甲状腺／食道／気管

鼻腔（左鼻腔）／口腔

→ 空気の通路（気道）
→ 飲食物の通路

3 喉頭をつくる軟骨

喉頭蓋軟骨（弾性軟骨）／舌骨（舌骨体）／甲状舌骨膜／正中甲状舌骨靱帯／喉頭隆起（のどぼとけ）／甲状軟骨／披裂軟骨／正中輪状甲状靱帯／輪状軟骨／気管軟骨／気管／喉頭

甲状軟骨は，喉頭の支柱となる軟骨のなかでもっとも大きく，左板と右板がほぼ直角に合わさって前方に突出し，喉頭隆起をつくる．甲状軟骨と舌骨の間は甲状舌骨膜でつながり，とくに肥厚した正中部分は正中甲状舌骨靱帯とよばれる．

咽頭

咽頭（のど）は，口腔の奥の上方と下方にのびる管である．上端はドーム状にひろがって頭蓋底に接し，下端は細くなって食道となる．咽頭は，空気と飲食物の両方が通過する場所であり，鼻腔・中耳・口腔・気管・食道のすべてに通じる要所である．

【区分】　咽頭の前壁には3つの開口部があり（図2-2），それぞれの開口部に対応して咽頭は上中下に区分される（図1）．上咽頭（鼻部）には鼻腔に通じる後鼻孔が開く．耳管（30ページ）もここに開き（耳管咽頭口），嚥下やあくびの際に耳管がひろがると空気が中耳に出入りし，外耳道と鼓室との気圧差を解消する．中咽頭（口部）には軟口蓋と舌根に挟まれた口峡が開き，口腔に通じる．下咽頭（喉頭部）には喉頭口が開き，空気は喉頭から気管に流れ込む．

【咽頭壁】　粘膜，筋層，外膜からできている．咽頭壁の内面をおおう粘膜上皮は，鼻部では呼吸に適した多列線毛上皮であるが，下方にいくにつれ口腔や食道に連続する厚くて丈夫な重層扁平上皮となる．鼻部や口部の粘膜上皮の下には扁桃とよばれるリンパ性器官が発達し（咽頭扁桃，口蓋扁桃，舌扁桃，図2-1），細菌・ウイルス・異物の侵入に対して防御反応をおこす．咽頭筋は2層の横紋筋（随意筋）からなり，収縮によって飲食物を下方へ送る．

喉頭

上方は下咽頭に，下方は気管につながる喉頭は，空気の通路（気道）と飲食物の通路が分かれるところにできた器官であり，気道を開閉する安全装置であるとともに発声装置としてもはたらく．

【構造】　喉頭の枠組みは軟骨からできている（図3）．中央の大き

2 咽頭前壁の開口部

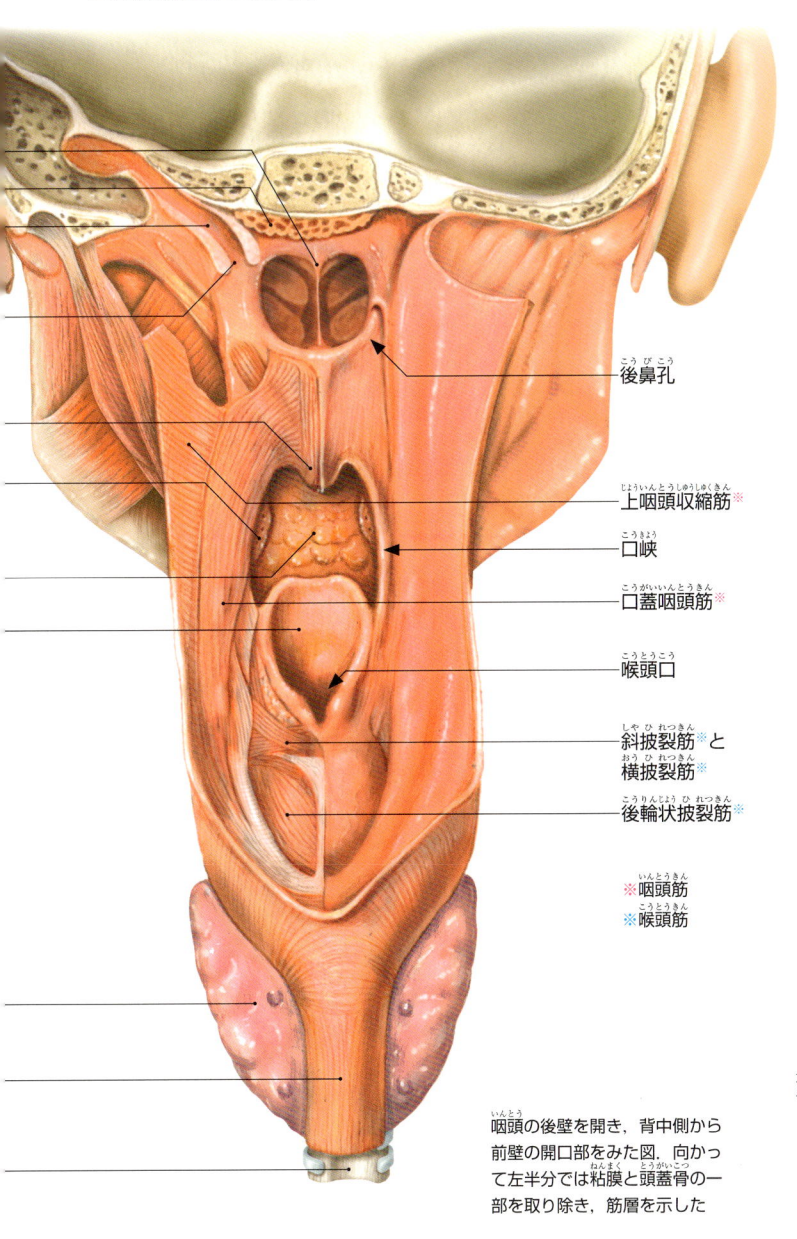

後鼻孔
上咽頭収縮筋※
口峡
口蓋咽頭筋※
喉頭口
斜披裂筋※と横披裂筋※
後輪状披裂筋※

※咽頭筋
※喉頭筋

咽頭の後壁を開き，背中側から前壁の開口部をみた図．向かって左半分では粘膜と頭蓋骨の一部を取り除き，筋層を示した

4 声帯の構造

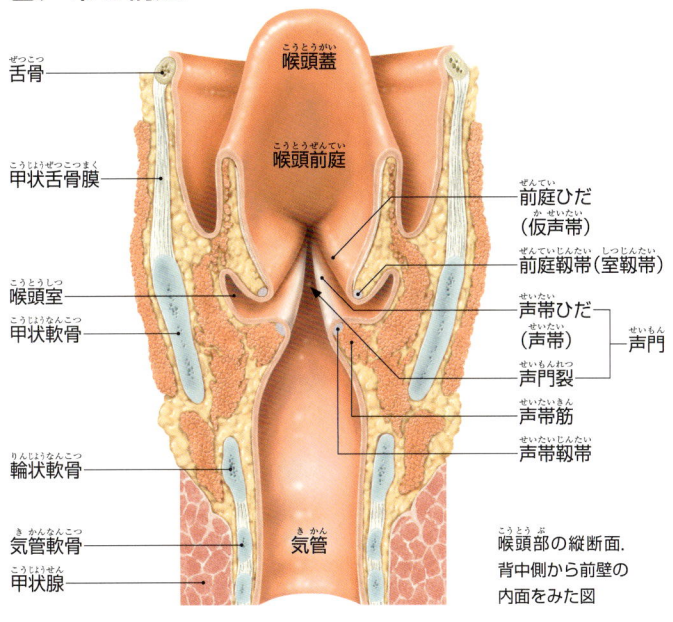

舌骨
甲状舌骨膜
喉頭室
甲状軟骨
輪状軟骨
気管軟骨
甲状腺
喉頭蓋
喉頭前庭
前庭ひだ（仮声帯）
前庭靱帯（室靱帯）
声帯ひだ（声帯）
声門裂
声帯筋
声帯靱帯
声門
気管

喉頭部の縦断面．背中側から前壁の内面をみた図

5 呼吸・発声時の声帯

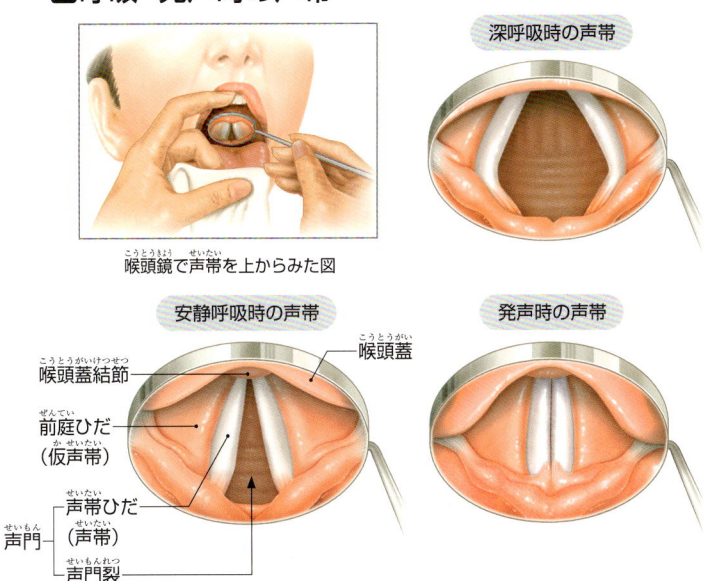

喉頭鏡で声帯を上からみた図

深呼吸時の声帯

安静呼吸時の声帯
喉頭蓋結節
前庭ひだ（仮声帯）
声帯ひだ（声帯）
声門
声門裂

発声時の声帯
喉頭蓋

6 誤嚥を防ぐしくみ

呼吸をするとき
軟口蓋
咽頭
喉頭蓋
声門
気管

飲食物を飲み込むとき
軟口蓋
喉頭蓋
喉頭口
声門
食道

空気（→）の通路
飲食物（→）の通路

な甲状軟骨が外枠を，気管上端を取り巻く輪状軟骨とその後部にのる1対の披裂軟骨が内枠をつくり，喉頭筋や靱帯がこれらの軟骨をつないでいる．甲状軟骨に結合した弾性軟骨は喉頭蓋をつくり，嚥下の際に喉頭が反射的に上方へ引っ張られると，喉頭蓋は傾いて喉頭口をふさぎ，飲食物が気管に入るのを防ぐ（図6）．

【声門】 喉頭壁には前庭ひだと声帯ひだ（声帯）とよばれる上下2対のひだ状隆起があり，声帯ひだのすきまである声門裂と声帯ひだを合わせて声門という（図4）．呼吸時には声門は開き，声門が閉じた状態で空気が通ると声帯が振動して発声がおこる（図5）．

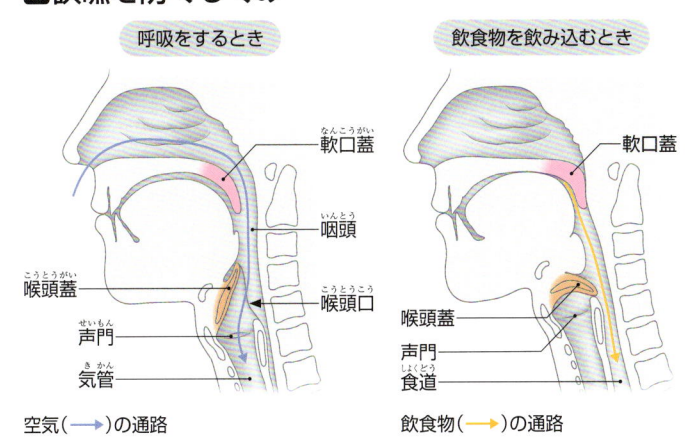

呼吸時には喉頭口は開いている．飲食物を飲み込むときは，軟口蓋が反射的に咽頭の後壁に接し，鼻腔や耳管へ飲食物が逆流するのを防ぐ．同時に，舌や喉頭も上方へ引っ張られるので，喉頭蓋は傾いて喉頭口をふさぎ，声門も閉じる．この反射によって気管に飲食物が流れ込む誤嚥が防がれる．

●おもな病気　アデノイド*，咽頭炎，咽頭がん，口蓋扁桃炎，喉頭炎*，喉頭がん，上顎がん，声帯ポリープ*など

1　頭部と頸部 ― 39

thyroid gland
甲状腺

- 大きさ　右葉：高さ 3.1～4.5cm，幅 1.1～2.5cm，厚さ 1.1～2.0cm
　　　　　左葉：高さ 2.6～4.5cm，幅 1.1～2.0cm，厚さ 1.1～2.5cm
　　　　　峡部：高さ 0.6～2.5cm
- 重さ　男性：約19g，女性：15～17g

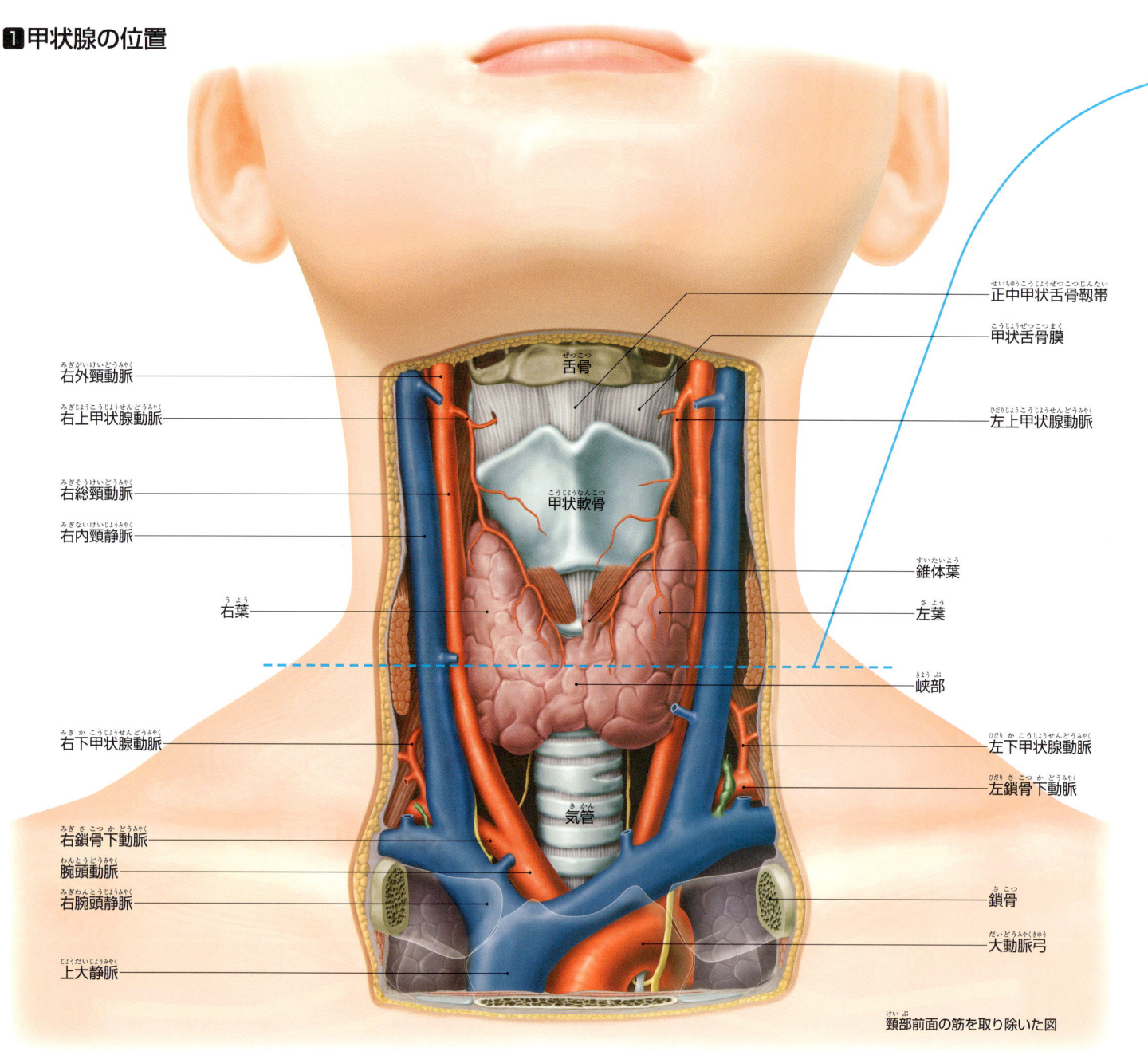

1 甲状腺の位置

（図中ラベル）
- 右外頸動脈
- 右上甲状腺動脈
- 右総頸動脈
- 右内頸静脈
- 右葉
- 右下甲状腺動脈
- 右鎖骨下動脈
- 腕頭動脈
- 右腕頭静脈
- 上大静脈
- 正中甲状舌骨靱帯
- 甲状舌骨膜
- 舌骨
- 左上甲状腺動脈
- 甲状軟骨
- 錐体葉
- 左葉
- 峡部
- 左下甲状腺動脈
- 左鎖骨下動脈
- 鎖骨
- 大動脈弓
- 気管

頸部前面の筋を取り除いた図

甲状腺の峡部は第1～第4気管軟骨の前に位置し，右葉と左葉が気管の両側を取り巻いている．甲状腺は通常では体表からは触れないが，腫れて大きくなると触れやすくなる．一般に甲状腺は男性よりも女性のほうが大きいとされているが，重量では男性のほうがやや上回る．

甲状腺は，頸部前面の喉頭下部と気管上部を取り巻く実質器官で，体内でもっとも大きな内分泌腺（174ページ）である．新陳代謝を高め，成長を促進する2種類の甲状腺ホルモンと，骨のカルシウム沈着を促進するカルシトニンを分泌する．

【形】甲状腺は，比較的大きな左右の葉とその2つをつなぐ小さな峡部からできている（図1）．全体は，H字形または蝶形であるが，峡部下端の切れ込みぐあいによっては馬蹄形や半月形にもみえる．日本人の3分の2には峡部から上方へのびる錐体葉がみられるが，峡部そのものが存在しない場合もある．外側葉ともよばれる右葉と左葉は，上方に尖端を向けたピラミッド形をしており，気管の両側をおおうように取り巻いて気管の後方にある食道のわきにまでのびている（図2）．右葉は左葉よりやや大きい．右葉と左葉の裏側には，それぞれ上下2個，合計4個の上皮小体とよばれる副甲状腺がある（図3）．米粒ほどの大きさの上皮小体は，体内でもっとも小さな内分泌腺であり，骨の代謝を活発にする副甲状腺ホルモンを分泌する．

【濾胞】甲状腺は，大小さまざまな球形や楕円形をした濾胞とよばれる小胞が集まってできている（図4）．左右の上・下甲状腺動脈（図1，図3）から分かれた毛細血管が濾胞の周囲を網目状に取り囲んでおり，この4本の甲状腺動脈から甲状腺に供給される血

40

2 気管を取り巻く甲状腺

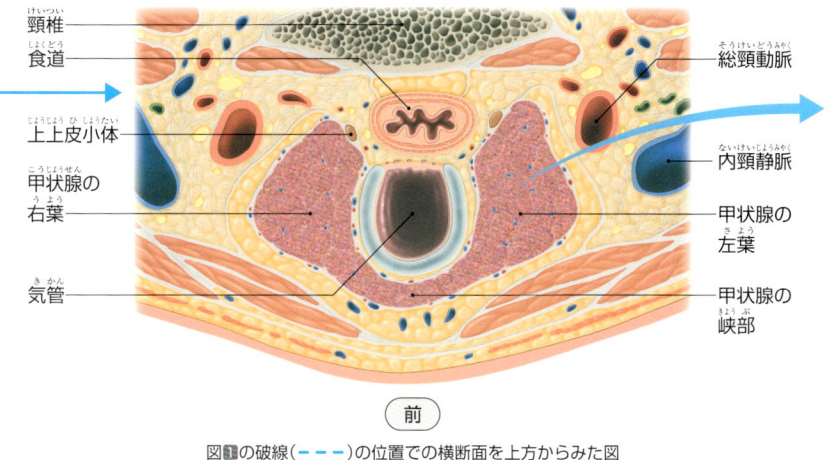

頸椎
食道
総頸動脈
上上皮小体
内頸静脈
甲状腺の右葉
甲状腺の左葉
気管
甲状腺の峡部

前

図1の破線(----)の位置での横断面を上方からみた図

4 濾胞の構造

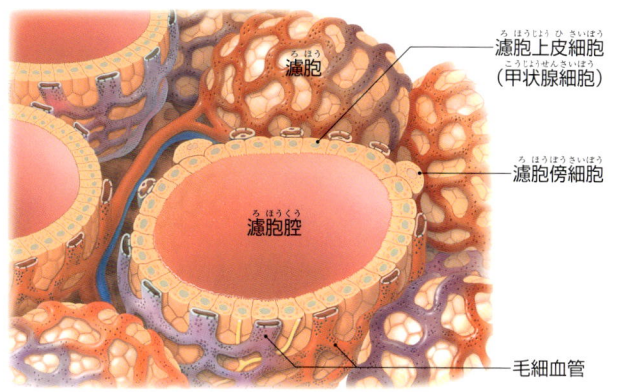

濾胞
濾胞上皮細胞（甲状腺細胞）
濾胞傍細胞
濾胞腔
毛細血管

濾胞は直径0.05〜0.9mmの大きさで、毛細血管におおわれている。大きさや形は甲状腺の機能、栄養状態、年齢、気候などで変化する。

3 上皮小体（副甲状腺）

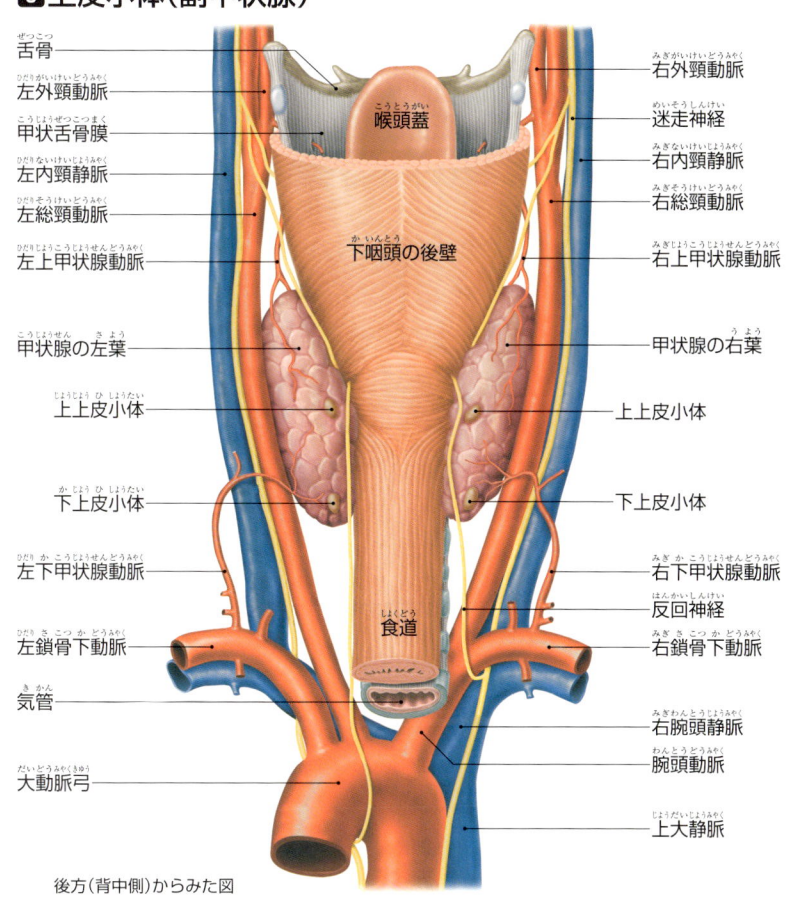

舌骨
右外頸動脈
左外頸動脈
喉頭蓋
迷走神経
甲状舌骨膜
右内頸静脈
左内頸静脈
右総頸動脈
左総頸動脈
下咽頭の後壁
左上甲状腺動脈
右上甲状腺動脈
甲状腺の左葉
甲状腺の右葉
上上皮小体
上上皮小体
下上皮小体
下上皮小体
左下甲状腺動脈
右下甲状腺動脈
反回神経
食道
左鎖骨下動脈
右鎖骨下動脈
気管
右腕頭静脈
腕頭動脈
大動脈弓
上大静脈

後方（背中側）からみた図

5 甲状腺ホルモンの分泌調節

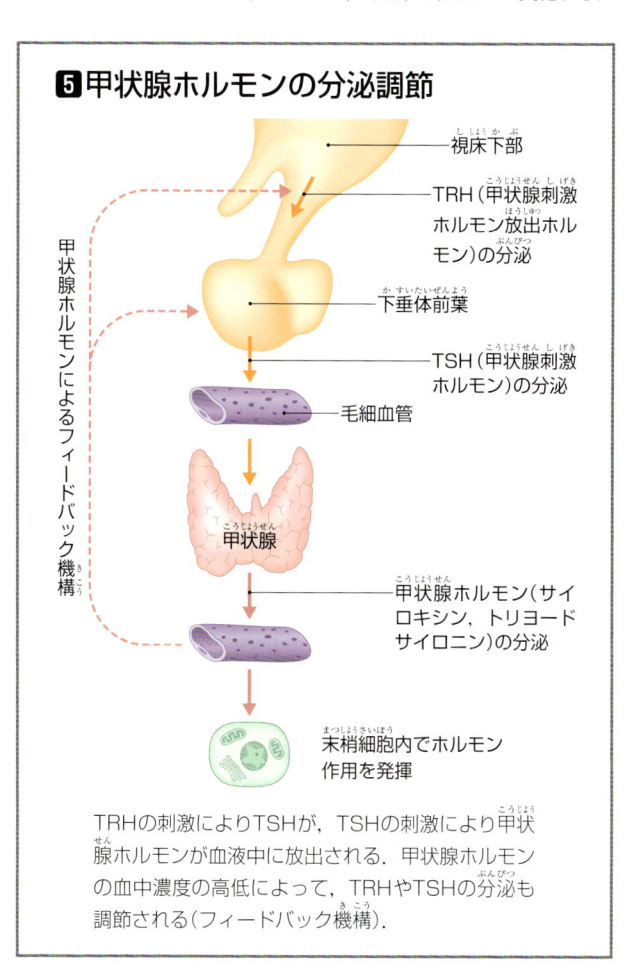

視床下部
TRH（甲状腺刺激ホルモン放出ホルモン）の分泌
下垂体前葉
甲状腺ホルモンによるフィードバック機構
TSH（甲状腺刺激ホルモン）の分泌
毛細血管
甲状腺
甲状腺ホルモン（サイロキシン、トリヨードサイロニン）の分泌
末梢細胞内でホルモン作用を発揮

TRHの刺激によりTSHが、TSHの刺激により甲状腺ホルモンが血液中に放出される。甲状腺ホルモンの血中濃度の高低によって、TRHやTSHの分泌も調節される（フィードバック機構）。

液量は、脳への供給量に匹敵するといわれる。濾胞の壁は濾胞上皮とよばれ、1層の濾胞上皮細胞からできている。濾胞上皮によって囲まれた内部（濾胞腔）は、コロイドとよばれるゼラチン様のタンパク溶液で満たされている。濾胞上皮の外方には、カルシトニンを分泌する濾胞傍細胞がみられる（図4）。

【甲状腺ホルモン】　濾胞上皮細胞は、血液中のヨード（ヨウ素）を取り込んでサイログロブリンを合成し、濾胞腔に分泌する。コロイドにたくわえられたサイログロブリンは、甲状腺刺激ホルモン（TSH）の作用によってふたたび濾胞上皮細胞内に取り込まれ、加水分解を受けると甲状腺ホルモンであるサイロキシン（T_4）とトリヨードサイロニン（T_3）が遊離し、血液中に放出される。

甲状腺ホルモンの分泌は、下垂体前葉から分泌される甲状腺刺激ホルモンによって調節されるが、その甲状腺刺激ホルモンの分泌も、視床下部から分泌される甲状腺刺激ホルモン放出ホルモン（TRH）によって調節されている（図5）。甲状腺ホルモンの分泌が過剰になると甲状腺機能亢進症（バセドウ病）が、分泌が低下すると甲状腺機能低下症（粘液水腫、クレチン症）がおこる。

●おもな病気　甲状腺機能亢進症（バセドウ病）*、甲状腺機能低下症（粘液水腫、クレチン症）*、慢性甲状腺炎（橋本病）*など

1　頭部と頸部——41

おもな病気〔頭部と頸部〕

- **アデノイド** 上咽頭後壁にある咽頭扁桃が肥大する病気．咽頭扁桃が生理的に肥大する幼小児期におこりやすい．おもな症状は，鼻づまり，口呼吸，睡眠時の無呼吸やいびきなど．
- **顎関節症** あごの関節(顎関節)の機能障害．外傷，不正咬合，咀嚼筋の緊張，ストレスなどでおこる．おもな症状は，あごを動かした時の痛みや関節雑音，あごの運動障害など．
- **花粉症** スギ，ブタクサ，イネなどの花粉の吸入によっておこるアレルギー性の病気．症状はおもに鼻と眼に現れ，くしゃみ，鼻づまり，鼻水(鼻汁)，結膜炎，流涙(なみだの過剰な分泌)のほかに，のどのかゆみ，頭痛がある．
- **加齢黄斑変性** 加齢にともなって眼の網膜黄斑部に変性がおこる病気．網膜色素上皮層や脈絡膜の萎縮・出血などによっておこる．視力が極端に低下し，文字などがゆがんでみえにくくなる．放置すると失明につながる．
- **眼底出血** 眼の網膜・脈絡膜・視神経乳頭に分布する毛細血管からの出血．外傷，血液・造血器の病気，高血圧性網膜症，糖尿病性網膜症，ベーチェット病などが原因でおこる．
- **顔面痙攣** 眼輪筋や口輪筋におこる片側性の不随意運動．眼瞼痙攣がよくみられる．原因不明のことが多く，精神的緊張で誘発されやすい．
- **顔面チック** 顔面筋(表情筋)におこる突発的・反復的・非律動的な運動．まばたき，顔しかめ，舌打ちなどを瞬間的にくりかえす．小児期，青年期にみられることが多い．
- **狭頭症** 頭蓋骨を連結する結合組織性の頭蓋縫合が早期に癒合(骨化)し，頭蓋の成長が妨げられて変形をおこす病気．頭蓋縫合早期癒合症ともよばれる．原因は先天性の場合が多い．頭蓋の変形による頭蓋内圧亢進で，脳や脳神経の損傷がおこりやすい．
- **筋萎縮性側索硬化症** 脳・脊髄の運動ニューロン(神経細胞)が選択的に変性・脱落する病気．ALSともよばれる．原因は不明．全身の筋力低下，筋萎縮がみられ，舌の萎縮，嚥下障害，呼吸障害などがおこる．進行性で予後は不良．
- **甲状腺機能亢進症** 甲状腺ホルモンの分泌過剰によってひきおこされる自己免疫性の病気．バセドウ病が代表的で，おもな症状は甲状腺の腫れ，多汗，疲れやすさ，手足のふるえなど．約半数の患者に眼球突出がみられる．
- **甲状腺機能低下症** 甲状腺ホルモンの分泌不足によってひきおこされる自己免疫性の病気．成人では粘液水腫とよばれ，おもな症状は全身のむくみや皮膚の乾燥など．小児では，先天性の甲状腺機能低下症はクレチン症，後天性の甲状腺機能低下症は若年性粘液水腫とよばれる．
- **喉頭炎** 喉頭に発生する炎症性の病気．急性では細菌・ウイルス感染によるかぜや上気道炎として発症する．おもな症状はのどの痛み，声のかすれ，嚥下痛．慢性化すると痛みは軽くなるがのどの閉塞感が強まる．
- **口内炎** 口腔の粘膜に広範囲に発生する炎症性の病気の総称．細菌・ウイルス感染によるものや原因不明のものなど種類が多いが，アフタ性口内炎がよくみられる．症状は，発熱，口腔粘膜の紅斑・水疱・びらん(欠損)，潰瘍，出血．
- **歯肉炎** 歯肉に発生する炎症性の病気の総称．歯垢や歯石の沈着，不適合な補綴物，歯肉の乾燥，過度のブラッシングなどが原因でおこる単純性歯肉炎がもっとも多い．おもな症状は，歯肉の充血・うっ血・腫れ・痛みなど．
- **髄膜炎** 髄膜(硬膜・くも膜・軟膜)に発生する炎症性の病気．細菌・ウイルス感染，化学刺激，悪性腫瘍などが原因でおこるが，細菌感染による化膿性髄膜炎とウイルス感染による無菌性髄膜炎が代表的．急性髄膜炎でははげしい頭痛，発熱，さむけ(悪寒)がおもな症状で，小児ではしばしば痙攣をともなう．
- **声帯ポリープ** 喉頭の声帯に発生する隆起状の病変．声をよく使う人や喫煙者におこりやすい．おもな症状は声のかすれ(嗄声)，異物感など．
- **脊髄空洞症** 脊髄の中心管の周囲に空洞ができる病気．原因不明のものと，脊髄腫瘍・外傷・炎症などにともなう2次性のものがある．頸髄に比較的多く，発症すると上肢の感覚障害や筋力低下などがみられる．
- **脊柱管狭窄症** 脊髄を収容する脊柱管が狭くなり，脊髄神経や血管が圧迫される病気．脊柱の発育異常や加齢による変化がおもな原因．狭窄は腰椎部や頸椎部に多く，腰部脊柱管狭窄症では，腰痛と間欠性跛行(一定の距離を歩くと下肢の痛みとしびれで歩行困難になり，ふたたび歩きはじめても同様の症状をくりかえすこと)が特徴的な症状．
- **舌炎** 舌に発生する炎症性の病気の総称．舌の表面に赤い斑点があり，皮がむけたようにみえる地図状舌や，舌乳頭の発赤と腫れで舌の表面がイチゴ状を呈するイチゴ状舌などがある．
- **中耳炎** 中耳を構成する鼓膜・耳管・鼓室や乳突洞，乳突蜂巣の炎症性の病気．鼻腔や咽頭の炎症が耳管を介して鼓室に波及する急性中耳炎がもっとも多い．おもな症状は耳の閉塞感，耳の痛み，難聴，みみだれ(耳漏)など．
- **椎間板ヘルニア** 椎体と椎体の間にある椎間円板(椎間板)の髄核が脊柱管内へ脱出または突出する病気．周囲の靱帯や脊髄神経が圧迫されると，頸椎椎間板ヘルニアでは頸部や上肢の痛み，胸椎椎間板ヘルニアでは背部の痛みや肋間神経痛などが現れる．もっとも多い腰椎椎間板ヘルニアでは腰痛と坐骨神経痛が特徴で，重い荷物をもったり，からだをひねったりしたときに，とつぜん発症することが多い．
- **日本脳炎** 脳に発生する急性炎症性の病気．コガタアカイエカが媒介するウイルスによっておこる．発熱，頭痛，嘔吐があり，高熱がつづくと意識障害や手足のふるえなどが現れる．
- **認知症** 正常に発達した種々の精神機能が慢性的に減退・消失し，日常生活や社会生活がいとなめない状態．原因は不明であるが，大脳皮質の神経細胞(ニューロン)が広汎に変性・死滅して脳が萎縮するアルツハイマー病によるものと，脳梗塞や脳出血などによって脳の血管が破綻し，血流が途絶えて一部の神経細胞が死滅する脳血管障害によるものが多い．おもな症状は，認知機能障害(記憶障害，失語，失行，失認，実行機能障害)，行動異常，精神症状など．
- **パーキンソン病** 中脳黒質の神経細胞が変性・脱落する病気．ドパミンなどの神経伝達物質の分泌が不足するため，振戦(手足のふるえ)，硬直(こわばり)，無動，姿勢反射障害などの運動障害(錐体外路症状)がおこる．便秘やあぶらがおなどの自律神経症状やうつなどの精神症状も進行し，認知症を合併する場合が多い．
- **白内障** 眼の水晶体が混濁し，視力が低下する病気．しろそこひともよばれる．先天性と後天性があり，後天性のおもな原因は加齢，糖尿病，眼内の炎症など．
- **鼻炎** 鼻腔の粘膜に発生する炎症性の病気の総称．原因は細菌・ウイルス感染，物理・化学的刺激など．おもな症状は，急性では鼻水(鼻汁)，慢性では鼻づまり，頭痛，嗅覚異常など．
- **副鼻腔炎** 副鼻腔の粘膜に発生する炎症性の病気．急性と慢性があり，急性副鼻腔炎の多くは急性鼻炎が副鼻腔に波及しておこり，おもな症状は頭痛，頭重感，膿性の鼻水(鼻汁)など．慢性副鼻腔炎(蓄膿症)では，記憶力減退，注意力散漫，めまいなどがみられる．
- **慢性甲状腺炎** 甲状腺がかたくなって腫れる自己免疫性の病気．橋本病ともよばれる．甲状腺の機能は正常である場合が多い．
- **メニエール病** 耳鳴り，難聴，回転性めまいをくりかえす内耳の病気．原因は不明．症状は数分から数時間つづくことが多い．
- **流行性耳下腺炎** ムンプスウイルスの感染によっておこる全身感染症．耳下腺が腫れておたふくのような顔貌になるので，おたふくかぜともよばれる．おもな症状は，発熱，頭痛，耳下腺の腫れと痛み，髄膜炎や睾丸炎，急性膵炎をおこすこともある．
- **緑内障** 眼圧が高くなって視神経が圧迫され，視機能の異常をおこす病気．あおそこひともよばれる．眼球を栄養する眼房水の吸収が障害されることでおこる．おもな症状は視力低下や視野狭窄で，放置して進行すると失明につながる．

2 胸部

thorax

thorax
胸部には何があるか

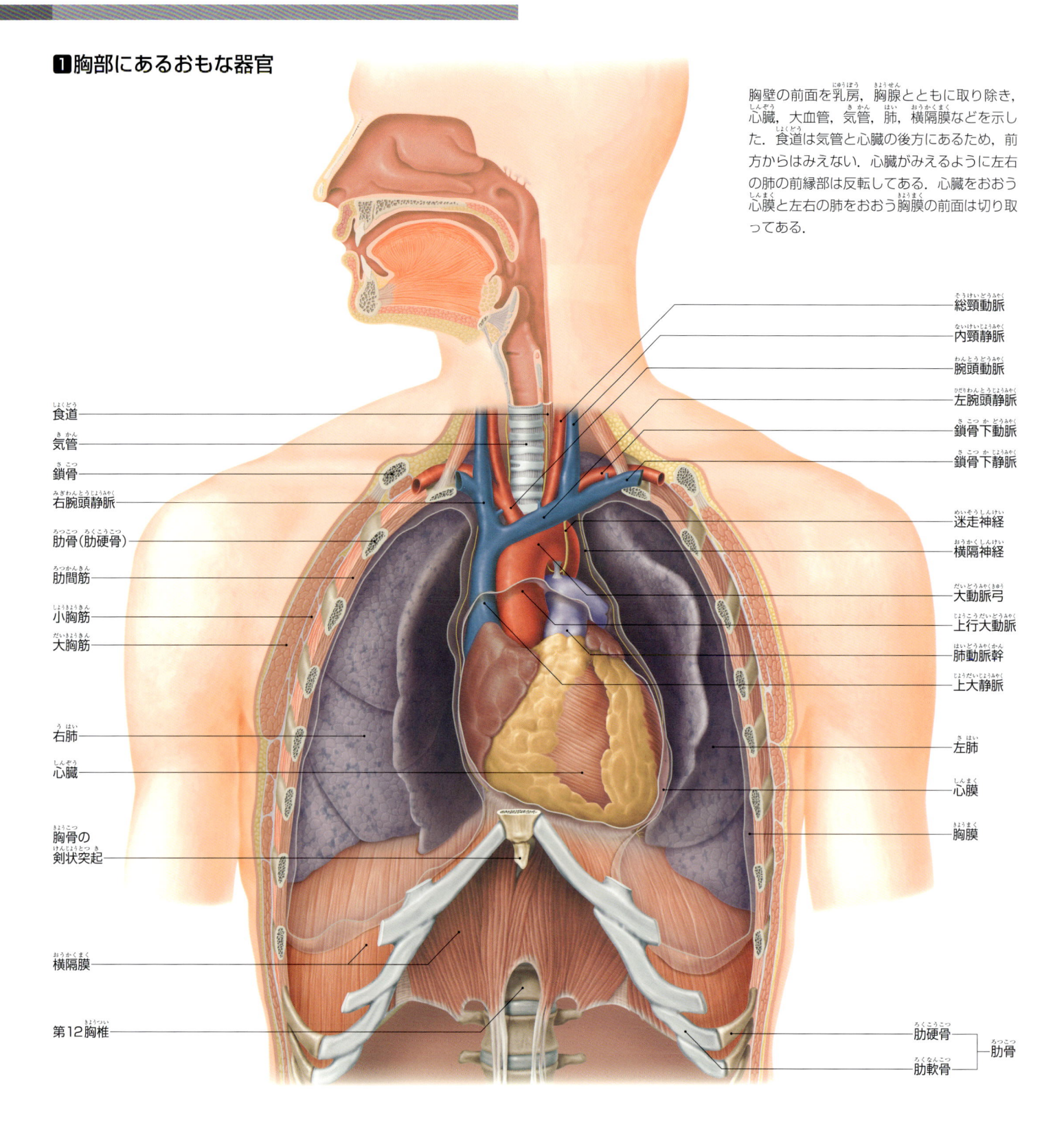

❶胸部にあるおもな器官

胸壁の前面を乳房，胸腺とともに取り除き，心臓，大血管，気管，肺，横隔膜などを示した．食道は気管と心臓の後方にあるため，前方からはみえない．心臓がみえるように左右の肺の前縁部は反転してある．心臓をおおう心膜と左右の肺をおおう胸膜の前面は切り取ってある．

左側ラベル（上から）：食道，気管，鎖骨，右腕頭静脈，肋骨（肋硬骨），肋間筋，小胸筋，大胸筋，右肺，心臓，胸骨の剣状突起，横隔膜，第12胸椎

右側ラベル（上から）：総頸動脈，内頸静脈，腕頭動脈，左腕頭静脈，鎖骨下動脈，鎖骨下静脈，迷走神経，横隔神経，大動脈弓，上行大動脈，肺動脈幹，上大静脈，左肺，心膜，胸膜，肋硬骨・肋軟骨｝肋骨

　頸部の下から横隔膜までの体幹部分を胸部という．胸部には，血液とリンパの循環をおこなう循環器（心臓・大動脈・大静脈），血液に酸素を供給し二酸化炭素を取り除く呼吸器（気管・気管支・肺）を中心に，飲食物を胃へ運ぶ消化器（食道），リンパ性器官（胸腺），乳汁を分泌する乳房などがある．

【胸郭】　胸部には，鳥かごのような形をした胸郭とよばれる骨格がある（図❷）．胸郭の前方の支柱は胸骨，後方の支柱は胸椎で，2つの支柱を12対の肋骨（肋硬骨と肋軟骨）がつないでいる．胸郭の入り口である胸郭上口は開いて頸部と連続しているが，下方の胸郭下口は横隔膜でふさがれており，腹部とは仕切られている．横隔膜には食道や大動脈，大静脈が通る3つの孔が開いている．

【胸腔と縦隔】　胸郭の内部を胸腔という．胸腔の大半を占めるのは心臓と肺で，心臓は横隔膜の上にのり，その両側を左右の肺が囲んでいる（図❶，図❸）．心臓と肺は漿膜というつるつるした薄

44

2 胸郭

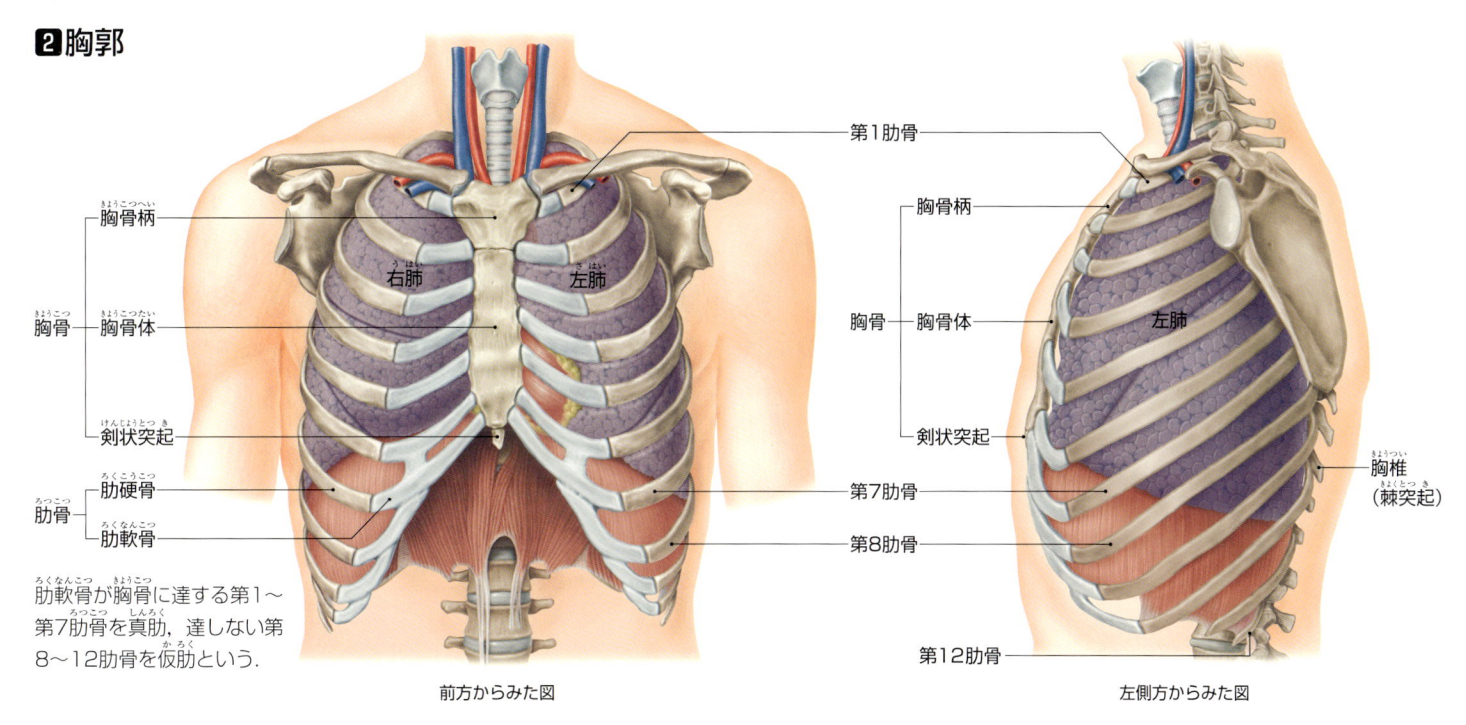

前方からみた図

- 胸骨　胸骨柄／胸骨体／剣状突起
- 右肺、左肺
- 肋骨　肋硬骨／肋軟骨
- 第1肋骨
- 第7肋骨
- 第8肋骨

肋軟骨が胸骨に達する第1〜第7肋骨を真肋，達しない第8〜12肋骨を仮肋という．

左側方からみた図

- 胸骨　胸骨柄／胸骨体／剣状突起
- 左肺
- 胸椎（棘突起）
- 第12肋骨

3 胸腔と縦隔

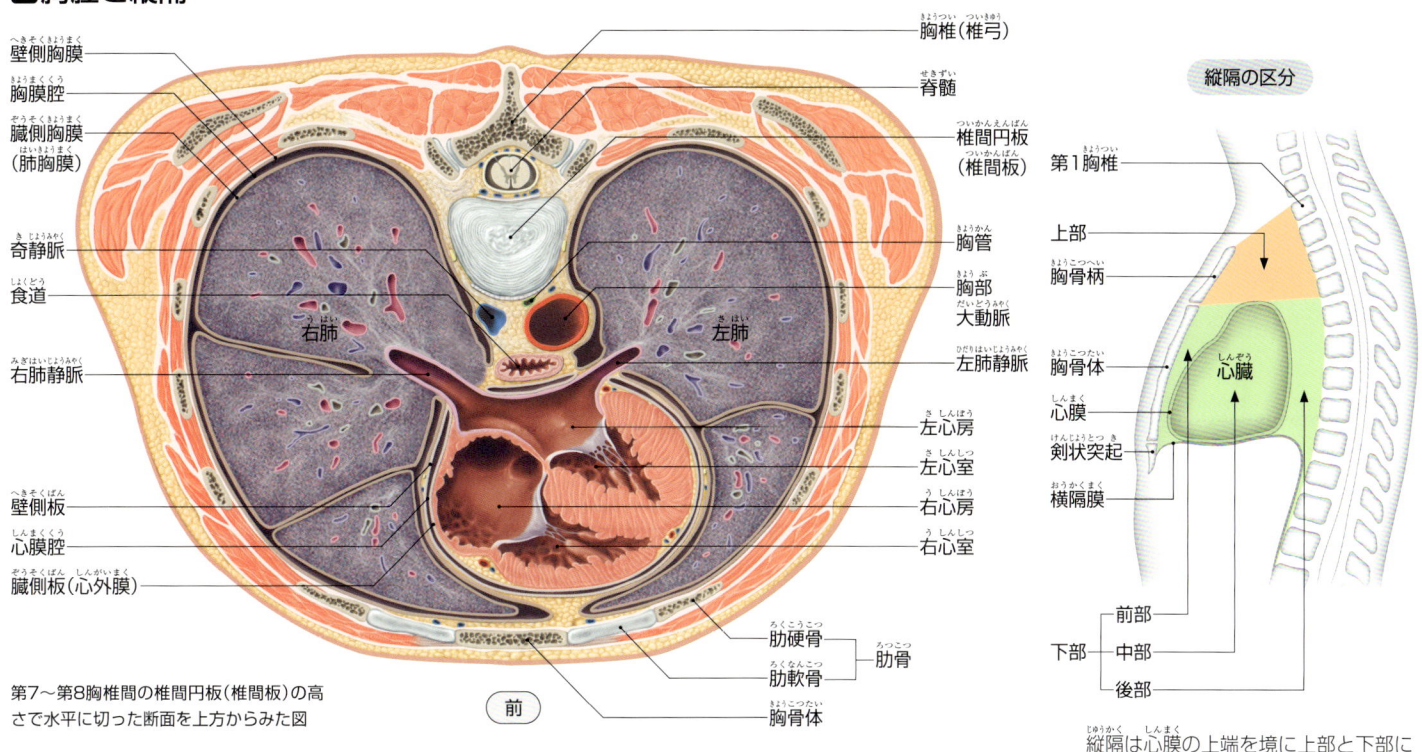

第7〜第8胸椎間の椎間円板（椎間板）の高さで水平に切った断面を上方からみた図

- 壁側胸膜
- 胸膜腔
- 臓側胸膜（肺胸膜）
- 奇静脈
- 食道
- 右肺静脈
- 壁側板
- 心膜腔
- 臓側板（心外膜）
- 胸椎（椎弓）
- 脊髄
- 椎間円板（椎間板）
- 胸管
- 胸部大動脈
- 左肺静脈
- 左心房
- 左心室
- 右心房
- 右心室
- 肋硬骨／肋軟骨　肋骨
- 胸骨体
- 前

胸腔の中央部分を縦隔が，側方部分を肺と胸膜が占める．心臓と心膜は縦隔中部にある．心膜の臓側板と壁側板の間は心膜腔，臓側胸膜と壁側胸膜の間は胸膜腔とよばれ，少量の漿液をふくんだ空間になっている．

縦隔の区分

- 第1胸椎
- 上部
- 胸骨柄
- 胸骨体
- 心膜
- 心臓
- 剣状突起
- 横隔膜
- 前部／中部／後部　下部

縦隔は心膜の上端を境に上部と下部に分けられ，下部は，胸骨と心膜の間の前部，心膜と心臓をふくむ中部，心膜より後方の後部に分けられる．

い膜におおわれている．心臓の表面をおおう漿膜は臓側板（心外膜）とよばれ，大血管の根もとで反転して壁側板となり，漿膜性心膜をつくる（46㌻）．肺の表面をおおう漿膜は臓側胸膜（肺胸膜）とよばれ，肺門で反転して胸郭の内面をおおう壁側胸膜となる．

左右の肺と胸骨，胸椎，横隔膜で囲まれた胸腔の中央部分が縦隔である（図3）．縦隔には，心臓，大血管（上行・胸部大動脈，上・下大静脈，肺動脈，肺静脈など），気管，食道，胸管，神経などがふくまれ，縦隔上部の胸骨と上行大動脈の間に胸腺がある．

【胸壁】 胸部をつくる壁を胸壁といい，胸郭，上下の肋骨と肋骨の間に張る肋間筋，その外方をおおう小胸筋・大胸筋・前鋸筋などの上肢を動かす筋群からできている（図1）．肋間筋は深胸筋，上肢を動かす筋群は浅胸筋とよばれる（142㌻）．横隔膜と肋間筋の収縮・弛緩によって胸郭の形は変化し，胸腔の容積が増減して肺に空気が出入りする．乳房の大部分は大胸筋の上にのっている．

heart
心臓

- 大きさ　長径 約14cm，短径 約10cm，前後径（厚さ）約8cm
- 重さ　250〜300g

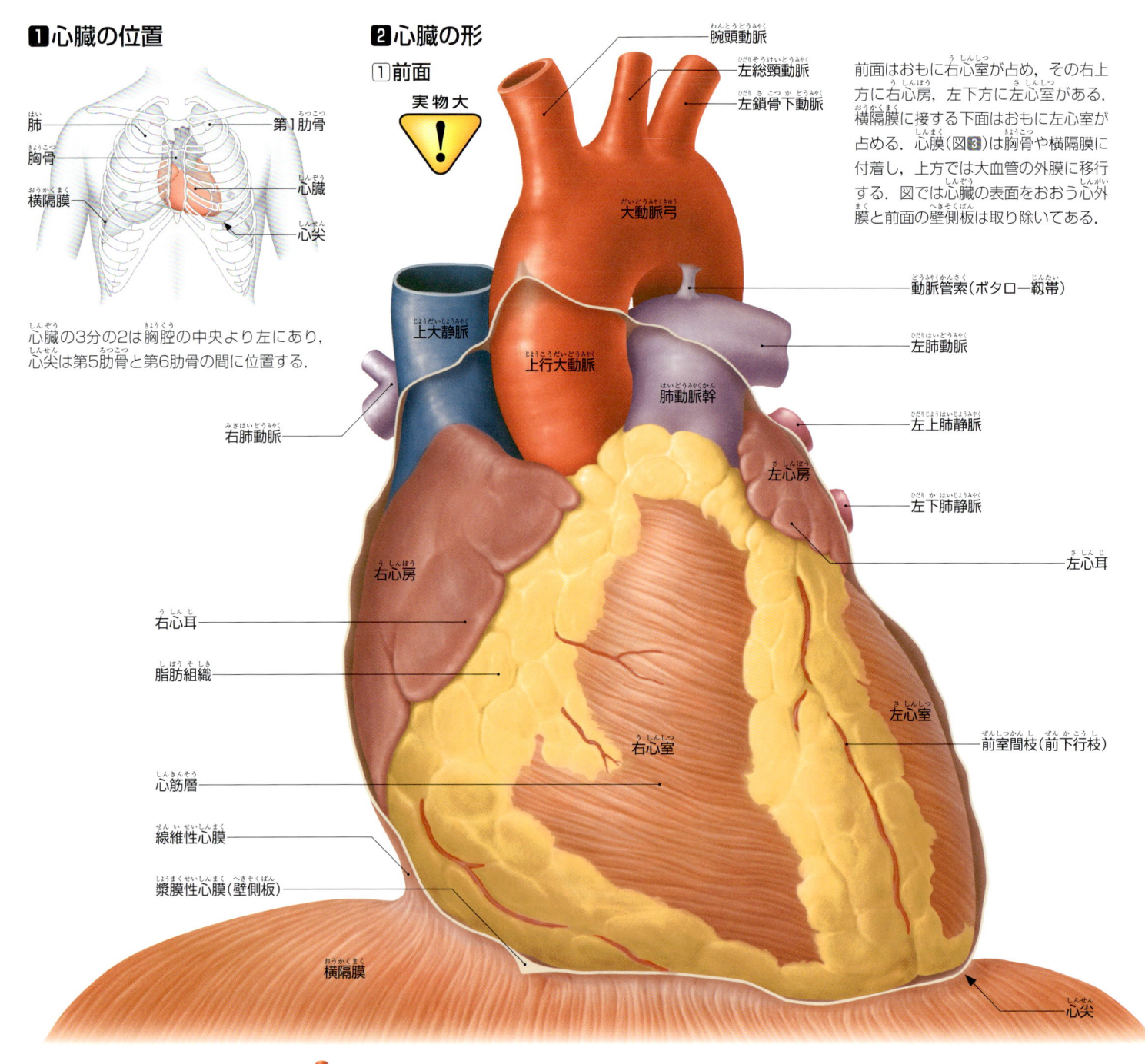

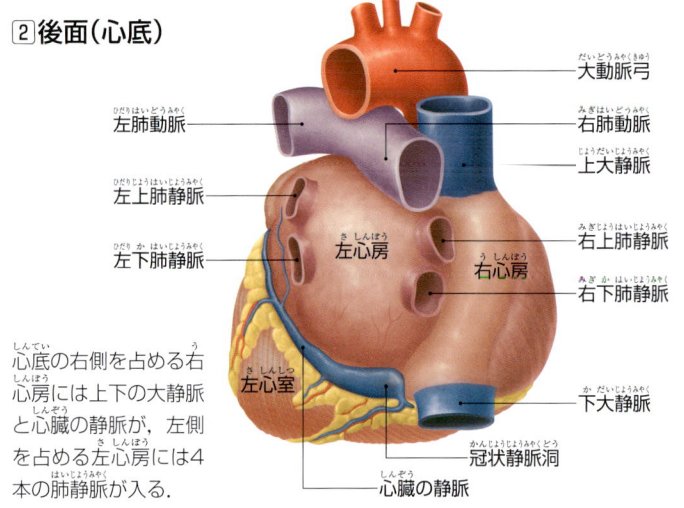

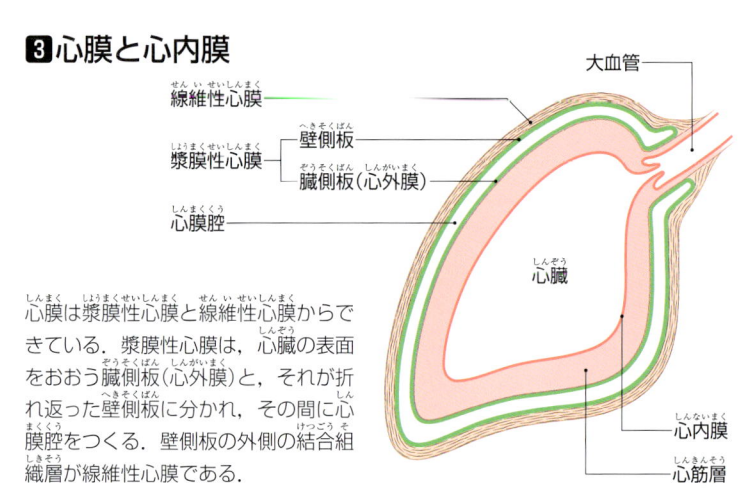

1 心臓の位置

肺／第1肋骨／胸骨／横隔膜／心臓／心尖

心臓の3分の2は胸腔の中央より左にあり，心尖は第5肋骨と第6肋骨の間に位置する．

2 心臓の形
① 前面

実物大

腕頭動脈／左総頸動脈／左鎖骨下動脈／大動脈弓／動脈管索（ボタロー靱帯）／左肺動脈／左上肺静脈／左心房／左下肺静脈／左心耳／左心室／前室間枝（前下行枝）／心尖／横隔膜／漿膜性心膜（壁側板）／線維性心膜／心筋層／右心室／脂肪組織／右心耳／右心房／右肺動脈／上大静脈／上行大動脈／肺動脈幹

前面はおもに右心室が占め，その右上方に右心房，左下方に左心室がある．横隔膜に接する下面はおもに左心室が占める．心膜（図3）は胸骨や横隔膜に付着し，上方では大血管の外膜に移行する．図では心臓の表面をおおう心外膜と前面の壁側板は取り除いてある．

② 後面（心底）

大動脈弓／左肺動脈／右肺動脈／上大静脈／左上肺静脈／左下肺静脈／左心房／右心房／右上肺静脈／右下肺静脈／左心室／下大静脈／冠状静脈洞／心臓の静脈

心底の右側を占める右心房には上下の大静脈と心臓の静脈が，左側を占める左心房には4本の肺静脈が入る．

3 心膜と心内膜

線維性心膜／漿膜性心膜／壁側板／臓側板（心外膜）／心膜腔／大血管／心臓／心内膜／心筋層

心膜は漿膜性心膜と線維性心膜からできている．漿膜性心膜は，心臓の表面をおおう臓側板（心外膜）と，それが折れ返った壁側板に分かれ，その間に心膜腔をつくる．壁側板の外側の結合組織層が線維性心膜である．

46

4 心臓の内部

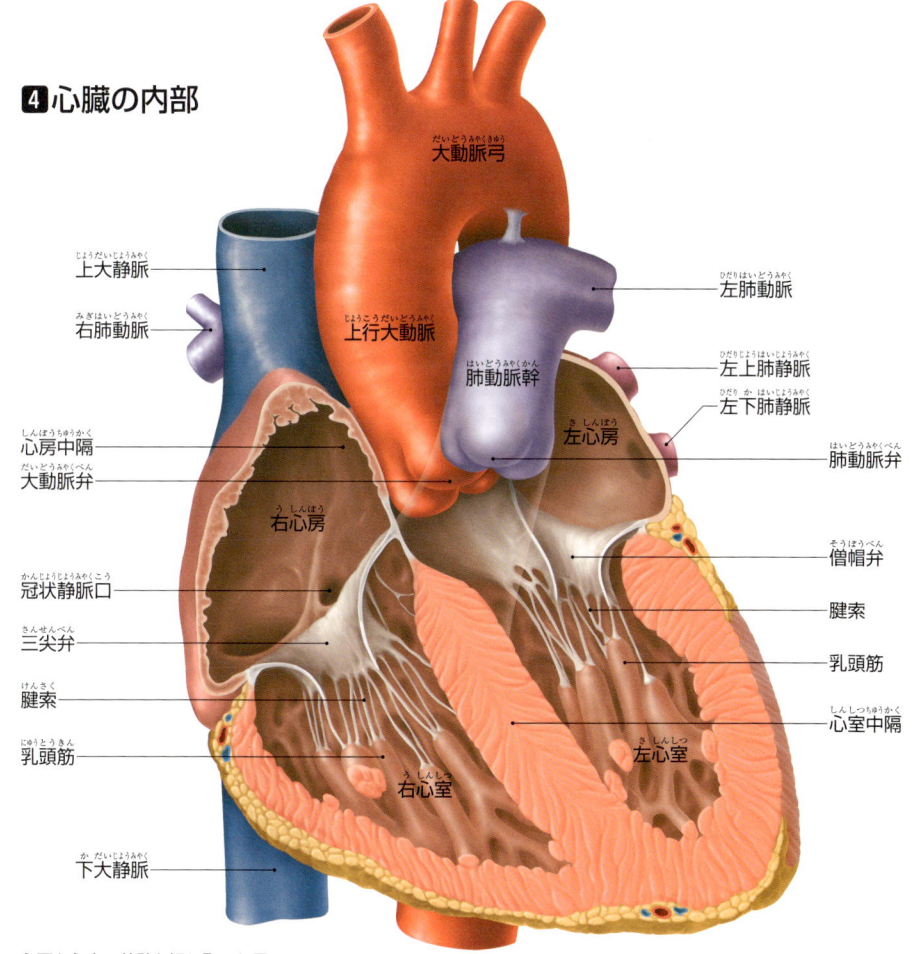

大動脈弓
上大静脈
右肺動脈
上行大動脈
左肺動脈
肺動脈幹
左上肺静脈
左下肺静脈
心房中隔
大動脈弁
左心房
肺動脈弁
右心房
僧帽弁
冠状静脈口
腱索
三尖弁
乳頭筋
腱索
心室中隔
乳頭筋
左心室
右心室
下大静脈

心房と心室の前壁を切り取った図

心室壁は心房壁よりも厚く，左心室の壁はとくに厚い．4つの弁は心内膜からできたひだで，心内膜は大血管の内膜に移行する．三尖弁と僧帽弁には腱索と乳頭筋がつき，心室収縮時に弁が心房内へ反転するのを防ぐ．

5 心臓の4つの弁

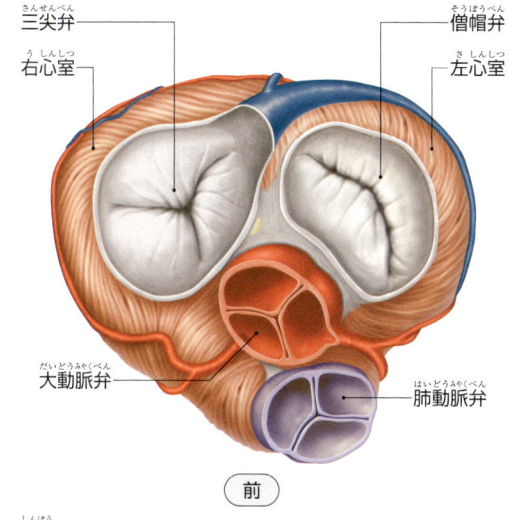

三尖弁
右心室
僧帽弁
左心室
大動脈弁
肺動脈弁
前

心房を取り除き，4つの弁を上方からみた図

三尖弁は3枚の，僧帽弁は2枚の弁尖からできている．肺動脈弁と大動脈弁は3枚の半月弁からできており，半月弁の凹面に血液がたまると弁の先端（半月弁半月）が合わさって閉じ，心室内へ血液が逆流するのを防ぐ．

6 肺循環と体循環

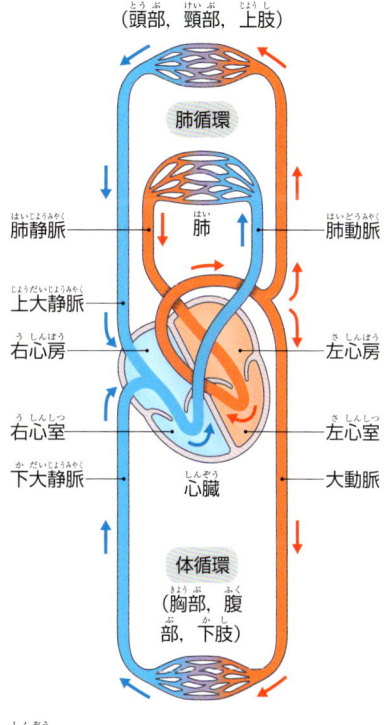

体循環（頭部，頸部，上肢）
肺循環
肺静脈
肺
肺動脈
上大静脈
右心房
左心房
右心室
左心室
下大静脈
心臓
大動脈
体循環（胸部，腹部，下肢）

心臓から血液を送り出す血管を動脈，心臓に血液を運び入れる血管を静脈とよぶ．肺循環では，肺動脈のなかを静脈血が，肺静脈のなかを動脈血が流れる（56ｼﾞｰ）．

心臓は，胸腔の中央よりやや左側に位置する筋性の中空器官であり，全身の血液循環に不可欠なポンプ装置として，収縮と弛緩をくりかえして血液を拍出している．

【位置と形】 心臓は，左右を肺に，前面を胸骨と肋骨に，後面を食道に，下面を横隔膜に接している（図1）．心臓の大きさは握りこぶしほどで，丸みをおびた円錐を倒したような形をしている．左前方に向いた尖端を心尖，右後方に向いた後面を心底という（図2）．心臓壁は心筋層からできており，その内面を心内膜が，外面を心外膜がおおっている（図3）．

【心房と心室】 心臓は，血液を受け入れる左右の心房と，血液を送り出す左右の心室からできている（図4）．心房と心房の間は心房中隔で，心室と心室の間は心室中隔で仕切られているが，心房と心室の間には房室弁（三尖弁と僧帽弁）が，心室と動脈の間には動脈弁（肺動脈弁と大動脈弁）があり（図4，図5），それらの開閉によって血液は一定方向に流れる．

【肺循環と体循環】 全身の組織から二酸化炭素を受け取った血液（静脈血）は，上下の大静脈から右心房にもどり，三尖弁が開くと右心室に流れ込む．右心室に血液が充満すると肺動脈弁が開き，血液は肺へ送り出される．

肺でのガス交換によって豊富な酸素をふくんだ血液（動脈血）は，左右の肺から出た上下2本ずつの肺静脈（図2-2）から左心房にもどり，僧帽弁（二尖弁）が開くと左心室に流れ込む．左心室に血液が充満すると大動脈弁が開き，血液は全身へ送り出される．

静脈血を受け入れて肺へ送る右心房と右心室は右心，動脈血を受け入れて全身へ送る左心房と左心室は左心とよばれる．

右心室から肺動脈→肺→肺静脈→左心房に至る血液の流れを肺循環（小循環），左心室から大動脈→全身の組織→大静脈→右心房に至る血液の流れを体循環（大循環）という（図6）．

【心拍出量】 安静時には心臓は毎分75回ほど収縮・弛緩し，約5ℓの血液を拍出する．運動時にはその量は4〜5倍に増加する．

●おもな病気　心室中隔欠損症*，心臓弁膜症*，心房中隔欠損症*，心膜炎*，ファロー四徴症*など

心臓の血管

blood vessels of heart

● 冠血流量　約250mℓ/分（安静時）

❶ 冠状動脈と心臓の静脈

① 前面

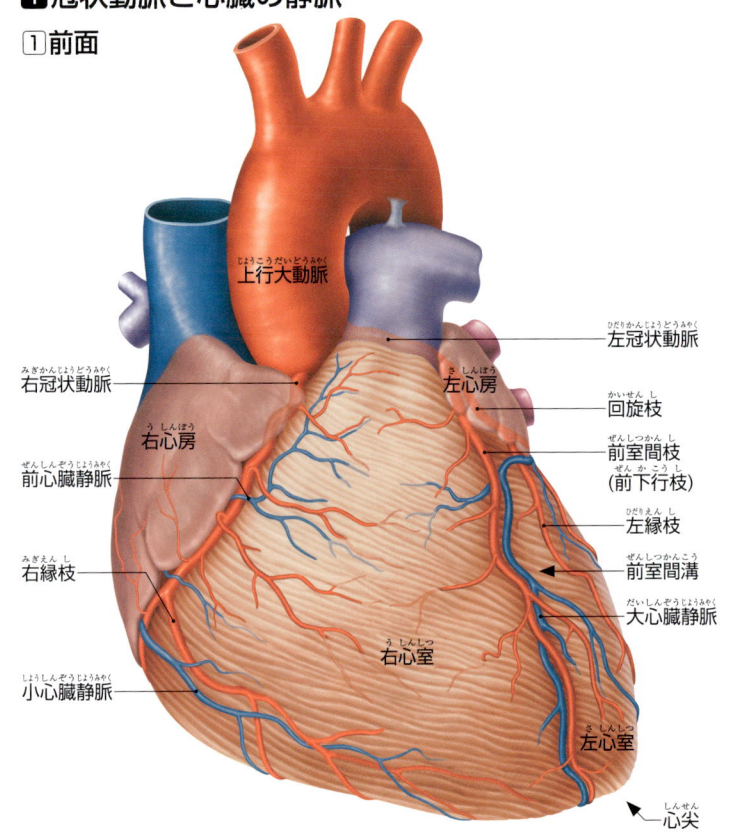

② 後下面

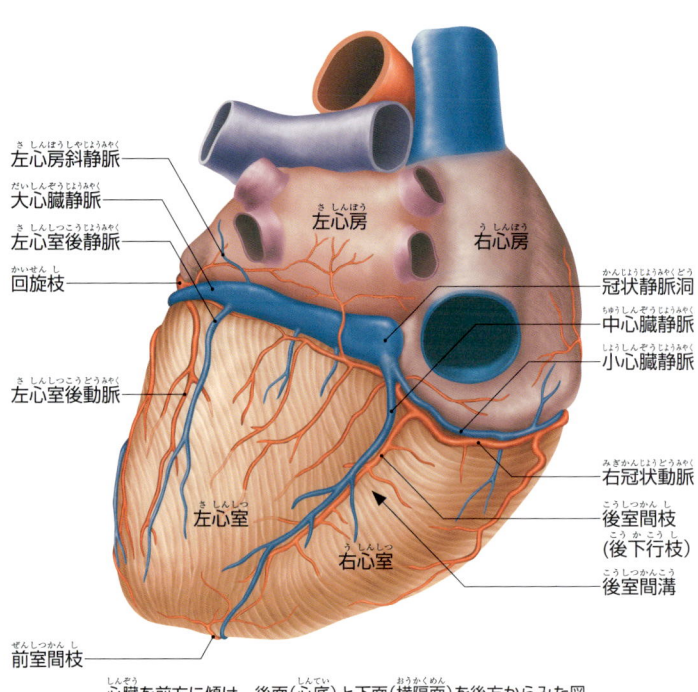

心臓を前方に傾け，後面（心底）と下面（横隔面）を後方からみた図

❷ 走行の基本形

① 冠状動脈

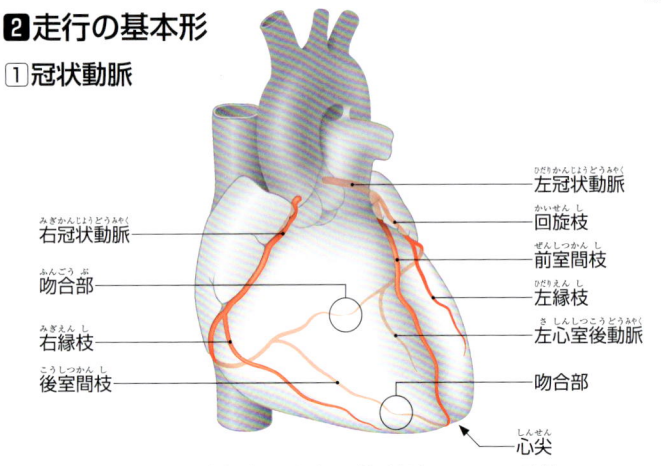

右冠状動脈と左冠状動脈の回旋枝は後室間溝のやや左で吻合し，前室間枝は心尖部を回って後室間枝と吻合する．

② 心臓の静脈

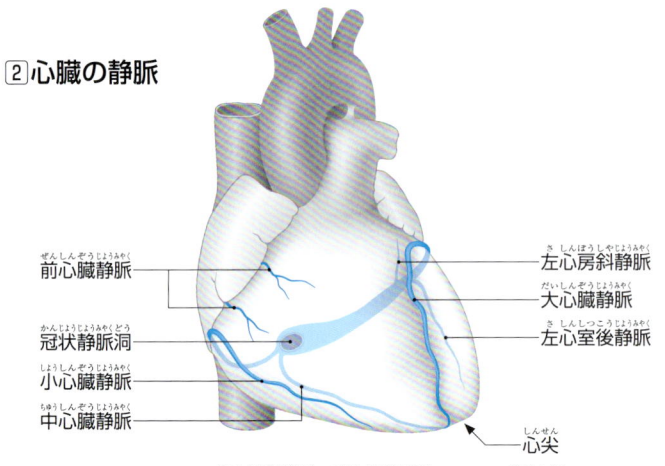

前壁から後壁に回る大心臓静脈と小心臓静脈，後壁の中心臓静脈は，冠状静脈洞に集まって右心房にそそぐ．

　心臓は，全身の組織に酸素と栄養に富んだ動脈血を供給し，全身の組織から排出される二酸化炭素と老廃物をふくんだ静脈血を回収している．心臓そのものも，心臓から拍出された動脈血によって養われ，静脈血を心臓内へもどしている．そのための血管が，心臓壁（心筋層）を取り巻く冠状動脈（臨床では冠動脈，解剖では肝動脈との同音を避けて冠状動脈という）と心臓の静脈である（図❶）．

【冠状動脈】　大動脈弁のすぐ上方の壁は外方へふくらんで3つの大動脈球をつくっており，その内腔は大動脈洞（バルサルバ洞）とよばれる．大動脈洞には孔が2つ開いており，ここから右冠状動脈と左冠状動脈が出る．左心室から大動脈へ拍出された動脈血の一部は，この2つの孔から左右の冠状動脈に流れ込む（図❸）．

　冠状動脈の特徴は，左右とも心房と心室の間の冠状溝に沿って走りながら，その途中で，心臓の前壁，側壁，後壁を養う主要な枝を出すことである（図❷-①）．右冠状動脈は冠状溝に沿って下行し，心臓の右縁近くで右縁枝を出したのち後壁へ回り，右心室と左心室の間の後室間溝に沿って走る後室間枝（後下行枝）を出す．左冠状動脈は冠状溝に沿って少し走ると前室間枝（前下行枝）と回旋枝に分かれる．前室間枝は右心室と左心室の間の前室間溝に沿って心尖まで下がり，後壁へ回って後室間枝とつながる．回旋枝は心臓の左縁近くで左縁枝を出したのち後壁へ回り，左心室後動

❸冠状動脈の起始部

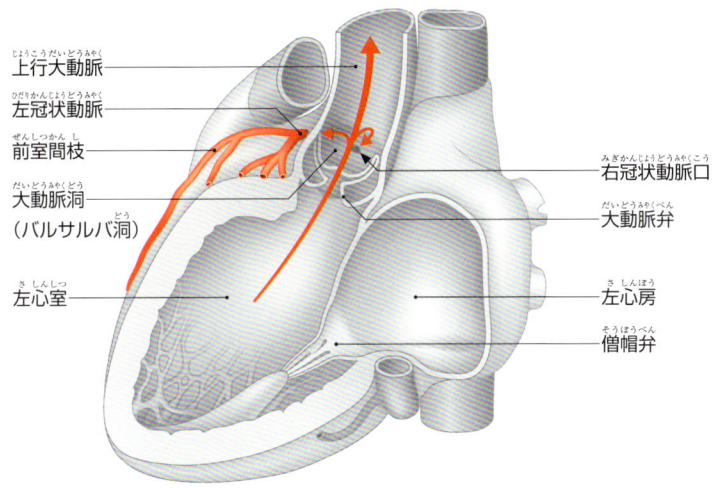

左心房と左心室を縦断し，左側方からみた図

左右の冠状動脈は上行大動脈から分かれる最初の枝で，大動脈洞（バルサルバ洞）から出る．左心室から大動脈へ拍出された動脈血は全身へ向かうが，その一部は左右の冠状動脈口に流れ込み，心臓壁へ向かう．

❹冠状静脈洞の開口部

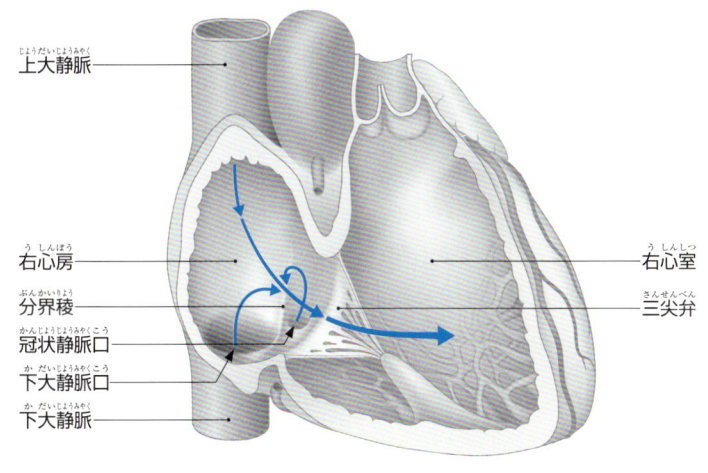

右心房と右心室を縦断し，右側方からみた図

冠状静脈洞の開口部（冠状静脈口）は，下大静脈口の左，三尖弁の近くに位置し，痕跡化した弁をもつ．心臓壁から冠状静脈口にもどってきた静脈血と，全身から上下の大静脈口にもどってきた静脈血は右心房で合流し，右心室へ送られる．

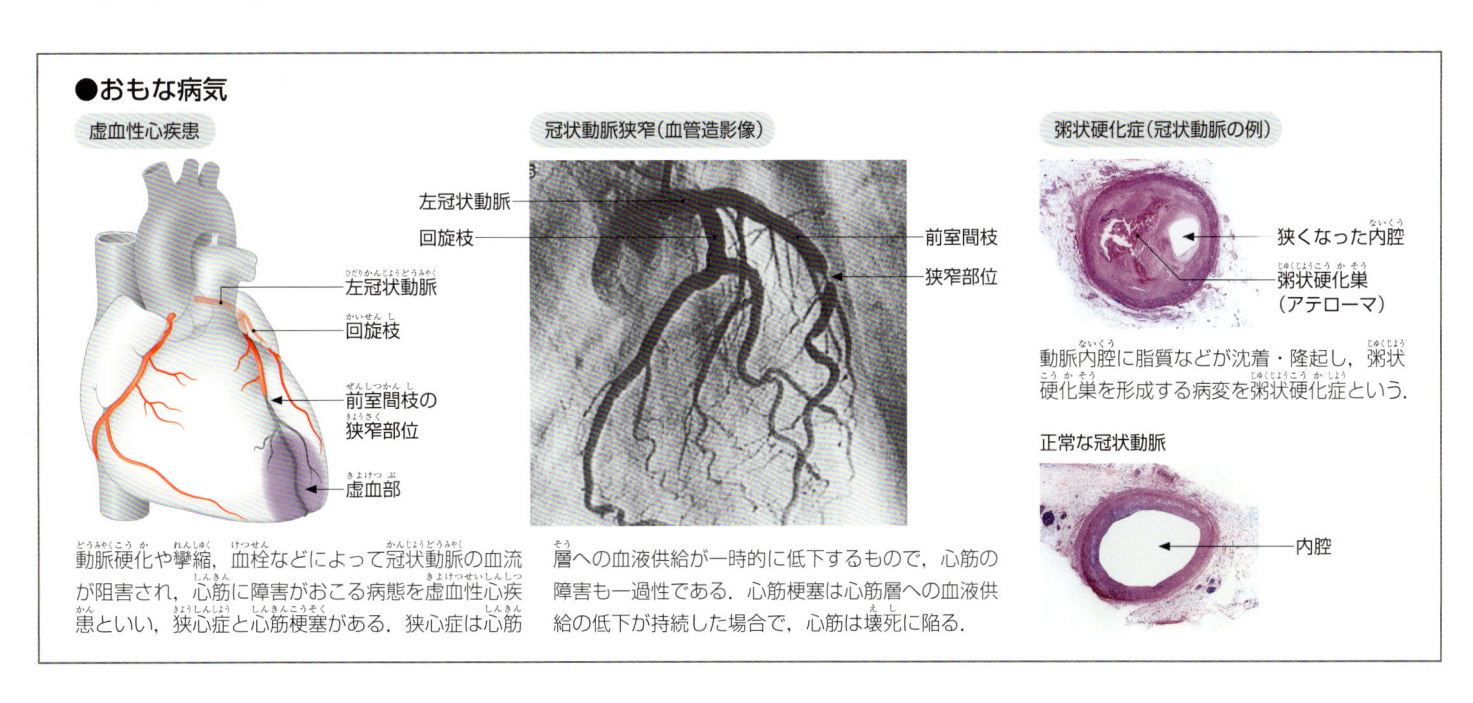

●おもな病気

虚血性心疾患

動脈硬化や攣縮，血栓などによって冠状動脈の血流が阻害され，心筋に障害がおこる病態を虚血性心疾患といい，狭心症と心筋梗塞がある．狭心症は心筋層への血液供給が一時的に低下するもので，心筋の障害も一過性である．心筋梗塞は心筋層への血液供給の低下が持続した場合で，心筋は壊死に陥る．

粥状硬化症（冠状動脈の例）

動脈内腔に脂質などが沈着・隆起し，粥状硬化巣を形成する病変を粥状硬化症という．

脈を分枝して右冠状動脈とつながる．

　冠状動脈の主要な枝からは，多数の細い動脈が枝分かれして心臓壁のなかに入っていく．それらの枝は，心房壁よりも心室壁のほうが，右心室壁よりも左心室壁のほうが，数が多くて太い．

【心臓の静脈】　心臓壁のなかで動脈血は毛細血管網を経て静脈血となり，そのほとんどがふたたび心臓壁の表面にもどる（図❷-②）．これらの静脈血は，右心室の前壁から後壁へ回る小心臓静脈，心尖から後室間溝を走る中心臓静脈，心尖から前室間溝を走って冠状溝の左側から後壁へ回る大心臓静脈，左心房後壁を走る左心房斜静脈，左心室後壁を走る左心室後静脈などの太い静脈に流れ込み，後壁の冠状静脈洞に集まって右心房にそそぐ（図❹）．

　冠状静脈洞から右心房にそそぐ主要ルートとは別に，右心室前壁を走る前心臓静脈に流れ込む静脈血は右心耳に，心臓壁内の細小心臓静脈を流れる少量の静脈血は心臓の内腔にそそぐ．

【冠血流量】　冠状動脈には心拍出量の約5％の血液が流れる．心筋層は動脈血中の酸素を受け取る割合が非常に高く，70％以上である（腹部内臓では15〜20％）．運動などで心筋層の酸素需要量が高まると自律神経系の作用によって冠状動脈は拡張し，血流量は増える．冠状動脈がつまったり，はげしい収縮（攣縮）をおこすと，酸素の供給がとだえて心筋は壊死に陥ることもある．

heart beat
心拍動のしくみ

- 心拍数　70〜75/分（安静時）
- 1回拍出量　約70mℓ（安静時）
- 心拍出量　約5ℓ/分（安静時）

心房の興奮（収縮）を心室に伝え，心臓の自動的・律動的拍動をうみだす特殊心筋組織を，刺激伝導系という．興奮は，洞房結節→左右の心房壁→房室結節→房室束→左右の脚をつくる心内膜下枝（プルキンエ線維）→左右の心室壁の順に伝わる．プルキンエ線維は乳頭筋にも多数分布しており，心室壁を上行するにつれてしだいに細くなって一般心筋組織に移行する．

❶刺激伝導系

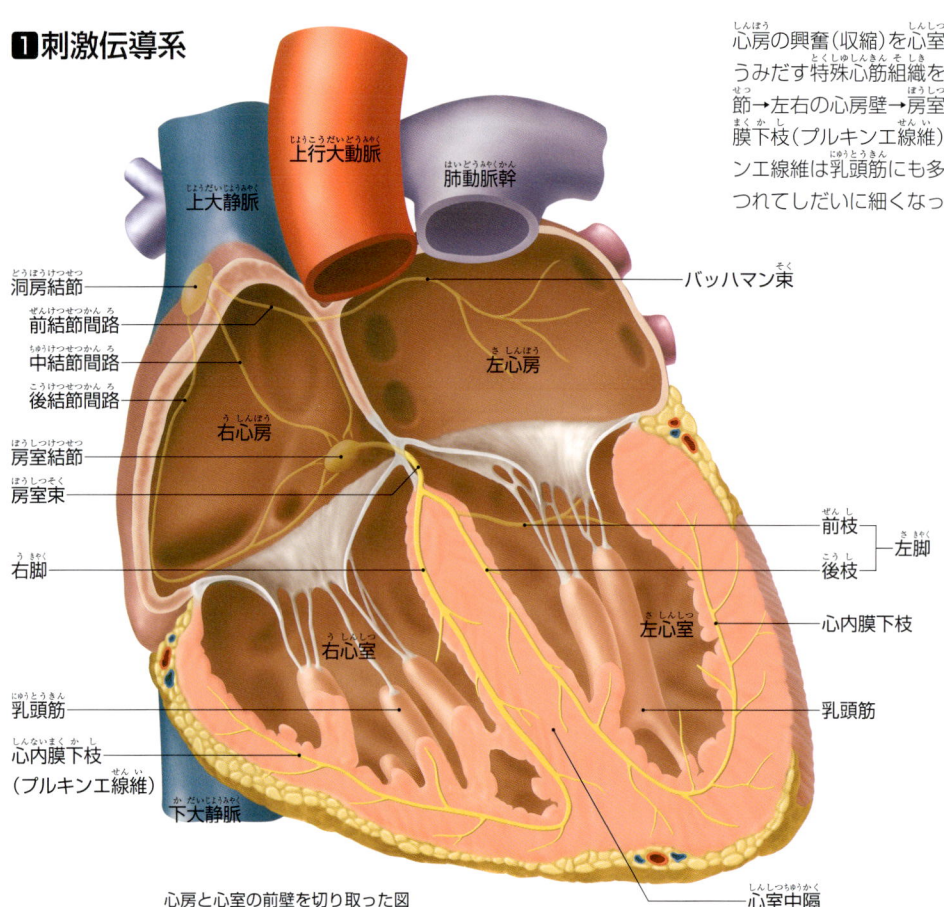

心房と心室の前壁を切り取った図

❷心臓骨格と房室束

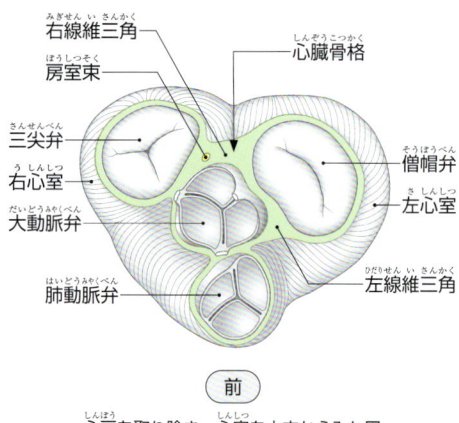

心房を取り除き，心室を上方からみた図

心房と心室の壁は別々の筋層からできており，心臓骨格とよばれる結合組織性の線維輪にそれぞれつなぎとめられている．房室束はこの線維輪の右線維三角をつらぬいて心房の興奮を心室に伝える．

　心臓は一定のリズムで収縮と弛緩をくりかえしており，この周期的な活動を心拍動という．心臓壁は，心筋とよばれる厚い筋組織（心筋層）からできており，心筋を構成する心筋細胞の自動的な収縮と弛緩が，心臓壁の収縮と弛緩，すなわち律動的な心拍動をうみだしている．

【心筋細胞】　心筋は心臓だけにみられる筋組織で，骨格筋のような縞模様（横紋）をもつが，平滑筋と同様に意識的に動かすことのできない不随意筋である（151㌻）．心筋細胞は，自動的に電気的興奮をおこして収縮する特殊心筋細胞と，その興奮が伝わることで収縮する一般心筋細胞に分けられる．心房や心室の壁はほとんどが一般心筋細胞からできており，特殊心筋細胞は心房や心室に興奮を伝達する刺激伝導系を形成する．

【刺激伝導系】　刺激伝導系は，洞房結節（キース・フラックの結節），房室結節（田原の結節），房室束（ヒス束）とその左右の脚，心内膜下枝（プルキンエ線維）に区分される（図❶）．はじめに興奮がおこるのは右心房の上大静脈開口部付近にある洞房結節で，その興奮が心拍動のリズムを決めるため，洞房結節の細胞はペースメーカー（歩調とり）細胞ともよばれる．洞房結節の興奮は左右の心房壁にひろがって心房を収縮させ，右心房と右心室の境にある房室結節に達する．房室結節から出る房室束によって興奮は心室中隔の上端に伝わり，左脚と右脚に分かれて心室中隔や左右の心室壁の心内膜下を網状にひろがって心室を収縮させる．

　心房や心室の筋が興奮するときには微量の電気が発生し，体表面に電流が流れる．体表面の数ヵ所に電極をあて，その電位差を増幅して波形として記録したものが心電図であり（図❸），波形を調べることによって，心拍動のリズムや回数の異常を発見することができる．このような異常を不整脈という．

【心周期】　1回の心拍動で心房や心室が収縮・弛緩する過程を心周期という（図❸）．心周期の長さは，1分間の拍動数（心拍数）を75とするとわずか0.8秒ほどである．心房や心室が収縮している時期を収縮期，心房や心室が弛緩して血液の流入によって拡張している時期を拡張期とよぶが，全身に血液を送りだすポンプ機能のほとんどを心室が担っているので，たんに収縮期・拡張期というときには心室の場合を指す．刺激伝導系の興奮が心房から心室へ伝わるまでの時間的な差によって，心房の収縮・拡張期と心室の収縮・拡張期にはずれが生じる．心房が収縮すると血液は心房から心室へ送られ，心房が拡張すると血液は心室に充満する．心室が収縮すると血液は心室から大動脈や肺動脈に拍出され，心室が拡張すると大静脈や肺静脈から心房へ血液が流入する（図❸）．

【心臓の神経】　心臓は刺激伝導系によって自動的に拍動するが，自律神経系（交感神経と副交感神経）による影響も受けている（172㌻）．交感神経には心拍数を増加させ，心房や心室の筋の収縮力を高める作用があり，副交感神経（迷走神経に混在する）には心拍数を減少させ，心房の筋の収縮力を低下させる作用がある．

❸心周期と血液の流れ

心電図では，心臓の活動電位の時間的変化はP，Q，R，S，T，Uの6つの棘波によって示される．心音は，弁の開閉や血流の変化によって生じる振動で，Ⅰ音からⅣ音まであるが，通常聴取できるのはⅠ音とⅡ音である．

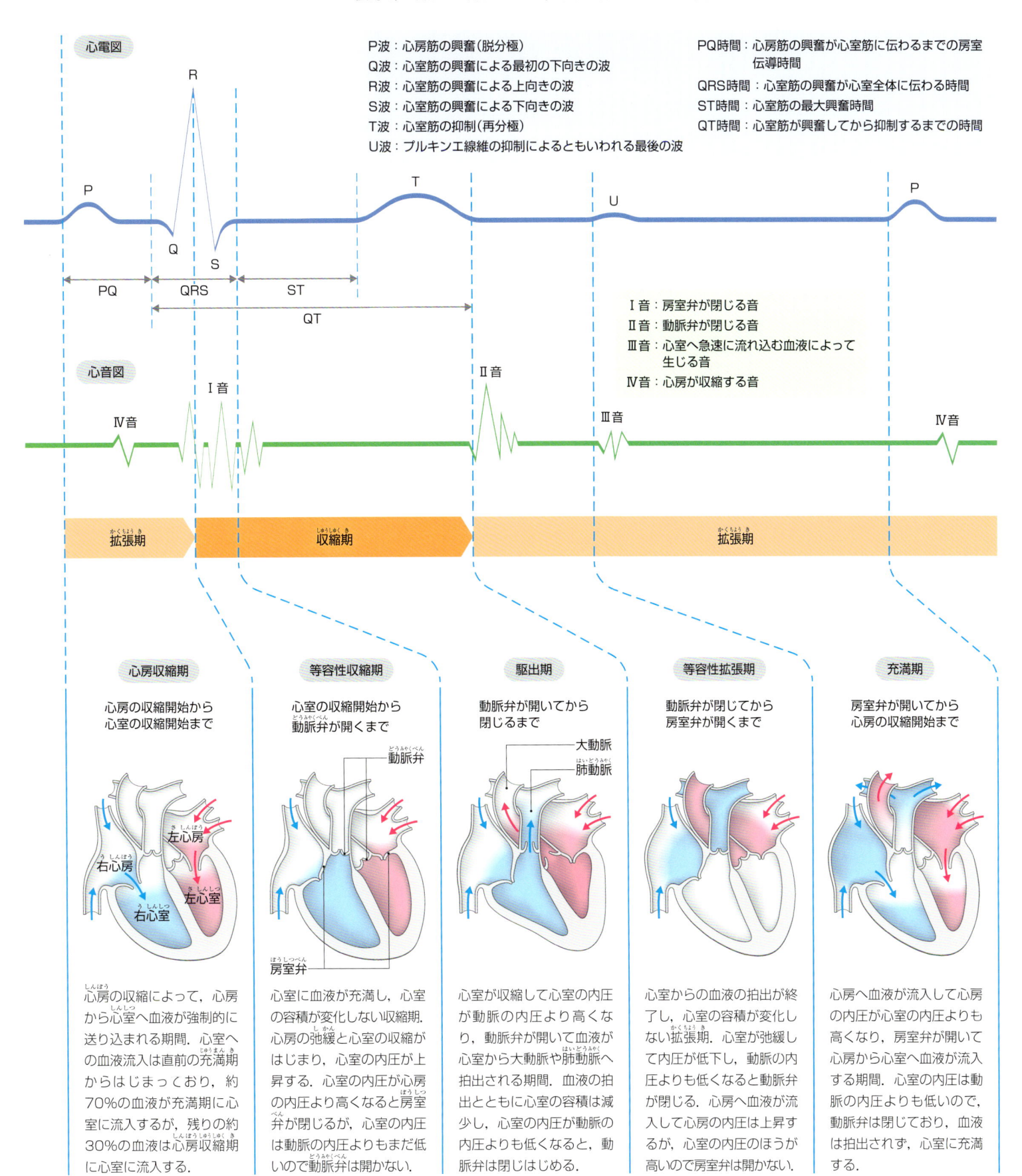

心電図

- P波：心房筋の興奮（脱分極）
- Q波：心室筋の興奮による最初の下向きの波
- R波：心室筋の興奮による上向きの波
- S波：心室筋の興奮による下向きの波
- T波：心室筋の抑制（再分極）
- U波：プルキンエ線維の抑制によるともいわれる最後の波

- PQ時間：心房筋の興奮が心室筋に伝わるまでの房室伝導時間
- QRS時間：心室筋の興奮が心室全体に伝わる時間
- ST時間：心室筋の最大興奮時間
- QT時間：心室筋が興奮してから抑制するまでの時間

心音図

- Ⅰ音：房室弁が閉じる音
- Ⅱ音：動脈弁が閉じる音
- Ⅲ音：心室へ急速に流れ込む血液によって生じる音
- Ⅳ音：心房が収縮する音

拡張期 / 収縮期 / 拡張期

心房収縮期
心房の収縮開始から心室の収縮開始まで

心房の収縮によって，心房から心室へ血液が強制的に送り込まれる期間．心室への血液流入は直前の充満期からはじまっており，約70％の血液が充満期に心室に流入するが，残りの約30％の血液は心房収縮期に心室に流入する．

等容性収縮期
心室の収縮開始から動脈弁が開くまで

心室に血液が充満し，心室の容積が変化しない収縮期．心房の弛緩と心室の収縮がはじまり，心室の内圧が上昇する．心室の内圧が心房の内圧より高くなると房室弁が閉じるが，心室の内圧は動脈の内圧よりもまだ低いので動脈弁は開かない．

駆出期
動脈弁が開いてから閉じるまで

心室が収縮して心室の内圧が動脈の内圧より高くなり，動脈弁が開いて血液が心室から大動脈や肺動脈へ拍出される期間．血液の拍出とともに心室の容積は減少し，心室の内圧が動脈の内圧よりも低くなると，動脈弁は閉じはじめる．

等容性拡張期
動脈弁が閉じてから房室弁が開くまで

心室からの血液の拍出が終了し，心室の容積が変化しない拡張期．心室が弛緩して内圧が低下し，動脈の内圧よりも低くなると動脈弁が閉じる．心房へ血液が流入して心房の内圧は上昇するが，心室の内圧のほうが高いので房室弁は開かない．

充満期
房室弁が開いてから心房の収縮開始まで

心房へ血液が流入して心房の内圧が心室の内圧よりも高くなり，房室弁が開いて心房から心室へ血液が流入する期間．心室の内圧は動脈の内圧よりも低いので，動脈弁は閉じており，血液は拍出されず，心室に充満する．

trachea, bronchus and lung

気管・気管支と肺

❶気管・気管支と肺の位置

輪状軟骨
気管
鎖骨
第2肋軟骨
右主気管支
左主気管支
肺
横隔膜

気管は，第2肋軟骨の高さで左右の主気管支に分かれる．肺は横隔膜にのり，上端部は鎖骨よりも2〜3cm上方にある．

肺尖
肺尖
気管
上葉
肋骨面
水平裂
斜裂
中葉
下葉
肺底
横隔面
右主気管支
左主気管支
気管分岐部
縦隔面
右肺
左肺

52

- 気管　長さ　10〜11cm，直径　1.5〜2cm
- 気管支　左主気管支の長さ　4〜6cm，右主気管支の長さ　2.5〜3cm
- 肺　両肺の重さ　男性：約1060g，女性：約930g

2 肺の形と区分

実物大

肺の形は半円錐状で，右肺は上葉，中葉，下葉に，左肺は上葉，下葉に分けられる．左肺には，心臓の圧迫によって弓状に入り込んだ心切痕や小舌がみられる．小舌は右肺の中葉に相当する．肺表面の亀甲模様は，肉眼でみえる肺の最小構成単位で，肺小葉とよばれる．

上葉 — 肋骨面
肺小葉
斜裂
心切痕
下葉
小舌
肺底
横隔面

3 気管と気管支

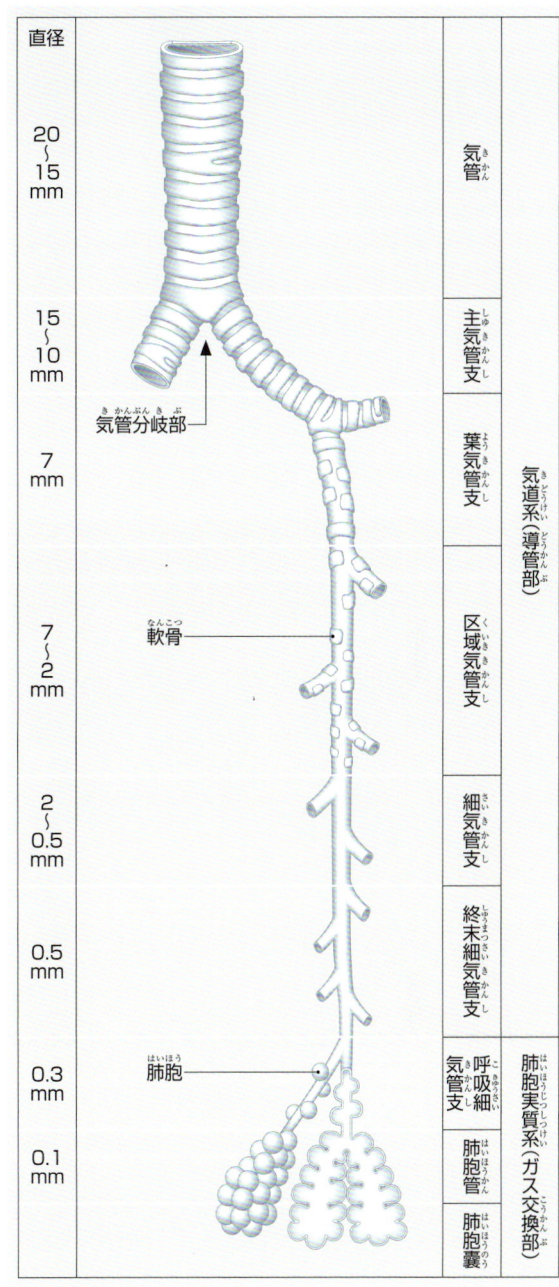

直径		
20〜15 mm	気管	気道系（導管部）
15〜10 mm	主気管支	
7 mm	葉気管支	
7〜2 mm	区域気管支	
2〜0.5 mm	細気管支	
0.5 mm	終末細気管支	
0.3 mm	呼吸細気管支	肺胞実質系（ガス交換部）
0.1 mm	肺胞管／肺胞嚢	

気管分岐部／軟骨／肺胞

気管から分岐して末端にいくほど細くなっていく気管支の名称と，それぞれのおおよその太さを示した．

呼吸を担う器官

喉頭の下からはじまる気管と，気管から分かれて肺に入る気管支は，管状の中空器官であり，呼吸の際の空気の通り道（気道）となる（図1〜図3）．鼻腔・咽頭・喉頭は上気道，気管と気管支は下気道とよばれる．

心臓の左右に位置する肺は，気管支の末端に現れる無数の肺胞と間質とよばれる結合組織がつまった大きな実質器官であるが（図2），その重さは左右で約1kgしかない．血液中の二酸化炭素と酸素を入れ替えるガス交換は肺胞でおこなわれる（56ページ）．

❹区域気管支と肺区域

右の上葉・中葉・下葉気管支から出る区域気管支と，左の上葉・下葉気管支から出る区域気管支を，色分けして示した．茶系は上葉気管支から，紫系は中葉気管支から，緑系は下葉気管支から出る区域気管支で，それらが分布する肺区域を同じ色で示した．

輪状軟骨
気管軟骨
輪状靱帯

上葉気管支
中葉気管支
下葉気管支

上葉気管支
下葉気管支

区域気管支

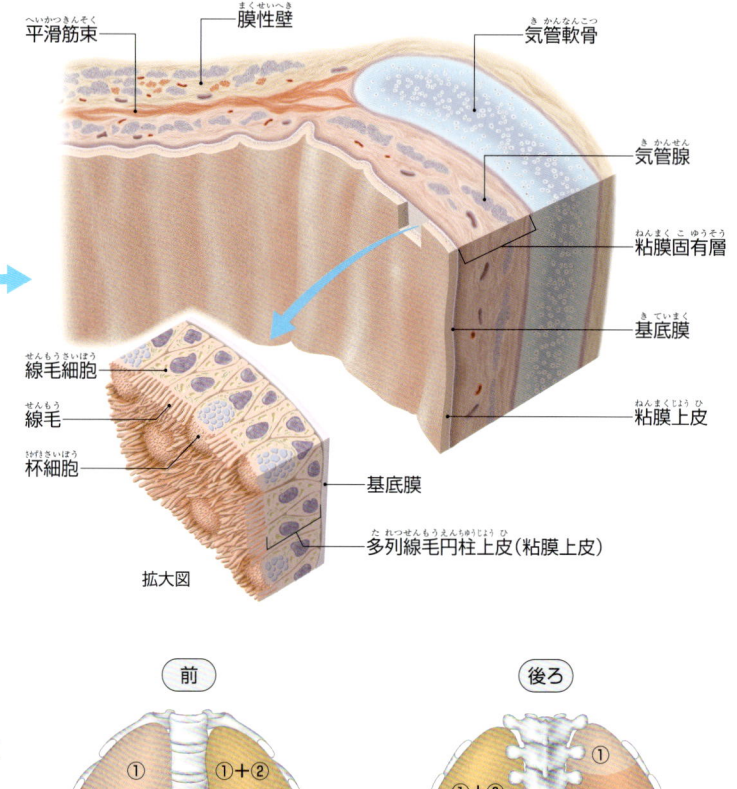

①肺尖枝　②後上葉枝(左肺では①+②で肺尖後枝)　③前上葉枝　④外側中葉枝(左肺では上舌枝)　⑤内側中葉枝(左肺では下舌枝)　⑥上-下葉枝　⑦内側肺底枝(左肺ではみえない)　⑧前肺底枝　⑨外側肺底枝　⑩後肺底枝

❺気管壁

平滑筋束　膜性壁　気管軟骨
気管腺
粘膜固有層
基底膜
線毛細胞
線毛
杯細胞
粘膜上皮
基底膜
多列線毛円柱上皮(粘膜上皮)
拡大図

前　後ろ

肺区域

①肺尖区　②後上葉区(左肺では①+②で肺尖後区)　③前上葉区　④外側中葉区(左肺では上舌区)　⑤内側中葉区(左肺では下舌区)　⑥上-下葉区　⑦内側肺底区(両肺ともみえない)　⑧前肺底区　⑨外側肺底区　⑩後肺底区

気管

　気管は輪状軟骨のすぐ下からはじまり，食道の前を垂直に下がり，胸部に入ると胸骨角(第2肋軟骨)の高さで左右の主気管支に分かれる(気管分岐部)．気管の前壁と側壁は15〜20個のU字形をした気管軟骨に取り巻かれ，軟骨と軟骨の間は輪状靱帯で結ばれている(図❹)．気管軟骨は空気の通り道がつぶれないように気管を支え，輪状靱帯は呼吸に合わせて気管が伸縮するのを助ける．後壁には軟骨がなく，後ろに接する食道を圧迫しない膜性壁となっている．
　気管の内面をおおう粘膜上皮は，線毛をもつ線毛細胞や粘液を分泌する杯細胞などからなる多列線毛円柱上皮である(図❺)．気管に進入したほこりや細菌は，粘液にくるまれ，たえず波打つ線毛にとらえられて，喉頭へと排出される．

気管支

　気管から分かれた主気管支は左よりも右が太くて短く，分岐もより垂直方向に近い．そのため異物は右主気管支に入りやすい．
　左右の主気管支は肺に入ると，右は上中下3本の，左は上下2本の葉気管支に分かれる．葉気管支はさらに区域気管支に分かれ(図❹)，区域気管支から出る多数の枝は細気管支，終末細気管支，呼吸細気管支と分岐をくりかえしていく．1本の区域気管支から分岐する気管支の枝とそれに沿って走る肺動脈の枝は一定の領域にだけひろがり，ほかの区域気管支や肺動脈の枝とは交通しない．この領域を肺区域という．左右の肺はそれぞれ約10の肺区域に分けられ，肺を外科的に部分切除する際の単位となる(図❹)．
　細気管支や終末細気管支の壁には軟骨はみられず，平滑筋と弾

6 肺門と肺根

心臓を取り除さ，左方の肺の前縁を開いて，右肺の内側面中央にある肺門と，左肺の肺門に出入りする肺根を示した．

- 輪状軟骨
- 気管
- 右迷走神経
- 上大静脈
- 甲状軟骨
- 甲状腺
- 大動脈弓
- 左迷走神経
- 上葉
- 上葉
- 主気管支
- 肺動脈
- 気管支動脈
- 上肺静脈
- 肺根（左肺）
- 迷走神経の枝
- 下肺静脈
- 肺門（右肺）
- 水平裂
- 斜裂
- 中葉
- 食道
- 奇静脈
- 胸管
- 下大静脈
- 下葉
- 心膜
- 胸部大動脈
- 斜裂
- 下葉
- 胸膜
- 横隔膜

7 胸膜

- 肋骨
- 臓側胸膜（肺胸膜）
- 胸膜腔
- 肋骨胸膜
- 肺
- 肺門
- 壁側胸膜
- 縦隔胸膜
- 横隔胸膜
- 横隔膜

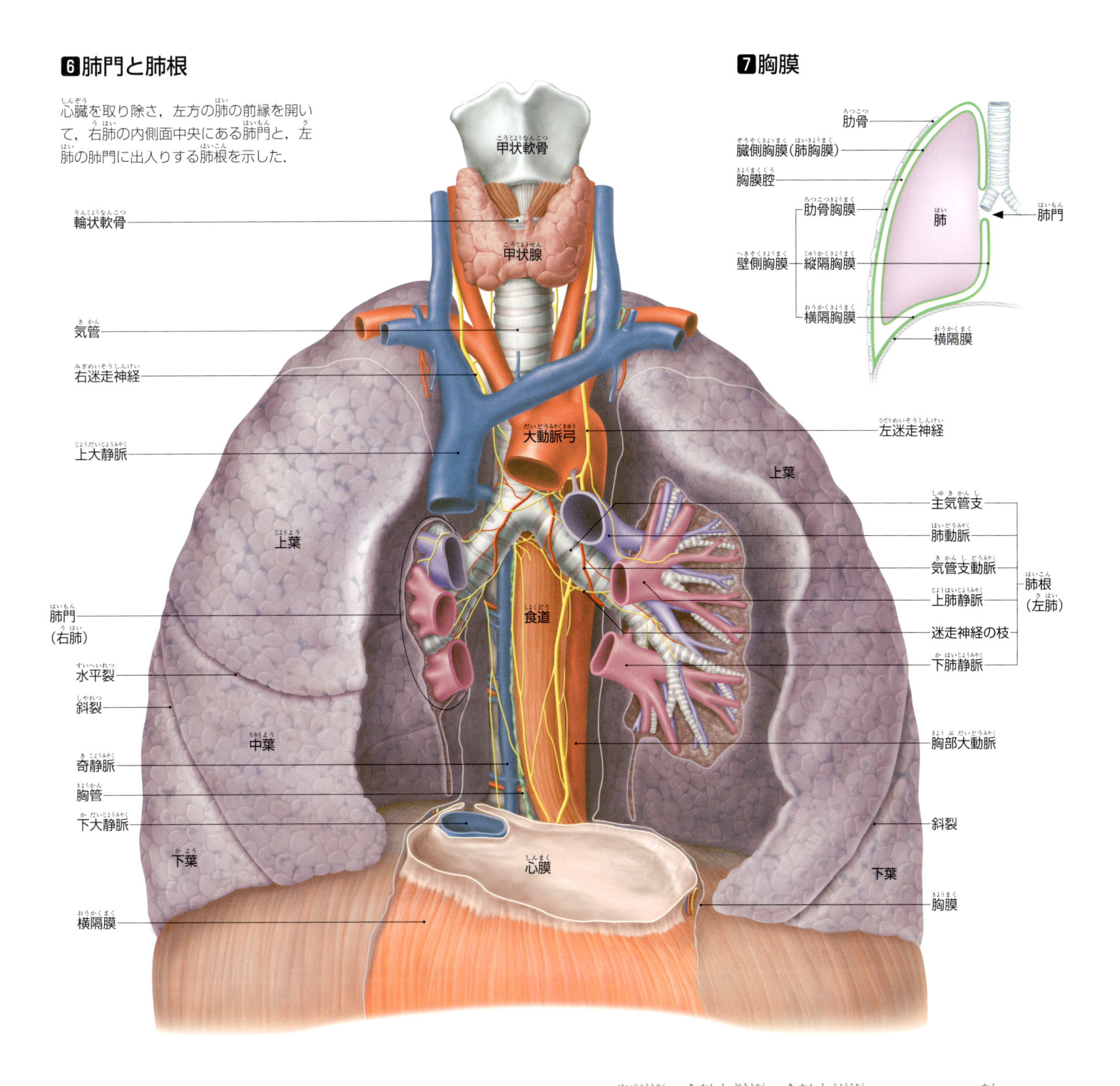

性線維が豊富である．呼吸細気管支の壁にはまばらに肺胞が現れ，呼吸細気管支から分かれた数本の肺胞管にはそれぞれ数十個の肺胞がふくれだす．肺胞管の先端は肺胞が連なって袋状になり，肺胞嚢とよばれる（57ページ）．呼吸細気管支から先の粘膜上皮には線毛細胞がないので，ほこりや細菌などは排出されにくい．

肺

肺は，胸腔の大部分を占める1対の半円錐状の器官で，呼吸器の主要部である（53ページ図2）．心臓が左寄りにあるため，左肺は右肺よりもやや小さい．上端部は鎖骨よりも上方にあり，肺尖とよばれる．下端部は横隔膜にのっており，横隔膜の形に応じてくぼみ，横隔面または肺底とよばれる．左右の肺が向かい合う内側面は縦隔面とよばれ，そのほぼ中央に肺門がある．気管支，肺動脈と肺静脈，気管支動脈と気管支静脈，神経，リンパ管は結合組織によって1つの束（肺根）にまとめられ，肺門から出入りする（図6）．心臓と接する縦隔面下部にはくぼみ（心圧痕）ができる．肋骨に接する外側面は肋骨面とよばれ，深い切れ込み（葉間裂）が走っている．右肺は水平裂と斜裂によって上葉・中葉・下葉の3葉に，左肺は斜裂によって上葉・下葉の2葉に分かれる．

肺の表面をおおう滑らかな胸膜（臓側胸膜または肺胸膜）は，肺門で折れ返って胸郭の内面をおおう胸膜（壁側胸膜）になる（図7）．2つの胸膜の間の空間を胸膜腔という．

●おもな病気　気管支炎*，気管支拡張症*，気管支ぜんそく*，気管支閉鎖症，気胸*，肺炎*，肺がん*，肺結核*，慢性閉塞性肺疾患*など

gas exchange
ガス交換のしくみ

● 肺胞の数　両肺で約5億個
● 肺胞の総表面積　約90m²
● 1回換気量　約500mℓ（安静時）

　外界から体内に酸素を取り込み，栄養素を燃焼させて細胞の活動に不可欠な化学エネルギーをつくりだし，その際に生じた二酸化炭素を体外に排出するまでの過程を，呼吸という．呼吸は，肺でおこなわれる外呼吸（肺呼吸）と，全身の組織でおこなわれる内呼吸（組織呼吸）に分かれる（図2）．外呼吸では肺胞と毛細血管内の血液との間で，内呼吸では組織の細胞と毛細血管内の血液との間で，酸素と二酸化炭素の入れ換えがおこる．この現象をガス交換という．

【血液によるガスの運搬】　体内の酸素は血流にのって肺から全身の組織へ，二酸化炭素は全身の組織から肺へ運ばれる．肺でのガス交換によって酸素を多量にふくんだ血液（動脈血）は，肺静脈によって心臓の左心房へ運ばれ，左心室を経て上行大動脈から全身へ送り出される．組織でのガス交換によって細胞から排出された二酸化炭素を多量にふくんだ血液（静脈血）は，上大静脈と下大静脈に集められて心臓の右心房に運ばれ，右心室を経て肺動脈によって肺へもどされる（図1，図2）．

【肺胞でのガス交換】　肺胞は，気管支末端の内腔から外へふくれだす小さな袋状の組織で，呼吸細気管支の壁にはまばらに認められるが，肺胞管や肺胞嚢では密集している（図3，図4）．肺胞の総数は両肺で約5億個，総表面積は約90m²といわれる．肺胞の壁はごく薄く，毛細血管におおわれている．肺胞の上皮細胞，基底膜，毛細血管の内皮細胞は血液空気関門とよばれ，この3層を酸素と二酸化炭素が通過する（図5）．

　ガス交換は，濃度の高いほうから低いほうへと物質が移動する拡散現象によっておこる．吸気によって酸素を取り込んだ肺胞からは酸素が血液中へ移動し，二酸化炭素濃度が高い血液中からは二酸化炭素が肺胞へ移動する．肺胞に出た二酸化炭素は呼気とともに体外へ排出される．

【細胞でのガス交換】　組織の細胞でのガス交換では肺胞の場合とは逆に，酸素は血液中から細胞へ，二酸化炭素は細胞から血液中へ移動する．細胞は酸素を取り込んでアデノシン三リン酸（ATP）をつくりだす．

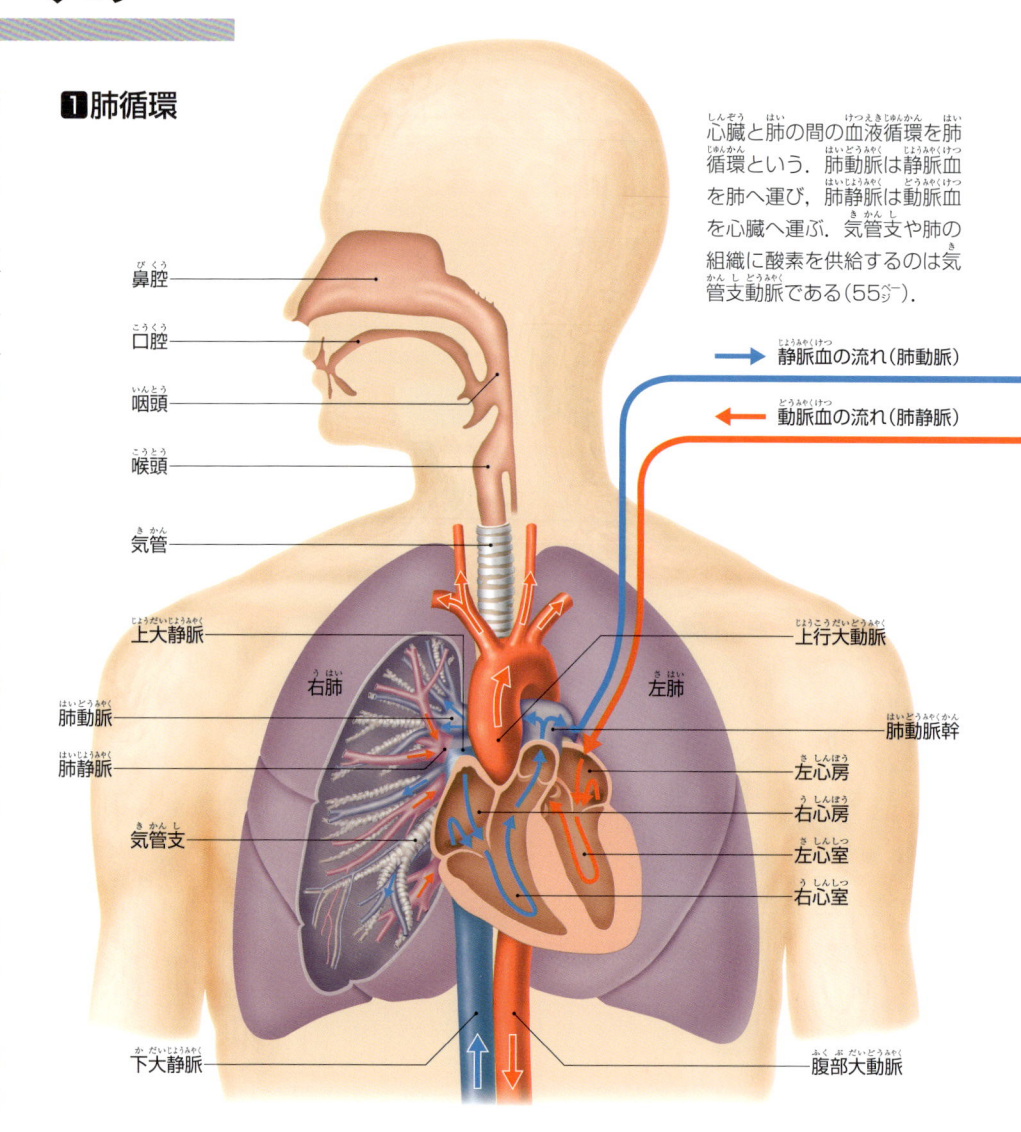

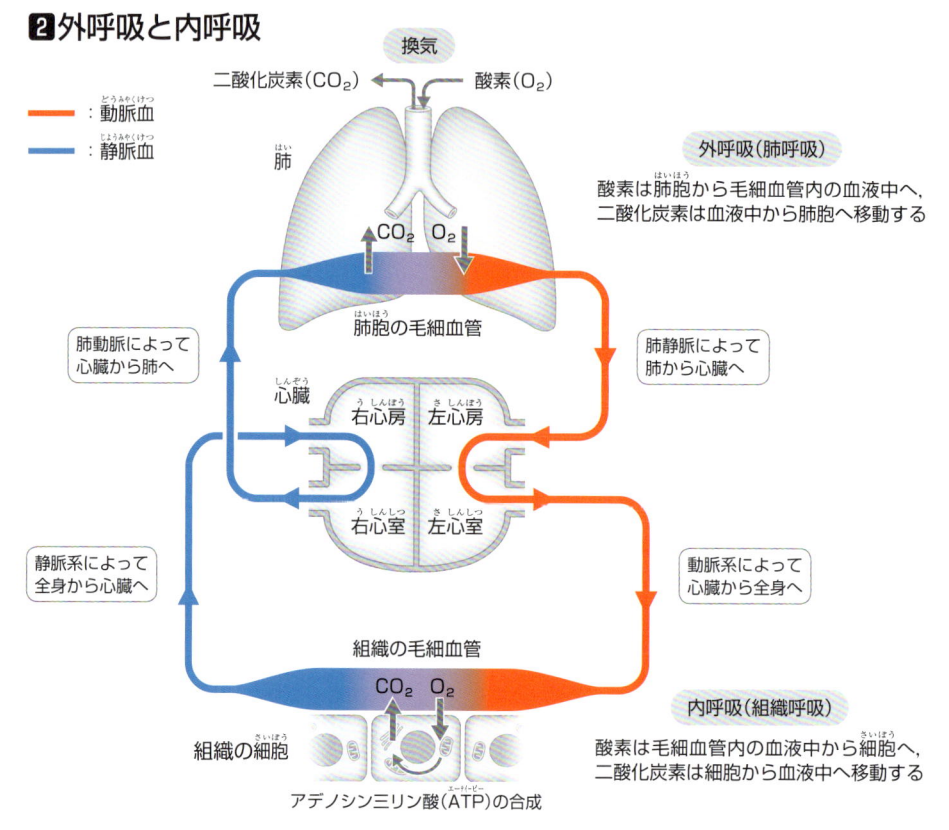

❶肺循環

心臓と肺の間の血液循環を肺循環という．肺動脈は静脈血を肺へ運び，肺静脈は動脈血を心臓へ運ぶ．気管支や肺の組織に酸素を供給するのは気管支動脈である（55ページ）．

→ 静脈血の流れ（肺動脈）
← 動脈血の流れ（肺静脈）

鼻腔／口腔／咽頭／喉頭／気管／上大静脈／右肺／肺動脈／肺静脈／気管支／下大静脈／上行大動脈／左肺／肺動脈幹／左心房／右心房／左心室／右心室／腹部大動脈

❷外呼吸と内呼吸

換気　二酸化炭素（CO₂）　酸素（O₂）

― ：動脈血
― ：静脈血

肺／肺胞の毛細血管／心臓／右心房／左心房／右心室／左心室／組織の毛細血管／組織の細胞／アデノシン三リン酸（ATP）の合成

外呼吸（肺呼吸）
酸素は肺胞から毛細血管内の血液中へ，二酸化炭素は血液中から肺胞へ移動する

肺動脈によって心臓から肺へ
肺静脈によって肺から心臓へ
静脈系によって全身から心臓へ
動脈系によって心臓から全身へ

内呼吸（組織呼吸）
酸素は毛細血管内の血液中から細胞へ，二酸化炭素は細胞から血液中へ移動する

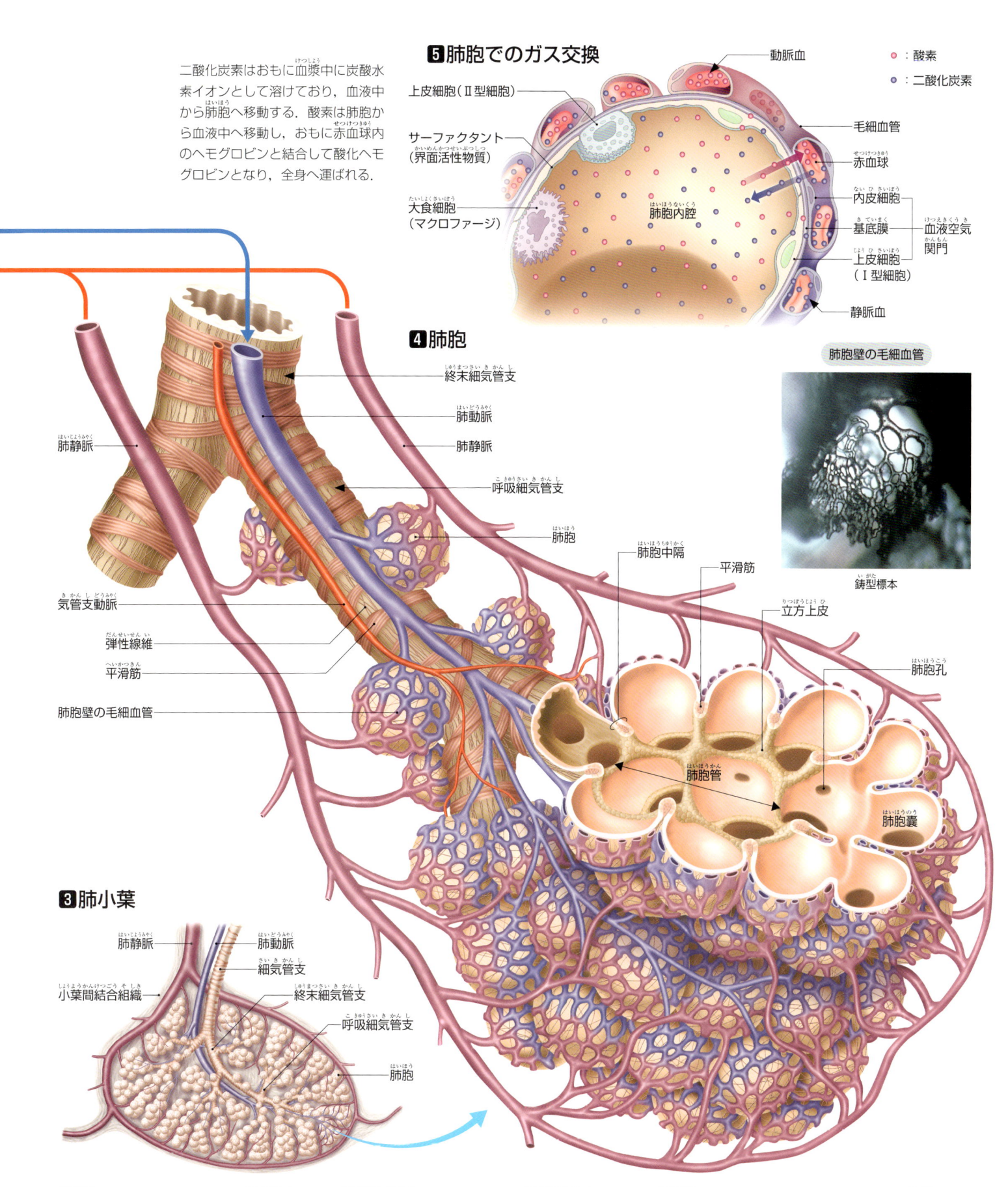

二酸化炭素はおもに血漿中に炭酸水素イオンとして溶けており，血液中から肺胞へ移動する．酸素は肺胞から血液中へ移動し，おもに赤血球内のヘモグロビンと結合して酸化ヘモグロビンとなり，全身へ運ばれる．

5 肺胞でのガス交換

- 動脈血
- 上皮細胞（II型細胞）
- サーファクタント（界面活性物質）
- 大食細胞（マクロファージ）
- 肺胞内腔
- 毛細血管
- 赤血球
- 内皮細胞
- 基底膜
- 上皮細胞（I型細胞）
- 静脈血
- 血液空気関門
- ○：酸素
- ○：二酸化炭素

4 肺胞

- 肺静脈
- 終末細気管支
- 肺動脈
- 肺静脈
- 呼吸細気管支
- 気管支動脈
- 弾性線維
- 平滑筋
- 肺胞
- 肺胞壁の毛細血管
- 肺胞中隔
- 平滑筋
- 立方上皮
- 肺胞孔
- 肺胞管
- 肺胞嚢

肺胞壁の毛細血管　鋳型標本

3 肺小葉

- 肺静脈
- 肺動脈
- 細気管支
- 小葉間結合組織
- 終末細気管支
- 呼吸細気管支
- 肺胞

肺小葉（53ページ）には，ふつう1本の細気管支が入り，終末細気管支，呼吸細気管支と分岐していく．肺動脈は気管支に沿って走るが，肺静脈は小葉と小葉を区切る小葉間結合組織のなかを走る．

呼吸細気管支から数本の肺胞管が分かれ，1本の肺胞管には数十個の肺胞が並ぶ．肺胞管の先端では肺胞が連なって袋状になり，肺胞嚢とよばれる．肺胞と肺胞の間を仕切る肺胞中隔にはところどころに肺胞孔が開いている．

diaphragm
横隔膜

● 面積　約300cm²

❶横隔膜の位置

第5肋軟骨／胸郭／横隔膜

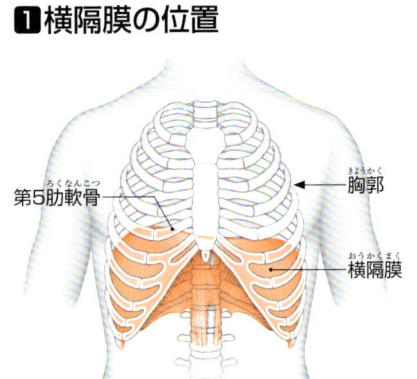

横隔膜をつくる筋は，胸郭下口の骨や軟骨からおこって胸腔へドーム状に盛り上がり，腱中心（図❷）に停止する．ドームの頂点は右側が第5肋軟骨の上縁，左側がその下縁である．

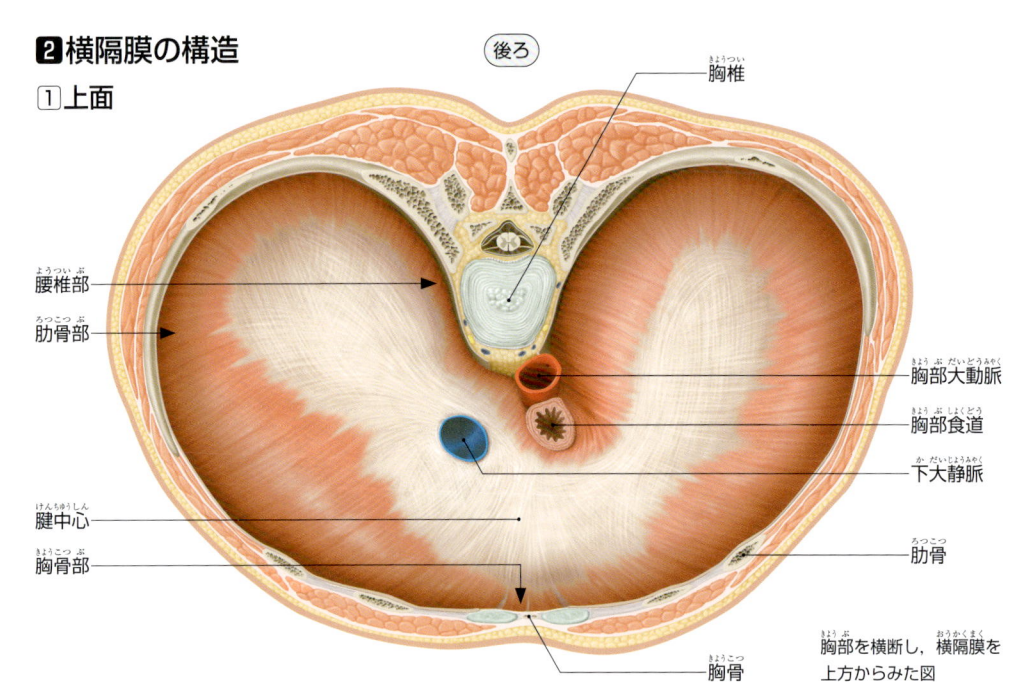

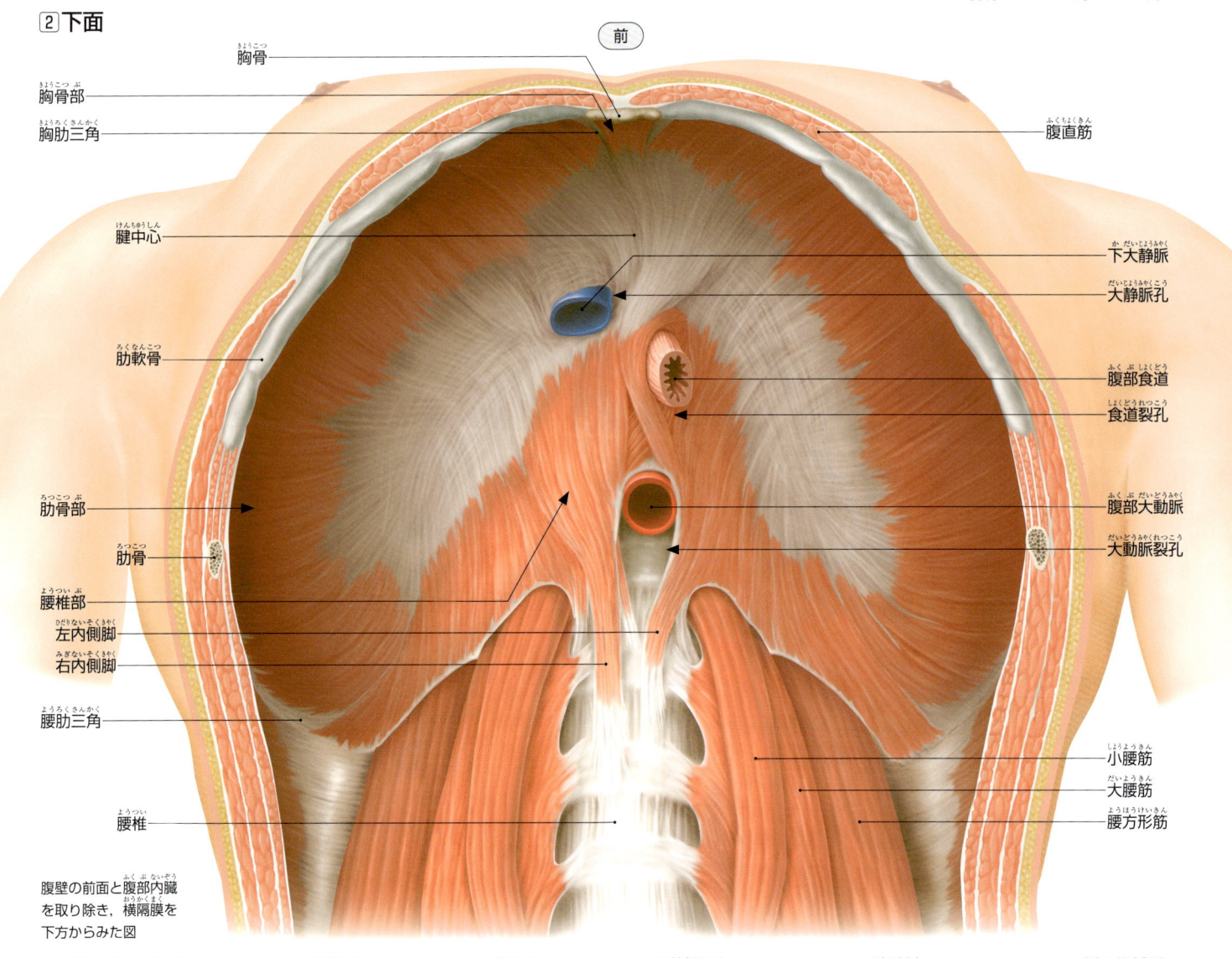

❷横隔膜の構造

①上面

(後ろ)

胸椎／腰椎部／肋骨部／胸部大動脈／胸部食道／下大静脈／腱中心／胸骨部／肋骨／胸骨

胸部を横断し，横隔膜を上方からみた図

②下面

(前)

胸骨／胸骨部／胸肋三角／腹直筋／腱中心／下大静脈／大静脈孔／肋軟骨／腹部食道／食道裂孔／肋骨部／肋骨／腹部大動脈／大動脈裂孔／腰椎部／左内側脚／右内側脚／腰肋三角／腰椎／小腰筋／大腰筋／腰方形筋

腹壁の前面と腹部内臓を取り除き，横隔膜を下方からみた図

筋質部は肋骨部がもっとも広く，胸骨部はきわめて狭い．腰椎部の左右の内側脚は大動脈を取り囲んで大動脈裂孔をつくり，この裂孔の上で交叉して食道裂孔の側縁へ上行する．横隔膜を境にして，大動脈は胸部大動脈と腹部大動脈に，食道は胸部食道と腹部食道に分けられる．

3 呼吸による横隔膜と胸郭の変化（安静時）

吸息時

前方からみた図／左側方からみた図

胸郭／横隔膜

筋質部や外肋間筋（図4）が収縮すると，横隔膜の位置が下がり，肋骨が持ち上げられて胸郭がひろがり，胸腔の容積は増大する．

呼息時

前方からみた図／左側方からみた図

胸郭／横隔膜

筋質部や外肋間筋（図4）が弛緩すると，横隔膜はもとの位置に上がり，肋骨は引き下げられて胸郭はせばまり，胸腔の容積は減少する．

4 おもな呼吸筋

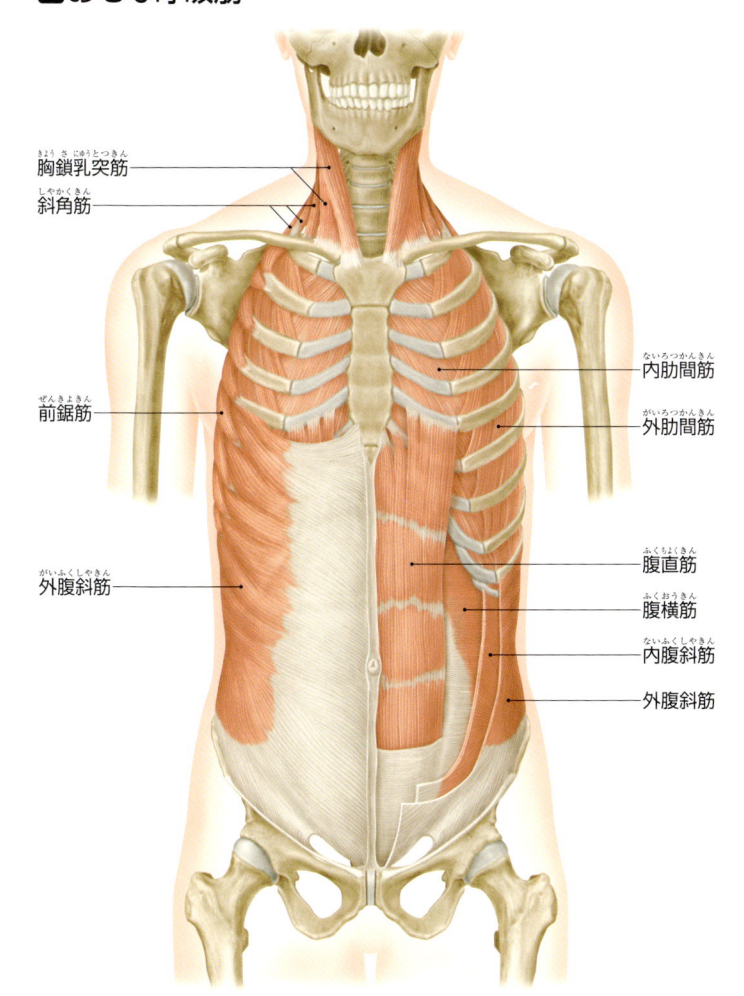

胸鎖乳突筋，斜角筋，前鋸筋，外腹斜筋，内肋間筋，外肋間筋，腹直筋，腹横筋，内腹斜筋，外腹斜筋

横隔膜と外肋間筋は呼吸筋，そのほかの筋は補助呼吸筋とよばれる．補助呼吸筋はおもに運動時や呼吸困難時にはたらき，胸鎖乳突筋，斜角筋，前鋸筋は吸息時，内肋間筋や腹壁の筋は呼息時にはたらく．

横隔膜は胸腔と腹腔を仕切る膜状の横紋筋で，胸郭下口の縁から胸腔へドーム状に盛り上がっている．横隔膜は呼息時には高く，吸息時には低くなって胸腔の容積を増減させており，肺の伸縮を助ける呼吸筋として重要な役割を果たしている（図4）．

【位置と形】 横隔膜は上面に心臓や肺をのせ，下面は肝臓や胃，脾臓，腎臓，副腎などと接している．右上腹部にある大きな肝臓に押し上げられて，横隔膜の右側はやや高くなっている（図1）．横隔膜の高さは呼吸の深さに応じて1～2cmから10cm近くも変化し，胃や腸などの拡張によっても影響を受ける．

【腱中心と筋質部】 横隔膜は，中心部の腱中心とそこから放射状にひろがる筋質部からできている（図2）．腱中心は三つ葉のような形をした丈夫な腱膜で，左右の葉には肺が，中央の前葉には心臓がのっており，心臓を包む心膜は前葉に張りついている．筋質部は多数の筋からできており，胸骨，肋骨，腰椎のうちのどこから筋がおこるかによって，胸骨部，肋骨部，腰椎部に区分される．胸骨部と肋骨部の間，肋骨部と腰椎部の間には，胸肋三角，腰肋三角とよばれる筋質のない部分があり，これらのすきまから腹部内臓が胸腔へはみだして横隔膜ヘルニアをおこすことがある．横隔膜には大動脈や下大静脈，食道が通る孔が開いており，それぞれ大動脈裂孔，大静脈孔，食道裂孔とよばれる（図2）．

【呼吸運動】 横隔膜はおもに安静時の吸息筋としてはたらく．吸息時には，筋質部が収縮して横隔膜の位置が下がり，肋骨間に張る外肋間筋が収縮して肋骨が持ち上げられ，胸郭は前後左右にひろがる．胸腔の容積が増えて肺がひろがると，肺の内圧は大気圧よりも低くなって空気が肺へ吸い込まれる．呼息時には，筋質部や外肋間筋が弛緩して，横隔膜はもとの位置に上がり，肋骨は下降して胸郭はせばまる．胸腔の容積が減って肺が縮むと，肺の内圧は大気圧よりも高くなって，空気は肺から吐き出される（図3）．横隔膜は腹圧を高める際にもはたらく．

●**おもな病気** 横隔膜炎*，横隔膜弛緩症*，横隔膜ヘルニア*，横隔膜麻痺*など

2 胸部—59

esophagus
食道

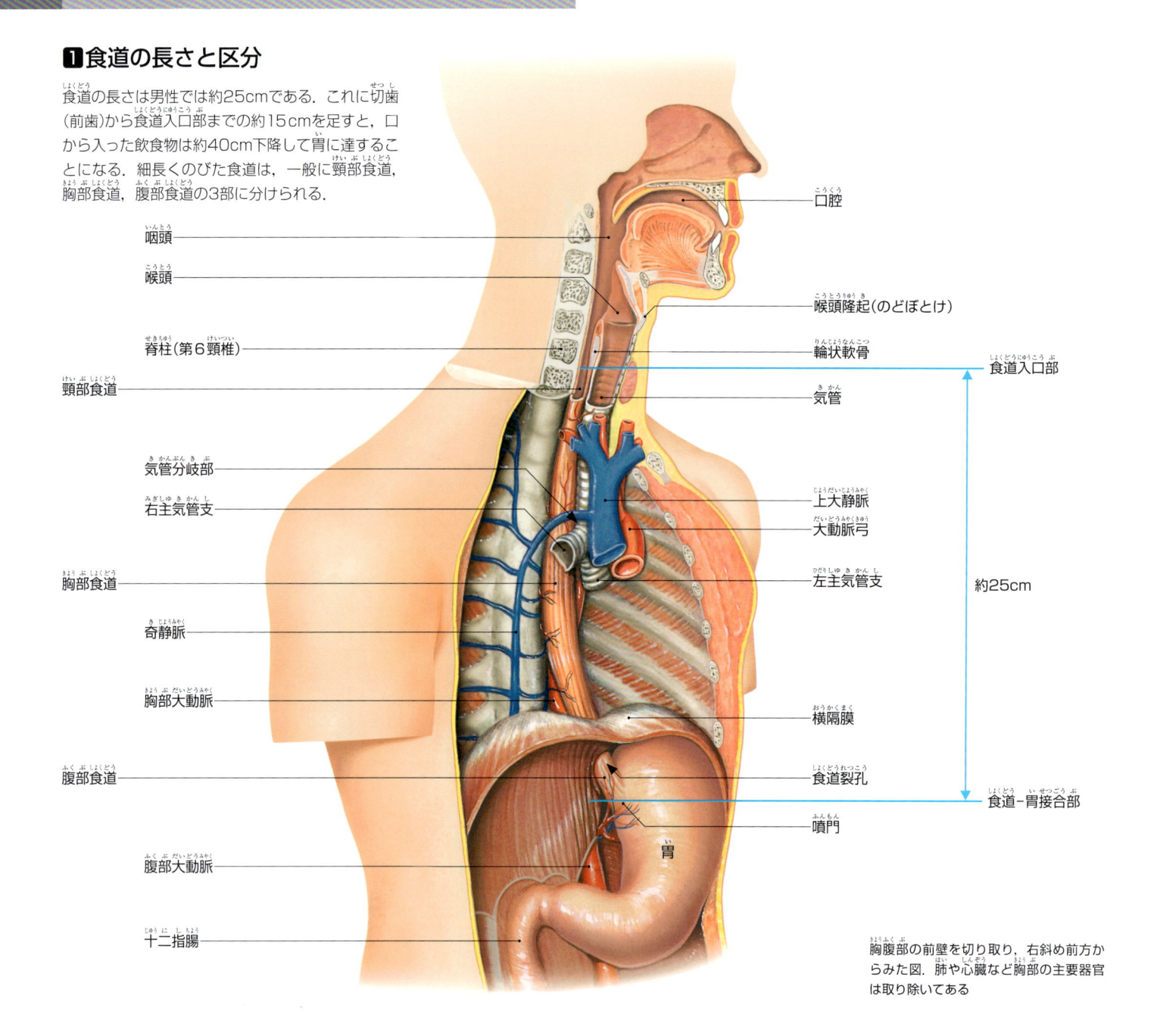

●長さ　男性：約25cm，女性：約23cm

❶食道の長さと区分

食道の長さは男性では約25cmである．これに切歯（前歯）から食道入口部までの約15cmを足すと，口から入った飲食物は約40cm下降して胃に達することになる．細長くのびた食道は，一般に頸部食道，胸部食道，腹部食道の3部に分けられる．

図の名称：咽頭，喉頭，脊柱（第6頸椎），頸部食道，気管分岐部，右主気管支，胸部食道，奇静脈，胸部大動脈，腹部食道，腹部大動脈，十二指腸，口腔，喉頭隆起（のどぼとけ），輪状軟骨，食道入口部，気管，上大静脈，大動脈弓，左主気管支，約25cm，横隔膜，食道裂孔，食道-胃接合部，噴門，胃

胸腹部の前壁を切り取り，右斜め前方からみた図．肺や心臓など胸部の主要器官は取り除いてある

食道は，飲食物を咽頭（のど）から胃へ送る筋性の管で，頸部，胸部，腹部の3領域にまたがって細長くのびている（図❶）．

【位置と形】 食道と咽頭はつづいているので境がはっきりしないが，喉頭隆起（のどぼとけ）下端の輪状軟骨下縁の高さ（ほぼ第6頸椎の高さ）が食道のはじまりに相当する．食道は，頸部では脊柱（頸椎）のすぐ前にあるが，胸部では左右の肺に囲まれた縦隔（45ページ）のなかを通る．喉頭からのびた気管が左右の主気管支に分かれるところ（気管分岐部）までは気管が，そこより下方では心臓が食道の前にある．胸腔と腹腔を仕切る横隔膜に開いた孔（食道裂孔）をつらぬいて腹部に入ると，食道はすぐ胃につながり（図❶），胃の入り口である噴門口に開口する．

食道は均一な太さの管ではなく，咽頭につづいて食道がはじまるところ，大動脈弓とその下の左主気管支によって圧迫されるところ，横隔膜をつらぬくところが狭くなっており，生理的狭窄部とよばれる（図❷）．これら3つの場所では通過障害がおこりやすい．

【食道壁】 食道の壁は粘膜，筋層，外膜からできている（図❸）．粘膜にはいくつもの縦ひだがみられるが，食塊が通過するときにはひだはのびて消失する．内腔に面する粘膜上皮は圧迫などの刺激に強い重層扁平上皮であるが，食道と胃の境界部では胃液の分泌に適した単層円柱上皮にとつぜん変化する（76ページ）．筋層は，上部は咽頭と同じ横紋筋（随意筋），下部は胃と同じ平滑筋（不随意筋）で，中間部では両方の筋が混在する．筋層は2層になっており，内方が輪走筋（内輪層），外方が縦走筋（外縦層）である．外膜は筋層の表面をゆるく包む疎性結合組織層で，血管，リンパ管，神経が通っている．

●**おもな病気**　逆流性食道炎*，食道潰瘍*，食道がん*など

2 後方からみた食道

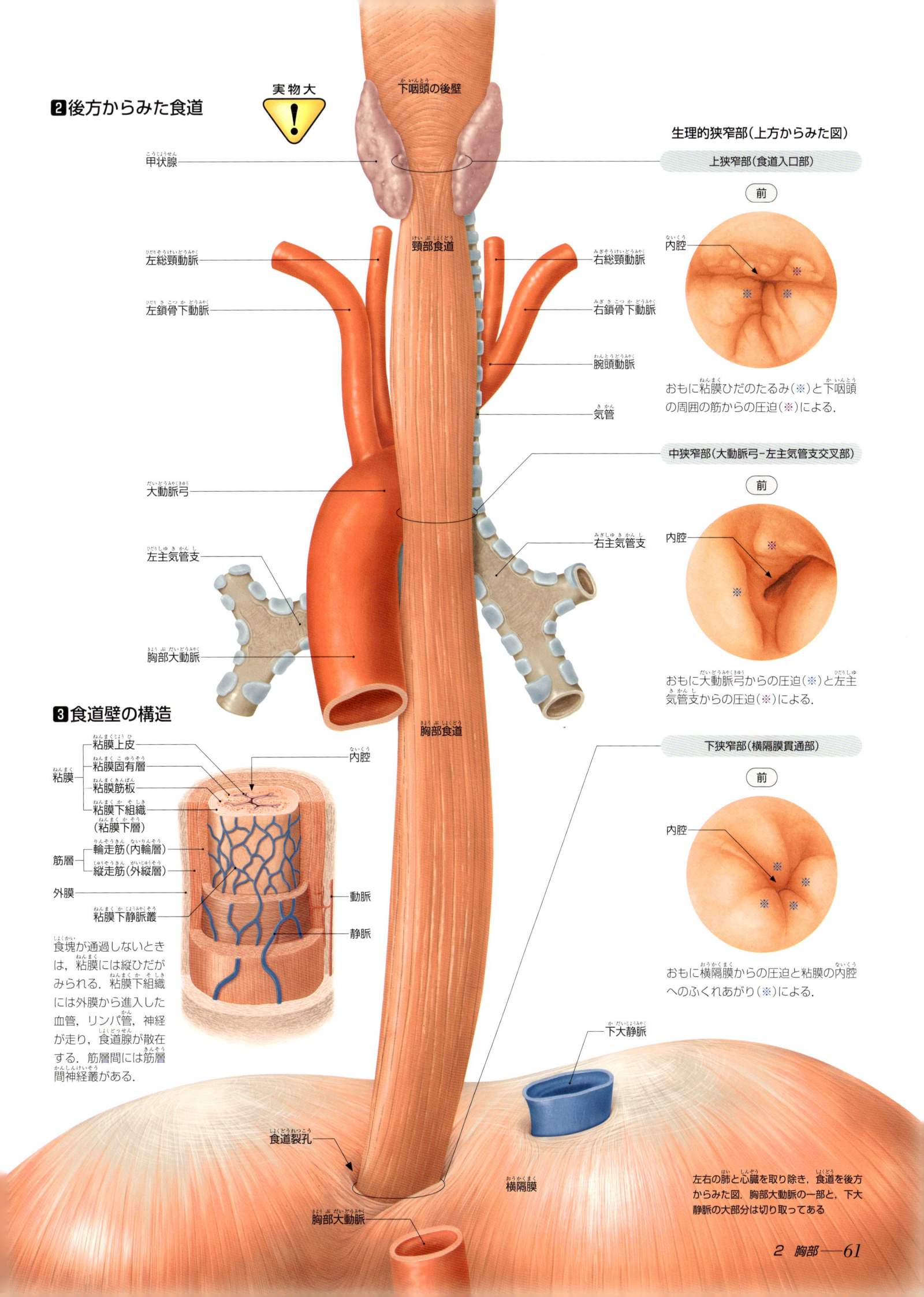

実物大

下咽頭の後壁

甲状腺

頸部食道

左総頸動脈
右総頸動脈

左鎖骨下動脈
右鎖骨下動脈

腕頭動脈

気管

大動脈弓

左主気管支
右主気管支

胸部大動脈

胸部食道

生理的狭窄部（上方からみた図）

上狭窄部（食道入口部）

前

内腔

おもに粘膜ひだのたるみ（※）と下咽頭の周囲の筋からの圧迫（※）による．

中狭窄部（大動脈弓-左主気管支交叉部）

前

内腔

おもに大動脈弓からの圧迫（※）と左主気管支からの圧迫（※）による．

下狭窄部（横隔膜貫通部）

前

内腔

おもに横隔膜からの圧迫と粘膜の内腔へのふくれあがり（※）による．

3 食道壁の構造

- 粘膜
  - 粘膜上皮
  - 粘膜固有層
  - 粘膜筋板
- 粘膜下組織（粘膜下層）
- 筋層
  - 輪走筋（内輪層）
  - 縦走筋（外縦層）
- 外膜
- 粘膜下静脈叢

内腔
動脈
静脈

食塊が通過しないときは，粘膜には縦ひだがみられる．粘膜下組織には外膜から進入した血管，リンパ管，神経が走り，食道腺が散在する．筋層間には筋層間神経叢がある．

食道裂孔

下大静脈

横隔膜

胸部大動脈

左右の肺と心臓を取り除き，食道を後方からみた図．胸部大動脈の一部と，下大静脈の大部分は切り取ってある

2 胸部 — 61

breast
乳房

❶乳房の形と大きさ（授乳期）

乳房の形やかたさは索状結合組織（乳房提靱帯）の弾力性と結合組織腔内の充実度に関係し，大きさは乳腺周囲の脂肪組織の量によって決まる．妊娠・授乳期には乳汁を分泌する腺房が発達して乳腺は肥大し，結合組織は退縮して，乳房は大きくやわらかくなる．また，乳頭や乳輪にはメラニン（色素果粒）の沈着が強まる．

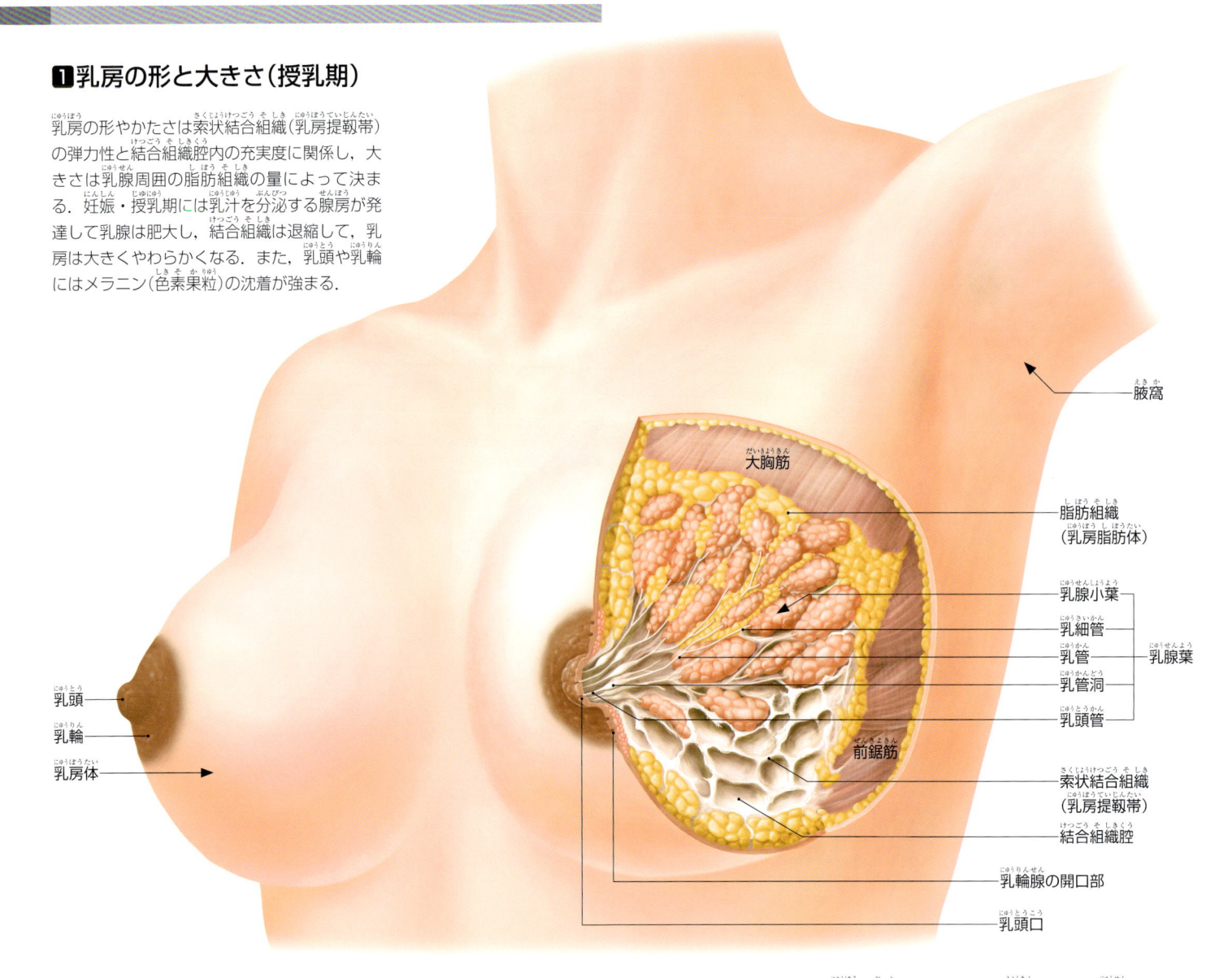

左の乳房の皮膚を一部取り除き，胸筋の上にのる乳腺，索状結合組織，脂肪組織をみた図．外側下方では結合組織腔のみを示した

❷乳腺葉の構成

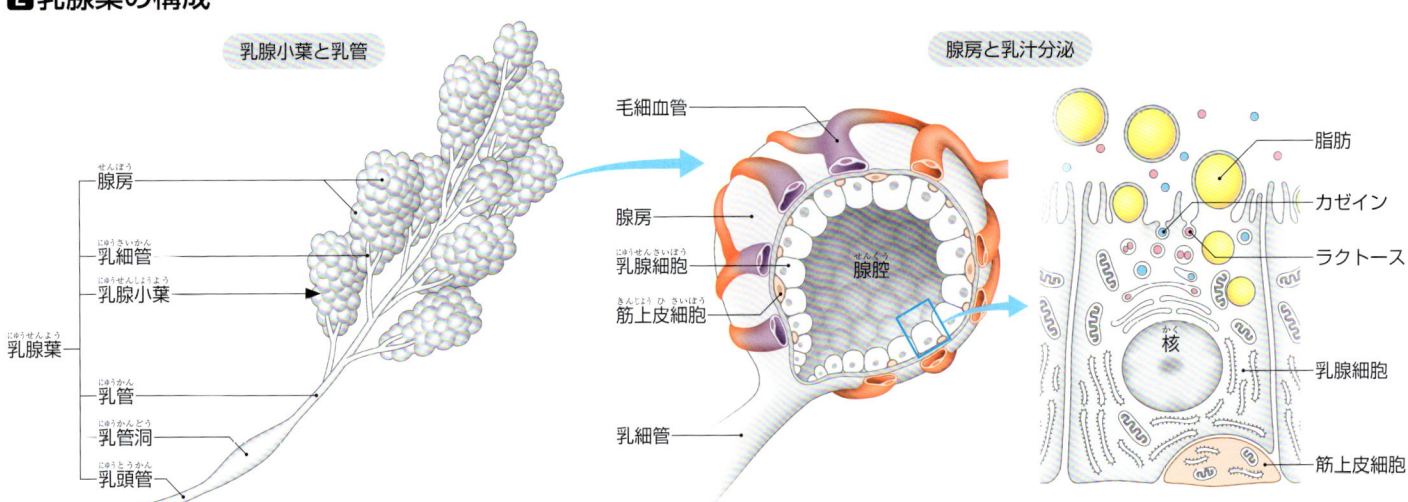

1個の乳腺葉は複数の乳腺小葉からできている．乳腺小葉は腺房が集合したもので，腺房につながる乳細管は合流して1本の乳管となり，乳管洞，乳頭管を経て乳頭口に開く．

腺房は乳汁を分泌する乳腺細胞とそれを包む筋上皮細胞からできている．乳汁の主成分となる脂肪やラクトース（乳糖），カゼイン（乳タンパク質）は乳腺細胞から腺腔に分泌される．筋上皮細胞が収縮すると腺房内に溜まった乳汁は乳管や乳房外へ排出される（射乳）．

❸乳汁分泌とホルモン

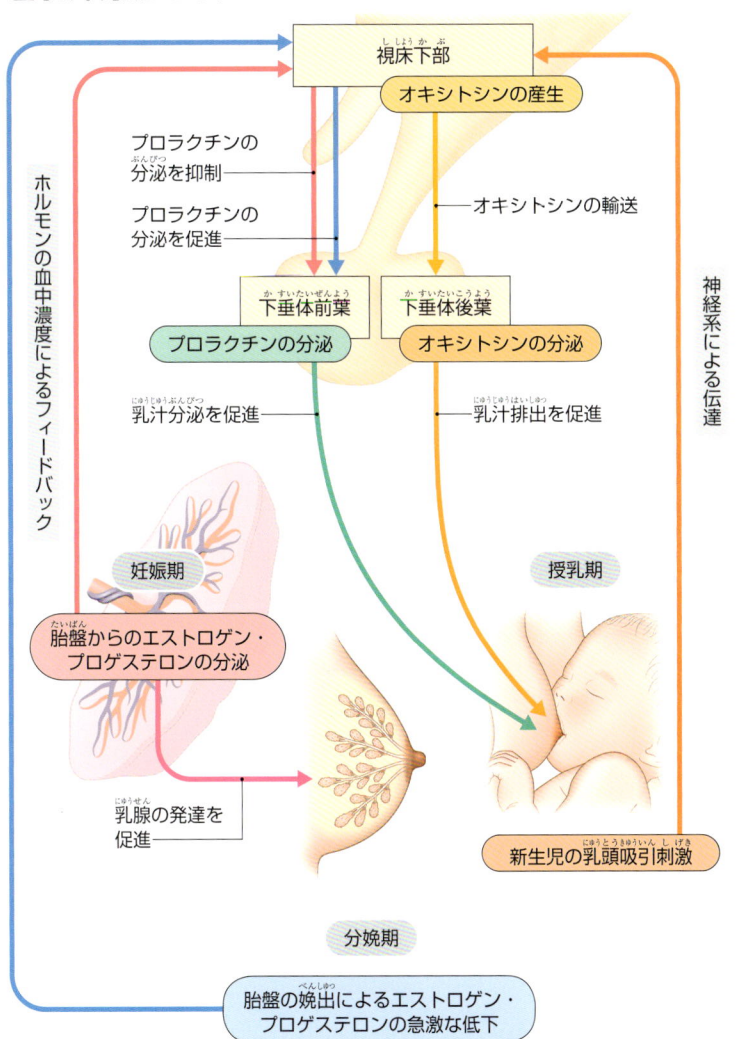

　胸部前面にある1対の乳房は，表皮が皮下組織に陥没して発生する乳腺を主要部分として，索状結合組織と脂肪組織からつくられる．思春期になるとエストロゲン(卵胞ホルモン)の作用によって女性の乳腺は発育し，脂肪組織が増加して乳房はふくらみ，成人女性では半球状に盛り上がる．妊娠・授乳期には乳腺は発達して乳汁を分泌し，乳房は乳汁を排出して哺育器としての役割を果たす．

【位置と形】　乳房は第2～第6肋骨の高さに位置し，その大部分は大胸筋の上に，一部は前鋸筋の上にのっている(図❶)．女性の乳房の形や大きさには個人差や年代の差がいちじるしいが，乳腺が痕跡的で脂肪組織の少ない男性の乳房は通常は平坦である．乳房のほぼ中央には平滑筋に富んだ乳頭(ちくび)が突出し，乳汁を分泌する乳頭口が開いている．乳頭周辺の皮膚にはメラニン(色素果粒)が沈着して霊長類に特有な乳輪をつくり，皮脂腺やアポクリン汗腺の一種である乳輪腺(モントゴメリー腺)が散在している．

【乳腺】　乳腺は皮膚付属器とよばれる．皮下組織に陥没した表皮は，乳頭を中心にして放射状にひろがる複合管状胞状腺に発達し，15～20個の乳腺葉をつくる(図❶)．各乳腺葉は1本の導管(乳管)をもち，乳管から分枝した乳細管の末端には腺房ができる．腺房は密集して乳腺小葉をつくる(図❷)．乳腺の終末部(分泌部)である腺房は，乳汁を分泌する乳腺細胞とそれをかご状に包む筋上皮細胞からできており，非妊娠期にはわずかにふくらんでいるが，妊娠すると細胞が分裂・増殖して球状にふくらむ．乳管は乳輪の下で拡張して乳管洞をつくったのち細い乳頭管となり，乳頭口に開く．

　乳房がのる胸筋の筋膜と皮膚との間は，乳房提靱帯(クーパー靱帯)とよばれる無数の索状結合組織によって結ばれており，乳腺小葉や脂肪組織は索状結合組織によって仕切られた空間(結合組織腔)に分割して収容されている．

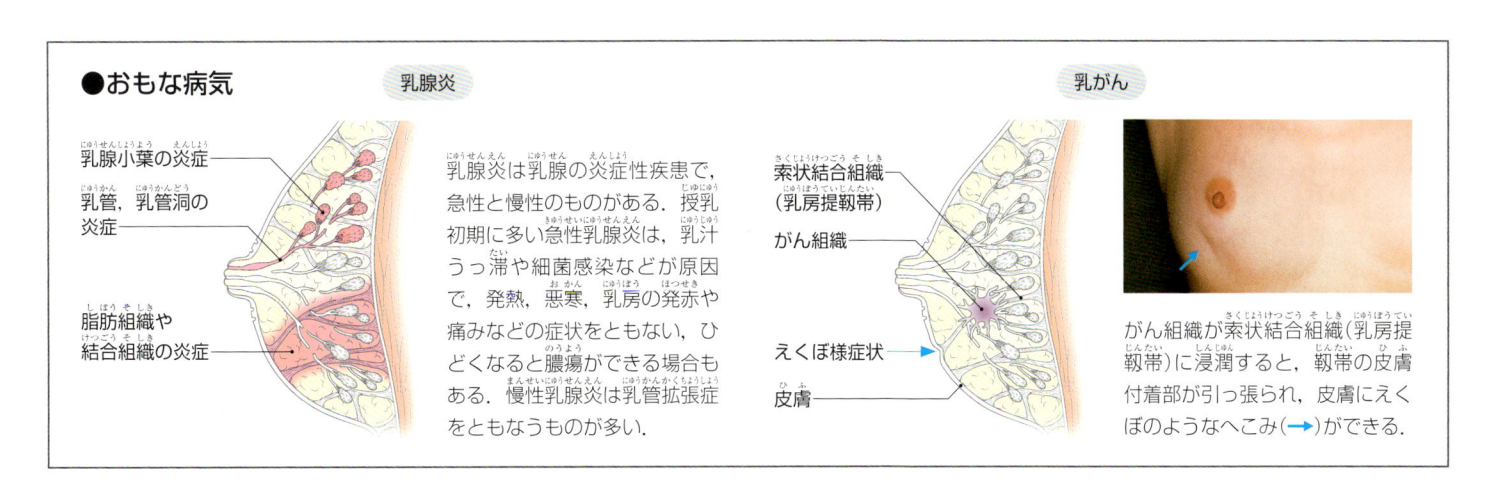

【乳汁分泌】　下垂体前葉から分泌されるプロラクチンは乳汁分泌を促し，新生児の乳頭吸引刺激によって下垂体後葉から分泌されるオキシトシンは乳汁排出(射乳)を促す(図❸)．

　エストロゲン(卵胞ホルモン)は乳管の，プロゲステロン(黄体ホルモン)は乳腺小葉や腺房の発達を促す作用をもつ．妊娠中の胎盤から大量に分泌されるエストロゲンとプロゲステロンの作用によって乳房は発達し，視床下部–下垂体系からのプロラクチンの分泌は抑えられる．胎盤が娩出されてエストロゲンとプロゲステロンの血中濃度が急激に低下すると，プロラクチンが下垂体前葉から分泌され，乳腺細胞の発達を促して乳汁分泌がおこる．新生児の乳頭吸引刺激が視床下部に伝わるとオキシトシンが産生され，下垂体後葉に輸送されたのち分泌され，腺房の筋上皮細胞を収縮させて乳汁が排出される．

●おもな病気

乳腺炎

- 乳腺小葉の炎症
- 乳管，乳管洞の炎症
- 脂肪組織や結合組織の炎症

乳腺炎は乳房の炎症性疾患で，急性と慢性のものがある．授乳初期に多い急性乳腺炎は，乳汁うっ滞や細菌感染などが原因で，発熱，悪寒，乳房の発赤や痛みなどの症状をともない，ひどくなると膿瘍ができる場合もある．慢性乳腺炎は乳管拡張症をともなうものが多い．

乳がん

- 索状結合組織(乳房提靱帯)
- がん組織
- えくぼ様症状
- 皮膚

がん組織が索状結合組織(乳房提靱帯)に浸潤すると，靱帯の皮膚付着部が引っ張られ，皮膚にえくぼのようなへこみ(→)ができる．

2 胸部—63

おもな病気〔胸部〕

- **横隔膜炎** 横隔膜に発生する炎症性の病気．横隔膜周囲の胸腔や腹腔で発生した炎症が横隔膜に波及しておこることが多い．原因疾患によって症状は異なるが，発熱，胸部痛などがみられ，呼吸運動や体動などで痛みが強くなる．

- **横隔膜弛緩症** 横隔膜が弛緩して正常範囲よりも高位に位置する異常．横隔膜挙上症ともいう．原因は，横隔膜の先天的な形成不全や横隔膜を動かす横隔神経の損傷など．胃や大腸の位置が上昇し，胃腸症状が現れる．乳幼児では心臓や肺が圧迫され，呼吸困難になることもある．

- **横隔膜ヘルニア** 横隔膜の筋質欠損部や裂孔から腹部臓器（胃，大腸，小腸，大網など）が胸腔内へ脱出する病気．食道裂孔から胃が脱出する食道裂孔ヘルニアがもっとも多い．原因は先天性，後天性，外傷性に分けられる．おもな症状は強い呼吸困難，チアノーゼ．食道裂孔ヘルニアでは，乳幼児期には嘔吐が主症状であるが，成人では心窩部や胸骨下部の痛みや圧迫感，胸やけ，げっぷ，嘔吐などがみられ，胃内容物の逆流による逆流性食道炎がおこることも多い．

- **横隔膜麻痺** 横隔膜の運動麻痺．頸髄の腫瘍・炎症・手術などによって横隔膜を動かす横隔神経が障害されておこる．横隔膜の片側の麻痺では症状はほとんどないが，両側の麻痺では呼吸困難が現れ，しばしば起坐呼吸となる．

- **気管支炎** 気管支粘膜に発生する炎症性の病気．細菌・ウイルス感染，アレルギー，喫煙，大気汚染などによっておこるが，かぜによる上気道の炎症にともなうことがもっとも多い．おもな症状は，せき，たん，発熱．急性と慢性があり，急性気管支炎は肺炎に発展することがある．

- **気管支拡張症** 気管支の内腔が異常に拡張し，もとにもどらない病気．先天性のものと，乳幼児期に罹患した気管支肺疾患が原因となる後天性のものがある．おもな症状は，せき，たん，喀血，血たん，発熱，呼吸困難など．

- **気管支ぜんそく** 気管支粘膜に慢性の炎症や過敏反応があり，気道がときに閉塞して呼吸困難になる病気．原因は不明であるが，抗原の吸入，運動，感染，ストレスなどが誘因になる．おもな症状は，呼吸時の喘鳴（ゼーゼー，ヒューという連続音），せき，粘着性の強いたん，起坐呼吸など．

- **気管支肺炎** 呼吸細気管支から肺胞に発生した炎症が，1つの肺区域内に限局する病気．細菌感染による肺炎がもっとも多い．症状は発熱，せき，たん，胸痛，呼吸困難，チアノーゼなど．

- **気胸** 胸腔内に空気がたまって肺を圧迫し，呼吸困難をおこす病気．肺胞にできた気腔が破裂しておこる自然気胸や，胸壁・気管・気管支・肺・食道などの損傷による外傷性気胸などがある．自然気胸は長身でやせ型の若い男性に多い．おもな症状は呼吸困難，胸痛，せきなど．

- **逆流性食道炎** 消化液が食道内へ逆流して食道の粘膜に炎症がおこる病気．患者の多くに食道裂孔ヘルニアや食道−胃接合部の形態異常がみられる．おもな症状は，むねやけ，嚥下障害，胸骨後部痛，心窩部不快感など．

- **食道潰瘍** 食道の粘膜の炎症によって，粘膜下組織に達する欠損がおこる病気．炎症の原因には，細菌・ウイルス感染・物理的・化学的刺激，消化液の逆流などがある．おもな症状は，むねやけ，嚥下障害，胸骨後部痛，心窩部不快感など．

- **食道がん** 食道の粘膜上皮に発生する悪性腫瘍．50〜60歳代に多く，おもな症状は嚥下困難，胸骨後部痛，はきけ（悪心），嘔吐，やせ（るいそう）など．進行がんでは，気管・気管支・肺への浸潤によって肺炎などを合併する．

- **心室中隔欠損症** 心臓の右心室と左心室をへだてる壁（心室中隔）の一部が欠損して孔が開く先天性の病気．新生児の心臓形態異常の約30％を占める．欠損孔の大きさによって，症状は軽いものから心不全をともなう重いものまである．新生児の多呼吸，哺乳量の減少，体重増加不良などがみられる場合には，心不全症状が進行している可能性がある．

- **心臓弁膜症** 心臓の弁（大動脈弁，肺動脈弁，三尖弁，僧帽弁）の開閉に異常がおこり，血流障害によって心機能に影響が現れる病気．弁は薄い膜でできているので弁膜ともよばれる．弁がかたくなって開きにくくなる狭窄と，ぴったり閉まらなくなる閉鎖不全がある．弁の変性，リウマチ熱，動脈硬化症などが原因．おもな症状は，呼吸困難，息切れ，胸痛，不整脈など．血液循環が悪化すると下肢のむくみ，夜間頻尿，疲れやすさなどが現れる．

- **心房中隔欠損症** 心臓の右心房と左心房をへだてる壁（心房中隔）の一部が欠損して孔が開く先天性の病気．幼小児期には無症状の場合が多いが，成人になると運動時の呼吸困難，心悸亢進，疲れやすさなどが現れ，30歳以上では日常生活に支障が出るようになる．

- **心膜炎** 心臓をおおう心膜（臓側板と壁側板）に発生する炎症性の病気．急性と慢性があるが，急性のものがほとんどである．原因はウイルス感染，リウマチ熱，膠原病，がんなど．特徴的な症状は数時間から数日間つづく鋭い胸痛で，痛みがくびや背中へひろがることもある．深呼吸，食物を飲み込む，せきなどで痛みは増し，半身をおこした状態や前かがみになるとやわらぐ．そのほかの症状は，せき，息切れ，発熱など．

- **肺炎** 肺胞や肺の間質に発生する炎症性の病気．原因は，細菌・ウイルス感染，アレルギー，誤嚥，放射線など．おもな症状は，発熱，長引くせきとたん，胸痛，呼吸困難，チアノーゼなどであるが，高齢者の場合には自覚症状に乏しく，重篤化して死亡することもある．

- **肺がん** 気管・気管支や肺胞の上皮細胞から発生する悪性腫瘍．小細胞がんと非小細胞がんに大別される．発症には喫煙との関連が強いとされる．おもな症状は，せき，血たん，胸痛，発熱，息切れ，声のかすれ（嗄声）などであるが，一般の呼吸器疾患と区別がつかないことが多い．

- **肺結核** 結核菌の感染による肺の病気．いったん治癒したあとに結核菌が再増殖し，慢性化することが多い．症状は病巣の部位や範囲によって異なるが，せき，たん，胸痛，全身倦怠感，発熱，寝汗，食欲不振などがみられる．

- **肺水腫** 肺の毛細血管から血液中の液体成分が漏れ出て，肺胞や肺の間質にたまった状態．心筋の障害，心臓弁膜症，急性肺炎，刺激性ガスの吸入，薬物中毒などによっておこる．急性と慢性がある．おもな症状は，ガス交換の阻害による低酸素症，強度の呼吸困難など．

- **肺性心** 肺循環の障害によって心臓の右心室に負担がかかり，右室肥大や右心不全などをおこす病気．気管支拡張症，気管支ぜんそく，じん肺など，呼吸器の病気によることが多い．急性と慢性がある．おもな症状は，急性では呼吸困難，喀血，チアノーゼ，胸痛，慢性では息切れ，チアノーゼ，せき，たん，むくみなど．

- **ファロー四徴症** 心臓の先天的な形態異常．心室中隔に孔が開く心室中隔欠損症，大動脈の位置が異常な大動脈騎乗，肺動脈が極端に細い肺動脈狭窄，右心室壁が肥大する右室肥大の4つの特徴をともなう．おもな症状はくちびるや皮膚，爪が紫色になるチアノーゼで，呼吸困難，指先が丸くふくらむばち指なども現れる．そのほかに，血液が固まりやすくなっておこる血栓症や，哺乳量の減少，体重増加不良，多汗などの心不全症状も現れる．

- **不整脈** 心拍動のリズムや回数が不規則になる状態．心拍動をうみだす洞房結節での電気的興奮の生成に異常がある場合や，心房から心室へ興奮が伝導する過程に障害がある場合には，心拍動が不規則でなくても不整脈とすることが多い．興奮の生成異常では，洞徐脈，頻脈，期外収縮，心房細動，心房粗動，心室細動，心室粗動などがおこる．興奮の伝導障害では，洞房ブロック，房室ブロック，脚ブロックなどがおこる．期外収縮のように脈が1拍とんだりぬけたりするように感じる比較的安全なものから，心室細動のように突然死の原因となる危険なものまで，症状はさまざまである．

- **慢性閉塞性肺疾患** 気管支や肺胞などの慢性的な炎症によって呼吸障害をおこす病気．慢性気管支炎や肺気腫とよばれる病気の総称で，COPDともいう．喫煙が最大の原因で，おもな症状は動作時の息切れ，慢性的なたんやせきなど．

3 腹部

abdomen
腹部には何があるか

横隔膜の下から骨盤底までの体幹部分を腹部という．骨盤は，大骨盤とよばれる上部と小骨盤とよばれる下部に分けられ，小骨盤の内部（骨盤腔，図3）は腹部とは別に骨盤部としてあつかわれることが多いが，本書では腹部の一部としてあつかう．

腹部には，栄養の消化吸収をおこなう消化器（胃・小腸・大腸・肝臓・胆嚢・膵臓）を中心に，血液の濾過や尿の生成や排泄をおこなう泌尿器（腎臓・尿管・膀胱），ホルモンを分泌する内分泌腺（副腎），リンパ性器官（脾臓），生殖器（女性では子宮・卵巣，男性では前立腺・精嚢）など，多様なはたらきと形をもつ臓器が収容されている（図1）．

【腹腔】腹部をつくる壁は腹壁とよばれ，その内部を腹腔という．腹腔の前方を上から下まで占めているのは消化器である．胃・肝臓・胆嚢・膵臓と脾臓が上方を，小腸と大腸が下方を占めているが，大腸終末部のS状結腸は骨盤腔へ下行して直腸・肛門に移行する．骨盤腔にはそのほかに男女の生殖器と膀胱が収められている．消化器の後方では，腰椎の前を腹部大動脈と下大静脈が縦に走っており，この2つの大きな血管の両脇に腎臓がある．腎臓の上には副腎がのり，腎臓から出た尿管は骨盤腔へ下行して膀胱に通じている．

【腹膜】腹膜は，腹腔や骨盤腔の内面と腹部臓器の表面をおおうひとつづきの滑らかな薄い膜（漿膜）である．腹腔と骨盤腔の内面をおおうものを壁側腹膜，腹部臓器の表面をおおうものを臓側腹膜とよび，両者の間の空間を腹膜腔という（図2）．腹部の消化器はほぼ全体が腹膜におおわれているので腹膜器官とよばれ，腹膜より後方にある臓器は腹膜後器官とよばれる（図3）．

【腹壁】腹壁は，前腹筋，側腹筋，後腹筋の3群の筋からできている（142ページ）．前腹筋は前腹壁の正中線の両側を縦に走る細長い筋群で，腹直筋がある．側腹壁をつくる側腹筋は3層からできている幅広いシート状の筋群で，外腹斜筋，内腹斜筋，腹横筋がある．側腹筋は腹圧を加えるときにはたらく．後腹筋は腰椎の両側を縦に走る筋群で，腰方形筋がある．

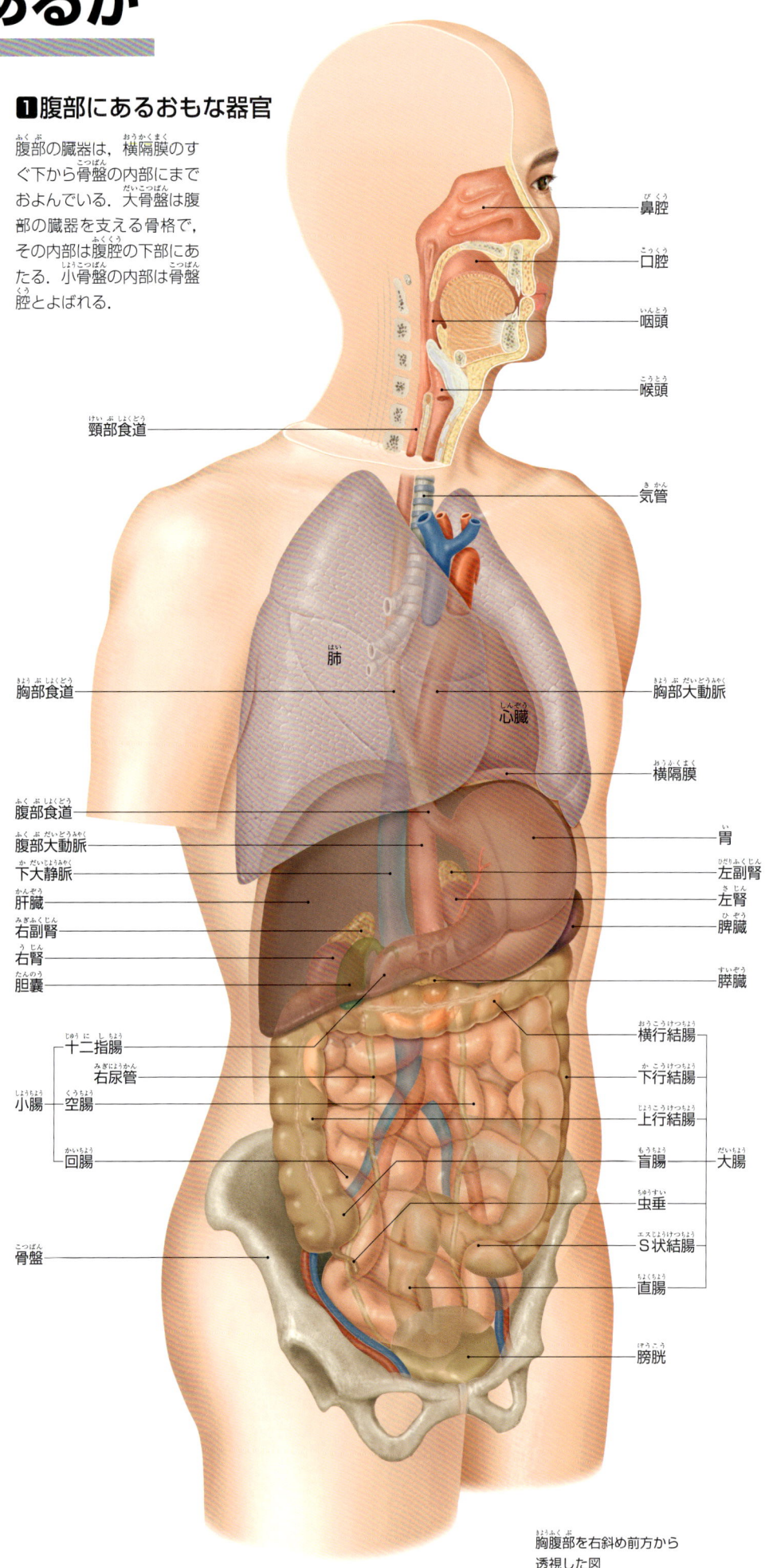

❶腹部にあるおもな器官

腹部の臓器は，横隔膜のすぐ下から骨盤の内部にまでおよんでいる．大骨盤は腹部の臓器を支える骨格で，その内部は腹腔の下部にあたる．小骨盤の内部は骨盤腔とよばれる．

胸腹部を右斜め前方から透視した図

2 腹膜と間膜

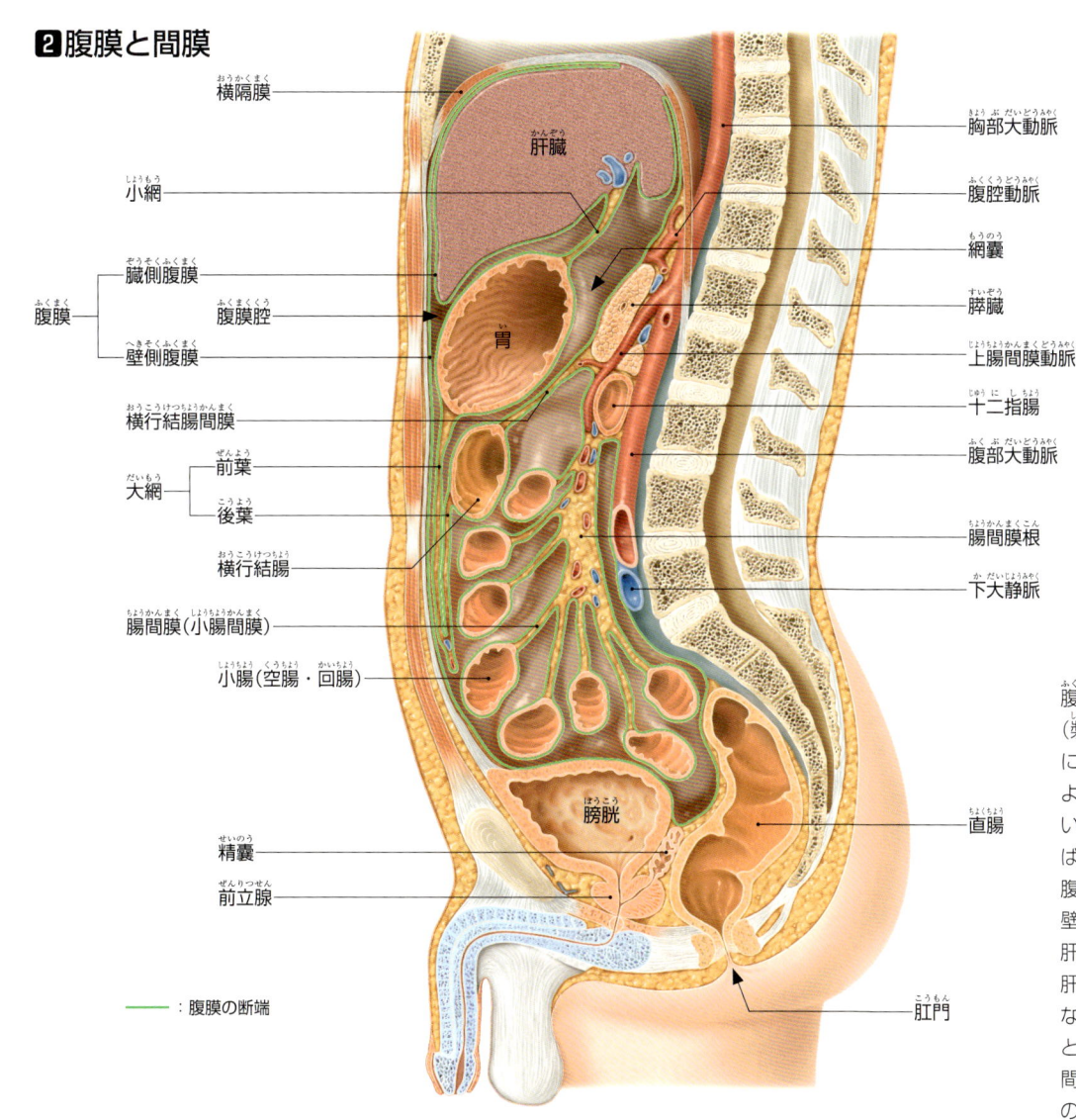

図中ラベル：
- 横隔膜
- 肝臓
- 小網
- 胸部大動脈
- 腹腔動脈
- 腹膜 ｛臓側腹膜／壁側腹膜｝
- 腹膜腔
- 網嚢
- 膵臓
- 胃
- 横行結腸間膜
- 上腸間膜動脈
- 十二指腸
- 大網 ｛前葉／後葉｝
- 腹部大動脈
- 横行結腸
- 腸間膜根
- 下大静脈
- 腸間膜（小腸間膜）
- 小腸（空腸・回腸）
- 膀胱
- 精嚢
- 前立腺
- 直腸
- 肛門

―――：腹膜の断端

縦断面（正中矢状面）．男性．脊髄は取り除いてある

腹腔の下方では，後腹壁からのびでた腹膜（漿膜）が腸管の表面をおおったのち後腹壁にもどり，腸管をつなぎとめている．このような2葉の腹膜が合わさった膜を間膜といい，部位によって腸間膜，結腸間膜とよばれる（72㌻，74㌻）．

腹腔の上方には，肝臓や胃を前腹壁と後腹壁につなぎとめる間膜がある．それらは，肝臓と前腹壁をつなぐ肝鎌状間膜（78㌻），肝臓と胃をつなぐ小網や胃と横行結腸をつなぐ大網などで（69㌻），まとめて胃間膜ともよばれる．

間膜は腹部臓器への血管，神経，リンパ管の通路となる．小網と胃の後ろには網嚢とよばれる袋状の腹膜腔がある（86㌻）．

3 腹膜後器官

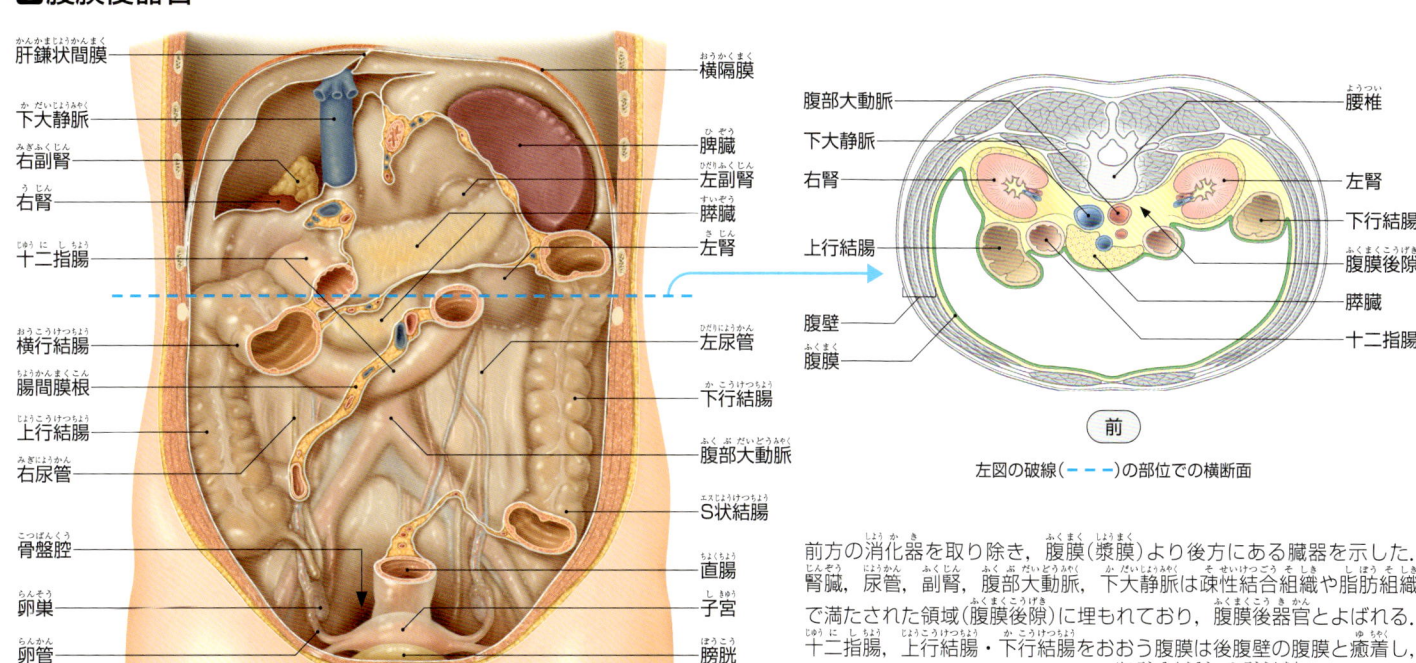

図中ラベル（左図）：
- 肝鎌状間膜
- 横隔膜
- 下大静脈
- 脾臓
- 右副腎
- 左副腎
- 右腎
- 膵臓
- 十二指腸
- 左腎
- 横行結腸
- 左尿管
- 腸間膜根
- 下行結腸
- 上行結腸
- 腹部大動脈
- 右尿管
- S状結腸
- 骨盤腔
- 直腸
- 卵巣
- 子宮
- 卵管
- 膀胱

縦断面．女性．脾臓以外の腹膜器官は取り除いてある

図中ラベル（右図）：
- 腹部大動脈
- 腰椎
- 下大静脈
- 右腎
- 左腎
- 上行結腸
- 下行結腸
- 腹壁
- 腹膜後隙
- 腹膜
- 膵臓
- 十二指腸
- 前

左図の破線（- - -）の部位での横断面

前方の消化器を取り除き，腹膜（漿膜）より後方にある臓器を示した．腎臓，尿管，副腎，腹部大動脈，下大静脈は疎性結合組織や脂肪組織で満たされた領域（腹膜後隙）に埋もれており，腹膜後器官とよばれる．
十二指腸，上行結腸・下行結腸をおおう腹膜は後腹壁の腹膜と癒着し，前面や上面の一部の腹膜をのぞいて結合組織層（癒合筋膜）に変化する．そのため，これらの臓器は後腹壁に付着して動かなくなり，腹膜の後ろに位置する形となる（74㌻）．

3 腹部―67

stomach
胃

- 容量（内容物が中等量の場合）1300〜1400mℓ
  （満腹の場合）2000〜2400mℓ
- 長さ（内容物が中等量の場合）大彎：42〜49cm，小彎：12〜15cm

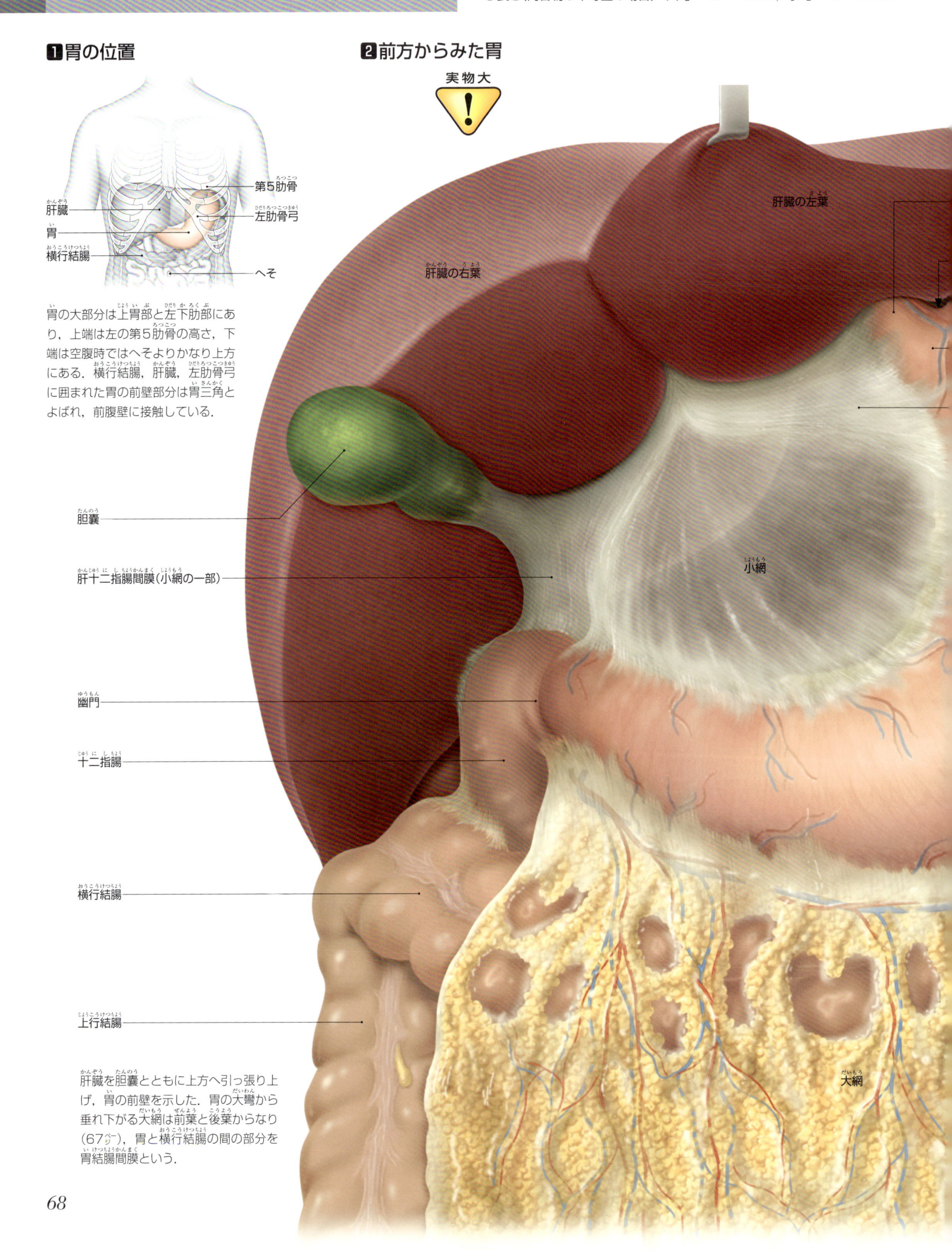

1 胃の位置

第5肋骨
肝臓
左肋骨弓
胃
横行結腸
へそ

胃の大部分は上胃部と左下肋部にあり，上端は左の第5肋骨の高さ，下端は空腹時ではへそよりかなり上方にある．横行結腸，肝臓，左肋骨弓に囲まれた胃の前壁部分は胃三角とよばれ，前腹壁に接触している．

2 前方からみた胃

実物大

肝臓の左葉
肝臓の右葉
小網
大網

胆嚢
肝十二指腸間膜（小網の一部）
幽門
十二指腸
横行結腸
上行結腸

肝臓を胆嚢とともに上方へ引っ張り上げ，胃の前壁を示した．胃の大彎から垂れ下がる大網は前葉と後葉からなり（67ページ），胃と横行結腸の間の部分を胃結腸間膜という．

68

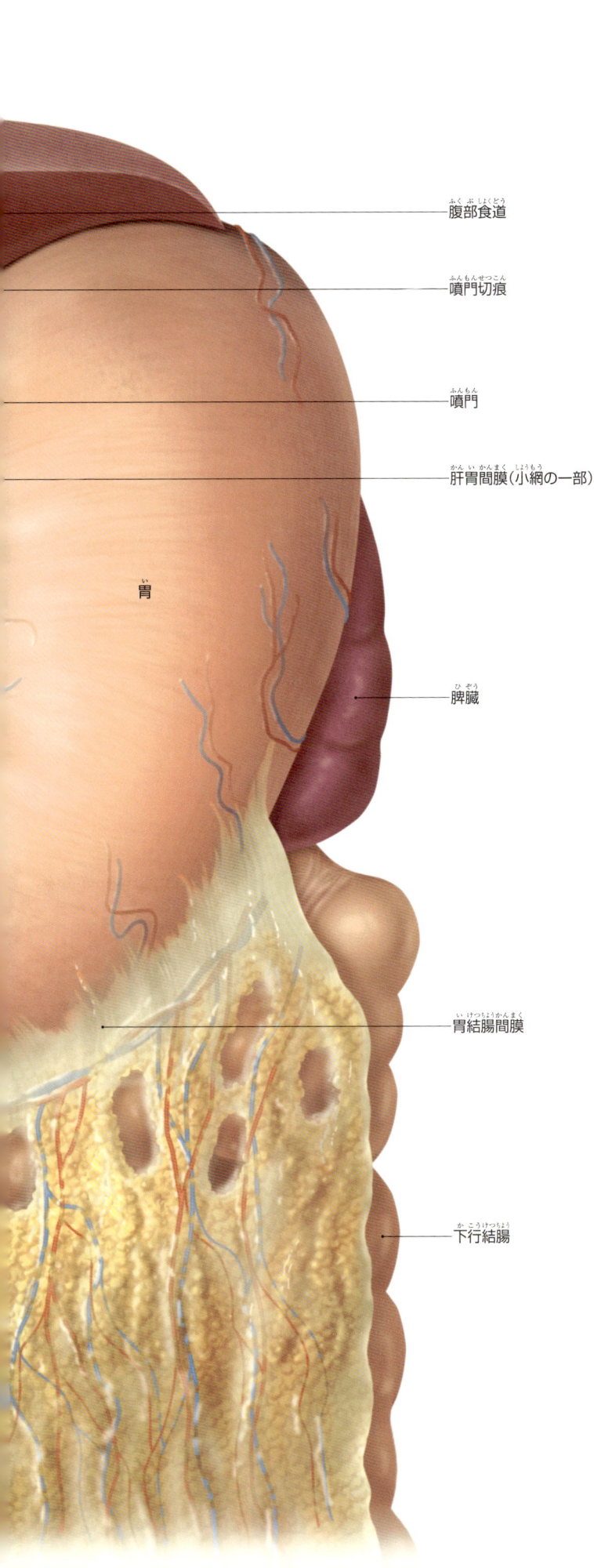

胃は消化管のなかでもっとも大きくふくらんだ部分で，食道と十二指腸（小腸）の間にある筋性の中空器官である．胃のおもなはたらきは，小腸での消化吸収を高めるための食物の予備消化と輸送調節である．食道から送られてきた食塊は，胃に一時たくわえられ，筋層の蠕動によって細かくくだかれ，胃液と混ぜ合わされて糜粥（かゆ状液）となり，十二指腸へ少しずつ送り出される．

【位置】 胃は上腹部の中央よりやや左に位置し，大部分が胸郭下方の肋骨におおわれている（図1）．胃の前壁は肝臓の左葉に，後壁は横隔膜，脾臓，横行結腸に接し，網嚢を介して膵臓，左の腎臓と副腎に隣接している（86ページ）．

【形と区分】 胃の形は，内容物の量，体位，呼吸運動などによってかなり変化する．内容物が中等量以上の場合には，左上方から右下方へJ字形にのびた形となる（図2）．

胃には2つの開口部があり，食道から胃への入り口を噴門，胃から十二指腸への出口を幽門という（図3）．噴門と幽門とを結ぶ2つの縁のうち，右上方の短い縁を小彎，左下方の長い縁を大彎とよぶ．胃は3部に分けられ，噴門の左上方のふくらんだ部分を胃底（胃円蓋），噴門の高さから角切痕（小彎下方の切れ込み）までを胃体，角切痕から幽門までの筒状の部分を幽門部（幽門洞と幽門管）という．噴門と胃底の間には噴門切痕とよばれる切れ込みがあり，胃の内容物が食道へ逆流しにくくなっている．幽門内腔の幽門口には幽門括約筋が発達しており（71ページ），胃の内容物の排出速度を調節し，十二指腸からの逆流を防いでいる．

【小網と大網】 胃の前壁と後壁をおおう腹膜（漿膜）は，小彎と大彎でそれぞれ1つに合わさって間膜となる（67ページ）．小彎や十二指腸上部と肝臓との間に張る間膜を小網，大彎からエプロン状に垂れ下がって小腸の前面をおおう間膜を大網とよぶ（図2）．大網は折れ返って横行結腸につながる．小網や大網の内部は血管，神経，リンパ管の通路となる．大網内の血管の周囲にはマクロファージやリンパ球，形質細胞が集まり，脂肪が蓄積している．

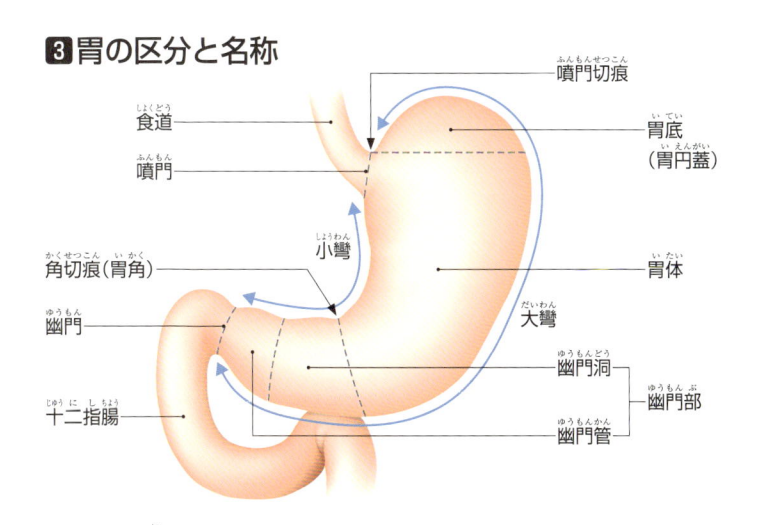

（図左側ラベル）
- 腹部食道
- 噴門切痕
- 噴門
- 肝胃間膜（小網の一部）
- 胃
- 脾臓
- 胃結腸間膜
- 下行結腸

3 胃の区分と名称

（図ラベル：食道，噴門切痕，胃底（胃円蓋），噴門，小彎，胃体，角切痕（胃角），大彎，幽門，幽門洞，幽門部，幽門管，十二指腸）

解剖学的な胃の区分と名称（Lewisによる）を示した．X線診断学的な区分や〈胃癌取扱い規約〉による区分では，区分の仕方や名称が異なる．

❹胃の筋層

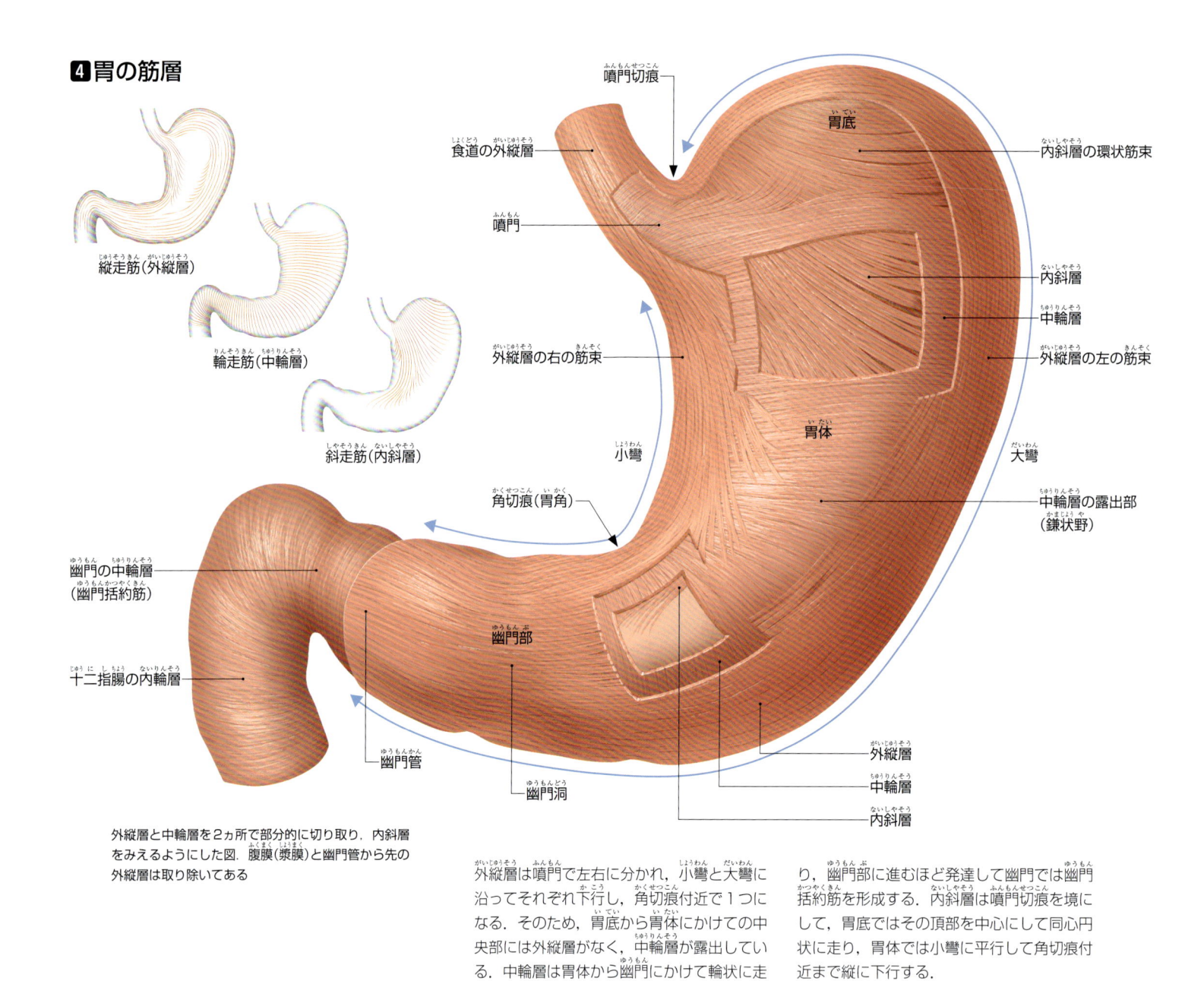

縦走筋(外縦層)
輪走筋(中輪層)
斜走筋(内斜層)

噴門切痕
胃底
内斜層の環状筋束
食道の外縦層
噴門
内斜層
中輪層
外縦層の右の筋束
外縦層の左の筋束
胃体
小彎
大彎
角切痕(胃角)
中輪層の露出部(鎌状野)
幽門の中輪層(幽門括約筋)
幽門部
十二指腸の内輪層
幽門管
幽門洞
外縦層
中輪層
内斜層

外縦層と中輪層を2ヵ所で部分的に切り取り，内斜層をみえるようにした図．腹膜(漿膜)と幽門管から先の外縦層は取り除いてある

外縦層は噴門で左右に分かれ，小彎と大彎に沿ってそれぞれ下行し，角切痕付近で1つになる．そのため，胃底から胃体にかけての中央部には外縦層がなく，中輪層が露出している．中輪層は胃体から幽門にかけて輪状に走り，幽門部に進むほど発達して幽門では幽門括約筋を形成する．内斜層は噴門切痕を境にして，胃底ではその頂部を中心にして同心円状に走り，胃体では小彎に平行して角切痕付近まで縦に下行する．

【胃壁】 胃壁は粘膜，筋層，腹膜とよばれる漿膜からできている．
[粘膜] 胃粘膜は粘膜上皮，粘膜固有層，粘膜筋板，粘膜下組織に区分される(図❺)．胃の内面には縦に走る胃粘膜ひだがみられ，その表面は浅い溝によって胃小区とよばれる多角形に仕切られている．胃小区には胃小窩とよばれるくぼみがあり，粘膜表面と胃小窩の壁は単層円柱上皮でおおわれている．胃小窩には粘膜固有層に分布する胃腺が数本ずつ開いている(図❺)．外分泌腺である胃腺には，胃体や胃底に分布する胃底腺(固有胃腺)，幽門部に分布する幽門腺，噴門に分布する噴門腺があり，胃底腺はペプシノゲン，塩酸(胃酸)，粘液，内因子を，幽門腺や噴門腺は粘液を分泌して消化液(胃液)をつくる．幽門部には内分泌細胞であるG細胞も分布しており，消化管ホルモンのガストリンを分泌する．平滑筋線維からなる粘膜筋板は胃粘膜ひだの微妙な動きを調節し，粘膜下組織には粘膜に出入りする血管，神経，リンパ管が通る．
[筋層] 胃は3層の平滑筋からできている(図❹)．おなじ消化管でも，食塊を輸送する食道や栄養素を吸収し便をつくる腸では，筋層は内層が輪走筋(内輪層)，外層が縦走筋(外縦層)の2層であるが，食塊を細かくくだいて予備消化をおこなう胃では最内部に斜走筋がみられ，内層が斜走筋(内斜層)，中層が輪走筋(中輪層)，外層が縦走筋(外縦層)の3層である．しかし，胃のすべての領域が3層ではなく，2層の領域もあり，複雑な筋層構造になっている．
[漿膜] 胃の表面は腹膜(漿膜)におおわれており，腹膜は小彎で小網に，大彎で大網につづいている(69ページ)．
【胃の運動】 食塊が胃に入って胃壁が伸展すると，その刺激で胃液が分泌され，胃体の中央付近から筋層の収縮がおこる(収縮輪，図❻)．収縮輪は幽門管へ波のように伝わっていき(正蠕動)，食塊は胃液と混ざり合いながら下方へ輸送される．幽門が閉じていると収縮輪は胃体へと押し戻され(逆蠕動)，これによって攪拌がさらに進んで食塊は液状の糜粥となる．食後10分ほどで，糜粥は十二指腸に少しずつ押し出される．

●おもな病気　胃炎*，胃潰瘍*，胃下垂*，胃がん* など

5 胃粘膜と胃腺

胃粘膜ひだの表面

電子顕微鏡写真　0.02mm

- 胃小窩
- 胃小区

図中ラベル：
- 噴門切痕
- 食道
- 噴門口
- 胃底
- 胃体管(胃道)
- 胃粘膜ひだ
- 小彎
- 胃体
- 大彎
- 幽門括約筋
- 角切痕(胃角)
- 筋層
- 幽門口
- 胃粘膜
- 十二指腸
- 幽門部
- 幽門管
- 幽門洞

胃の縦断面を示した．胃体管は噴門から角切痕への最短の通路で，胃道ともよばれる．

粘膜上皮の細胞
- 表層粘液細胞：粘液を分泌

胃底腺の細胞(腺細胞)
- 副細胞(頸粘液細胞)：粘液，ペプシノゲンを分泌
- 壁細胞(傍細胞)：塩酸，内因子を分泌
- 主細胞：ペプシノゲンを分泌
- 内分泌細胞(基底顆粒細胞)

胃底腺：胃小窩

主細胞はペプシン(タンパク質分解酵素)の前駆物質であるペプシノゲンを，壁細胞は強酸性の塩酸と，小腸でのビタミンB_{12}の吸収に必要な糖タンパク質である内因子を分泌する．おもに表層粘液細胞や副細胞から分泌される粘液は粘膜上皮をおおい，酸や酵素によって胃粘膜が自己消化されるのを防ぐ．

胃粘膜
- 胃小窩
- 胃腺
- リンパ小節
- 静脈
- 動脈
- 筋層
- 粘膜上皮
- 粘膜固有層
- 粘膜筋板
- 粘膜下組織(粘膜下層)
- 粘膜

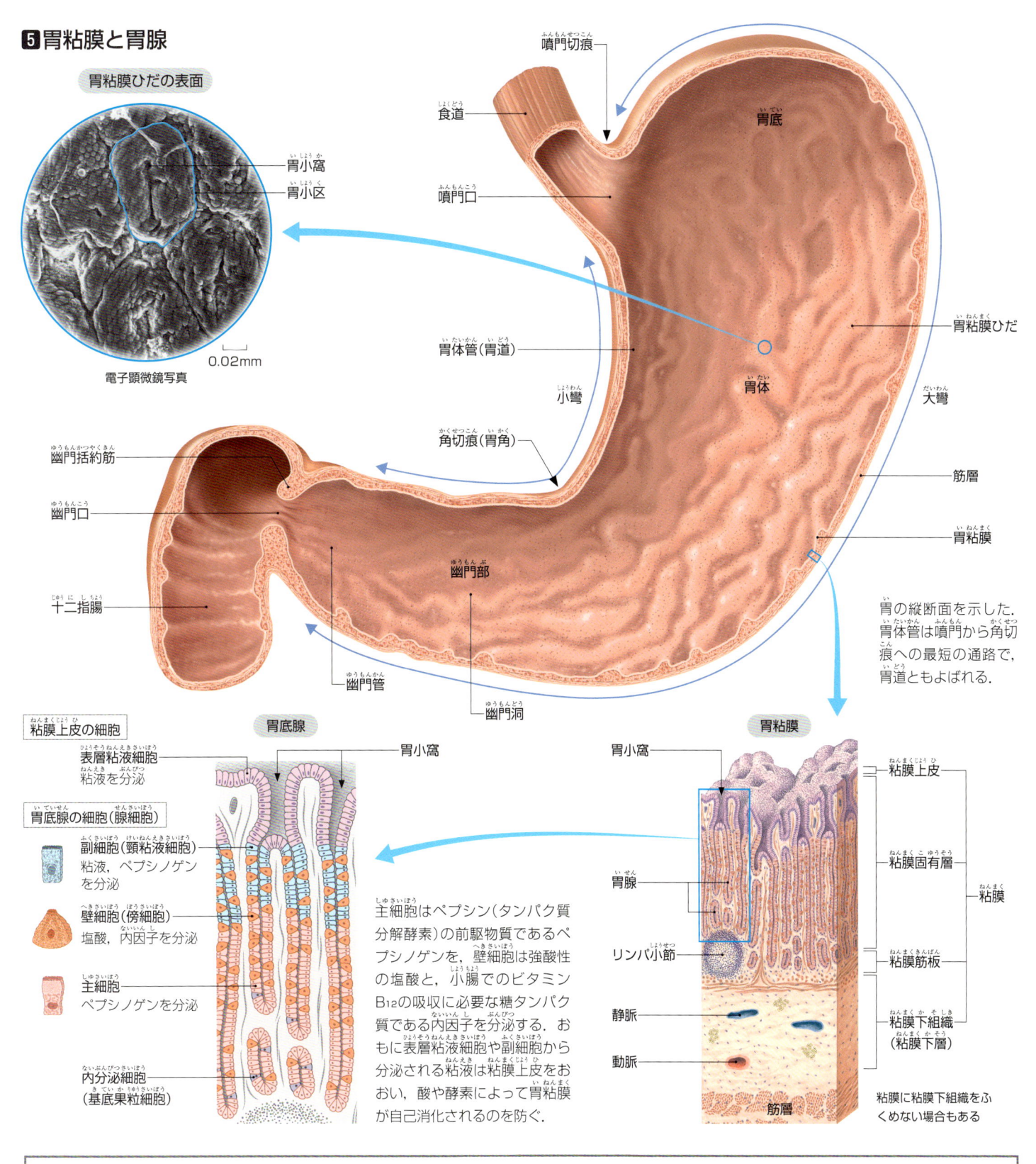

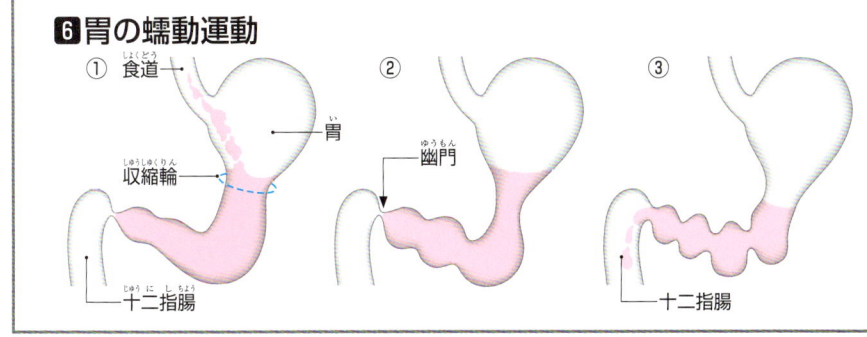

粘膜に粘膜下組織をふくめない場合もある

6 胃の蠕動運動

①食道，胃，収縮輪，十二指腸
②幽門，十二指腸
③

①胃に食塊が入ると，胃粘膜ひだは引きのばされてひろがり，胃液の分泌がはじまる．ついで胃体中央付近から筋層の収縮が毎分3〜5回の割合でおこる(収縮輪)．
②収縮輪は強さを増しながら20〜30秒ほどで幽門管へつぎつぎと伝わり，食塊は胃液と混ざり合って下方へ輸送される．幽門が閉じていると収縮輪は胃体へ押し戻され，食塊はさらに攪拌消化されて糜粥になる．
③消化が進んで胃壁の緊張が高まると，胃内圧は上昇し，幽門括約筋がゆるんで糜粥が十二指腸に排出される．

small intestine
小腸

- 長さ　小腸：6〜7m，十二指腸：25〜30cm
- 太さ　十二指腸：約4cm，空腸起始部：約2.7cm，回腸終末部：約2.5cm

❶腸の区分

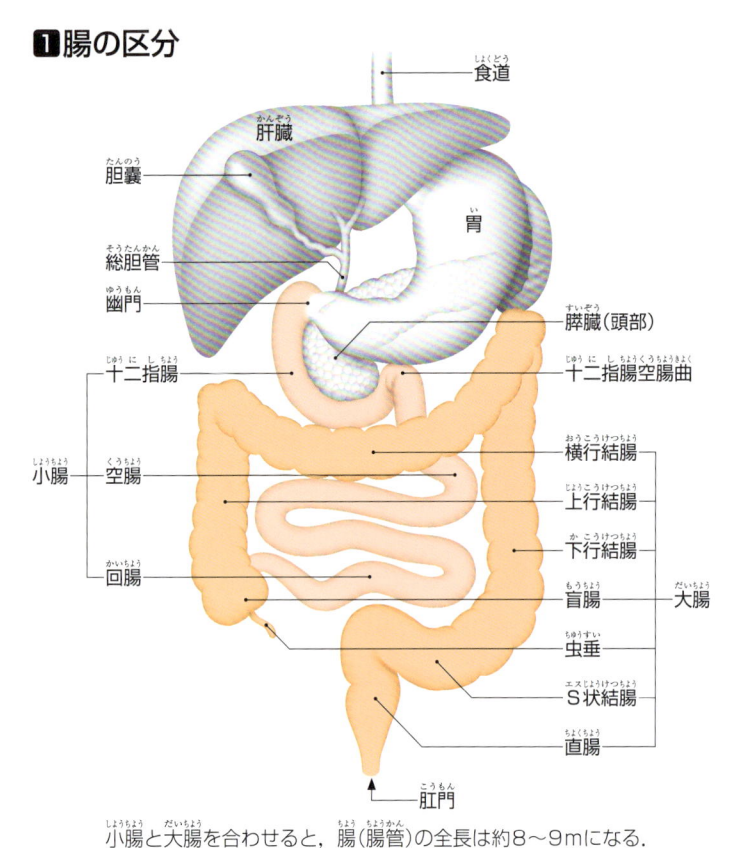

小腸と大腸を合わせると，腸（腸管）の全長は約8〜9mになる．

❷大十二指腸乳頭と小十二指腸乳頭

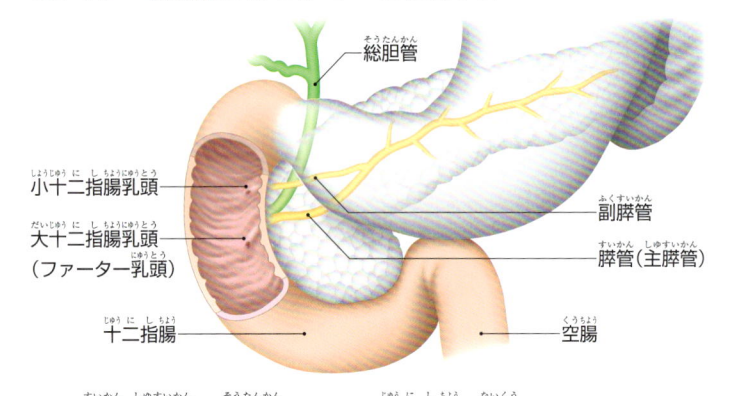

膵管（主膵管）が総胆管と合流して十二指腸の内腔に開口する部分では，粘膜が隆起しており，大十二指腸乳頭あるいはファーター乳頭とよばれる．副膵管が開口する隆起部は小十二指腸乳頭とよばれる（84㌻）．

❸腸間膜の内部を走る動脈

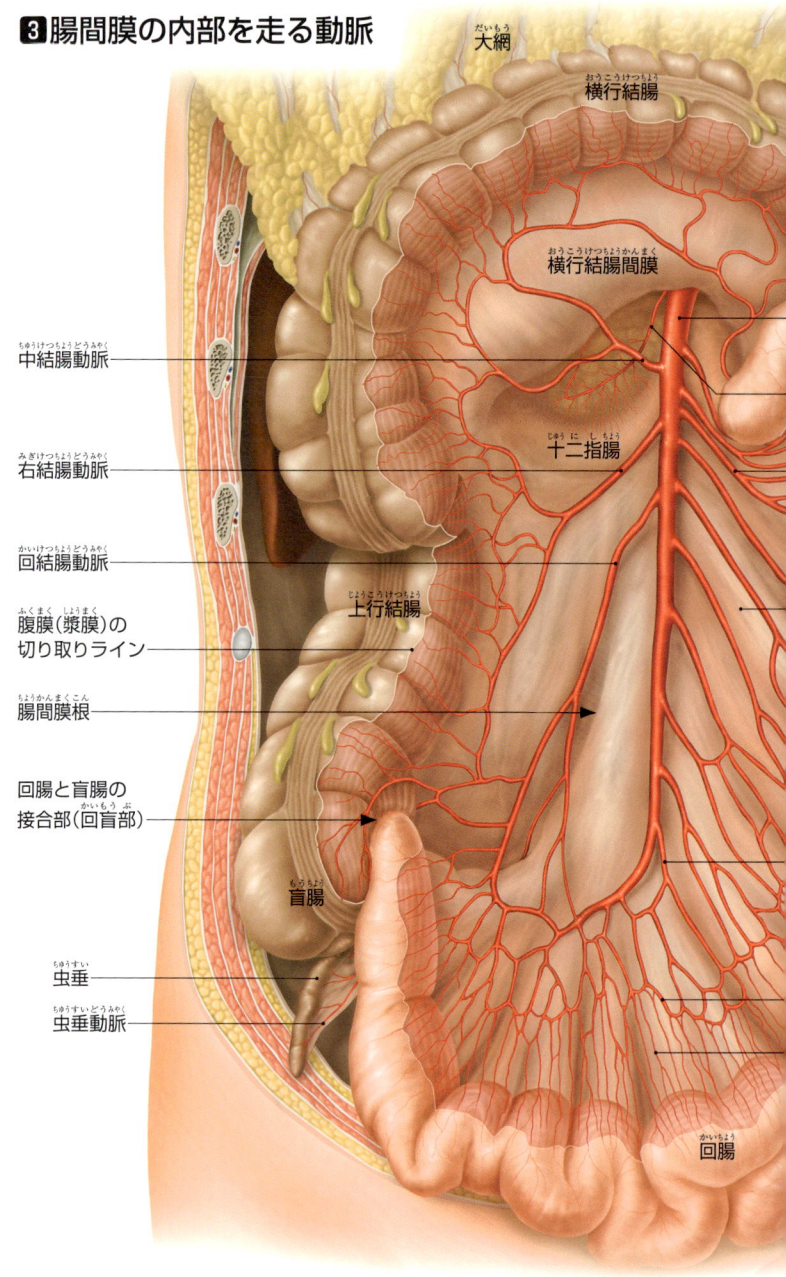

腸間膜をつくる2葉の腹膜のうち1葉を取り除き，2葉の間を走る動脈を示した．上腸間膜動脈は左側へ向かって小腸を養う動脈を，右側へ向かって大腸（上行結腸，横行結腸）を養う動脈を分枝する．

　腸は消化管のなかでもっとも長い区間を占める管状の器官で，小腸と大腸に分けられる（図❶）．小腸は，胃の幽門につづく十二指腸から大腸のはじまりである盲腸に入るまでの細長い管で，胃から送り出された糜粥（かゆ状液）は小腸を通過する間に胆汁・膵液・腸液によってさらに消化され，小腸壁から吸収される．
【区分と形】　小腸は，25〜30cmほどの短い十二指腸と，6mを超える長い空腸・回腸とに区分される．十二指腸は，幽門を出ると膵臓の頭部をC字形に囲み，十二指腸空腸曲で前方へ曲がって空腸となる（図❶）．C字形のほぼ中央の高さの内腔には，胆汁を通す総胆管と膵液を通す膵管が開口する（図❷）．空腸と回腸の間にははっきりとした境はなく，上部5分の2が空腸，下部5分の3が回腸とされ，腹腔内に折りたたまれて収容されている．
【腸間膜】　小腸や大腸（結腸）などの腸管は腹壁から離れたところにあるが，後腹壁からのびだした腹膜とよばれる漿膜が腸管の表面をおおったのち後腹壁にもどり，腸管をつなぎとめている．この往復2葉の腹膜を間膜といい，小腸の間膜は腸間膜あるいは小腸間膜，大腸の間膜は結腸間膜とよばれる（67㌻）．間膜をほとんどもたない十二指腸は後腹壁に付着して動かないが，長い間膜をもつ空腸と回腸はかなり自由に動くことができる．腸間膜の内部には，腸管と隣接器官とを連絡する血管や神経，リンパ管が走っ

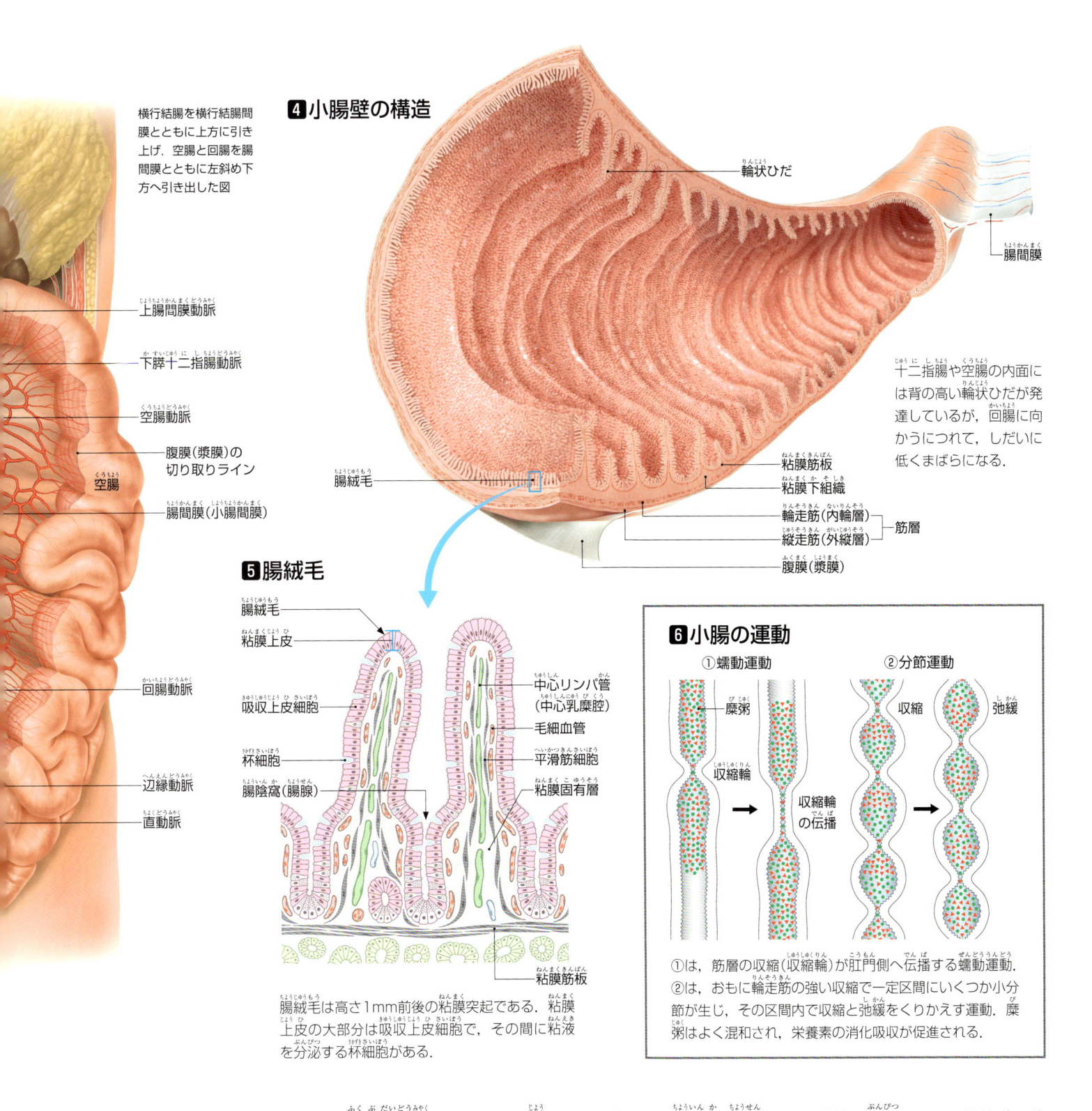

横行結腸を横行結腸間膜とともに上方に引き上げ，空腸と回腸を腸間膜とともに左斜め下方へ引き出した図

4 小腸壁の構造

- 輪状ひだ
- 腸間膜
- 上腸間膜動脈
- 下膵十二指腸動脈
- 空腸動脈
- 腹膜(漿膜)の切り取りライン
- 空腸
- 腸絨毛
- 腸間膜(小腸間膜)
- 粘膜筋板
- 粘膜下組織
- 輪走筋(内輪層)
- 縦走筋(外縦層)
- 筋層
- 腹膜(漿膜)
- 回腸動脈
- 辺縁動脈
- 直動脈

十二指腸や空腸の内面には背の高い輪状ひだが発達しているが，回腸に向かうにつれて，しだいに低くまばらになる．

5 腸絨毛

- 腸絨毛
- 粘膜上皮
- 中心リンパ管(中心乳糜腔)
- 吸収上皮細胞
- 毛細血管
- 杯細胞
- 平滑筋細胞
- 腸陰窩(腸腺)
- 粘膜固有層
- 粘膜筋板

腸絨毛は高さ1mm前後の粘膜突起である．粘膜上皮の大部分は吸収上皮細胞で，その間に粘液を分泌する杯細胞がある．

6 小腸の運動

①蠕動運動　②分節運動

- 糜粥
- 収縮輪
- 収縮輪の伝播
- 収縮
- 弛緩

①は，筋層の収縮(収縮輪)が肛門側へ伝播する蠕動運動．
②は，おもに輪走筋の強い収縮で一定区間にいくつか小分節が生じ，その区間内で収縮と弛緩をくりかえす運動．糜粥はよく混和され，栄養素の消化吸収が促進される．

ている．小腸に血液を供給するのは，腹部大動脈から分かれた上腸間膜動脈の枝である(図3)．小腸近くまでのびたループ状の枝は辺縁動脈，辺縁動脈から分かれた多数の枝は直動脈とよばれる．直動脈はほかの動脈と吻合せず，1本1本が腸管のかぎられた領域に分布するので，直動脈の損傷は腸管の壊死につながる．

【小腸壁】　小腸壁は粘膜，筋層，漿膜からできている．粘膜には高さ0.5〜1cmほどの輪状ひだが突出し(図4)，その表面には腸絨毛が密生して小腸の吸収面積を大きくひろげている．栄養素や水分は腸絨毛最表面の粘膜上皮を通過して，絨毛内部の粘膜固有層に分布する毛細血管やリンパ管に吸収される(図5)．腸絨毛と腸絨毛の間の腸陰窩(腸腺)からは腸液が分泌される．腸絨毛の動きや腸液の分泌を調節するのは，粘膜下神経叢(マイスナー神経叢，77ページ)である．筋層は輪走筋(内輪層)と縦走筋(外縦層)に分けられ，この2層の間にある筋層間神経叢(アウエルバッハ神経叢，77ページ)によって小腸の運動が調節されている．

【小腸の運動】　糜粥を移送する蠕動運動と混和する分節運動によって，糜粥は消化液とよく混ぜ合わされ低分子にまで消化分解される(図6)．消化吸収は小腸で完了し，残渣は大腸に送られる．

●おもな病気　急性腸炎*，クローン病*，腸閉塞*など

large intestine and anus

大腸と肛門

- 大腸　長さ 約1.7m（盲腸 5〜6cm，上行結腸 約20cm，横行結腸 約50cm，下行結腸 約25cm，S状結腸 約45cm，直腸 約20cm）
- 肛門管　長さ 1.8〜3cm
- 虫垂　長さ 6〜9cm

❶ 大腸の位置

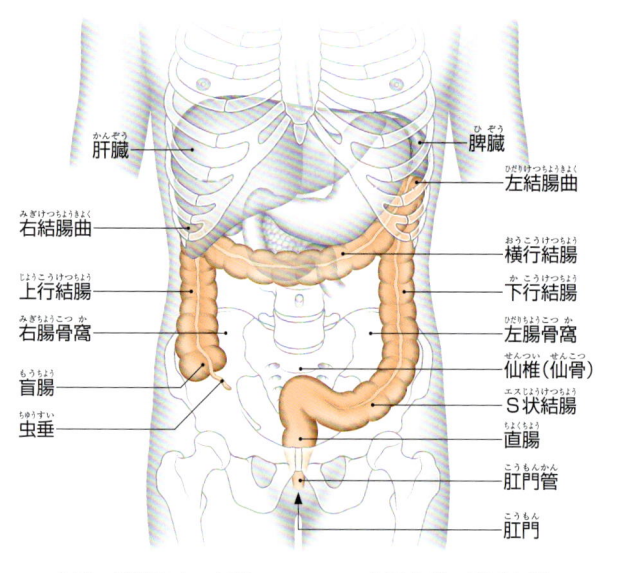

ラベル：肝臓／脾臓／右結腸曲／左結腸曲／横行結腸／上行結腸／下行結腸／右腸骨窩／左腸骨窩／仙椎（仙骨）／盲腸／S状結腸／虫垂／直腸／肛門管／肛門

大腸は右腸骨窩の盲腸にはじまり，上行結腸，横行結腸，下行結腸を経て，左腸骨窩から骨盤内に入りS状結腸，直腸となる．直腸下端は肛門管に移行し，肛門に終わる．

❷ 大腸の区分

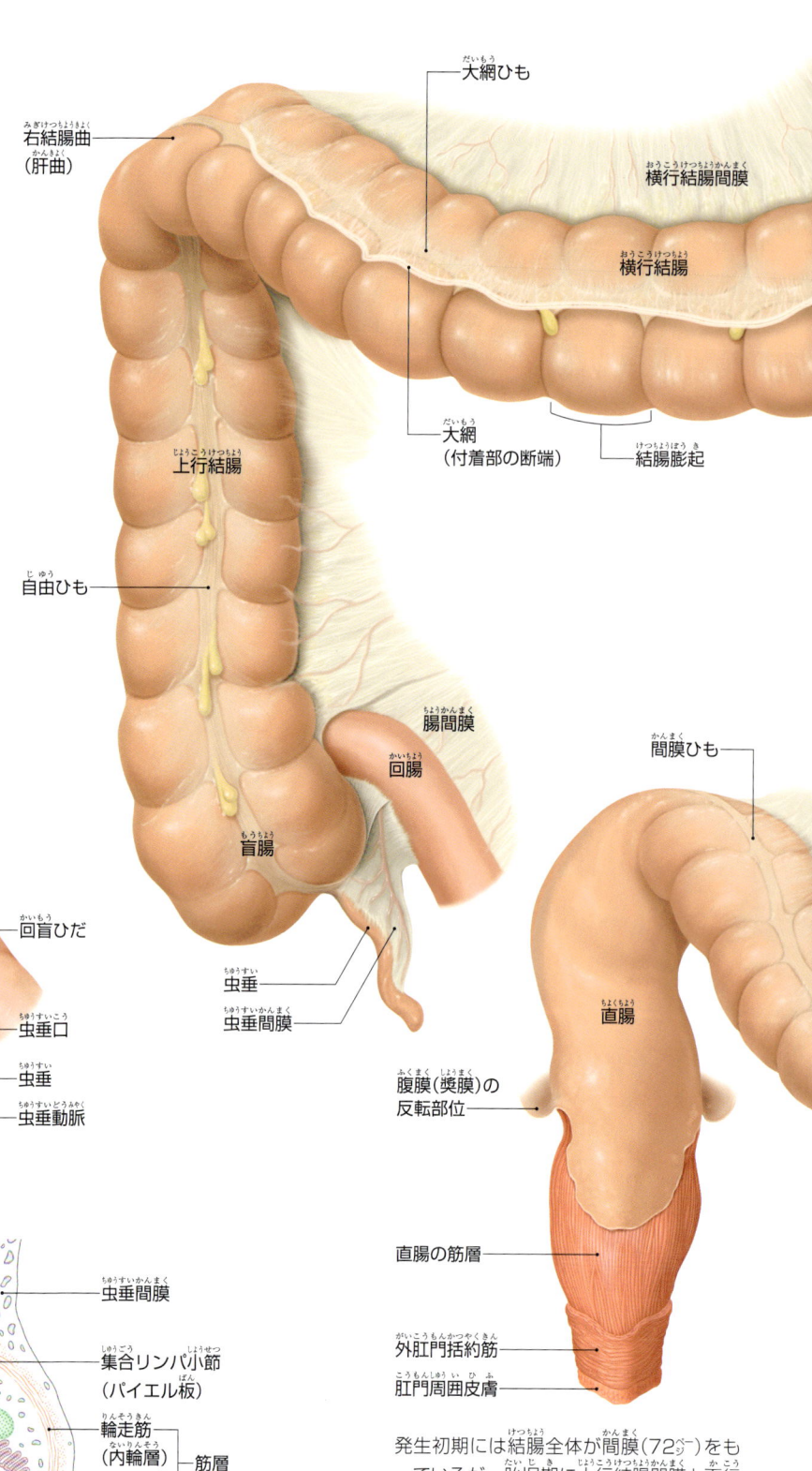

ラベル：右結腸曲（肝曲）／大網ひも／横行結腸間膜／横行結腸／上行結腸／大網（付着部の断端）／結腸膨起／自由ひも／腸間膜／回腸／盲腸／虫垂／虫垂間膜／間膜ひも／直腸／腹膜（漿膜）の反転部位／直腸の筋層／外肛門括約筋／肛門周囲皮膚

発生初期には結腸全体が間膜（72ページ）をもっているが，胎児期に上行結腸間膜と下行結腸間膜は後腹壁の壁側腹膜と癒着するので，横行結腸とS状結腸だけに間膜が残る．そのため，上行結腸や下行結腸は後腹壁に固定されて動かないが，横行結腸やS状結腸は間膜に吊るされてよく動く．

❸ 盲腸と虫垂

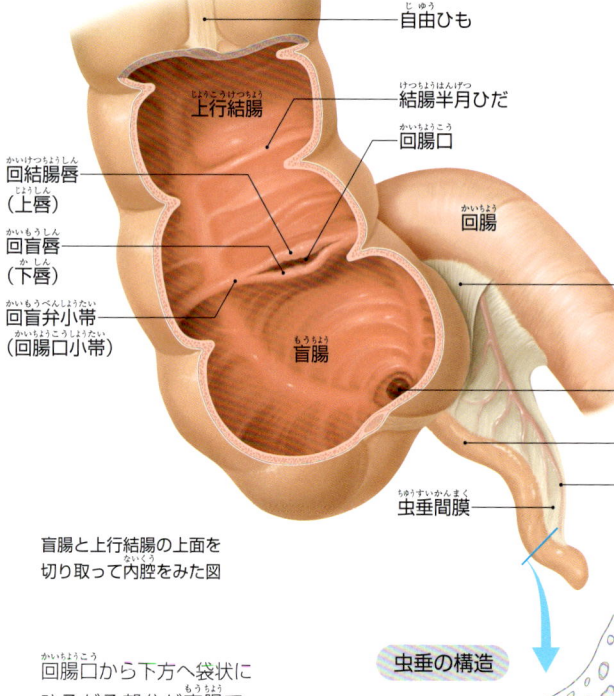

ラベル：自由ひも／上行結腸／結腸半月ひだ／回腸口／回結腸唇（上唇）／回腸／回盲唇（下唇）／回盲ひだ／回盲弁小帯（回腸口小帯）／盲腸／虫垂口／虫垂／虫垂動脈／虫垂間膜

盲腸と上行結腸の上面を切り取って内腔をみた図

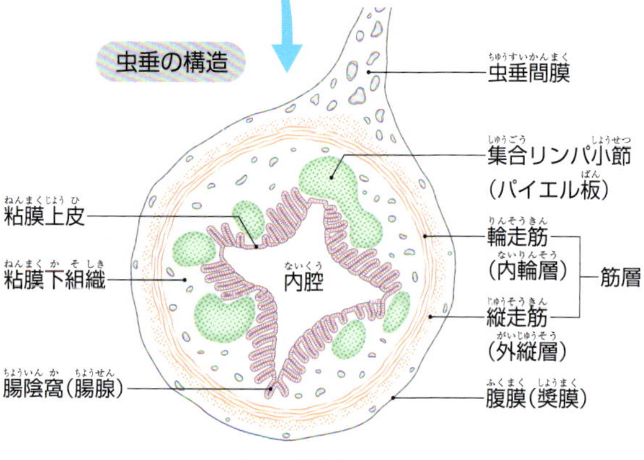

虫垂の構造

ラベル：虫垂間膜／集合リンパ小節（パイエル板）／粘膜上皮／輪走筋（内輪層）／筋層／粘膜下組織／内腔／縦走筋（外縦層）／腸陰窩（腸腺）／腹膜（漿膜）

虫垂の横断面

回腸口から下方へ袋状にひろがる部分が盲腸で，その下端は急に細くなって虫垂になる．虫垂にはリンパ性組織（集合リンパ小節，163ページ）が発達しており，感染防御の器官として腸扁桃ともよばれる．虫垂口の根もとに集まった3本の結腸ひもは，1つにまとまって虫垂壁の縦走筋となる．

❹大腸壁の構造

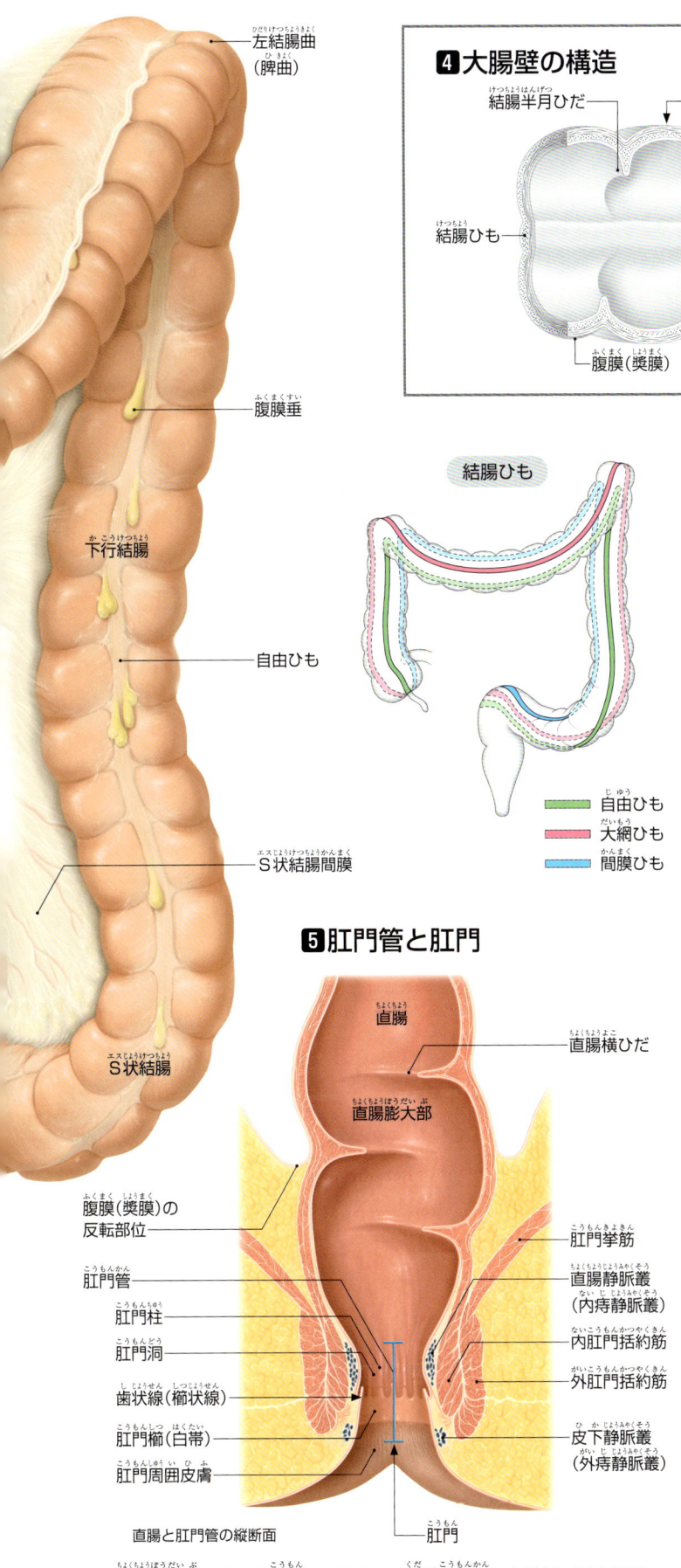

図中ラベル：結腸半月ひだ、結腸膨起、結腸ひも、腹膜(漿膜)、筋層、粘膜、腸陰窩(腸腺)、杯細胞、粘膜上皮、粘膜固有層、粘膜筋板、粘膜下組織、粘膜

図中ラベル（左図）：左結腸曲(脾曲)、腹膜垂、下行結腸、自由ひも、S状結腸間膜、S状結腸

結腸ひも：自由ひも、大網ひも、間膜ひも

❺肛門管と肛門

図中ラベル：直腸、直腸横ひだ、直腸膨大部、腹膜(漿膜)の反転部位、肛門挙筋、肛門管、直腸静脈叢(内痔静脈叢)、肛門柱、肛門洞、内肛門括約筋、外肛門括約筋、歯状線(櫛状線)、肛門櫛(白帯)、皮下静脈叢(外痔静脈叢)、肛門周囲皮膚、肛門

直腸と肛門管の縦断面

直腸膨大部下端から肛門に至るまでの管が肛門管であるが，その範囲については諸説がある．肛門は，内肛門括約筋(平滑筋)と外肛門括約筋(横紋筋)の緊張によってふだんは閉じている．

　大腸は小腸下部の回腸につづく腸管で，消化管の最終区間を占めており，盲腸，結腸，直腸に区分される．直腸の下端は肛門管に移行して肛門で外界に開く(図❶)．大腸では栄養素の消化吸収はほとんどおこなわれず，小腸から送られてくる内容物から電解質や水分などを吸収して糞便をつくり，肛門から排泄する．

【区分】　回腸が大腸に開くところ(回腸口)より下方は盲腸とよばれ，盲腸の下端からは虫垂が出ている(図❸)．回腸口から上方は結腸とよばれ，上行結腸・横行結腸・下行結腸・S状結腸に区分される(図❷)．上行結腸は肝臓の右葉下面に接する右結腸曲で左へ曲がって横行結腸となり，腹腔を横切る．横行結腸は脾臓下面に接する左結腸曲で下方へ曲がって下行結腸となり，左腸骨窩から骨盤内に下行してS状結腸となる．S状結腸は第3仙椎の前方で直腸となり，骨盤後壁に沿って下行する．直腸は骨盤隔膜(107ページ)をつらぬくと肛門管となり，肛門に終わる(図❺)．

【形】　大腸の太さは小腸の約2倍であるが，長さは小腸よりも短く，1.7mほどである．大腸には，小腸にみられない結腸ひも，結腸膨起，腹膜垂がある(図❷)．結腸ひもは結腸壁を走る縦走筋で，3本ある結腸ひもの長さはすべて結腸よりも短い．そのため結腸は結腸ひもによってたぐり寄せられる形となり，結腸の内腔には半月状のひだ(結腸半月ひだ)が突出し，ひだとひだの間の壁は外方へふくらんで結腸膨起をつくる(図❹)．腹膜垂は脂肪組織をふくんだ突出物で，一部の結腸ひもの表面にみられる．

【大腸壁】　粘膜，筋層，腹膜(漿膜)からできている．大腸の内面には小腸内面にみられる輪状ひだや腸絨毛はなく，結腸半月ひだや深い管状の腸陰窩(腸腺)がある(図❹)．陰窩の側壁には杯細胞が多く，多量の粘液を分泌して糞便の通過を容易にする．筋層は輪走筋(内輪層)と縦走筋(外縦層)に分けられる(77ページ)．

【大腸の運動】　飲食物が胃に入ると小腸の内容物が回腸口から大腸へ送られ，下行結腸に強い収縮運動(大蠕動)がおこり，S状結腸にたまっている糞便が直腸へ押し出されて便意がおこる．

●おもな病気　過敏性腸症候群*，痔核(内痔核と外痔核)*，痔瘻*，大腸がん*，大腸ポリープ*，虫垂炎(盲腸炎)*，直腸がんなど

3　腹部——75

wall of digestive tube

消化管壁

●食物の通過時間　食道：30〜60秒（液体は1〜6秒），胃：約4時間，小腸：7〜9時間，大腸：25〜30時間

❶消化器系の器官

口腔
咽頭
食道
肝臓
噴門
胃
幽門
十二指腸
膵臓
小腸
空腸
回腸
大腸（結腸）
虫垂
直腸

飲食物を摂取して咀嚼・消化し，栄養素を吸収して残渣を排泄する消化器系（図❶）のなかで，その中心となるひとつづきの管が消化管である．食道，胃，小腸，大腸に区分され，食道は輸送を，胃と小腸は消化と吸収を，大腸は糞便の形成と排泄をおもに受けもつ．消化管壁は，内面が粘膜，その外方が筋層，もっとも外方が漿膜（あるいは外膜）の3層からできており，受けもつ機能のちがいに応じてそれぞれの層は特有の変化をとげている（図❷）．

【粘膜】消化管の内腔に面する粘膜上皮は，食道では何層もの細胞が重なった厚い重層扁平上皮であるが，胃の入り口の噴門からは，背の高い1層の細胞からなる単層円柱上皮にとつぜん変化し，大腸までつづいている．直腸下端部では粘膜上皮はまた重層扁平上皮になる．さまざまな食塊が通過する食道では，粘膜上皮

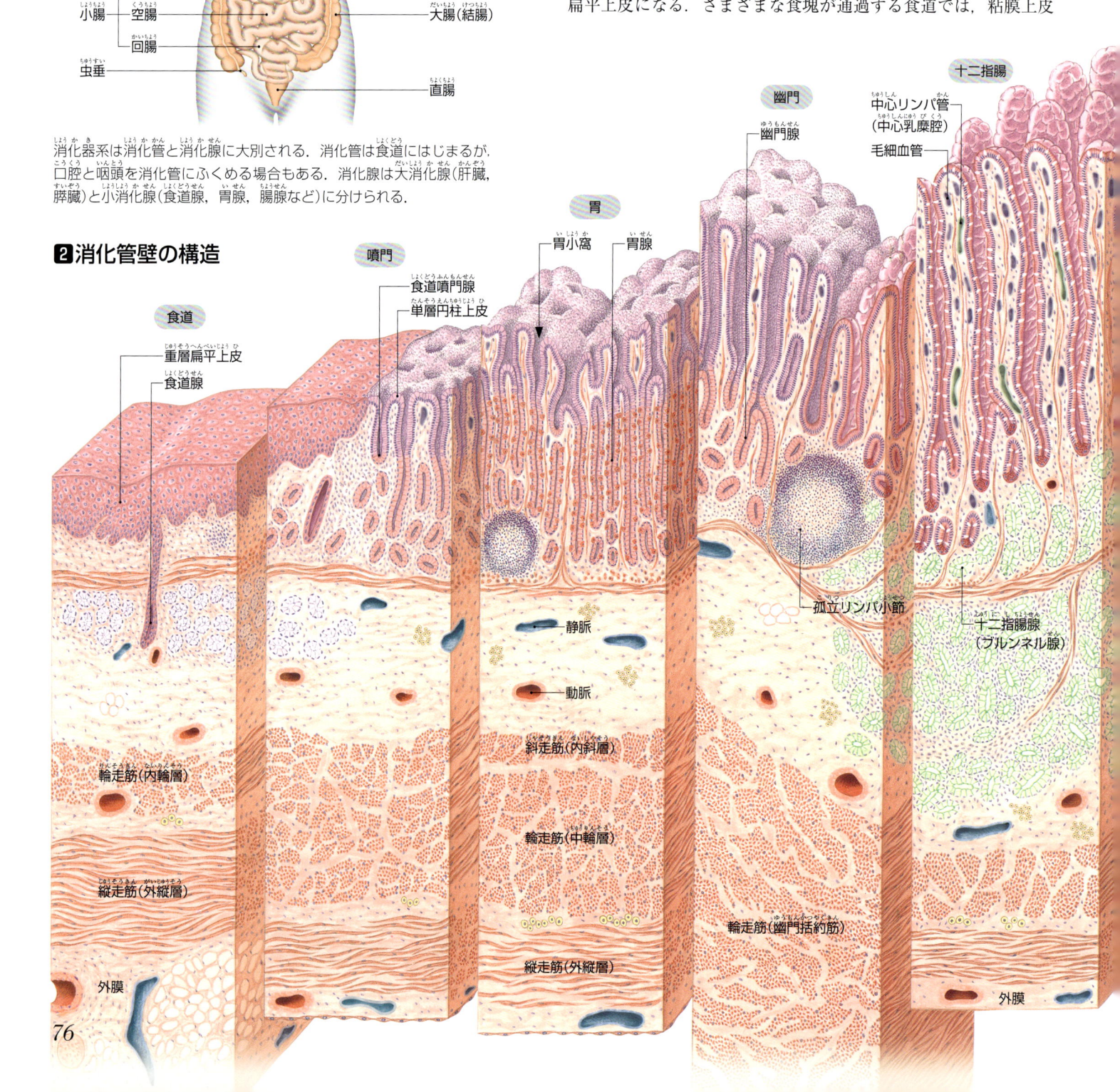

消化器系は消化管と消化腺に大別される．消化管は食道にはじまるが，口腔と咽頭を消化管にふくめる場合もある．消化腺は大消化腺（肝臓，膵臓）と小消化腺（食道腺，胃腺，腸腺など）に分けられる．

❷消化管壁の構造

食道
　重層扁平上皮
　食道腺
　輪走筋（内輪層）
　縦走筋（外縦層）
　外膜

噴門
　食道噴門腺
　単層円柱上皮
　静脈
　動脈

胃
　胃小窩
　胃腺
　斜走筋（内斜層）
　輪走筋（中輪層）
　縦走筋（外縦層）

幽門
　幽門腺
　孤立リンパ小節
　輪走筋（幽門括約筋）

十二指腸
　中心リンパ管（中心乳糜腔）
　毛細血管
　十二指腸腺（ブルンネル腺）
　外膜

76

の表面には食道腺が開口して粘液を分泌するので，食塊は通過しやすくなる．胃では粘膜全体は盛り上がり，表面の無数のくぼみ（胃小窩）には胃液を分泌する胃腺が開口する．胃の出口の幽門には幽門腺とよばれる粘液腺が発達している．おもに栄養素を吸収する十二指腸と空腸になると，粘膜は内腔へ向かって無数の突起を出し，これらは腸絨毛とよばれる．腸絨毛表面の粘膜上皮は大部分が吸収上皮細胞で，細胞上には微絨毛（図2の写真）が密生して小腸粘膜の吸収面積をひろげている．腸絨毛の根もとの腸陰窩（腸腺）からは腸液が分泌される．大腸では腸絨毛はみられず，粘膜は平坦になり，深い陰窩が粘膜上皮表面に無数に開口する．大腸の吸収上皮細胞はおもに水分と電解質を吸収する．

粘膜固有層は緻密な結合組織の層で，毛細血管や神経，リンパ管に富み，リンパ球が集まってできたリンパ小節（孤立リンパ小節）がみられる（163ページ）．とくに回腸や虫垂にはリンパ小節の集団である集合リンパ小節（パイエル板）が多い．粘膜筋板は消化管だけにみられる平滑筋の層で，粘膜の微細な運動に関与する．粘膜下組織は粘膜固有層よりも粗い結合組織からできている．

【筋層】 食道や腸の筋層は輪走筋（内輪層）と縦走筋（外縦層）の2層である．胃の筋層は斜走筋・輪走筋・縦走筋の3層で，筋線維の走行も複雑であり（70ページ），筋層の収縮によって蠕動運動をおこして食塊を消化する．また，胃の幽門では，幽門の開閉を調節する輪走筋（幽門括約筋）がとくに発達している．

【漿膜】 腹壁から離れた胃や空腸，回腸は漿膜に包まれており，十二指腸，直腸は外膜によって後腹壁に付着している．

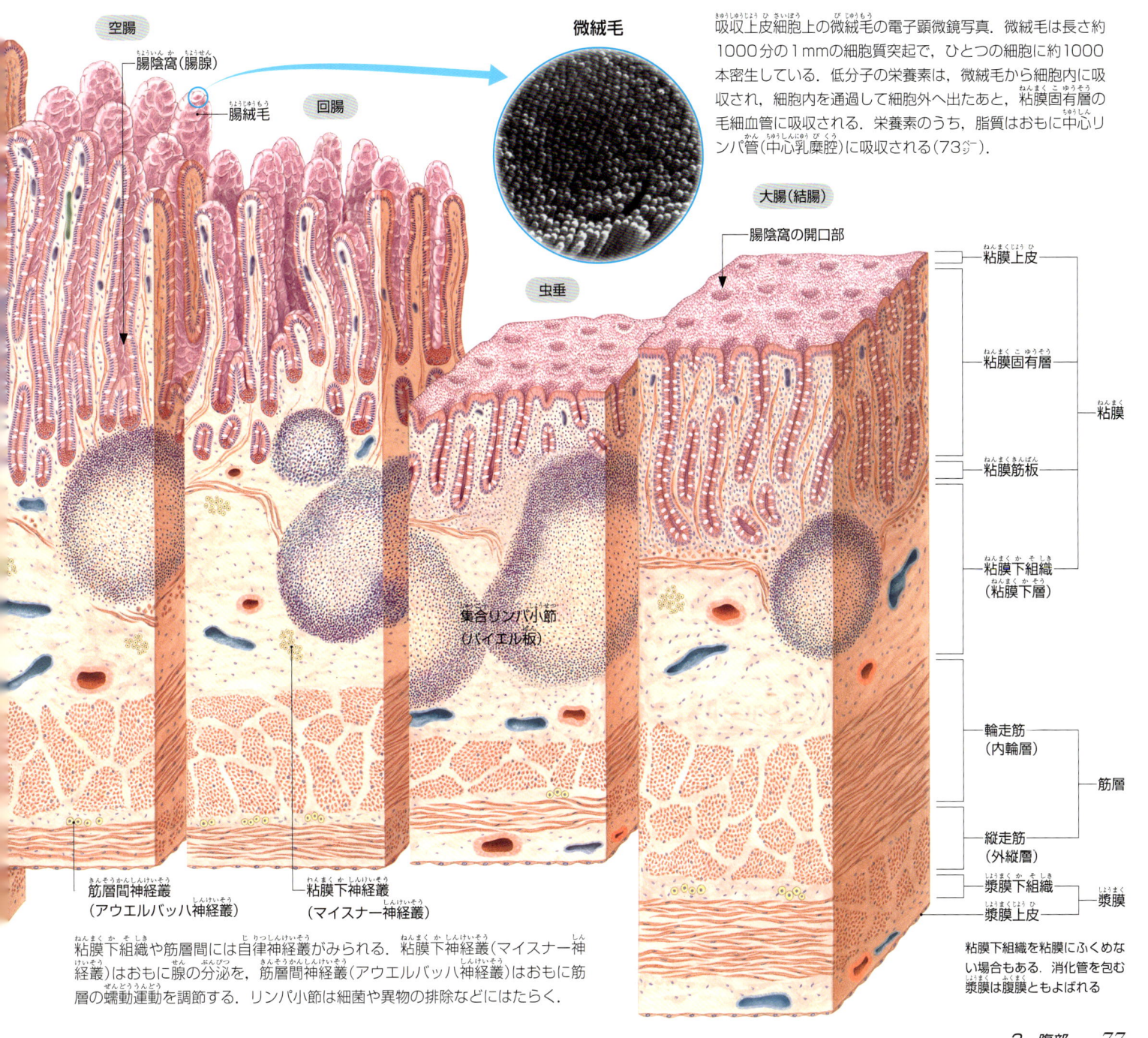

吸収上皮細胞上の微絨毛の電子顕微鏡写真．微絨毛は長さ約1000分の1mmの細胞質突起で，ひとつの細胞に約1000本密生している．低分子の栄養素は，微絨毛から細胞内に吸収され，細胞内を通過して細胞外へ出たあと，粘膜固有層の毛細血管に吸収される．栄養素のうち，脂質はおもに中心リンパ管（中心乳糜腔）に吸収される（73ページ）．

粘膜下組織や筋層間には自律神経叢がみられる．粘膜下神経叢（マイスナー神経叢）はおもに腺の分泌を，筋層間神経叢（アウエルバッハ神経叢）はおもに筋層の蠕動運動を調節する．リンパ小節は細菌や異物の排除などにはたらく．

粘膜下組織を粘膜にふくめない場合もある．消化管を包む漿膜は腹膜ともよばれる

liver
肝臓

● 大きさ　長径（左右径）約25cm，短径（横径）約15cm，厚さ 約7cm
● 重さ　1100～1200g

❶肝臓の位置

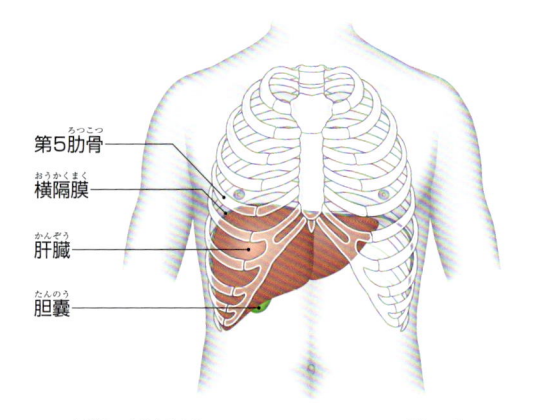

肝臓は右下肋部の大部分を占め，一部は上胃部に達する．上端は右の第5肋骨の上縁に接するが，肝臓と横隔膜は一部で癒着しているので，その位置は呼吸運動によってかなり上下する．

❷肝臓と隣接する器官

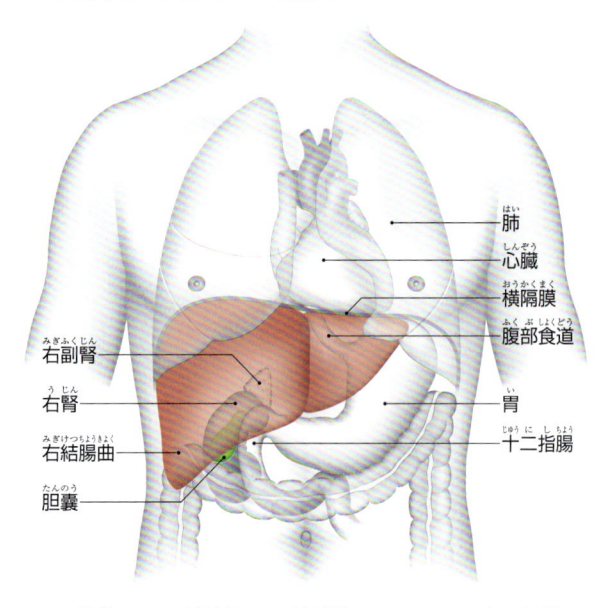

肝臓の上面（横隔面）は，横隔膜を介して左右の肺と心臓に接している．下面（臓側面）は，腹部食道，胃，十二指腸，右結腸曲，右の腎臓・副腎，胆嚢など，腹腔上部の内臓に接している（図❹参照）．

❸肝臓の上面　実物大

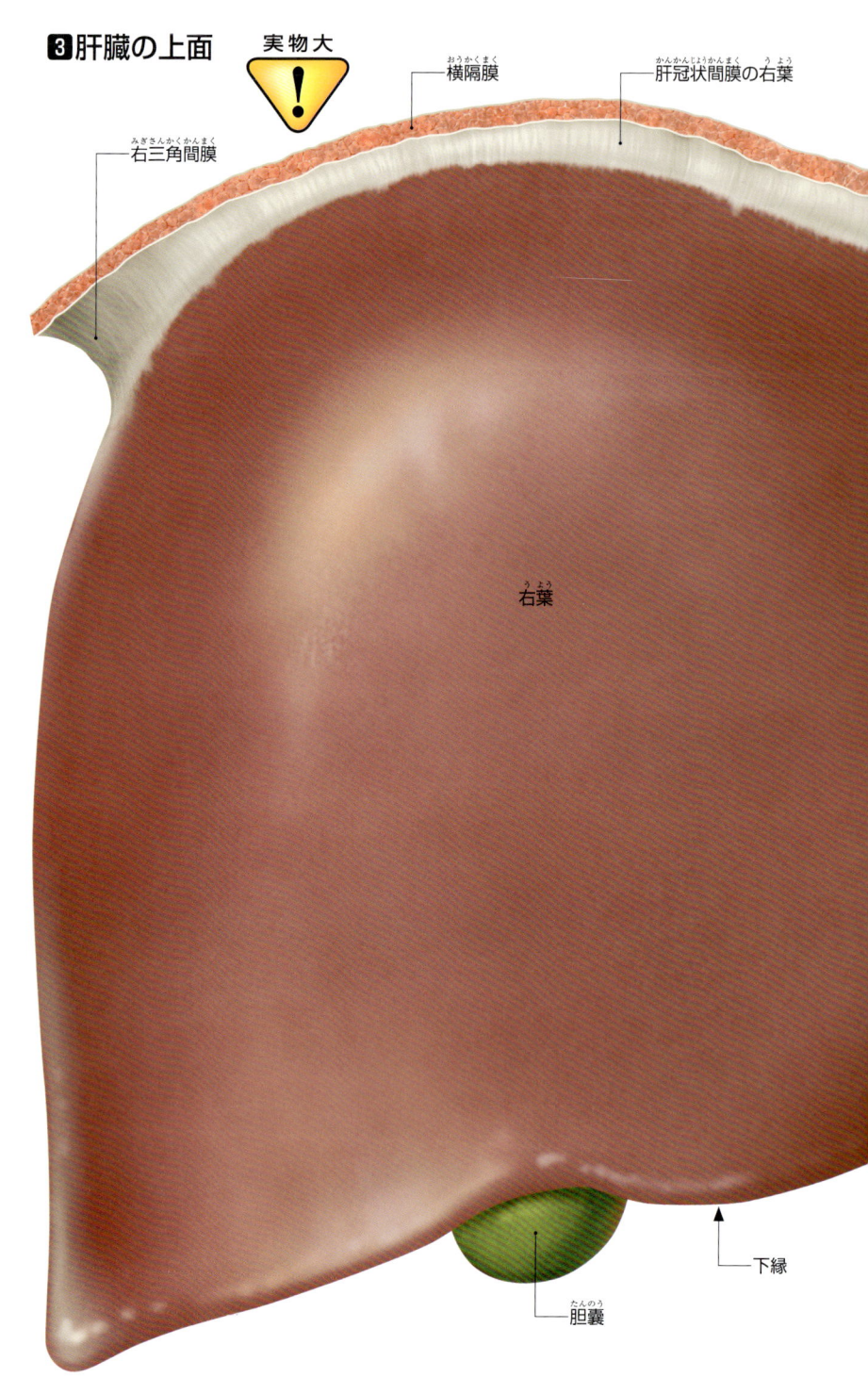

　肝臓は重さ約1.2kgの大きな実質器官で，人体中最大の腺として脂肪の消化を助ける胆汁を合成・分泌するほかに，最大の代謝器官として体内の恒常性を維持する重要な役割を果たしている．消化管や膵臓・脾臓・胆嚢から集められた血液は門脈（82㌻）によって肝臓に運ばれて代謝され，栄養物質の貯蔵，血糖の調整，全身の細胞の構成成分となる物質の合成，薬物や有害物質の解毒，老廃赤血球の分解などがおこなわれる（81㌻図❾）．

【位置と形】　肝臓は腹腔の右上部にあり，大部分が胸郭下方の肋骨におおわれている（図❶）．丸みをおびた三角錐のような形をした肝臓は，上面と下面に区分される．上面は凸状にふくらんで横隔膜円蓋の下面にはまり込んでおり，横隔面とよばれる．浅い凹状の下面は腹腔上部の内臓に接するため不規則にへこんでおり（圧痕），臓側面とよばれる（図❷，図❹）．

【上面】　上面は肝鎌状間膜を境に大きな右葉と小さな左葉に分けられる（図❸）．腹壁を内張りする腹膜（漿膜）は前腹壁で1つに合わさって肝鎌状間膜となり，上面に達して前部をおおったのち左右の肝冠状間膜となる．左右の肝冠状間膜とその両端で折れ返った三角間膜は横隔膜に付着する．左右の肝冠状間膜と三角間膜に

5 無漿膜野

上面の後部を斜め上方からみた図．腹膜（漿膜）におおわれない無漿膜野では，肝臓と横隔膜は線維性の結合組織によって癒着している．

4 肝臓の下面

前腹壁から肝臓の上面にのびだした肝鎌状間膜は，上面を右葉と左葉に分け，左右の肝冠状間膜と三角間膜となって横隔膜に付着する．肝鎌状間膜の下縁は肝円索を容れてへそまで達する．

肝円索裂と静脈管索裂によって下面は右葉と左葉に分けられ，右葉にはさらに方形葉と尾状葉が区別される．無漿膜野と肝門以外は腹膜（漿膜）におおわれている．

囲まれた後部の狭い領域は腹膜におおわれず，無漿膜野とよばれる（図5）．ここでは肝臓と横隔膜の腱中心がじかに癒着する．肝臓は横隔膜から吊り下げられたような状態となり，呼吸運動による横隔膜の収縮・拡張にともなって上下に移動する．

【下面】　下面には縦に走る2本の溝がある．左の溝は，胎児期の臍静脈と静脈管の遺残物を容れる肝円索裂と静脈管索裂で，これを境にして下面は右葉と左葉に分けられる（図4）．右の溝は，胆嚢を容れる胆嚢窩と下大静脈を容れる大静脈溝である．下面の中央には門脈や，腹腔動脈の枝である固有肝動脈，肝管，リンパ管，神経が出入りする肝門がある．胆嚢窩と大静脈溝を境にして，右葉には肝門の前方の方形葉と後方の尾状葉がさらに区別される．腹膜は肝門をのぞく下面をおおったのち，肝門と胃の小彎や十二指腸上部との間に張る小網（69ページ）に移行する．

胎児期には，胎盤でガス交換を受けた血液は臍静脈によってへそから肝門へ運ばれるが，大半は肝臓に入らずに静脈管を通って下大静脈にそそぎ，心臓へ送られる．出生後には臍静脈や静脈管は閉鎖し，臍静脈は肝円索，静脈管は静脈管索とよばれるひも状の遺残物になる．肝円索は肝鎌状間膜の下縁を通っている．

❻肝小葉の構造

- 中心静脈
- 小葉間動脈
- 小葉間静脈 — 小葉間の3つ組
- 小葉間胆管
- 肝細胞索
- 肝細胞
- 類洞(洞様毛細血管)
- ビタミンA貯蔵細胞
- クッパー細胞
- 肝内胆管
- 門脈の枝
- 固有肝動脈の枝

類洞と肝細胞索の間を類洞周囲腔(ディッセ腔)という．内皮細胞の外方を取り巻くビタミンA貯蔵細胞は樹状突起を出して肝細胞に接着する．類洞内にはクッパー細胞やピット細胞などの免疫細胞がある．

❽肝区域

- 中肝静脈
- 下大静脈
- 右肝静脈
- 左肝静脈
- 左枝
- 右枝
- 門脈
- 機能的左葉
- 機能的右葉

Ⅰ：後区域(尾状葉)　Ⅱ：左外側後区域　Ⅲ：左外側前区域　Ⅳ：左内側区域　Ⅴ：内側前区域　Ⅵ：右外側前区域　Ⅶ：右外側後区域　Ⅷ：右内側後区域

❼類洞

- 毛細胆管
- 内皮細胞
- 肝細胞
- 類洞
- ビタミンA貯蔵細胞
- 細網線維
- クッパー細胞
- 小孔
- 類洞周囲腔(ディッセ腔)

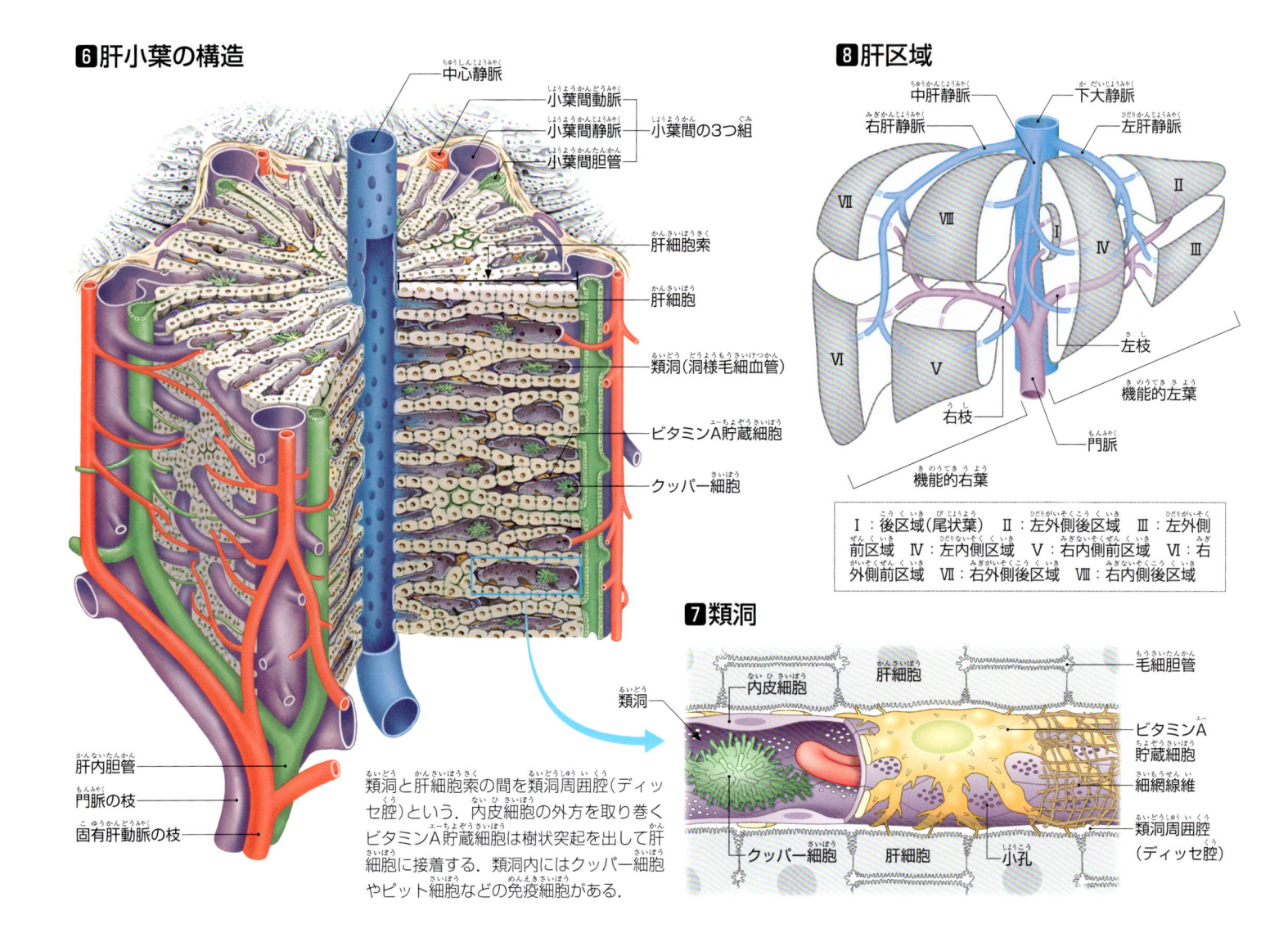

【肝小葉】　肝臓表面をおおう腹膜の下の結合組織は，肝臓内に入り込んで実質を肝小葉とよばれる無数の多角柱に分けている(図❻)．小葉の中心には中心静脈が縦に走り，そのまわりを肝細胞索が放射状に取り囲んでいる．肝細胞索は，肝臓の多様な機能を担う肝細胞(肝実質細胞)がつながってできた構造物で，小葉内で立体的に分岐・吻合している．肝細胞索の肝細胞同士が接する面の中央には毛細胆管が走り(図❼)，肝細胞索の間には類洞(洞様毛細血管)が網の目のように走っている．小葉と小葉の間のわずかな結合組織(グリソン鞘または小葉間結合組織)のなかには，小葉間静脈，小葉間動脈，小葉間胆管が肝小葉の稜線に沿って走っており，これらは小葉間の3つ組とよばれる．

【血液と胆汁の流れ】　門脈(82ページ)と固有肝動脈は肝臓内で左右の枝に分かれて分岐をくりかえし，門脈は小葉間静脈となって栄養素の豊富な血液を，固有肝動脈は小葉間動脈となって酸素の豊富な血液を類洞にそそぐ．類洞壁には多数の小孔が開いており(図❼)，血漿中の栄養素や酸素は小孔を通って肝細胞に取り込まれ，代謝される．代謝物質の一部は肝細胞内に貯蔵されるが，大部分は類洞の血液中に放出される．類洞から中心静脈に集まった血液は，小葉の外に出て小葉下静脈，肝静脈を経て下大静脈にそそぐ．

肝臓を流れる血液の約70%は門脈によって運ばれるため，門脈は肝臓の機能血管ともよばれ，その走行をもとに肝臓の葉や区域を分ける機能的区分が臨床上では用いられる(肝区域，図❽)．残りの約30%を運ぶ固有肝動脈は肝臓を養う栄養血管である．

一方，肝細胞で合成されて毛細胆管に分泌された胆汁は，血液とは逆方向に流れ，小葉間胆管にそそいだのち肝臓の外に出ると左右の肝管に集まって総肝管に合流する．

【肝機能】　代謝とは生命活動に必要なあらゆる化学反応のことで，肝臓では糖質(炭水化物)，タンパク質，脂質(脂肪)，核酸，ビタミン，ホルモンなどの分解と合成が活発におこなわれる(図❾)．糖質の代謝によって細胞活動に必要なエネルギーがつくりだされ，血糖値は一定に維持される．タンパク質の代謝によって細胞の構成成分や，酵素，ホルモンなどの材料となるアミノ酸が血液中に放出され，過剰なアミノ酸はアンモニアに分解されて尿素として放出される．脂質の代謝によって細胞膜や胆汁の材料となるコレステロールが合成され，脂肪酸から合成された中性脂肪は超低比重リポタンパクとして血液中に放出される．また，薬物や有害物質を代謝して無毒化する解毒機能や，水溶性の物質を尿中に，脂溶性の物質を胆汁中に排泄する機能などがある．

●おもな病気　　肝炎*，肝がん*，肝硬変*，肝不全，薬剤性肝障害など

9 3大栄養素のおもな代謝経路

糖質(炭水化物)，タンパク質，脂質(脂肪)などの栄養素は，肝臓内でさまざまな化学反応を受け，全身の細胞が利用できる分子に変換されて肝臓から血液中に放出され，一部は肝臓に貯蔵される．代謝には，低分子化合物から高分子化合物を合成する同化作用と，高分子化合物を低分子化合物に分解(酸化)する異化作用がある．

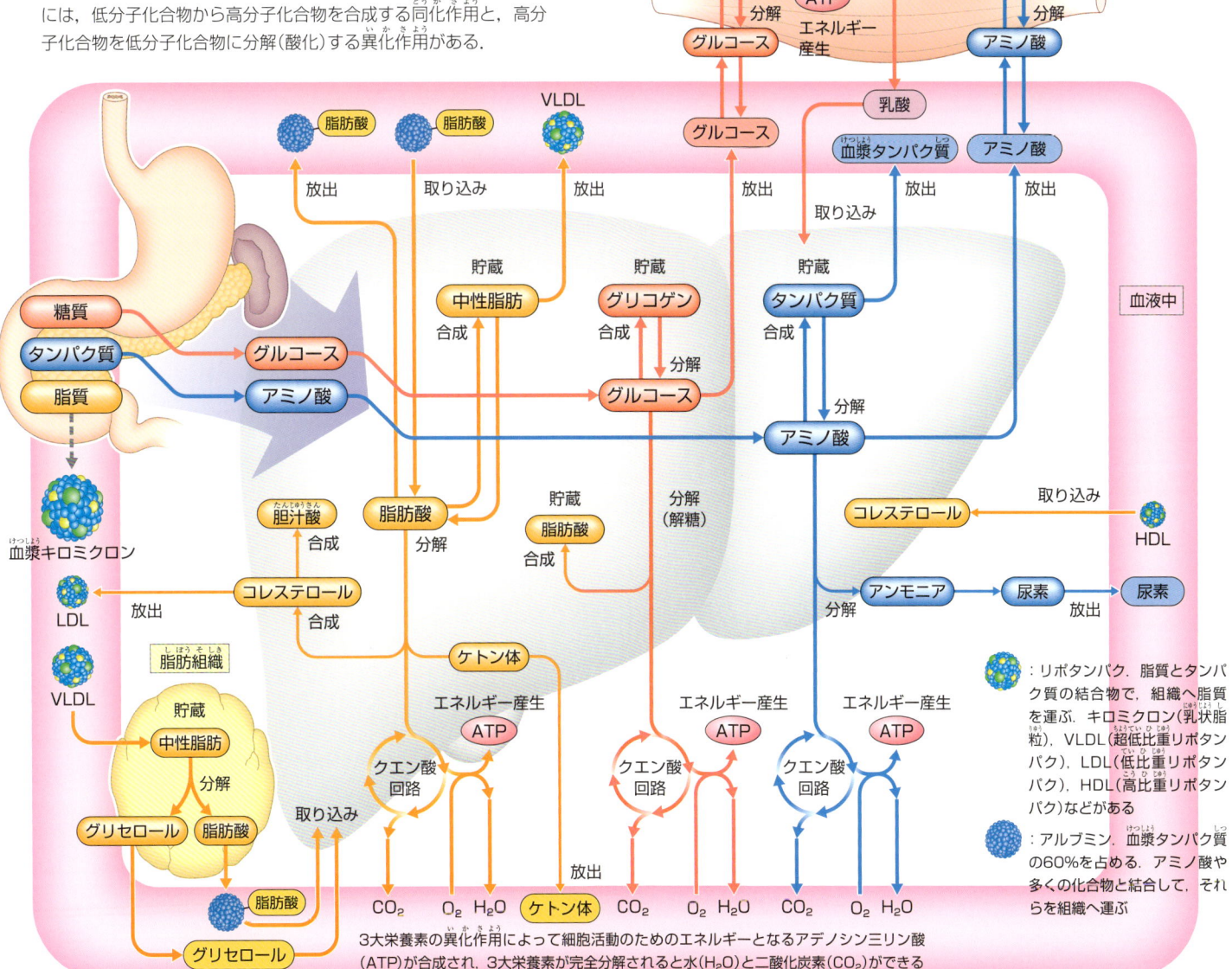

3大栄養素の異化作用によって細胞活動のためのエネルギーとなるアデノシン三リン酸(ATP)が合成され，3大栄養素が完全分解されると水(H_2O)と二酸化炭素(CO_2)ができる

- ●：リポタンパク．脂質とタンパク質の結合物で，組織へ脂質を運ぶ．キロミクロン(乳状脂粒)，VLDL(超低比重リポタンパク)，LDL(低比重リポタンパク)，HDL(高比重リポタンパク)などがある
- ●：アルブミン．血漿タンパク質の60％を占める．アミノ酸や多くの化合物と結合して，それらを組織へ運ぶ

糖質の代謝

食物中の糖質は，腸管内で単糖類のグルコース(ブドウ糖)に分解されて血液中に吸収され，肝臓に運ばれる．グルコースは細胞活動のエネルギー(アデノシン三リン酸：ATP)を産生する燃料としておもに利用されるので，血中グルコース濃度(血糖値)は一定に維持されている．血糖値が低くなると肝臓はグルコースを血液中に放出し，血糖値が高くなるとグルコースの一部をグリコーゲンに合成して貯蔵し，必要に応じてグルコースに分解して放出する．過剰なグルコースは解糖されるが，一部は脂肪酸となり，肝臓の細胞活動のための燃料となる．肝臓は乳酸やアミノ酸からもグルコースを合成する(糖新生)．

タンパク質の代謝

食物中のタンパク質は，腸管内でアミノ酸に分解されて血液中に吸収され，肝臓に運ばれる．食物から摂取した必須アミノ酸や肝臓で合成されたアミノ酸は血液中に放出され，細胞内に取り込まれて細胞の構造や機能を担うタンパク質の合成に利用される．肝臓や筋組織などに貯蔵されたタンパク質は，血中アミノ酸濃度が低くなるとアミノ酸に分解され，血液中に放出される．血液中には肝臓から放出された血漿タンパク質がふくまれる．過剰なアミノ酸はアンモニアに分解されて尿素として血液中に放出されるか，糖新生に利用される．

脂質の代謝

食物中の脂質(大部分は中性脂肪)は，腸管の上皮細胞内でタンパク質と結合してキロミクロン(乳状脂粒)となり，リンパ系経由で血液循環に入る．血漿キロミクロンはグリセロールと脂肪酸に分解されて肝臓や各組織の細胞に取り込まれ，脂肪酸はエネルギー源や細胞構造の材料となるが，大半は脂肪組織に中性脂肪として貯蔵される．肝臓は脂肪酸を中性脂肪に合成して貯蔵し，リポタンパクに組み込んだり，脂肪酸に分解して血液中に放出する．脂肪酸の分解過程ではケトン体が放出され，コレステロールや胆汁酸が合成される．

そのほかの代謝

ビタミン・ホルモンの代謝	ビタミンA・ビタミンB_{12}などの貯蔵，ビタミンD_3の水酸化，ステロイドホルモンの分解・合成
アルコールの代謝	摂取された90％以上をアルコール脱水素酵素を介して分解
胆汁の合成と分泌	胆汁酸，ビリルビン(胆汁色素)，コレステロール，脂肪酸などから胆汁を合成し，毛細胆管に分泌
薬物・有害物質の代謝	脂溶性薬物の酸化・還元や有害物質の無毒化によって低分子化合物に変換し，胆汁中や尿中へ排泄
そのほか	細菌など異物の破壊，造血，血液貯蔵，老廃赤血球の分解

portal vein

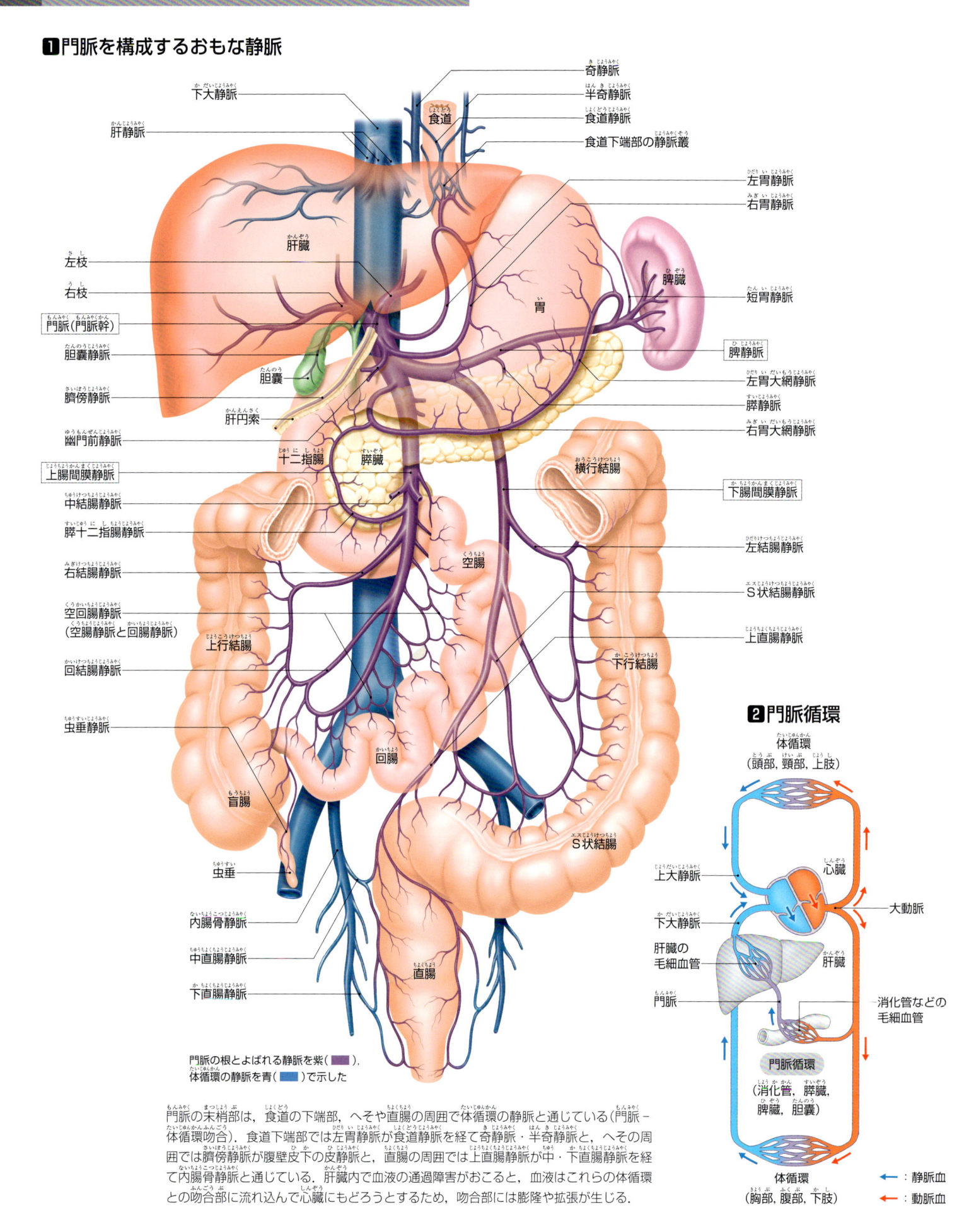

門脈

● 門脈幹　太さ　約1cm（肝門の下で），長さ　5〜8cm

❶門脈を構成するおもな静脈

［図中ラベル］
奇静脈／半奇静脈／食道／食道静脈／食道下端部の静脈叢／下大静脈／肝静脈／左胃静脈／右胃静脈／肝臓／脾臓／短胃静脈／左枝／右枝／胃／脾静脈／門脈（門脈幹）／胆嚢静脈／左胃大網静脈／胆嚢／膵静脈／臍傍静脈／肝円索／右胃大網静脈／幽門前静脈／十二指腸／膵臓／横行結腸／上腸間膜静脈／下腸間膜静脈／中結腸静脈／膵十二指腸静脈／左結腸静脈／右結腸静脈／空腸／空回腸静脈（空腸静脈と回腸静脈）／S状結腸静脈／上行結腸／上直腸静脈／回結腸静脈／下行結腸／虫垂静脈／回腸／盲腸／S状結腸／虫垂／内腸骨静脈／中直腸静脈／下直腸静脈／直腸

門脈の根とよばれる静脈を紫（■）,
体循環の静脈を青（■）で示した

❷門脈循環

［図中ラベル］
体循環（頭部，頸部，上肢）／心臓／上大静脈／大動脈／下大静脈／肝臓の毛細血管／肝臓／門脈／消化管などの毛細血管／門脈循環（消化管，膵臓，脾臓，胆嚢）／体循環（胸部，腹部，下肢）

←：静脈血
←：動脈血

門脈の末梢部は，食道の下端部，へそや直腸の周囲で体循環の静脈と通じている（門脈－体循環吻合）．食道下端部では左胃静脈が食道静脈を経て奇静脈・半奇静脈と，へその周囲では臍傍静脈が腹壁皮下の皮静脈と，直腸の周囲では上直腸静脈が中・下直腸静脈を経て内腸骨静脈と通じている．肝臓内で血液の通過障害がおこると，血液はこれらの体循環との吻合部に流れ込んで心臓にもどろうとするため，吻合部には膨隆や拡張が生じる．

82

❸肝臓内の門脈分布

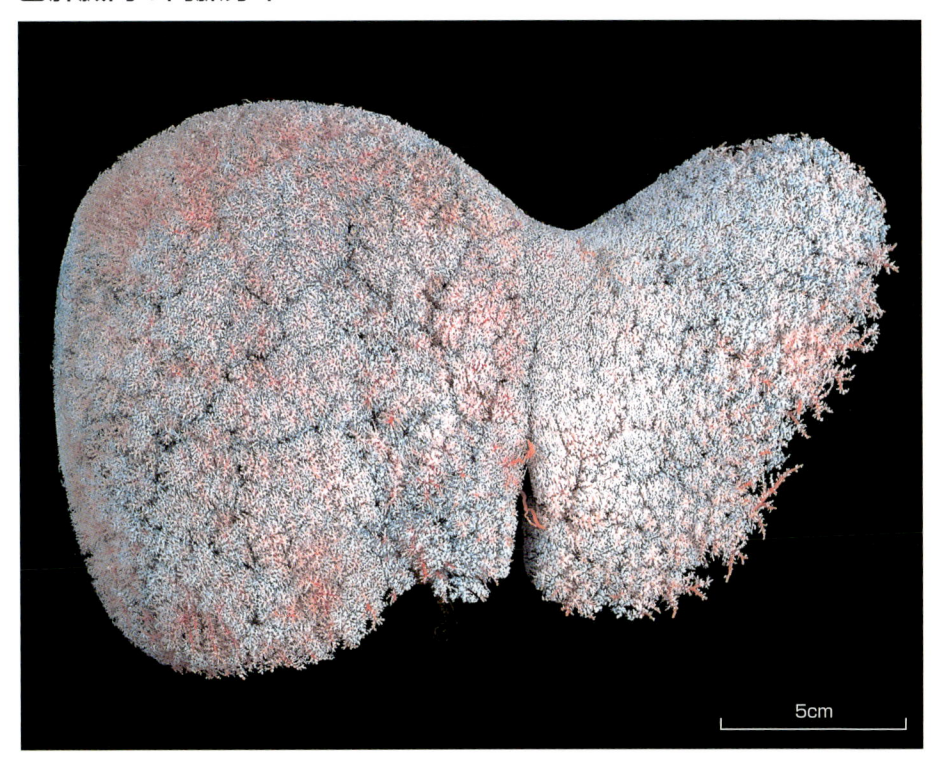

上図は，着色した合成樹脂を肝臓内の門脈（白色），固有肝動脈（赤色），肝静脈（青色）に注入し，苛性カリ（水酸化カリウム）で肝臓の実質を溶かした鋳型標本（上面像）．肝臓内を流れる血液の約70％は門脈が運んでおり，門脈は肝臓の機能血管とよばれる．

右図は，肝臓内の門脈分布を色分けした鋳型標本（上面像）．肝臓は，解剖学的な区分とは別に，門脈分布によって機能的に区分される（肝区域）．右図では前区（黄色），後区（桃色），内側区（茶色），外側区（青色）に分けているが，さらに8区域に分ける場合もある（80ページ）．

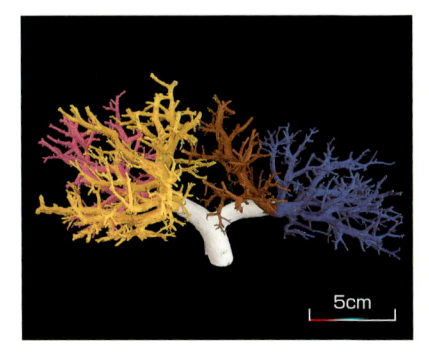

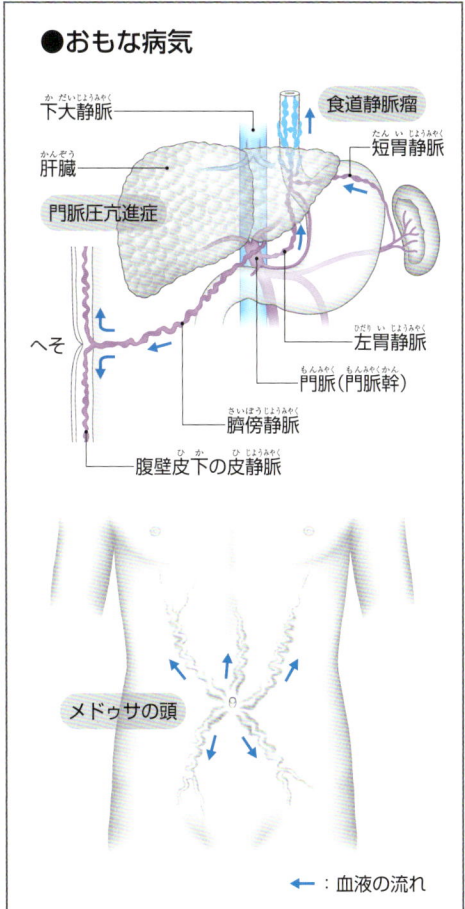

●おもな病気

←：血液の流れ

門脈圧亢進症で肝臓内の血液が食道下端部に流れ込むと，食道静脈瘤の原因となり，ときに大出血をおこす．また，腹壁皮下の皮静脈に流れ込むと，へそ周囲の静脈が放射状にふくれあがり，ギリシア神話に因んでメドゥサの頭とよばれる症状（腹壁静脈怒張）を示す．

門脈は，消化管（胃・小腸・大腸），膵臓，脾臓，胆囊からの血液を肝臓に運ぶ静脈である（図❶）．肝門（79ページ）を通って肝臓に入るので，門脈あるいは門静脈とよばれる．

【門脈循環】　体循環では，心臓から拍出された血液は大動脈から中小の動脈を経て全身の毛細血管網を流れ，そこで酸素や栄養素を細胞に渡し，二酸化炭素や老廃物を受け取って，小中の静脈から上下の大静脈を経て心臓へもどる．しかし，消化管や膵臓，脾臓，胆囊の毛細血管中にはさまざまな栄養素，電解質，化学物質，ホルモンなどが吸収・分泌されているため，毛細血管網を出た血液は門脈によっていったん肝臓に運ばれる．肝臓内の類洞（洞様毛細血管，80ページ）を流れる間に血液中の栄養素などは肝細胞に取り込まれて代謝され（81ページ），血液は類洞，中心静脈から肝静脈，下大静脈を経て心臓にもどる．門脈循環では2つの毛細血管網の間を血液が流れるのが特徴である（図❷）．

【おもな根静脈】　門脈は，門脈の根とよばれる大小の静脈が合流してできたものであり，おもな根静脈は脾静脈と上下の腸間膜静脈である（図❶）．脾静脈は脾臓・膵臓・胃の大彎側からの血液を，上腸間膜静脈は小腸・盲腸・上行結腸・横行結腸からの血液を，下腸間膜静脈は下行結腸・S状結腸，直腸上部からの血液を集める．脾静脈と下腸間膜静脈は膵臓体部の後方で合流し，さらに膵臓頭部の後方で脾静脈と上腸間膜静脈が合流して，1本の太い門脈幹となる．門脈幹は左右の胃静脈，幽門前静脈からの血液を集めて，肝門の手前で2つに分かれる．胆囊静脈が合流する右枝は肝臓の右葉に，左枝は左葉・尾状葉・方形葉に血流を送る．

門脈はその末梢部で体循環の静脈とも通じている（図❶）．肝硬変や肝がんなどで肝臓の血流障害がおこると，門脈内部の圧力が高くなり（門脈圧亢進症），肝臓内の血液は体循環の静脈との吻合部へ流れ込んで，食道静脈瘤や腹壁静脈怒張の原因となる．

【機能】　胃や腸から栄養素・化学物質・ガストリンなどのホルモンを，膵臓からインスリンやグルカゴンなどのホルモンを，脾臓から老廃赤血球の分解によってできるヘモグロビンと分解産物（ビリルビン）を肝臓に運ぶ．ビリルビンは胆汁色素の材料となる．

3 腹部—83

gallbladder and pancreas
胆嚢と膵臓

- 胆嚢　長さ 約8cm，幅 3〜4cm，容量 約60mℓ
- 胆嚢管の長さ 約3cm，総胆管の長さ 約7cm
- 膵臓　長さ 14〜16cm，厚さ 1.6〜1.8cm，頭部の幅 約5cm，体部の幅 約3cm，重さ 約70g

1 胆嚢と膵臓の位置

肝臓／右腎／胆嚢／十二指腸／胃／左腎／脾臓／膵臓

横断面：右腎／肝臓／胆嚢／十二指腸／左腎／脾臓／膵臓／網嚢／胃（前）

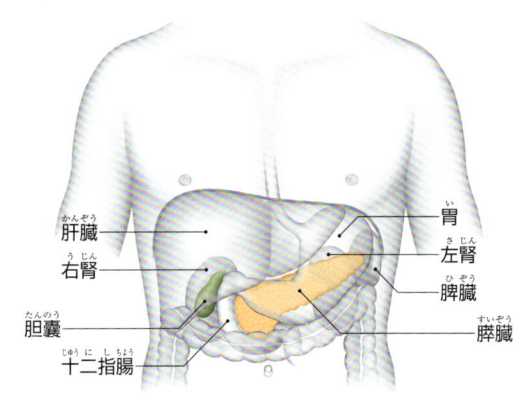

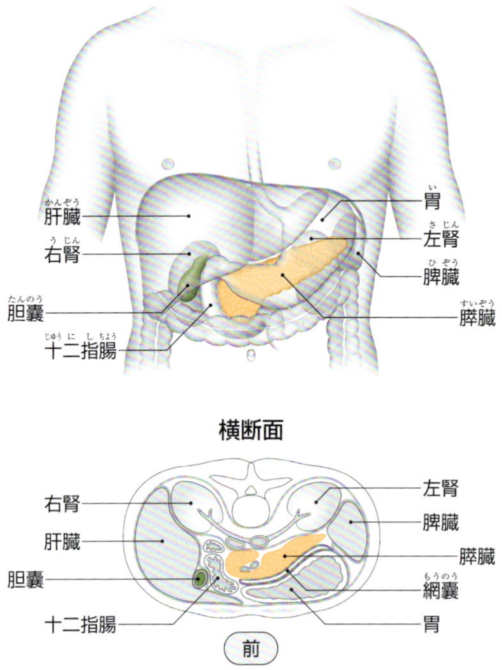

胆嚢と膵臓の前方に肝臓と胃が，後方に腎臓が位置する．

3 総胆管と膵管の開口部

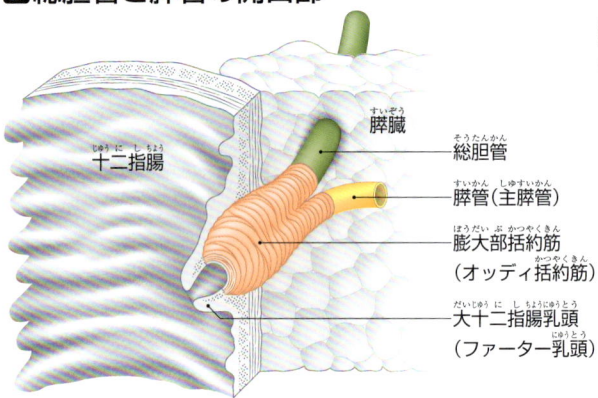

十二指腸／膵臓／総胆管／膵管（主膵管）／膨大部括約筋（オッディ括約筋）／大十二指腸乳頭（ファーター乳頭）

総胆管と膵管は合流して胆膵管膨大部をつくり，十二指腸壁をつらぬいて大十二指腸乳頭に開く．乳頭口は通常は閉じているが，胆嚢が収縮すると膨大部を取り巻く括約筋がゆるみ，乳頭口は開く．

2 前方からみた胆嚢と膵臓　実物大

らせんひだ／右肝管／左肝管／門脈／固有肝動脈／総肝管／頸部／胆嚢管／総胆管／胆嚢／粘膜ひだ／体部／底部／小十二指腸乳頭／大十二指腸乳頭（ファーター乳頭）／十二指腸／頭部／体部

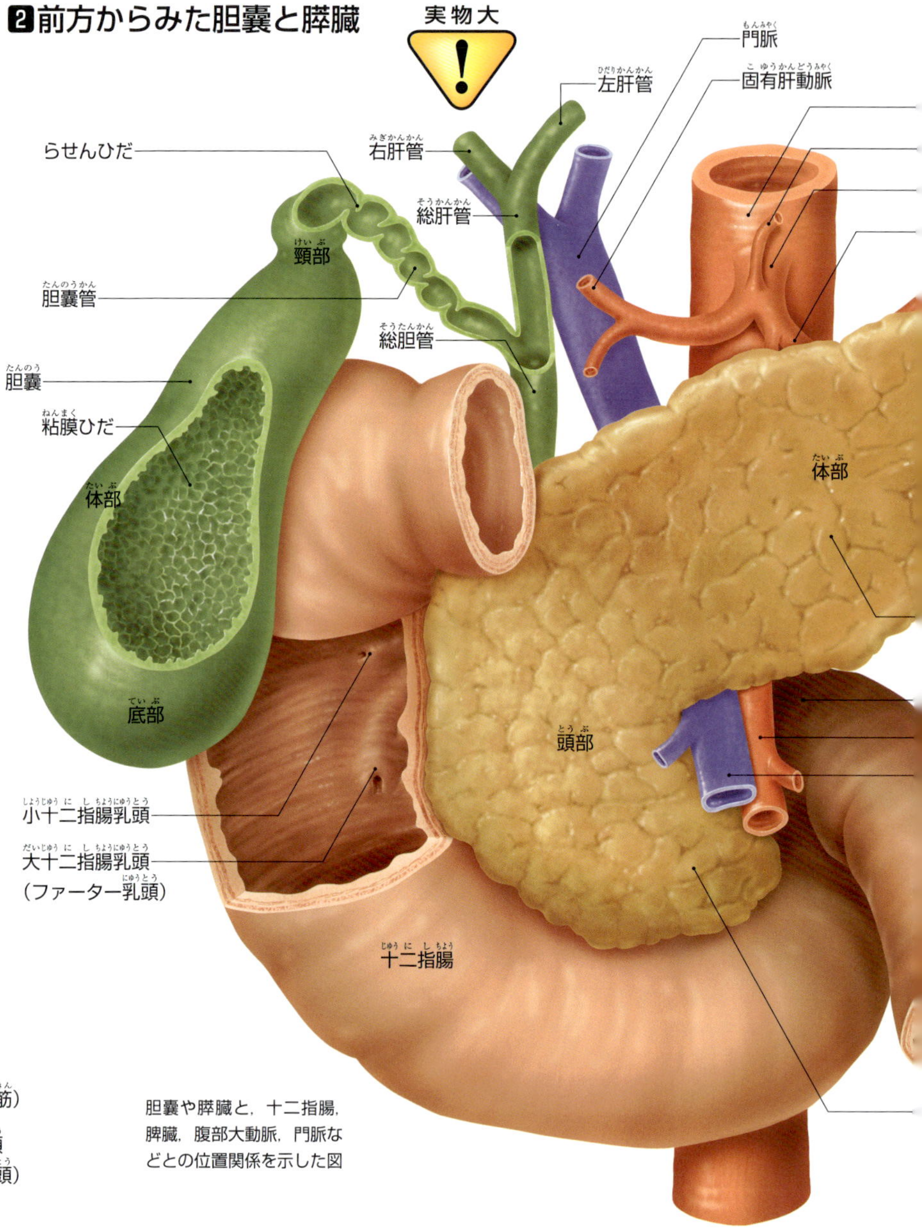

胆嚢や膵臓と，十二指腸，脾臓，腹部大動脈，門脈などとの位置関係を示した図

胆嚢の内壁のくぼみはつながりあって複雑な迷路をつくるため，胆嚢炎をおこす細菌の温床になりやすい．膵臓は，表面から実質内に入り込んだ結合組織によって多数の小葉に分けられている．

胆嚢

　胆嚢はナスのような形をした袋状の中空器官で，肝臓下面のくぼみ（胆嚢窩）に付着している（図1）．脂肪の消化吸収を促す胆汁を肝臓から受け入れて貯蔵し，必要に応じて排出する．

【構造】　胆嚢は頸・体・底に区分される（図2）．頸部は胆嚢管とつながり，体部は肝臓に接し，底部は肝臓の下縁から前方にやや突き出ている．胆嚢の内壁には粘膜ひだが網目状に走り，粘膜の外方を平滑筋層と結合組織層が取り巻いている．

【胆汁の流れ】　肝臓から排出された胆汁は，左右の肝管，総肝管，胆嚢管を通って胆嚢に流入し（図2），水分や塩類を吸収されて約6〜10倍に濃縮され，胆嚢内にたくわえられる．脂肪をふくむ食物が十二指腸に入ると，十二指腸壁から消化管ホルモンのコレシストキニンが血液中に分泌され，その作用によって胆嚢の平滑筋が収縮して胆汁が排出される．胆汁は胆嚢管，総胆管を通って大十二指腸乳頭（ファーター乳頭）から十二指腸にそそぐ（図2，図3）．肝臓から排出された胆汁が十二指腸に流入するまでの経路を，胆嚢をふくめて胆路あるいは胆道という．

膵臓

　膵臓は十二指腸と脾臓の間に横たわる細長い実質器官で，胃の後ろにある小さな腹膜腔（網嚢）の後方に位置し（図1），後腹壁に付着している（67ページ）．肝臓につぐ大消化腺として消化液である膵液を分泌し，内分泌腺としてインスリンやグルカゴンなどの消化

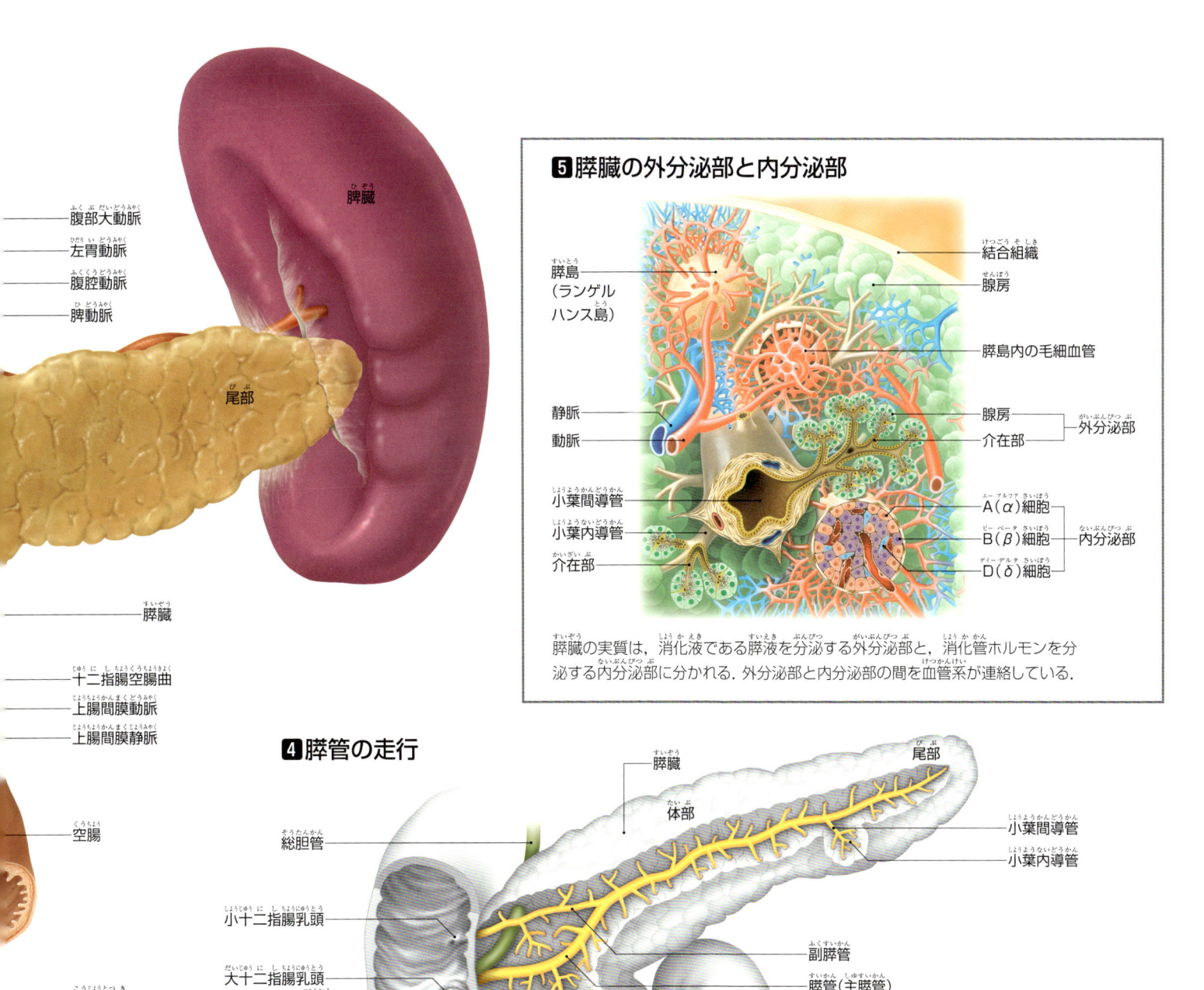

⑤膵臓の外分泌部と内分泌部

膵臓の実質は，消化液である膵液を分泌する外分泌部と，消化管ホルモンを分泌する内分泌部に分かれる．外分泌部と内分泌部の間を血管系が連絡している．

④膵管の走行

介在部（図⑤）の細い導管は合流して小葉内導管となり，小葉内導管は合流して小葉間導管となって膵管（主膵管）にそそぐ．小葉間導管の合流により主膵管は頭部へ向かうにつれて太くなり，最終的に総胆管と合流して大十二指腸乳頭に開く．副膵管は小十二指腸乳頭に開く．

管ホルモンを分泌する．

【構造】 膵臓は頭・体・尾に区分される（図②）．頭部はC字形をした十二指腸彎曲部にはまりこみ，体部は左上方へ向かってしだいに細くなってゆき，尾部は脾臓に接する．膵臓の内部には，膵液を運ぶ主導管である膵管（主膵管）が尾部から頭部へ走っている（図④）．通常では，主膵管は頭部をつらぬく総胆管と合流して大十二指腸乳頭に開く．主膵管から分かれた副膵管が大十二指腸乳頭のやや上方にある小十二指腸乳頭に開く場合もある．

【膵液とホルモンの流れ】 膵臓の実質は多くの小葉に分かれ，小葉内には外分泌部と内分泌部が混在している（図⑤）．外分泌部は腺房（終末部）とこれにつづく介在部（細い導管）からできている．タンパク質・糖質・脂質の分解酵素に富む膵液は腺房細胞から分泌され，介在部から小葉内導管，小葉間導管を経て膵管にそそぐ．内分泌部は消化管ホルモンを分泌する数種類の細胞が集まる場所で，膵島（ランゲルハンス島）とよばれる．もっとも数の多いB（β）細胞は血糖値を下げるインスリンを，A（α）細胞は血糖値を上げるグルカゴンを，D（δ）細胞はインスリンとグルカゴンの分泌をおさえるソマトスタチンを血液中に放出する．外分泌部は実質の大部分を占め，実質全体に散らばる膵島は尾部にとくに多くみられる．

●おもな病気　膵炎*，膵がん*，胆石症*，胆囊炎*など

脾臓 spleen

● 大きさ　長さ 約10.5cm，幅 約6.5cm，厚さ 約2.5cm
● 重さ　80〜120g

1 脾臓の位置

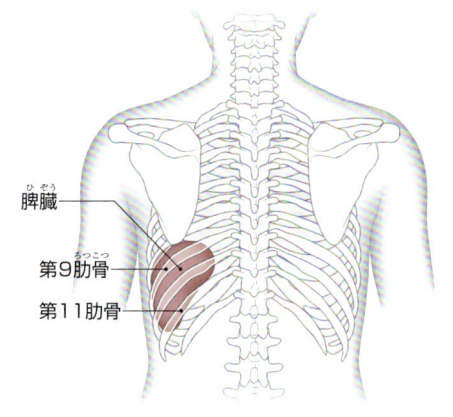

後方からみた図．脾臓は横隔膜のすぐ下の，左上腹部（左下肋部）後方に位置しており，左の第9〜第11肋骨におおわれている．

ラベル：脾臓，第9肋骨，第11肋骨

2 脾臓と隣接する器官

ラベル：左副腎，肝臓，胆嚢，十二指腸，膵臓，横隔膜，左腎，胃（胃底），脾臓，左結腸曲（脾曲），横行結腸

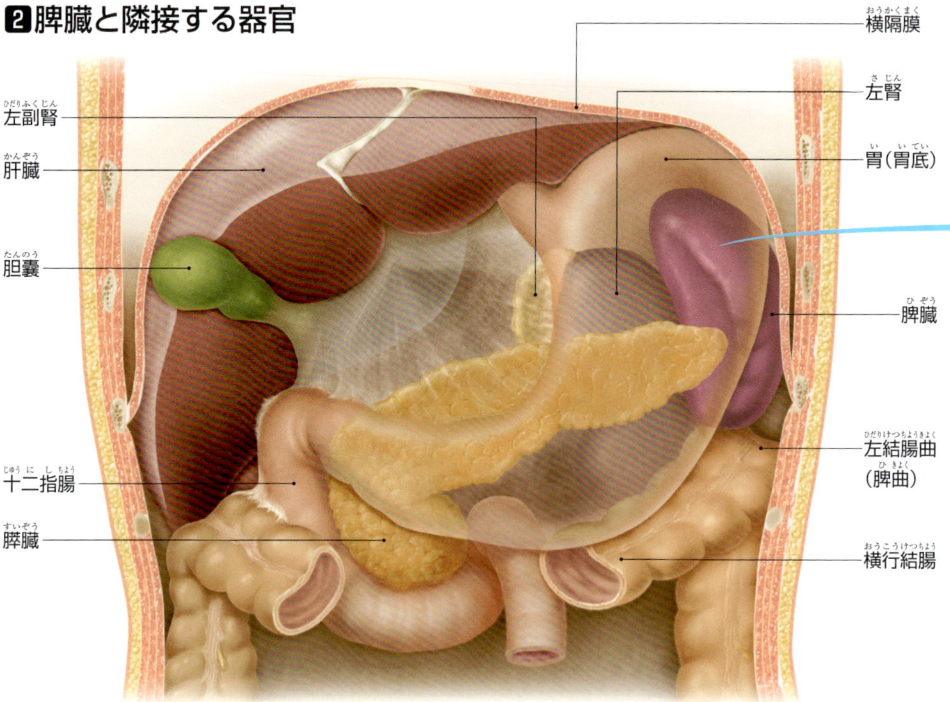

脾臓に隣接する胃，膵臓，左腎，横隔膜，左結腸曲との位置関係を前方から示した．肝臓と胆嚢は右斜め上にもちあげ，横行結腸の一部は切り取ってある．膵臓の前方にある胃は透視図で示した．

3 脾臓をおおう腹膜

ラベル：右腎，膵臓，左腎，脾臓，脾腎ひだ（横隔脾ひだ），脾門，胃脾間膜，網嚢，小網，胃（前面），大彎

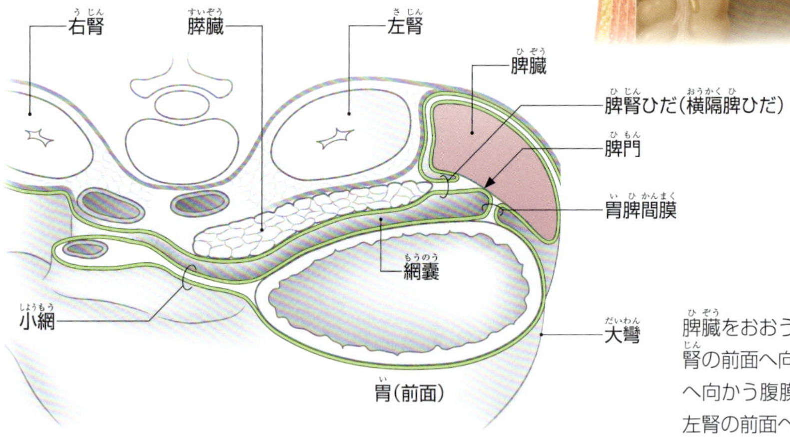

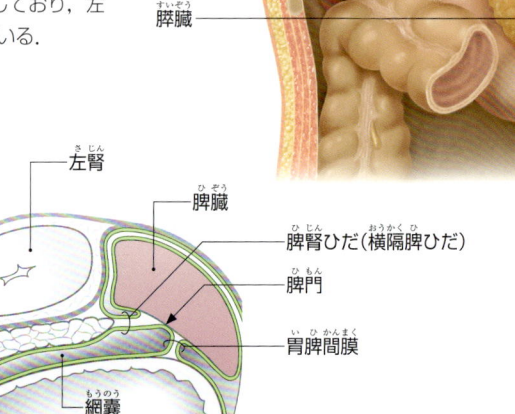

脾臓をおおう腹膜（漿膜）は，脾門で反転し，胃の大彎へ向かう腹膜と左腎の前面へ向かう腹膜に分かれる．胃の後面をおおう腹膜は，胃の大彎へ向かう腹膜と合わさって胃脾間膜をつくり，脾門に達すると反転し，左腎の前面へ向かう腹膜と合わさって脾腎ひだ（横隔脾ひだ）をつくる．

　脾臓は左上腹部にある暗赤色の実質器官である（図1）．体内で最大のリンパ性器官であり，血流中の細菌や異物，老廃赤血球などを分解処理して血液を濾過し，リンパ球（無果粒白血球）や抗体を産生して免疫応答をおこなう．胎児期には造血器として赤血球や果粒白血球を産生する．生後は骨髄で造血がおこなわれるが，造血ができない病的状態になると脾臓の造血機能は復活する．

【形】　脾臓はにぎりこぶしほどの大きさで，凸面と凹面をもつ扁平な形をしている．横隔面とよばれる凸面は横隔膜と腹壁に，臓側面とよばれる凹面は胃底や左腎，膵臓の尾部，左結腸曲に接する（図2）．臓側面の中央は脾門とよばれ，血管やリンパ管，神経などが出入りする（図4）．

【構造】　脾臓の表面は腹膜とよばれる漿膜におおわれる（図3）．その下の結合組織性の被膜は実質内に入り込んで脾柱をつくる．脾柱と脾柱の間には細網線維が網状にはりめぐらされ，網目のなかを脾髄とよばれる組織が満たしている（図5）．脾髄は白脾髄と赤脾髄に分けられ，白脾髄は脾リンパ小節（脾小節）とそこからのびたリンパ組織のさや（動脈周囲リンパ鞘）から，赤脾髄は静脈性毛細血管である脾洞とそのまわりを埋める脾索からできている．

【血管系】　脾門から実質に入った脾動脈は脾柱動脈として脾柱のなかを走り，脾髄に入ると脾髄動脈となる．脾リンパ小節を通過するときは中心動脈と名称を変え，赤脾髄へ向かう直前に細い血管に分かれて筆毛動脈となる．筆毛動脈の多くの枝は特殊なさやに包まれた莢動脈となり，脾洞へ向かう．脾洞の静脈血は脾髄静脈，脾柱静脈を経て脾静脈にそそぐ（図5）．脾静脈は下腸間膜静脈や上腸間膜静脈と合流して門脈となり（図6，82㌻），肝臓にそそぐ．

【機能】　無数のすきまがある脾洞壁から血液は脾索に流れ込み，血流中の細菌や異物は大食細胞（マクロファージ，図5）によって分解処理される．その抗原情報は脾リンパ小節の胚中心でつくられるリンパ球（Bリンパ球）に伝えられ，抗体が産生される．老廃赤血球も大食細胞によって分解処理され，赤血球の血色素（ヘモグロビン）は分解されてビリルビンとなり，静脈血にのって肝臓へ運ばれる．脾洞や脾索には血液をたくわえるはたらきもある．

●おもな病気　脾機能亢進症*，脾腫*など

4 脾臓の臓側面（凹面）

実物大

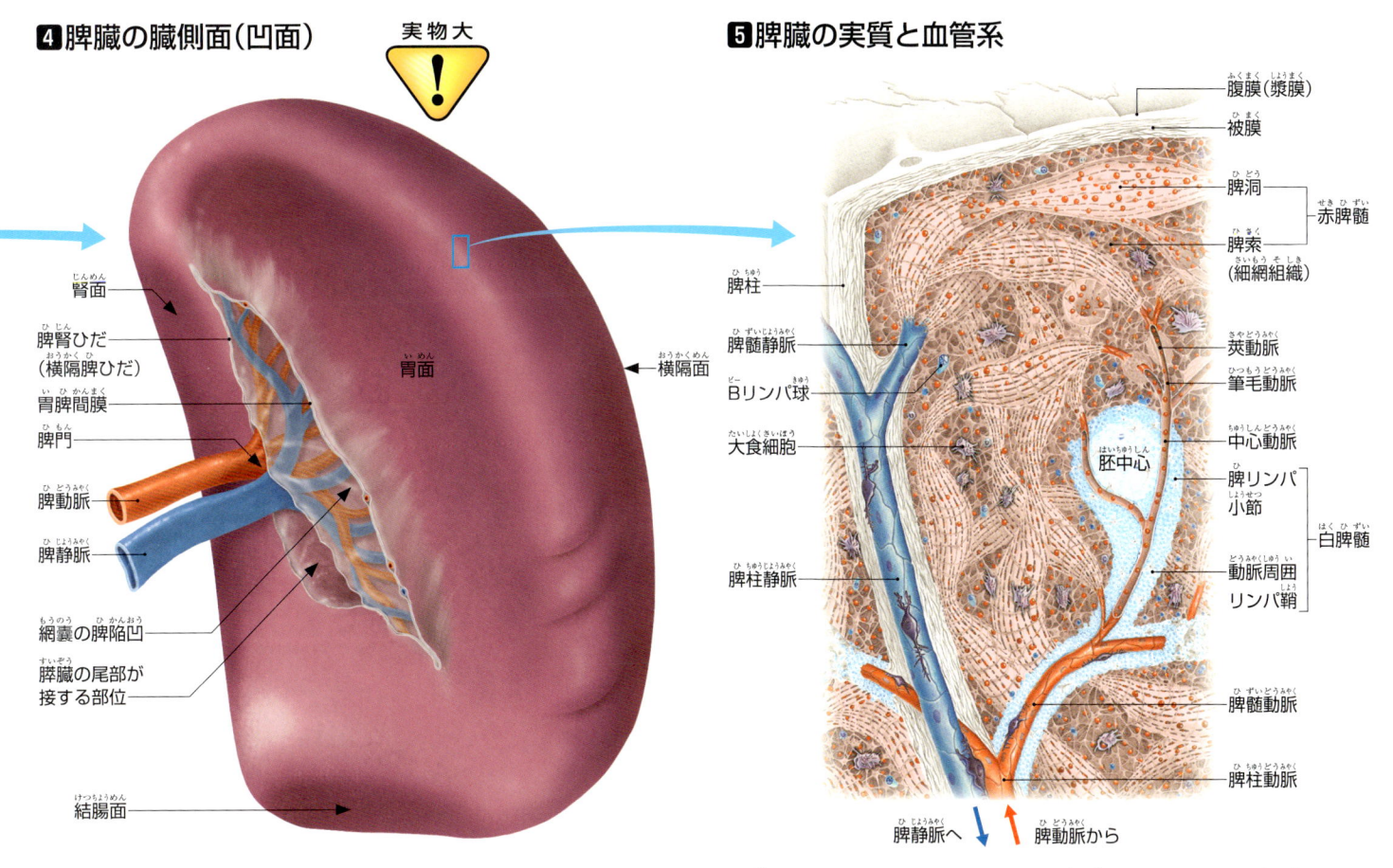

臓側面の中央が血管やリンパ管，神経が出入りする脾門である．脾動脈は脾門で6本ほどの枝に分かれ，実質内に動脈血を運ぶ．実質内から集められた静脈血は脾門から脾静脈にそそぐ．脾臓をおおう腹膜は脾門のところで，胃の大彎へ向かう腹膜と，左腎の前面へ向かう腹膜に分かれる（図3）．

5 脾臓の実質と血管系

脾臓の断面を肉眼でみると，白い部分が白脾髄，暗赤色の部分が赤脾髄である．実質内に入った血液は，脾柱動脈→白脾髄（動脈周囲リンパ鞘と脾リンパ小節）→赤脾髄（脾洞と脾索）→脾柱静脈の順に流れる．脾臓が暗赤色にみえるのは赤脾髄に充満した赤血球（●）による．

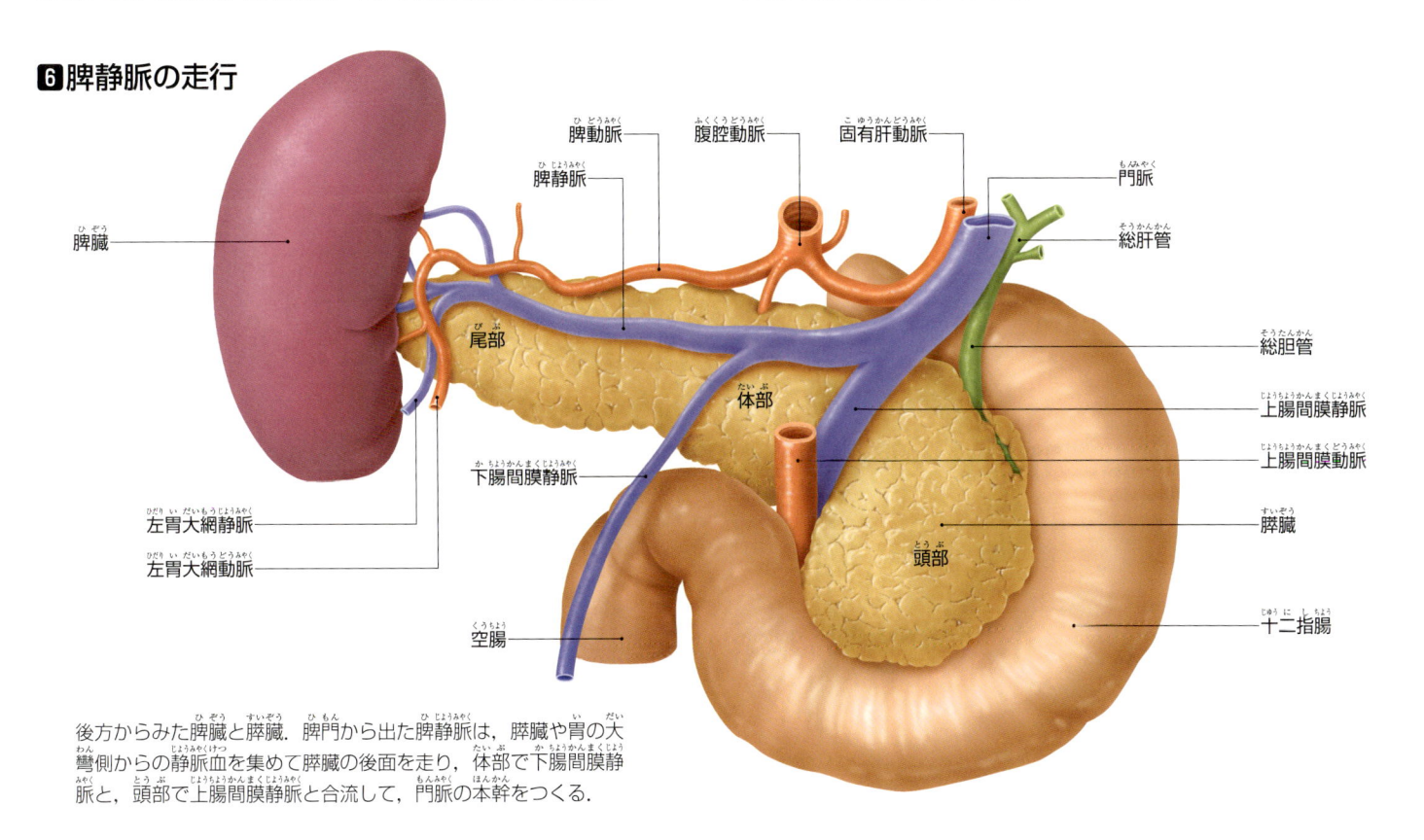

6 脾静脈の走行

後方からみた脾臓と膵臓．脾門から出た脾静脈は，膵臓や胃の大彎側からの静脈血を集めて膵臓の後面を走り，体部で下腸間膜静脈と，頭部で上腸間膜静脈と合流して，門脈の本幹をつくる．

3 腹部—87

kidney
腎臓

● 大きさ　右：長さ 9.2〜11.5cm，幅 4.6〜5.7cm
　　　　　左：長さ 9.6〜11.7cm，幅 4.6〜5.6cm
● 重さ　右：95.6〜103.6g，左：107.2〜111.2g

❶ 前方からみた腎臓

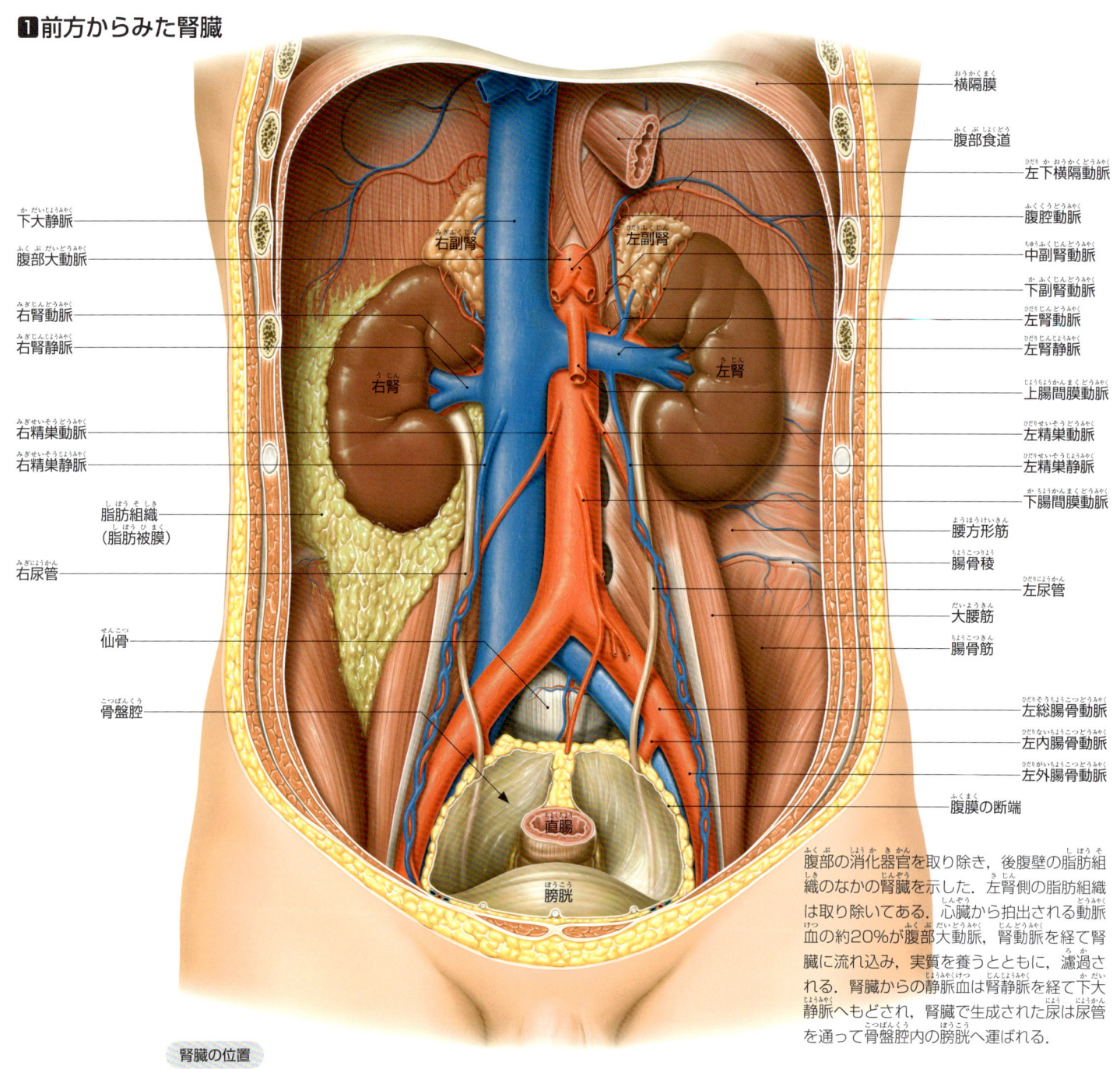

主な標識：横隔膜，腹部食道，左下横隔動脈，腹腔動脈，中副腎動脈，下副腎動脈，左腎動脈，左腎静脈，上腸間膜動脈，左精巣動脈，左精巣静脈，下腸間膜動脈，腰方形筋，腸骨稜，左尿管，大腰筋，腸骨筋，左総腸骨動脈，左内腸骨動脈，左外腸骨動脈，腹膜の断端

下大静脈，腹部大動脈，右腎動脈，右腎静脈，右精巣動脈，右精巣静脈，脂肪組織（脂肪被膜），右尿管，仙骨，骨盤腔

右副腎，左副腎，右腎，左腎，直腸，膀胱

腹部の消化器官を取り除き，後腹壁の脂肪組織のなかの腎臓を示した．左腎側の脂肪組織は取り除いてある．心臓から拍出される動脈血の約20％が腹部大動脈，腎動脈を経て腎臓に流れ込み，実質を養うとともに，濾過される．腎臓からの静脈血は腎静脈を経て下大静脈へもどされ，腎臓で生成された尿は尿管を通って骨盤腔内の膀胱へ運ばれる．

腎臓の位置

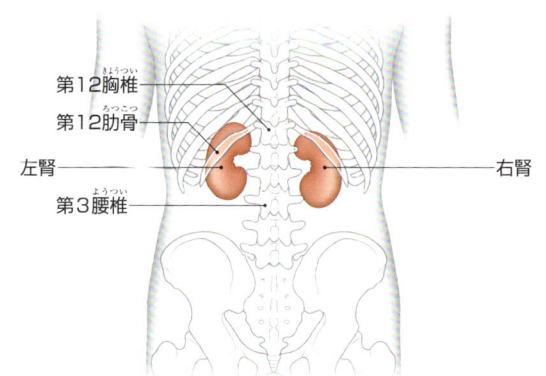

第12胸椎，第12肋骨，左腎，右腎，第3腰椎

後方からみた図．腎臓は第12胸椎から第3腰椎の高さに位置する．右腎は左腎よりやや低く，両腎とも第12肋骨と交叉する．

❷ 腎臓の前面に位置する器官（接触面）

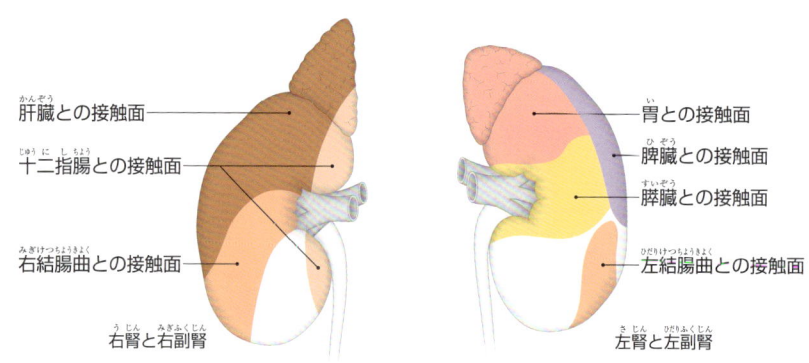

肝臓との接触面，十二指腸との接触面，右結腸曲との接触面（右腎と右副腎）

胃との接触面，脾臓との接触面，膵臓との接触面，左結腸曲との接触面（左腎と左副腎）

右腎の前面は肝臓，十二指腸，右結腸曲に接し，左腎の前面は胃，膵臓，左結腸曲に，外側縁は脾臓に接する．後面では両腎とも横隔膜に接する．

88

3 腎臓の構造

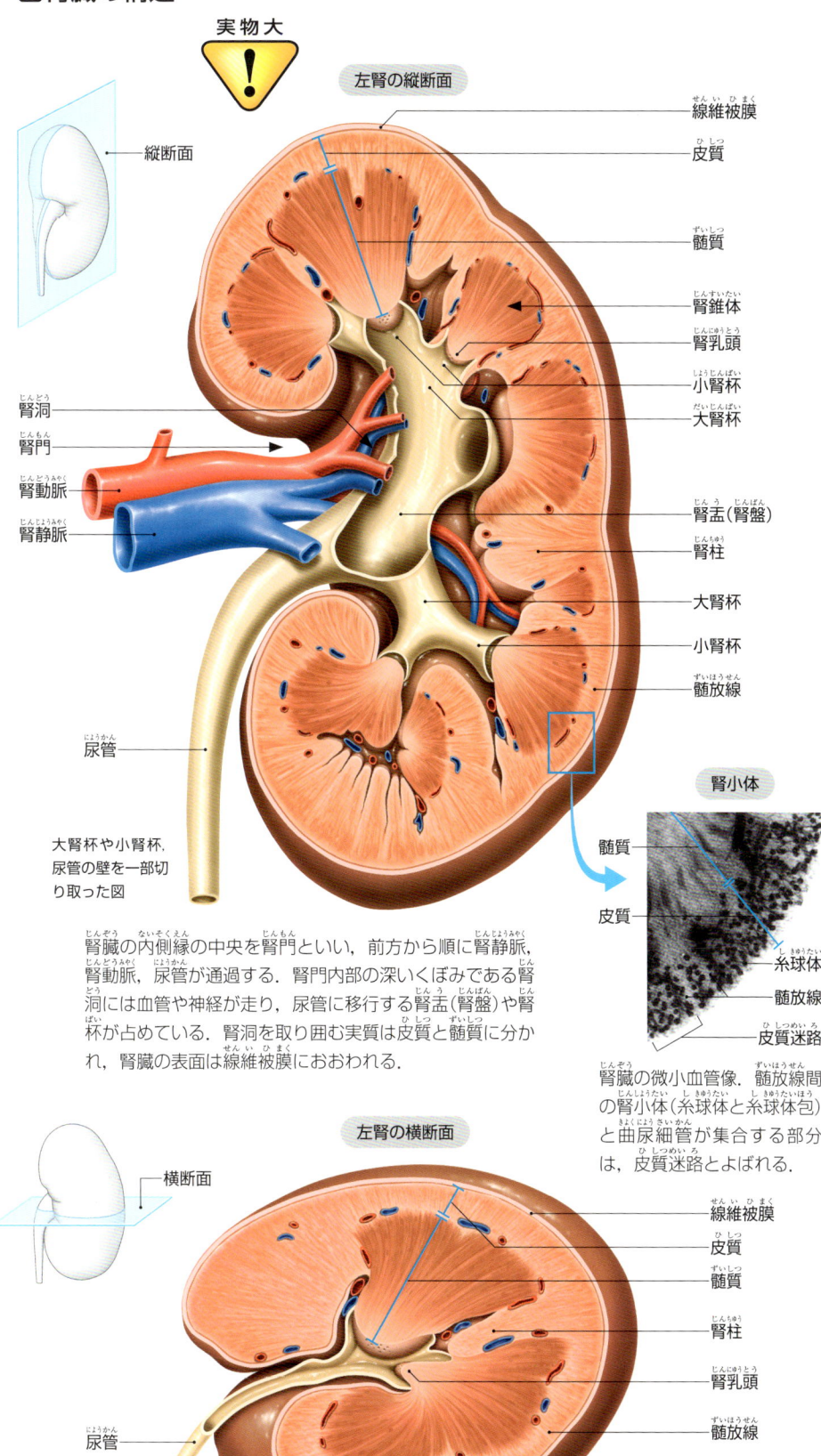

実物大

左腎の縦断面
- 線維被膜
- 縦断面
- 皮質
- 髄質
- 腎錐体
- 腎乳頭
- 小腎杯
- 大腎杯
- 腎洞
- 腎門
- 腎動脈
- 腎静脈
- 腎盂（腎盤）
- 腎柱
- 大腎杯
- 小腎杯
- 髄放線
- 尿管

大腎杯や小腎杯，尿管の壁を一部切り取った図

腎臓の内側縁の中央を腎門といい，前方から順に腎静脈，腎動脈，尿管が通過する．腎門内部の深いくぼみである腎洞には血管や神経が走り，尿管に移行する腎盂（腎盤）や腎杯が占めている．腎洞を取り囲む実質は皮質と髄質に分かれ，腎臓の表面は線維被膜におおわれる．

腎小体
- 髄質
- 皮質
- 糸球体
- 髄放線
- 皮質迷路

腎臓の微小血管像．髄放線間の腎小体（糸球体と糸球体包）と曲尿細管が集合する部分は，皮質迷路とよばれる．

左腎の横断面
- 横断面
- 線維被膜
- 皮質
- 髄質
- 腎柱
- 腎乳頭
- 髄放線
- 尿管

皮質には腎小体と尿細管の曲部（曲尿細管）が，髄質には尿細管の直部（直尿細管）と集合管が集まる．直尿細管と集合管は，腎乳頭を頂点とする放射状の腎錐体を髄質につくり，一部は皮質にのびだして髄放線となる．

腎臓は，腰椎の前を走る大血管の両脇にある1対の実質器官で（図1），血液を濾過して不要な代謝産物や過剰な水分を取り除き，尿として排泄している．体液の水電解質平衡や酸塩基平衡は腎臓によって一定に調節され，体液の量と組成の恒常性が保たれている．また，血圧を上昇させる酵素や赤血球産生を促すホルモンを分泌する．

【位置】腎臓は，後腹壁の脂肪組織（脂肪被膜）のなかに埋もれた腹膜後器官である（67ページ）．左右の腎臓の上には内分泌腺の副腎（175ページ）がのり，脂肪組織の外方にある結合組織が腎臓と副腎をひとかたまりに包んでいる．肝臓の右葉に圧迫される右の腎臓は，左の腎臓よりやや下方にある．

【形】腎臓はソラマメのような形をしており，くぼんだ内側縁の中央を腎門，腎門から内部へ深く落ち込んだ部分を腎洞という．腎洞を取り囲むような形で実質がある（図3）．腎洞のなかには，実質から排泄される尿を受けとめる10個ほどの小腎杯があり，小腎杯は2～3個ずつ集まって数個の大腎杯となり，大腎杯は1つにまとまって腎盂（腎盤）とよばれるふくらみをつくっている．腎盂は細くなって尿管となり，腎門から出て膀胱へ向かう．血管や神経は腎門から腎洞を通って実質に出入りする．

【皮質と髄質】腎臓の表面は結合組織の被膜（線維被膜）におおわれており，その下の実質は皮質と髄質に分かれる．皮質を占めるのは，血液の濾過装置である無数の腎小体（マルピギー小体）と，そのまわりを蛇行する曲尿細管などである．髄質を占めるのは，まっすぐに走る直尿細管や集合管などで，集合管は合流をくりかえして太い乳頭管となり，小腎杯のなかに突き出した腎乳頭に集まって乳頭孔から尿を排泄する（90ページ）．無数の管が走る髄質には，腎乳頭を頂点としたピラミッド形の腎錐体が10個ほどでき，腎錐体と腎錐体の間には皮質がのびだして腎柱をつくっている．

●おもな病気　糸球体腎炎（腎炎）*，腎盂腎炎*，腎がん，腎結石*，腎膿瘍，腎不全*，水腎症，ネフローゼ症候群*など

3　腹部—89

urinogenous mechanism
尿をつくるしくみ

- 腎血流量　1.2～1.3ℓ/分
- 糸球体濾過量　100～125mℓ/分
- 尿量　1.5～1.8ℓ/日

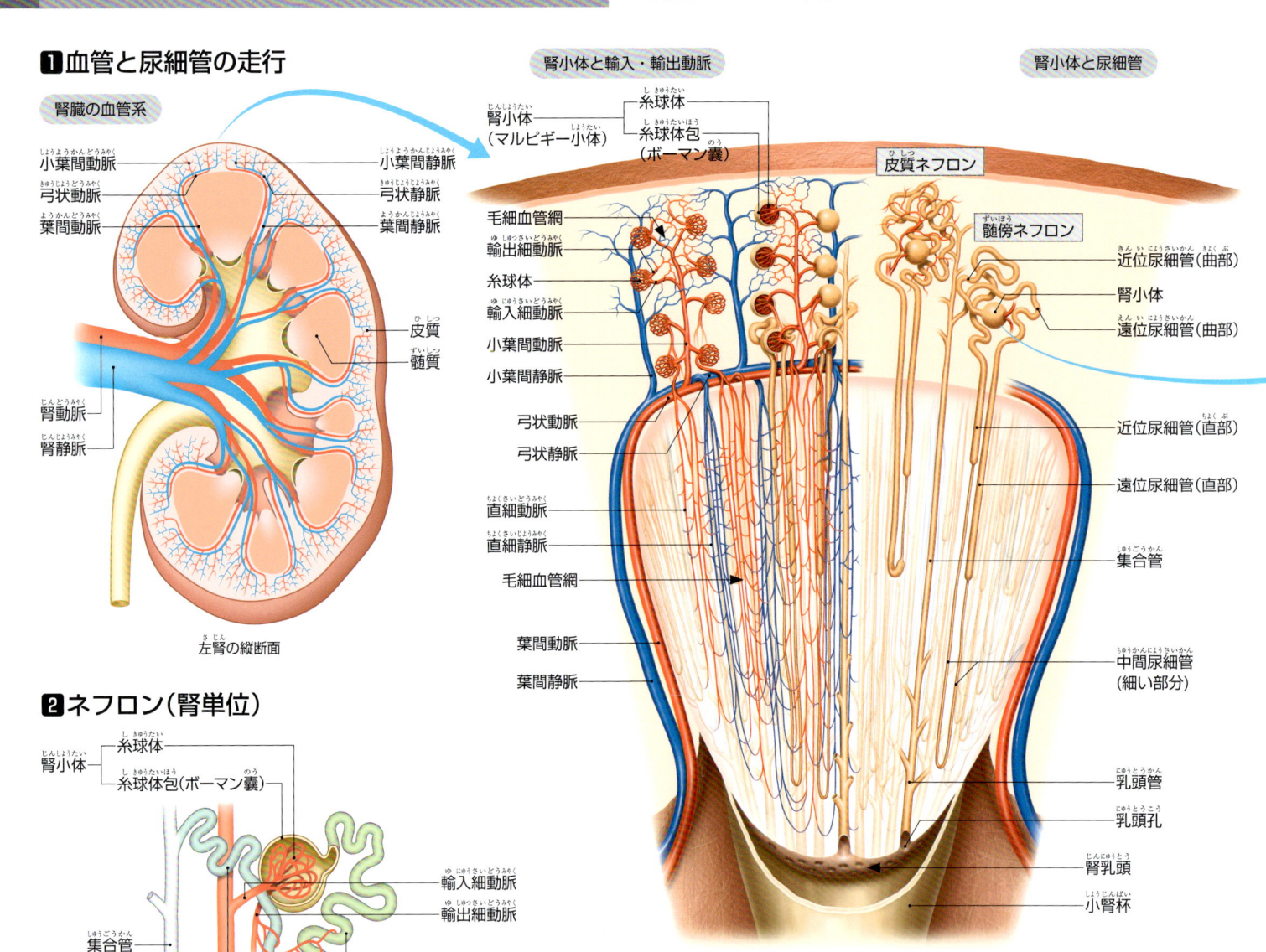

❶血管と尿細管の走行

腎臓の血管系

- 小葉間動脈
- 弓状動脈
- 葉間動脈
- 腎動脈
- 腎静脈
- 小葉間静脈
- 弓状静脈
- 葉間静脈
- 皮質
- 髄質

左腎の縦断面

腎小体と輸入・輸出動脈

- 腎小体（マルピギー小体）
- 糸球体
- 糸球体包（ボーマン嚢）
- 毛細血管網
- 輸出細動脈
- 糸球体
- 輸入細動脈
- 小葉間動脈
- 小葉間静脈
- 弓状動脈
- 弓状静脈
- 直細動脈
- 直細静脈
- 毛細血管網
- 葉間動脈
- 葉間静脈

腎小体と尿細管

- 皮質ネフロン
- 髄傍ネフロン
- 近位尿細管（曲部）
- 腎小体
- 遠位尿細管（曲部）
- 近位尿細管（直部）
- 遠位尿細管（直部）
- 集合管
- 中間尿細管（細い部分）
- 乳頭管
- 乳頭孔
- 腎乳頭
- 小腎杯

小葉間動脈から分かれた輸入細動脈は，腎小体のなかで糸球体を形成したのち輸出細動脈となって腎小体から出て，尿細管曲部（曲尿細管）の周囲に毛細血管網をつくる．弓状動脈から髄質側へ向かう細動脈や皮質最深部の腎小体から出た輸出細動脈は直細動脈となって下行し，尿細管直部（直尿細管）・中間尿細管・集合管の周囲に毛細血管網をつくる．

❷ネフロン（腎単位）

- 腎小体
  - 糸球体
  - 糸球体包（ボーマン嚢）
- 集合管
- 輸入細動脈
- 輸出細動脈
- 遠位尿細管（曲部・直部）
- 近位尿細管（曲部・直部）
- 中間尿細管（細い部分）

近位尿細管直部，中間尿細管，遠位尿細管直部がつくるループをヘンレループとよぶ

1個の腎小体とそれにつづく1本の尿細管は，尿の生成と輸送のための構造的・機能的単位で，ネフロン（腎単位）とよばれる．ネフロンはひとつの腎臓に約100万個あり，皮質の浅層に糸球体をもちループが短い皮質ネフロン，皮質の深層に糸球体をもちループの長い髄傍ネフロンなどが区別される（図❶）．

腎臓には1分間に約1ℓの血液が流れ込み，それらは腎臓内で濾過されて1日に約150～180ℓもの濾過液がつくられる．これを原尿といい，そのうちの1％が尿として体外に排泄され，残り99％が腎臓内で再吸収されて血液中にもどされる．尿は，腎小体での濾過，尿細管での再吸収と分泌という過程を経てつくられており，1個の腎小体とそれにつづく1本の尿細管をネフロン（腎単位）とよぶ（図❷）．尿の生成によって，窒素をふくむ老廃物（尿素・尿酸・クレアチニンなど）は尿中に排泄され，水電解質平衡や酸塩基平衡の調節がはかられ，体液の量と組成の恒常性が保たれる．

【腎小体】　腎臓の皮質にある腎小体（マルピギー小体）は血液の濾過装置で，糸球体とそれを包む糸球体包（ボーマン嚢）からできている（図❸）．腎動脈から分かれて腎柱を走る葉間動脈は，皮質と髄質の境で弓状動脈となり，小葉間動脈を皮質へ放射状に分枝する（図❶）．小葉間動脈から分枝した輸入細動脈は腎小体に入り，

3 腎小体

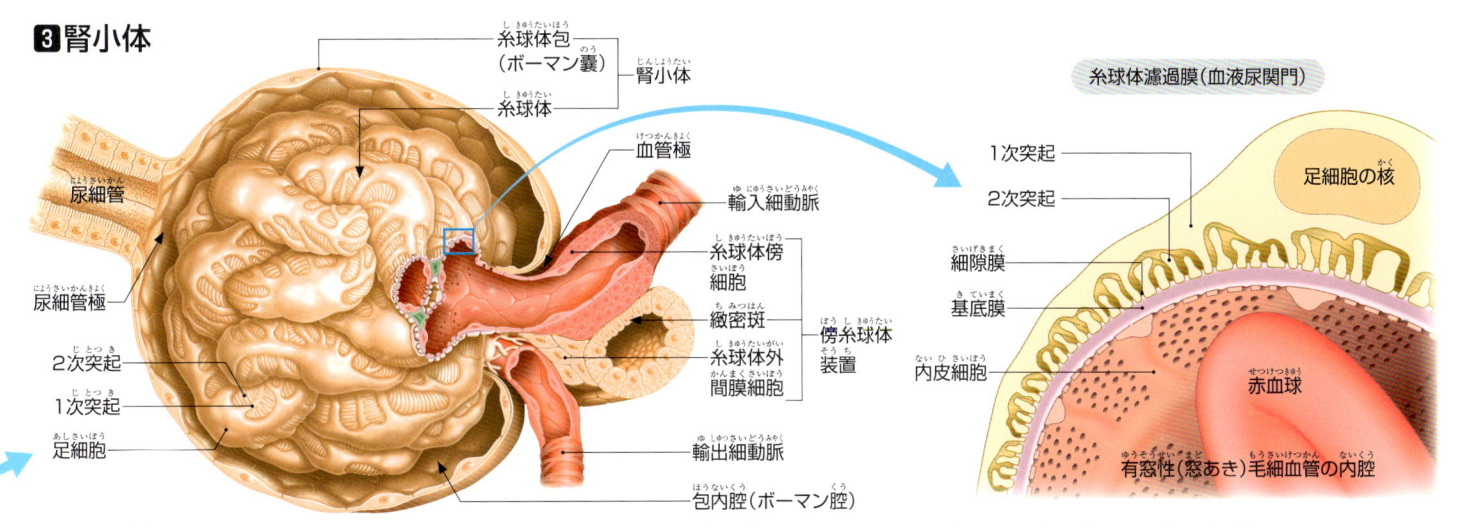

糸球体濾過膜（血液尿関門）

腎小体は皮質にある0.2mmほどの球状体で，糸球体とそれを包む糸球体包（ボーマン嚢）からできている．輸入・輸出細動脈が出入りする部位を血管極，反対側を尿細管極という．糸球体包の上皮細胞は血管極で反転して足細胞に移行する．

小孔をもつ内皮細胞，基底膜，足細胞の小突起間に張る細隙膜を，糸球体濾過膜または血液尿関門（毛細血管を流れる血液と包内腔を満たす尿を隔てる）とよぶ．

4 尿の生成

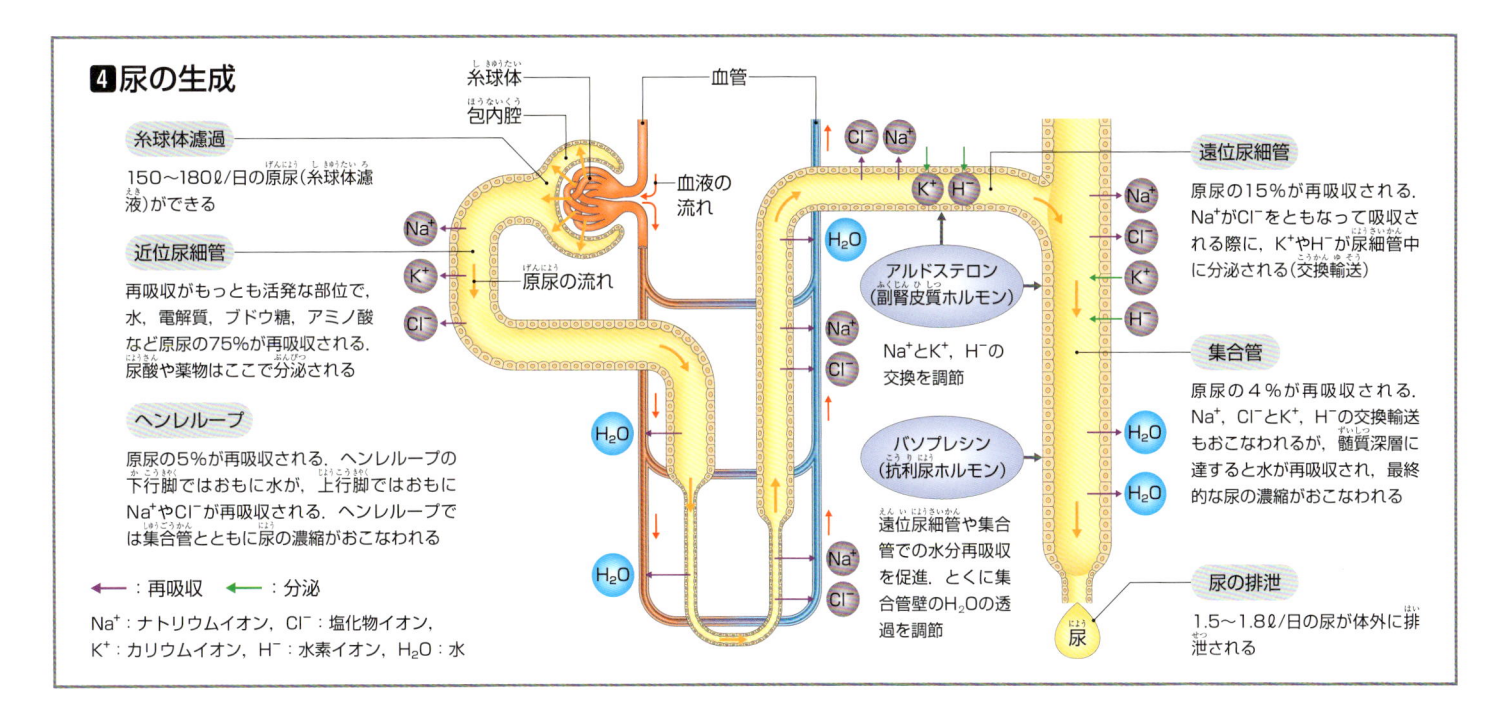

糸球体濾過
150〜180ℓ/日の原尿（糸球体濾液）ができる

近位尿細管
再吸収がもっとも活発な部位で，水，電解質，ブドウ糖，アミノ酸など原尿の75％が再吸収される．尿酸や薬物はここで分泌される

ヘンレループ
原尿の5％が再吸収される．ヘンレループの下行脚ではおもに水が，上行脚ではおもにNa^+やCl^-が再吸収される．ヘンレループでは集合管とともに尿の濃縮がおこなわれる

→ 再吸収　→ 分泌
Na^+：ナトリウムイオン，Cl^-：塩化物イオン，K^+：カリウムイオン，H^-：水素イオン，H_2O：水

アルドステロン（副腎皮質ホルモン）
Na^+とK^+，H^-の交換を調節

バソプレシン（抗利尿ホルモン）
遠位尿細管や集合管での水分再吸収を促進．とくに集合管壁のH_2Oの透過を調節

遠位尿細管
原尿の15％が再吸収される．Na^+がCl^-をともなって吸収される際に，K^+やH^-が尿細管中に分泌される（交換輸送）

集合管
原尿の4％が再吸収される．Na^+，Cl^-とK^+，H^-の交換輸送もおこなわれるが，髄質深層に達すると水が再吸収され，最終的な尿の濃縮がおこなわれる

尿の排泄
1.5〜1.8ℓ/日の尿が体外に排泄される

数本の毛細血管に分かれて糸球体を形成したのち，1本の輸出細動脈となって腎小体から出る．糸球体壁は，小孔をもつ内皮細胞，その外方の厚い基底膜，基底膜をおおう小突起（1次突起と2次突起）をもつ足細胞から構成されており，2次突起の底部には細隙膜が張る（図3）．内皮細胞の小孔，基底膜，細隙膜は目の細かさが異なるふるいの役割を果たしており，毛細血管を流れる血漿中の水分や低分子物質は通すが，アルブミンなどのタンパク成分はほとんど通さず，高分子物質は通さない．濾過を受けて包内腔（ボーマン腔）に出る原尿（糸球体濾液）には，水，電解質，ブドウ糖，アミノ酸，老廃物などがふくまれている（図4）．

【尿細管】原尿は腎小体から出て尿細管に入る．尿細管では，原尿中の生体に必要な水分や物質が再吸収されて尿細管周囲の毛細血管へもどされるが，毛細血管からも水素イオン，カリウムイオン，クレアチニン，薬物などの不要物質が尿細管へ分泌される（図4）．

尿細管は，近位尿細管（曲部と直部），中間尿細管（細い部分），遠位尿細管（直部と曲部）に区分される（図1）．近位尿細管は腎小体から出て蛇行したあと直進して髄質内に入り，しばらく走ると細くなり，Uターンして上行するとふたたび太くなって遠位尿細管となり，皮質にもどる．近位尿細管直部，中間尿細管，遠位尿細管直部がつくるループをヘンレループとよぶ．遠位尿細管は蛇行しながら血管極に近づき，輸入細動脈に接して緻密斑とよばれる細胞群をつくる．緻密斑，輸入細動脈壁の糸球体傍細胞，輸入細動脈と輸出細動脈の間の糸球体外間膜細胞は，傍糸球体装置（糸球体傍複合体，図3）を構成する．糸球体での濾過には一定の圧力（血圧）が必要なため（限外濾過），糸球体の血圧が低下すると傍糸球体装置からレニンが分泌され，レニン-アンギオテンシン系を介して全身の血圧が上昇する．遠位尿細管は集合管にそそぎ，集合管は合流して乳頭管となり，乳頭孔から小腎杯へ尿を排泄する．

ureter, urinary bladder, urethra
尿管，膀胱，尿道

- 尿管の長さ　男性：左 25～30cm，右 27～30cm，女性：左 28～30cm，右 26～29cm
- 膀胱の容量　男性：400～660mℓ，女性：男性の約83％
- 尿道の長さ　男性：16～18cm，女性：3～4cm

❶男性の尿管，膀胱，尿道

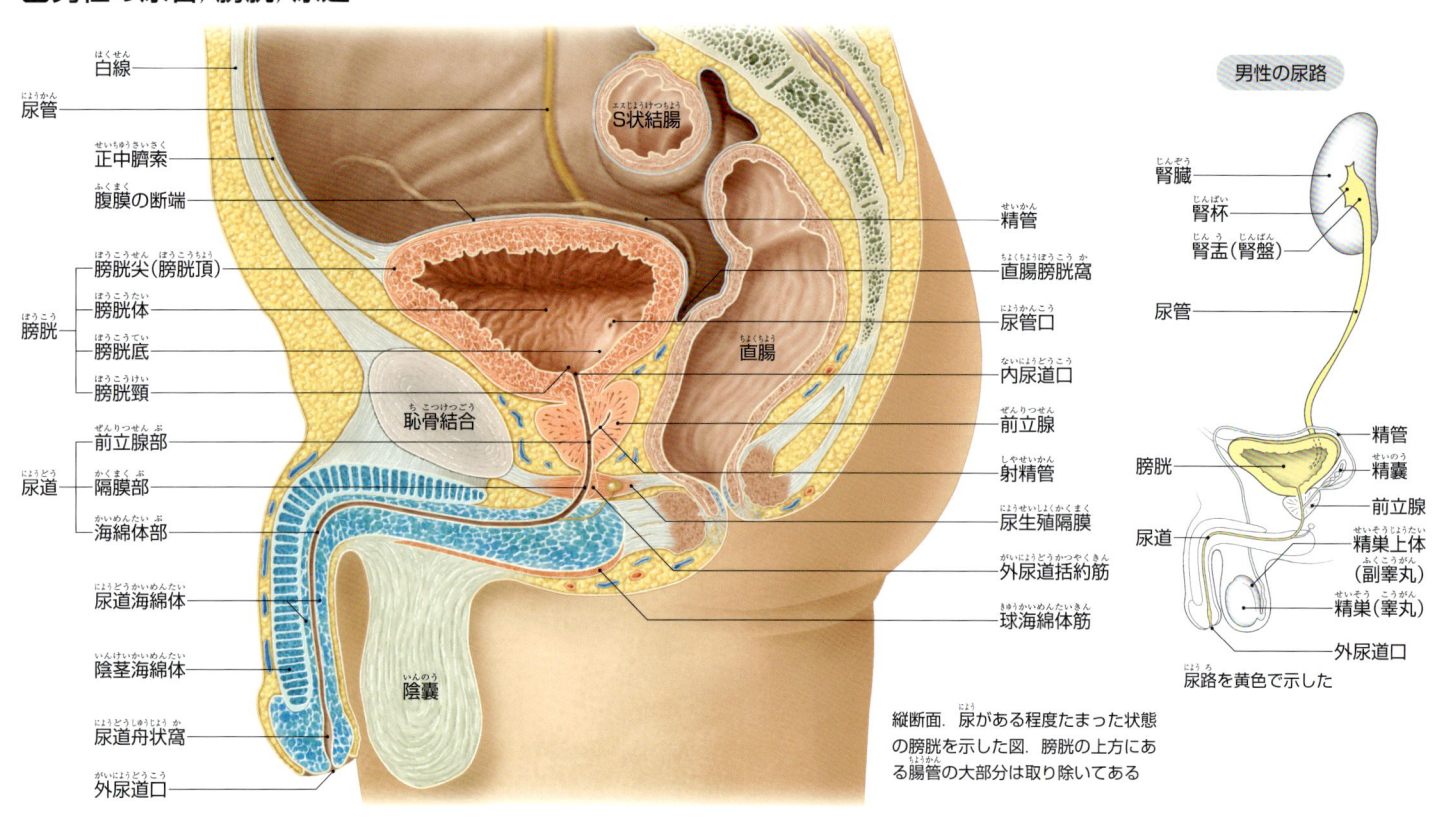

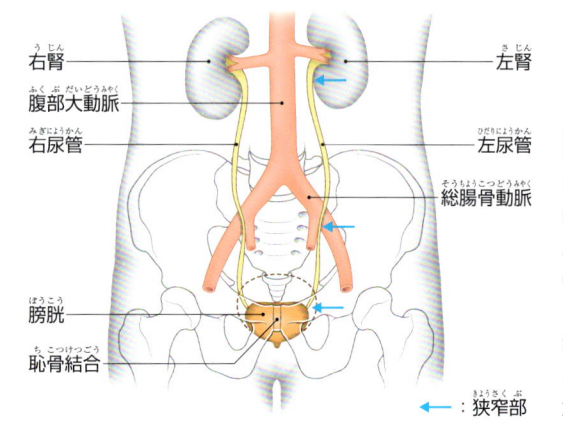

主な標示：白線／尿管／正中臍索／腹膜の断端／膀胱尖（膀胱頂）／膀胱体／膀胱底／膀胱頸／膀胱／前立腺部／隔膜部／海綿体部／尿道／尿道海綿体／陰茎海綿体／尿道舟状窩／外尿道口／S状結腸／精管／直腸膀胱窩／尿管口／直腸／内尿道口／前立腺／射精管／尿生殖隔膜／外尿道括約筋／球海綿体筋／陰嚢

縦断面．尿がある程度たまった状態の膀胱を示した図．膀胱の上方にある腸管の大部分は取り除いてある

男性の尿路
腎臓／腎杯／腎盂（腎盤）／尿管／膀胱／尿道／精管／精嚢／前立腺／精巣上体（副睾丸）／精巣（睾丸）／外尿道口

尿路を黄色で示した

❷膀胱の位置

右腎／腹部大動脈／右尿管／膀胱／恥骨結合／左腎／左尿管／総腸骨動脈／：狭窄部

尿がたまっていないときの膀胱は，恥骨後方の骨盤腔に位置する．尿が充満すると，恥骨の上縁を越えて腹腔内にふくれだすが（-----で示した），逐次排尿されるので，その度合いは大きくはない．

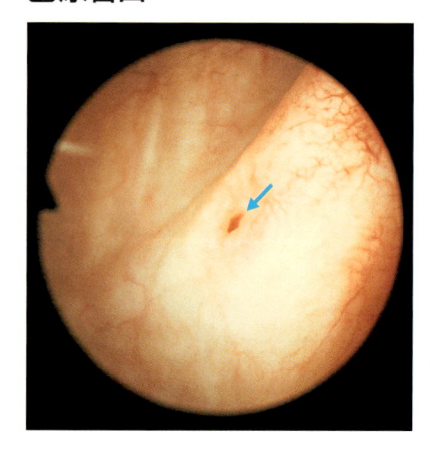

❸尿管口

膀胱鏡でみた右の尿管口（←）．左右の尿管口からは毎分数回の割合で尿が膀胱内に排出されている．尿量が200～300mℓに達すると，膀胱壁の拡張によって生じた刺激が大脳皮質に伝えられ，尿意がおこる．

　腎臓の腎乳頭から腎杯に落ちた尿は，腎盂（腎盤）に集まり，尿管によって膀胱に運ばれて一時的にためられ，尿道を通って体外に排泄される．腎杯から尿道の出口までを尿路という（図❶，図❹）．

尿管
　尿管は，腎盂が細くなったところからはじまる1対の細長い管で，30cmほど下行して膀胱に入って終わる（図❷）．

【区分】　尿管は腹部尿管と骨盤部尿管に区分される．腹部尿管は，腎門を出ると後腹壁の腹膜（漿膜）と大腰筋の間を下行し，総腸骨動脈分岐部の前を横切って骨盤内に入る．骨盤部尿管は骨盤壁に沿って走ったあと，膀胱後面の壁を斜めにつらぬいて内部に開口する．尿管は，腎盂との移行部，腹部と骨盤部との境，膀胱への開口部で細くなっており（図❷），腎盂に沈殿した結石が尿管へ流れると，これらの部位にはまりやすい．

【構造】　尿管の粘膜上皮は伸縮に適した移行上皮である．筋層は2層の平滑筋からできており，それらが収縮することで蠕動運動がおこり，尿が少量ずつ膀胱に送られる．

膀胱
　膀胱は筋性の中空器官である．膀胱の位置や形は尿の量によって変化する．尿がたまっていないときは浅い杯状で恥骨の後ろの骨盤腔（小骨盤）におさまっているが，尿がたまると恥骨の上縁を越えて腹腔内（大骨盤）にふくれだす（図❷）．男性では膀胱の下に前立腺，後方に精嚢と直腸があり（図❶），女性では膀胱の上に子

92

4 女性の尿管，膀胱，尿道

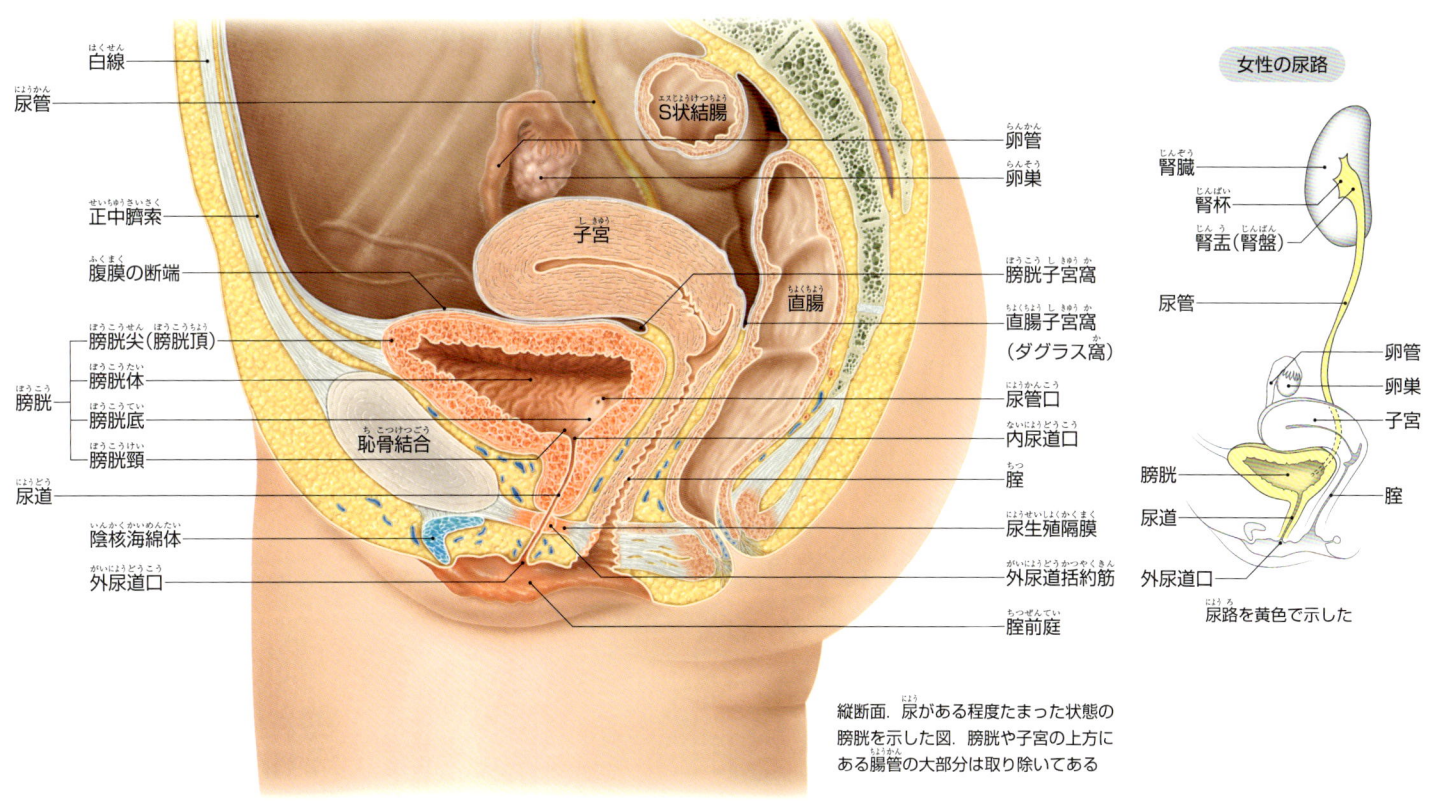

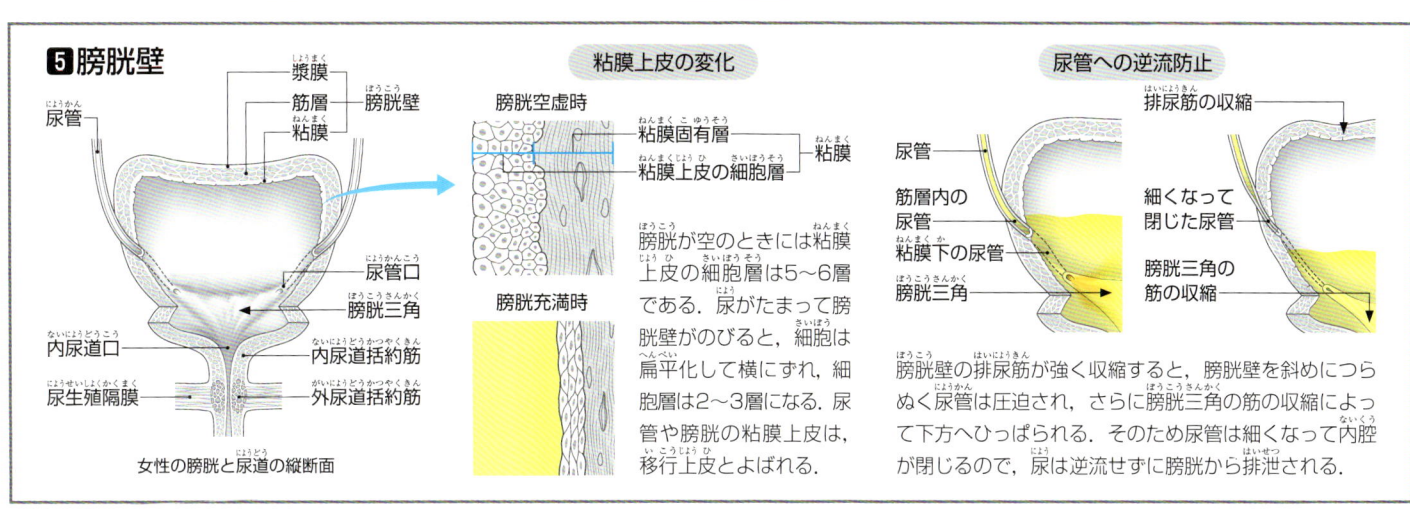

図4 女性の尿管，膀胱，尿道のラベル：白線，尿管，正中臍索，腹膜の断端，膀胱尖（膀胱頂），膀胱体，膀胱底，膀胱頸，尿道，陰核海綿体，外尿道口，S状結腸，卵管，卵巣，子宮，恥骨結合，膀胱子宮窩，直腸，直腸子宮窩（ダグラス窩），尿管口，内尿道口，腟，尿生殖隔膜，外尿道括約筋，腟前庭

縦断面．尿がある程度たまった状態の膀胱を示した図．膀胱や子宮の上方にある腸管の大部分は取り除いてある

女性の尿路：腎臓，腎杯，腎盂（腎盤），尿管，卵管，卵巣，子宮，膀胱，尿道，腟，外尿道口．尿路を黄色で示した

5 膀胱壁

図5 膀胱壁のラベル：尿管，漿膜，筋層，粘膜，膀胱壁，尿管口，膀胱三角，内尿道口，内尿道括約筋，尿生殖隔膜，外尿道括約筋．女性の膀胱と尿道の縦断面

粘膜上皮の変化：膀胱空虚時／膀胱充満時．粘膜固有層，粘膜上皮の細胞層＝粘膜

膀胱が空のときには粘膜上皮の細胞層は5〜6層である．尿がたまって膀胱壁がのびると，細胞は扁平化して横にずれ，細胞層は2〜3層になる．尿管や膀胱の粘膜上皮は，移行上皮とよばれる．

尿管への逆流防止：排尿筋の収縮，尿管，筋層内の尿管，粘膜下の尿管，膀胱三角筋，細くなって閉じた尿管，膀胱三角の筋の収縮

膀胱壁の排尿筋が強く収縮すると，膀胱壁を斜めにつらぬく尿管は圧迫され，さらに膀胱三角の筋の収縮によって下方へひっぱられる．そのため尿管は細くなって内腔が閉じるので，尿は逆流せずに膀胱から排泄される．

宮，後方に腟と直腸がある（図4）．

【区分】 膀胱は上面，下外側面，後面に区別される．前端部を膀胱尖（膀胱頂），左右の下外側面を膀胱体，後面を膀胱底といい，膀胱底には左右の尿管口が開く（図3）．膀胱体の下部の膀胱頸に尿道がはじまり（内尿道口），内尿道口と左右の尿管口を結んだ領域は膀胱三角とよばれる（図5）．膀胱の上面から後面上方は腹膜におおわれている．

【構造】 膀胱の粘膜上皮は尿管から連続しており，移行上皮である（図5）．筋層は3層の平滑筋からできており，これらが収縮すると排尿がおこるので排尿筋ともよばれる．膀胱頸では平滑筋は内尿道口を輪状に取り巻いており，内尿道括約筋とよばれる．

尿道

尿道は膀胱内の尿を体外に排泄する管である．男性の尿道は16〜18cmと長く，内尿道口にはじまり，前立腺をつらぬいて陰茎亀頭先端の外尿道口に終わる（図1）．男性の尿道は尿路と精路を兼ねており，前立腺内に開く射精管から尿道に精液が排出される．女性の尿道は3〜4cmと短く，内尿道口にはじまり，腟前庭の外尿道口に終わる（図4）．男女ともに，尿道が骨盤底（107㌻）をつらぬく部位を横紋筋である外尿道括約筋が取り巻いている．

●**おもな病気** 神経因性膀胱*，尿管結石*，尿道炎*，尿道がん，尿道結石，膀胱炎*，膀胱がん*，膀胱憩室*，膀胱結石*など

male genital organs
男性生殖器

- 陰茎　長さ　約9cm（弛緩時）
- 精巣（睾丸）　縦径　4〜5cm，横径　約2.5cm，厚さ　約3cm，重さ　約10g
- 精索の長さ　約12cm　●精管の長さ　30〜50cm
- 前立腺　縦径　約2.5cm，横径　約3cm，厚さ　約1.5cm，重さ　約15g

❶区分と名称

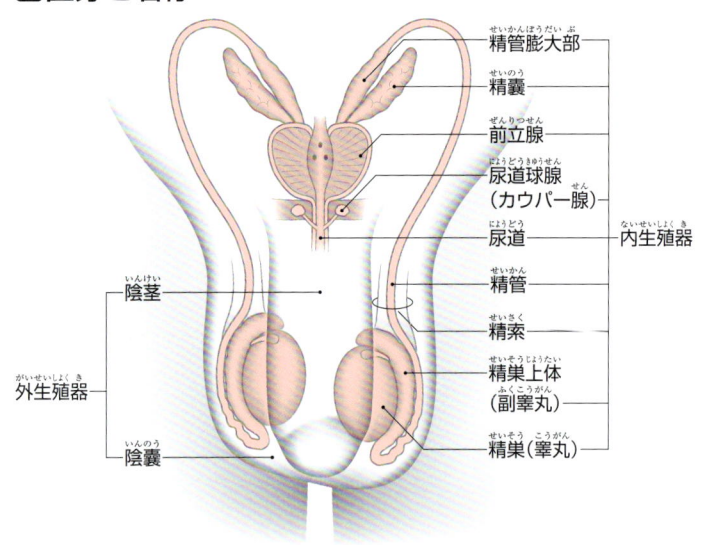

精管膨大部
精囊
前立腺
尿道球腺（カウパー腺）
尿道
内生殖器
精管
精索
精巣上体（副睾丸）
精巣（睾丸）
陰茎
陰囊
外生殖器

精巣，精巣上体，精索は陰囊内に，精囊，精管膨大部，前立腺は骨盤腔にある．

❷外生殖器（左）と皮下の構造（右）

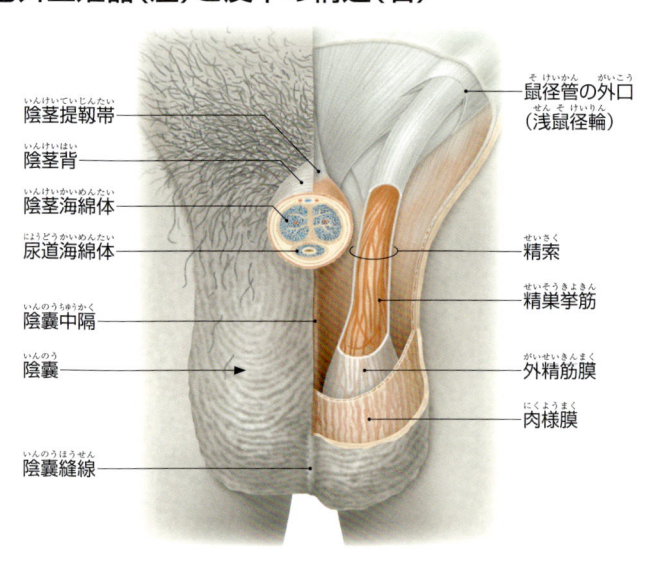

陰茎提靱帯
陰茎背
陰茎海綿体
尿道海綿体
陰囊中隔
陰囊
陰囊縫線
鼠径管の外口（浅鼠径輪）
精索
精巣挙筋
外精筋膜
肉様膜

陰茎を体部で切断し，左に陰囊の皮膚を，右に皮下の構造を示した．肉様膜とよばれる平滑筋層は正中で陰囊中隔につづく．

❸精管の走行

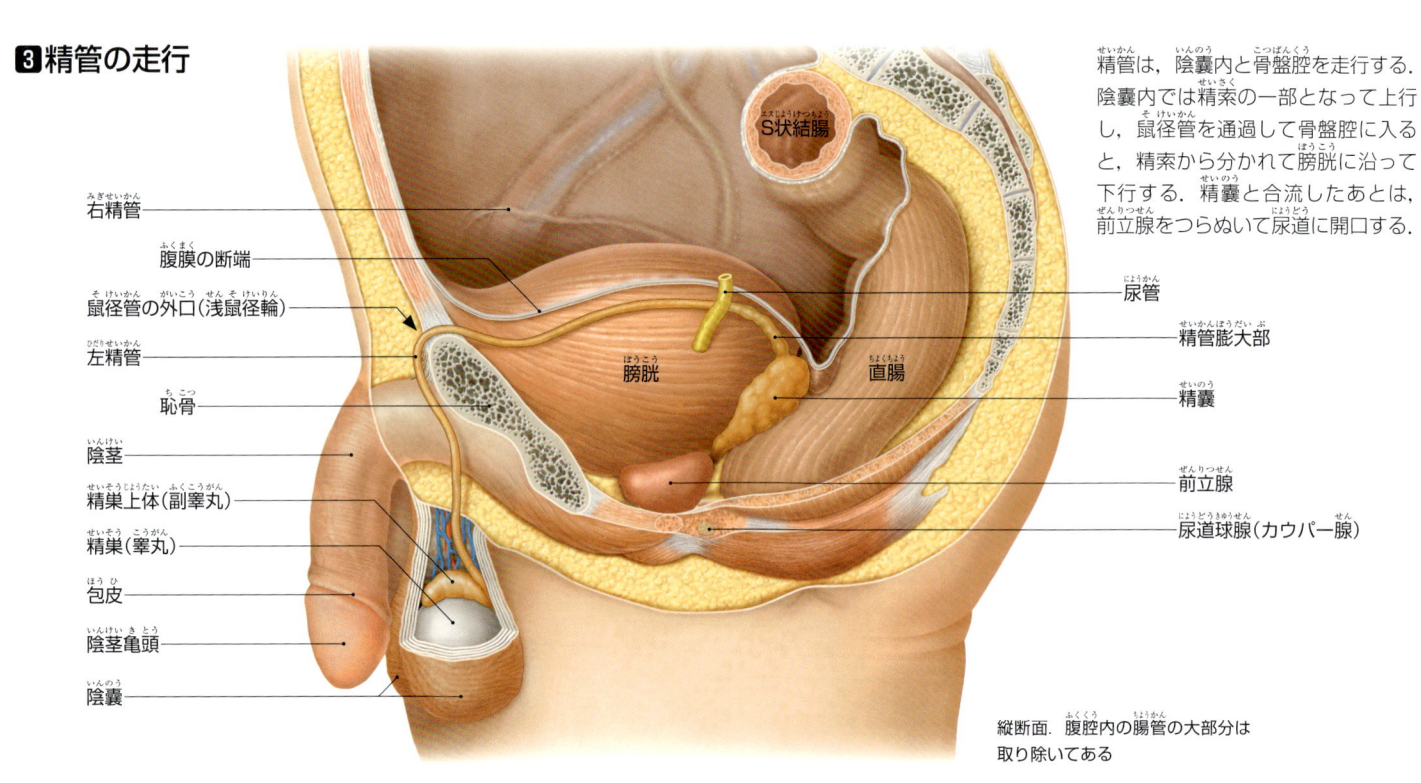

S状結腸
右精管
腹膜の断端
鼠径管の外口（浅鼠径輪）
左精管
恥骨
陰茎
精巣上体（副睾丸）
精巣（睾丸）
包皮
陰茎亀頭
陰囊
尿管
精管膨大部
直腸
精囊
前立腺
尿道球腺（カウパー腺）
膀胱

縦断面．腹腔内の腸管の大部分は取り除いてある

精管は，陰囊内と骨盤腔を走行する．陰囊内では精索の一部となって上行し，鼠径管を通過して骨盤腔に入ると，精索から分かれて膀胱に沿って下行する．精囊と合流したあとは，前立腺をつらぬいて尿道に開口する．

　生殖器は新しい生命をつくるための器官であり，男女ともに体内の内生殖器と体表の外生殖器がある．男性の内生殖器には，生殖細胞である精子（96㌻）をつくり男性ホルモンを分泌する精巣，精子を運ぶ精路となる精巣上体・精管・射精管・尿道，付属腺の精囊・前立腺・尿道球腺（カウパー腺）があり，外生殖器には，交接器である陰茎，精巣・精巣上体・精索を入れる陰囊がある（図❶）．
【内生殖器】　陰囊内部にある1対の精巣は，後腹壁の上方に発生するが，胎生3ヵ月ころから壁側腹膜の後方を神経や血管などとともに下降しはじめ，出生直前に陰囊のなかに入る（精巣下降）．

精巣は睾丸ともよばれるように，扁平な楕円球のような形をしており，表面は線維性の滑らかな白膜におおわれ，その上端と背部には副睾丸とよばれる精巣上体が接している（図❹）．精巣上体は頭，体，尾に区分され，尾部は精管に移行する（96㌻）．
　精管は精子を運ぶ長い管で，血管や神経とともに，筋や結合組織でつくられた精索に包まれて陰囊内を上行し（図❷），鼠径管を通りぬけて骨盤腔に入ると，精索から分離して膀胱に沿って下行する．尿管をまたいで膀胱の後方に回り込むと精管は太さを増し，精管膨大部をつくる（図❸）．左右の精管膨大部はその下端で精囊

94

❹内生殖器と外生殖器

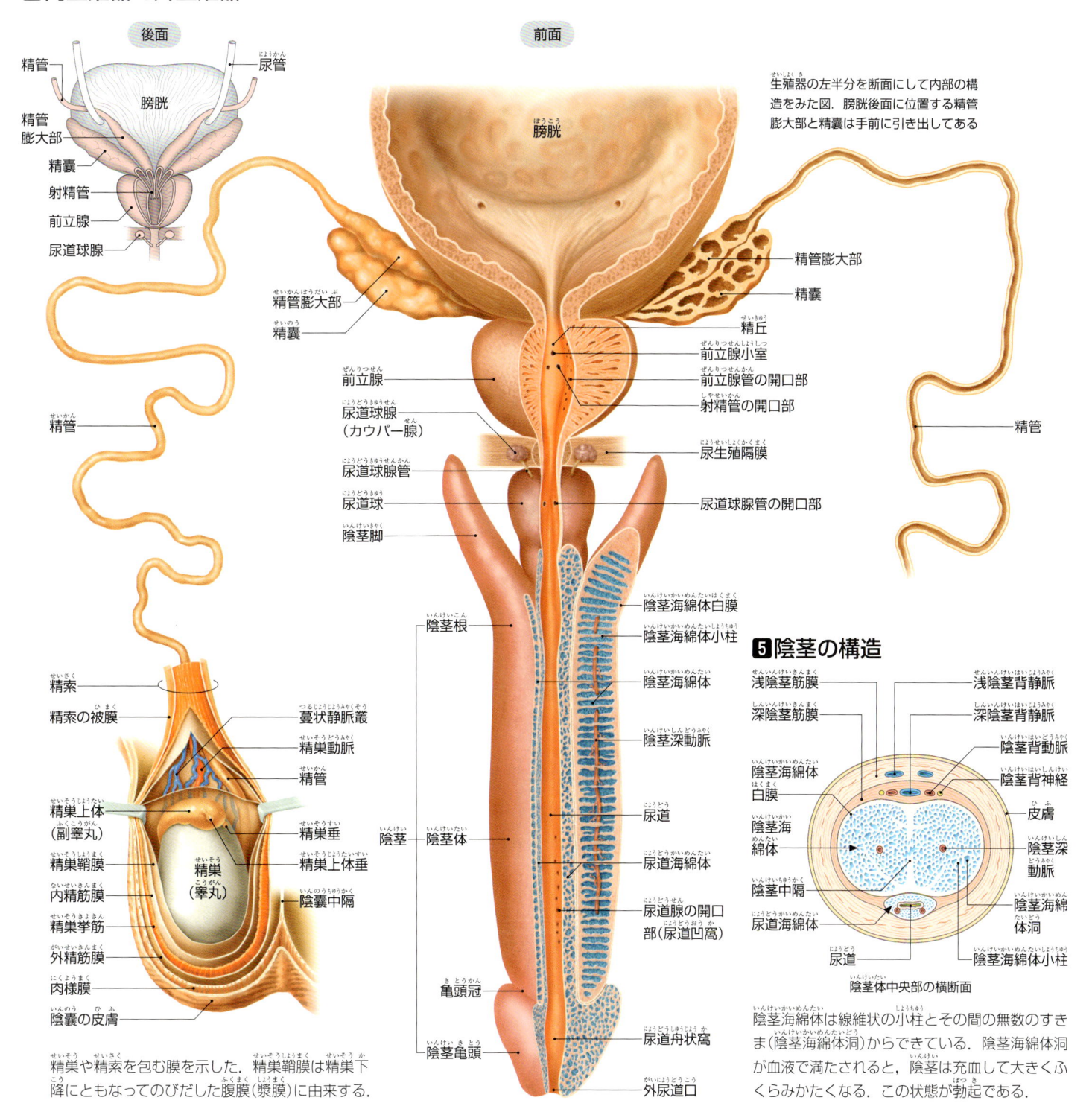

後面

- 精管
- 膀胱
- 精管膨大部
- 精嚢
- 射精管
- 前立腺
- 尿道球腺
- 尿管

前面

生殖器の左半分を断面にして内部の構造をみた図．膀胱後面に位置する精管膨大部と精嚢は手前に引き出してある

- 膀胱
- 精管膨大部
- 精嚢
- 前立腺
- 尿道球腺（カウパー腺）
- 尿道球腺管
- 尿道球
- 陰茎脚
- 陰茎根
- 陰茎体
- 陰茎
- 亀頭冠
- 陰茎亀頭
- 精丘
- 前立腺小室
- 前立腺管の開口部
- 射精管の開口部
- 尿生殖隔膜
- 尿道球腺管の開口部
- 陰茎海綿体白膜
- 陰茎海綿体小柱
- 陰茎海綿体
- 陰茎深動脈
- 尿道
- 尿道海綿体
- 尿道腺の開口部（尿道凹窩）
- 尿道舟状窩
- 外尿道口
- 精管

- 精索
- 精索の被膜
- 蔓状静脈叢
- 精巣動脈
- 精管
- 精巣上体（副睾丸）
- 精巣垂
- 精巣鞘膜
- 精巣上体垂
- 精巣（睾丸）
- 内精筋膜
- 陰嚢中隔
- 精巣挙筋
- 外精筋膜
- 肉様膜
- 陰嚢の皮膚

精巣や精索を包む膜を示した．精巣鞘膜は精巣下降にともなってのびだした腹膜（漿膜）に由来する．

❺陰茎の構造

- 浅陰茎筋膜
- 深陰茎筋膜
- 陰茎海綿体白膜
- 陰茎海綿体
- 陰茎中隔
- 尿道海綿体
- 尿道
- 浅陰茎背静脈
- 深陰茎背静脈
- 陰茎背動脈
- 陰茎背神経
- 皮膚
- 陰茎深動脈
- 陰茎海綿体洞
- 陰茎海綿体小柱

陰茎体中央部の横断面

陰茎海綿体は線維状の小柱とその間の無数のすきま（陰茎海綿体洞）からできている．陰茎海綿体洞が血液で満たされると，陰茎は充血して大きくふくらみかたくなる．この状態が勃起である．

と合流し，膀胱の下にある前立腺を斜めにつらぬいて尿道の前立腺部に開く．精管が前立腺をつらぬく部分は射精管とよばれる（図❹）．射精時に排出される精液は，おもに精嚢・前立腺・尿道球腺から出る分泌液に精子が混ざったもので，このアルカリ性の分泌液に入ると精子の運動性は高まる．

【外生殖器】　陰茎は，恥骨につく陰茎根，柱状の陰茎体，先端の陰茎亀頭に区分される（図❹）．内部には1対の陰茎海綿体とその下に接する尿道海綿体があり，陰茎海綿体に血液が充満すると勃起がおこる（図❺）．尿道海綿体の中心を走る尿道は陰茎亀頭の外尿道口に開く．陰茎海綿体は強靭な白膜に包まれ，陰茎筋膜や平滑筋層（肉様膜）が全体をおおい，皮膚は陰茎をゆるく包んで陰茎亀頭で包皮とよばれるひだをつくる．陰嚢は前腹壁下方の皮膚や筋，筋膜とともに腹膜（漿膜）が袋状にのびだしたもので，内部は隔壁（陰嚢中隔）によって左右に分かれる．皮下には肉様膜が発達し，その収縮によって皮膚に細かいしわができる（図❷）．

●**おもな病気**　陰嚢水腫*，亀頭包皮炎*，精巣腫瘍，前立腺がん，前立腺肥大（症）*，停留睾丸*，包茎* など

3 腹部—95

spermatogenesis
精子をつくるしくみ

- 精子の長さ　0.05〜0.07mm
- 曲精細管　1本の長さ 70〜80cm，口径 0.1〜0.3mm，1精巣に約800本
- 精巣上体管　長さ 約4m

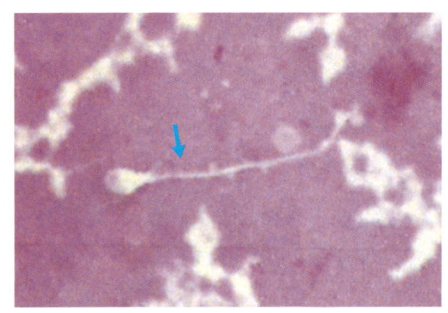

❶精子

光学顕微鏡像

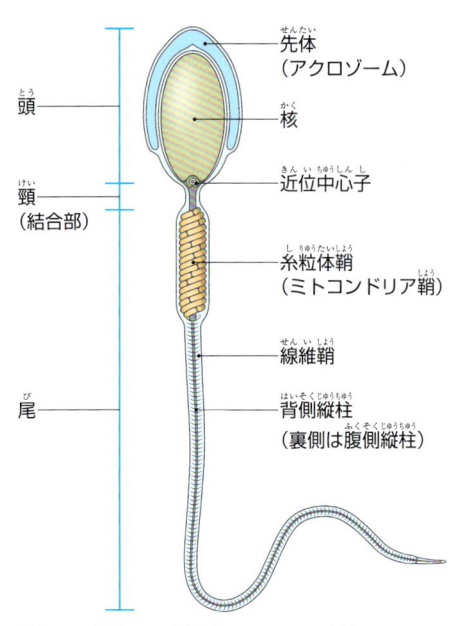

- 頭
  - 先体（アクロゾーム）
  - 核
- 頸（結合部）
  - 近位中心子
  - 糸粒体鞘（ミトコンドリア鞘）
- 尾
  - 線維鞘
  - 背側縦柱（裏側は腹側縦柱）

先体には受精時に透明帯を溶かして卵子に進入するための酵素がふくまれる．尾部は，運動エネルギーを供給する糸粒体鞘がおおう中間部，線維鞘と2本の柱がつくる主部，末端の終末部からなる．

❷精巣の構造

精巣小葉のなかを蛇行する数本の曲精細管は，その末端で短い直精細管をつくり，精巣縦隔のなかを網状に走る精巣網に連なる．精巣網から精巣上体の頭部へ向かう十数本の精巣輸出管は，1本の精巣上体管となって尾部で精管に移行する．

ラベル：精管／精巣上体管（近位部）／精巣輸出管／精巣網／直精細管／精巣縦隔／精巣中隔／精巣上体管（遠位部）／白膜／精巣鞘膜／精巣周膜／精巣上体（副睾丸）／精巣（睾丸）／曲精細管／精巣小葉／表皮／真皮／皮膚／肉様膜／腹壁の外腹斜筋膜につづく結合組織層／外精筋膜／腹壁の内腹斜筋膜につづく結合組織層／精巣挙筋／内精筋膜（疎性結合組織層）

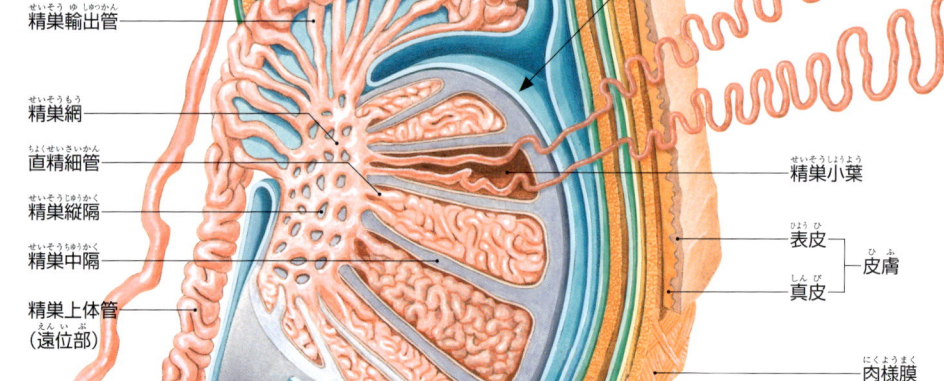

　精子は受精可能な男性の生殖細胞で，陰嚢内の精巣（睾丸）でつくられる．精巣は生殖腺（性腺）であり，男性ホルモン（アンドロゲン）を分泌する内分泌腺である．思春期に脳の下垂体前葉から性腺刺激ホルモンである卵胞刺激ホルモンと黄体化ホルモン（男性では間細胞刺激ホルモンという）が分泌されると，精巣内の曲精細管は発育して男性ホルモンを分泌し，精子をつくりだすようになる．男性ホルモンの大半を占めるテストステロンは，男性生殖器の発育や2次性徴，性欲動を促し，精子をつくる機能を維持する．

【曲精細管】　精巣の表面をおおう白膜は内部に進入して精巣縦隔をつくり，そこから放射状にのびだした精巣中隔によって，精巣の内部を250〜300個の精巣小葉に分ける．各小葉には曲精細管が1〜4本ずつ収容されている（図❷）．曲精細管の壁は基底膜と精上皮とよばれる細胞層からできており，この精上皮で精子がつくられる（図❸）．曲精細管の間の間質（結合組織層）にはテストステロンを分泌する間細胞（ライディッヒ細胞）が集まっている．

【精子発生】　精上皮には，さまざまな成熟段階にある生殖細胞と，これらの細胞を支持し栄養するセルトリ細胞が存在する．精子をつくる幹細胞は精祖細胞とよばれ，精祖細胞から精子ができるまでの過程を精子発生という．思春期になると精祖細胞は体細胞分裂によってA型とB型に分かれ，A型は幹細胞として残り，B型から1次精母細胞ができる（図❹）．1次精母細胞が2次精母細胞を経て精子細胞になる過程では，減数分裂（成熟分裂または還元分裂）がおこるため，精子細胞の染色体数は体細胞の染色体数の半分（23本）になる（図❺）．精子細胞は分裂せずに変態・成熟して精子となり，精上皮を離れる．精子細胞が精子になる過程をとくに精子形成という（図❹）．精子発生は体温よりも2〜3度低い温度環境で正常におこなわれる．精巣が出生直前に腹腔内から陰嚢内に下降するのは，このような背景があると考えられている（94ページ）．

【精子】　精子は，遺伝子の入った核を先体で包んだ頭部と長い尾部（鞭毛）をもつ流線型の細胞で，雄性生殖子（配偶子）ともよばれる（図❶）．直精細管，精巣網，精巣輸出管を経て精巣上体（副睾丸）に達すると，精子は運動能を獲得し，精管へ送り出される．

❸ 曲精細管の内部

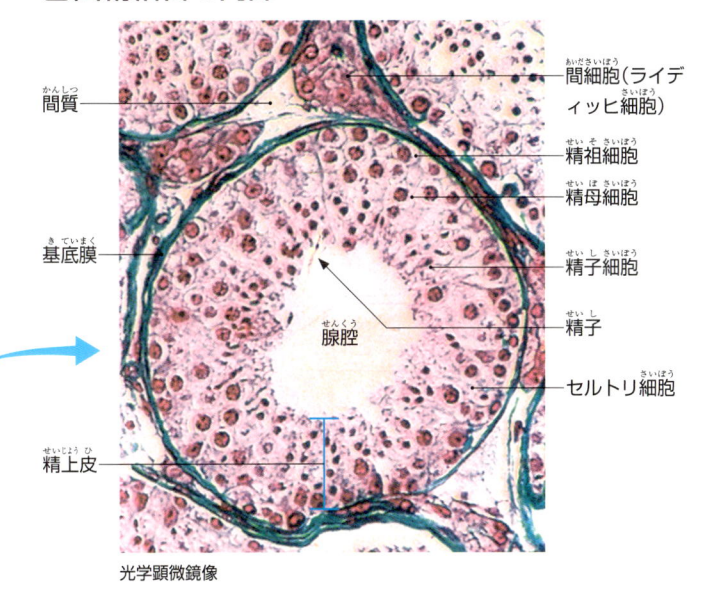

間質／間細胞（ライディッヒ細胞）／精祖細胞／精母細胞／基底膜／精子細胞／精子／セルトリ細胞／精上皮／腺腔

光学顕微鏡像

精祖細胞は基底膜に接して並んでいるが，精母細胞や精子細胞になるとしだいに腺腔側へ移動する．セルトリ細胞は基底膜上から精上皮全体に達する細長く不規則な形をした細胞で，細い突起を側方にのばして生殖細胞を包み込んでいる．曲精細管の間の間質には間細胞の集団がみられる．

❹ 精子発生と精子形成

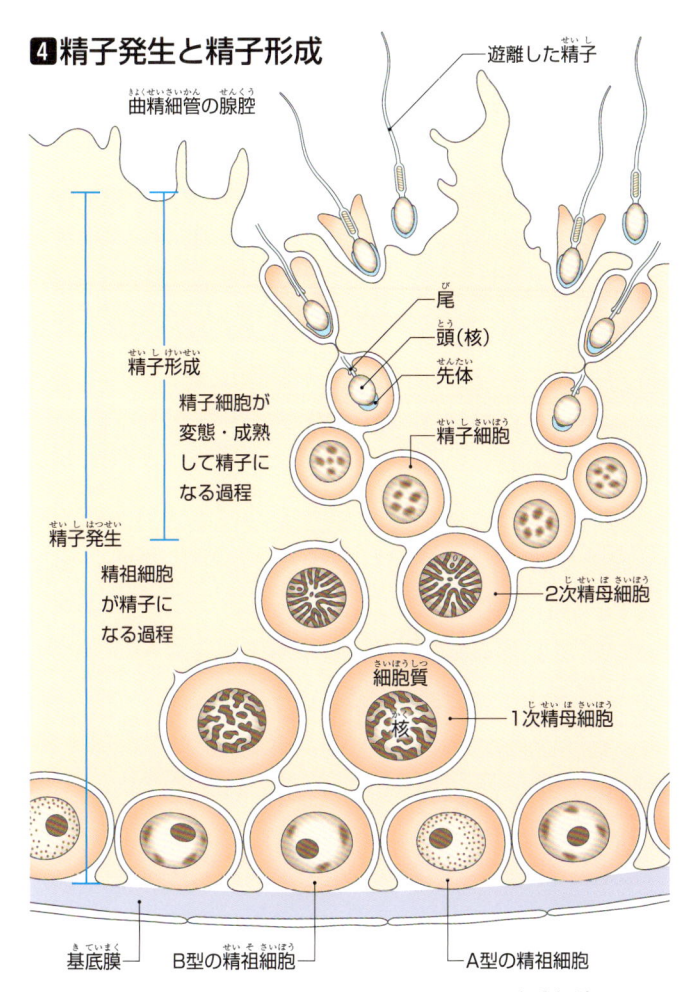

遊離した精子／曲精細管の腺腔／尾／頭（核）／先体／精子細胞／2次精母細胞／細胞質／核／1次精母細胞／基底膜／B型の精祖細胞／A型の精祖細胞

精子形成：精子細胞が変態・成熟して精子になる過程
精子発生：精祖細胞が精子になる過程

精子発生の過程はヒトでは約74日である．1個のB型の精祖細胞に由来する2個の1次精母細胞，4個の2次精母細胞，8個の精子細胞の細胞質は完全には分離せず，細胞間橋によって1つにつながっている．

❺ 減数分裂

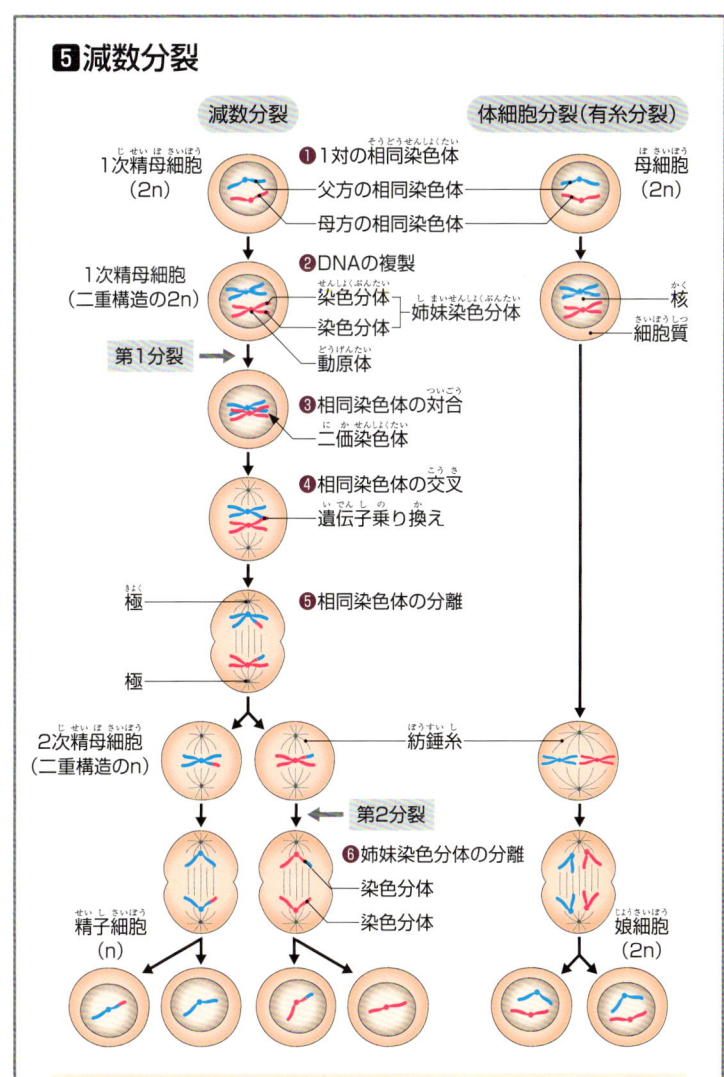

減数分裂／体細胞分裂（有糸分裂）

❶1対の相同染色体：父方の相同染色体，母方の相同染色体
1次精母細胞（2n）／母細胞（2n）

❷DNAの複製：染色分体，染色分体｝姉妹染色分体
1次精母細胞（二重構造の2n）／核／細胞質
第1分裂→　動原体

❸相同染色体の対合：二価染色体

❹相同染色体の交叉：遺伝子乗り換え

極／極

❺相同染色体の分離

2次精母細胞（二重構造のn）／紡錘糸
←第2分裂

❻姉妹染色分体の分離：染色分体，染色分体

精子細胞（n）／娘細胞（2n）

体細胞分裂も減数分裂も有糸分裂であるが，単に有糸分裂というときには体細胞分裂を指す場合が多い．体細胞分裂では1回のDNA（デオキシリボ核酸）複製と1回の核分裂によって，母細胞と同じ染色体数と同じ遺伝子をもつ娘細胞ができる．減数分裂では1回のDNA複製と2回の核分裂（第1分裂と第2分裂）によって，母細胞の半分の染色体数と異なる遺伝子をもつ細胞ができる．

❶ヒトの染色体数は46本（2n，n＝23）で，男性では22対の常染色体と1対の性染色体（XY）をもつ．常染色体では，父方由来の染色体と母方由来の染色体が対をなしており，この2本を相同染色体とよぶ．図では1対の相同染色体だけを示した．1次精母細胞は2倍体（2n）である．

❷1次精母細胞は，第1分裂の直前にDNAを複製するので，染色体には縦裂が入って2本のまったく同じ染色分体ができる（姉妹染色分体）．姉妹染色分体は動原体で結合しているので1本のようにみえるが，実際には46本の染色体すべてが二重構造になっている（二重構造の2n）．

❸第1分裂がはじまると，相同染色体は接近して対をつくり（対合），二価染色体とよばれる．体細胞分裂では相同染色体の対合はおこらない．

❹対合した相同染色体の間に交叉がおこり，一部の遺伝子が交換される（遺伝子乗り換え）．

❺相同染色体はそれぞれ反対の極に移動し，細胞質分裂によって2個の2次精母細胞ができる．2次精母細胞は二重構造の1倍体（半数体，n）である．

❻第2分裂では，姉妹染色分体をつなぐ動原体が分割されて染色分体は1本ずつに分離する．染色分体はそれぞれ反対の極に移動し，細胞質分裂によって1倍体（n）の精子細胞が4個できる．

female genital organs
女性生殖器

- 卵巣　長さ 2.5～4.0cm，幅 1.2～1.7cm，厚さ 0.6～1.1cm
- 卵管　長さ 7～15cm，峡部の幅 2～3mm，膨大部の幅 6～8mm
- 子宮　子宮体の長さ 約4.5cm，子宮頸の長さ 約2.5cm
- 腟　長さ 6～7.5cm

❶区分と名称

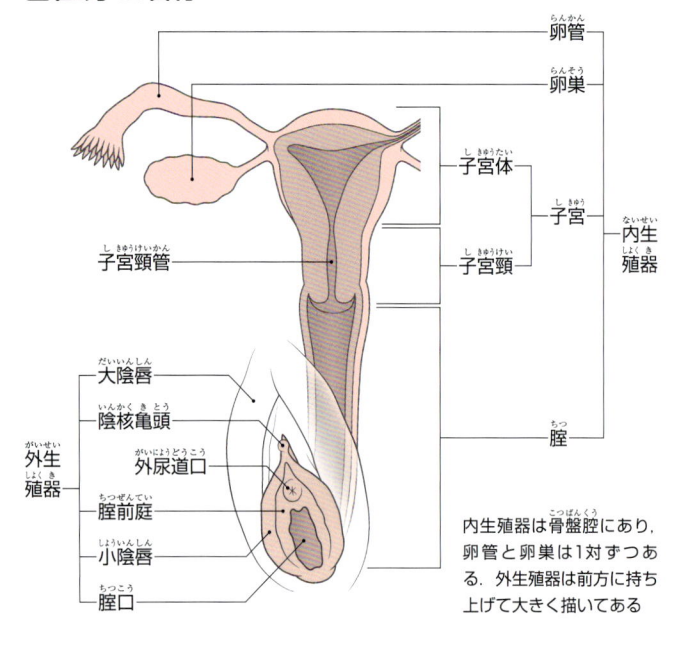

卵管／卵巣／子宮体／子宮／子宮頸／内生殖器／子宮頸管／大陰唇／陰核亀頭／外尿道口／腟前庭／小陰唇／腟口／外生殖器／腟

内生殖器は骨盤腔にあり，卵管と卵巣は1対ずつある．外生殖器は前方に持ち上げて大きく描いてある

❷外生殖器（左）と皮下の構造（右）

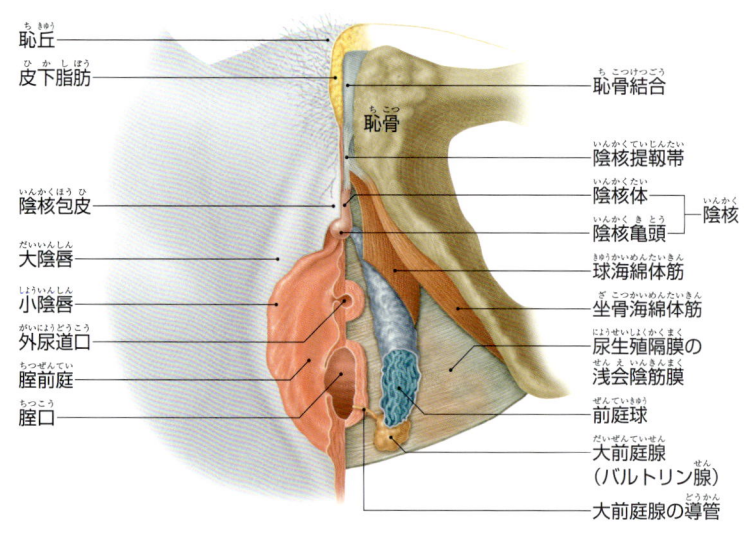

恥丘／皮下脂肪／恥骨／陰核包皮／大陰唇／小陰唇／外尿道口／腟前庭／腟口／恥骨結合／陰核提靱帯／陰核体／陰核亀頭／陰核／球海綿体筋／坐骨海綿体筋／尿生殖隔膜の浅会陰筋膜／前庭球／大前庭腺（バルトリン腺）／大前庭腺の導管

腟前庭には，外尿道口，腟口，大前庭腺の導管が開く．前庭球（男性の尿道海綿体に相当）をおおう球海綿体筋の大部分は取り除いてある．

❸卵巣や子宮を支持・固定するおもな靱帯

卵巣提索（卵巣提靱帯）／卵巣／卵管／固有卵巣索／子宮円索／尿管／腹膜の断端／恥骨／腟／陰核／外尿道口／小陰唇／大陰唇／S状結腸／子宮／膀胱／直腸／子宮広間膜（前葉）の断端／子宮広間膜（後葉）の断端／直腸子宮ひだ／膀胱子宮窩／直腸子宮窩（ダグラス窩）／肛門挙筋／腟口／腟前庭

卵巣の上端は卵巣提索によって骨盤側壁に，下端は固有卵巣索によって子宮に固定される．左右の子宮角からおこる子宮円索は，鼠径管を通って恥丘や大陰唇，恥骨につながり，子宮の前屈位を保つ．子宮の左右側縁から骨盤側壁へのびる子宮広間膜も子宮の位置固定に役立つ．

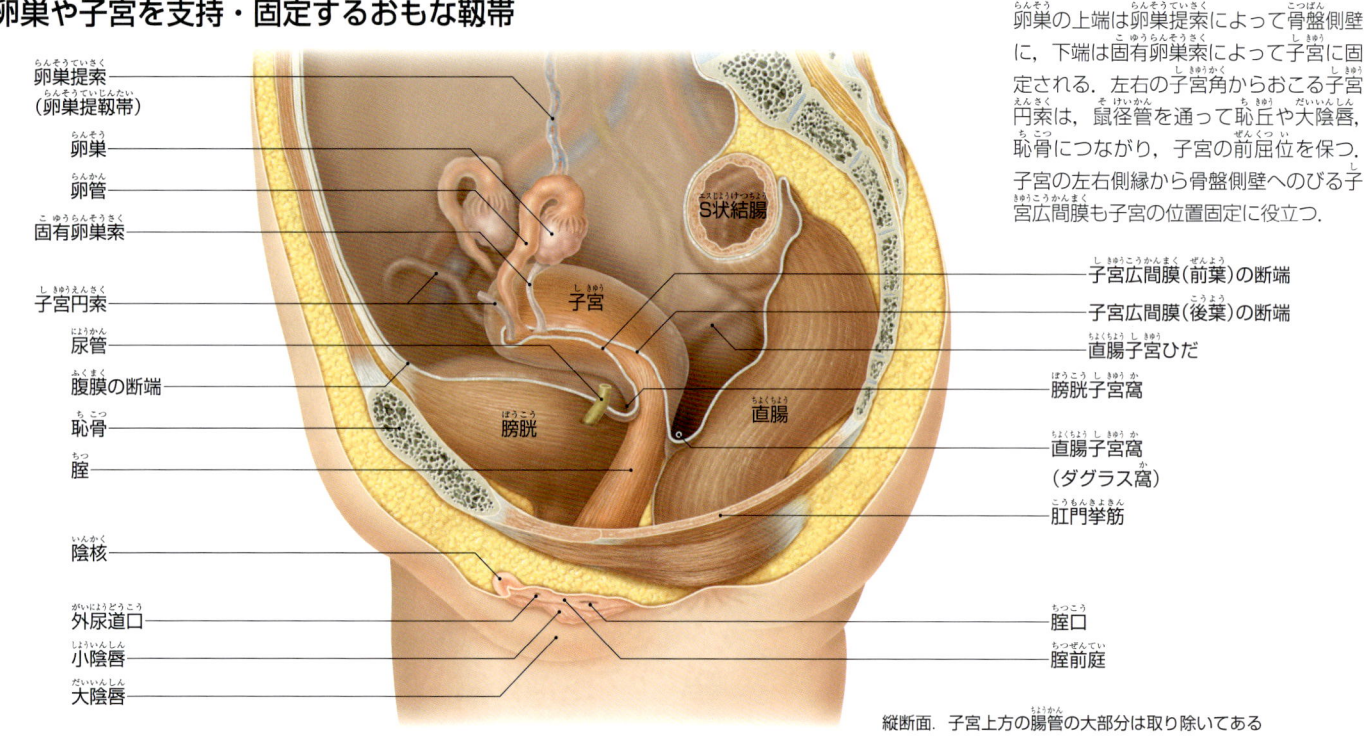

縦断面．子宮上方の腸管の大部分は取り除いてある

　生殖器は新しい生命をつくるための器官であり，女性の場合も男性と同様に，体内の内生殖器と体表の外生殖器に分かれる．女性の内生殖器には，生殖細胞である卵子（100㌻）をつくり女性ホルモンを分泌する卵巣，卵巣から排出された卵子を受け入れ受精卵を子宮へ運ぶ卵管，受精卵に栄養を与え胎児として育てる子宮，交接器であり分娩時には産道となる腟がある．外生殖器は外陰部ともよばれ，恥丘，大陰唇，小陰唇，陰核，腟前庭，大前庭腺（バルトリン腺）などがある（図❶，図❷，図❹）．

【内生殖器】　骨盤腔（107㌻）のほぼ中央に位置する子宮の両側後方にある1対の実質器官が，卵巣である（図❹）．女性の生殖腺（性腺）である卵巣は，形も大きさも色も男性の性腺である精巣とよく似ており，扁平な楕円形をした親指の頭ほどの大きさで，表面を白膜におおわれている．子宮上端部の両側（子宮角）からは卵管が卵巣へのびだしている．卵管は1対の管状の器官で，卵管漏斗，卵管膨大部，卵管峡部，子宮部（子宮壁をつらぬく部分）に区分される．漏斗先端の房状突起（卵管采）は卵巣表面をおおい，卵巣から排出された卵子を卵管内部に吸い込む．通常，受精は膨大部でおこり，受精卵は卵管峡部，子宮部を経て子宮腔へ入る（104㌻）．

4 後方からみた内生殖器と外生殖器

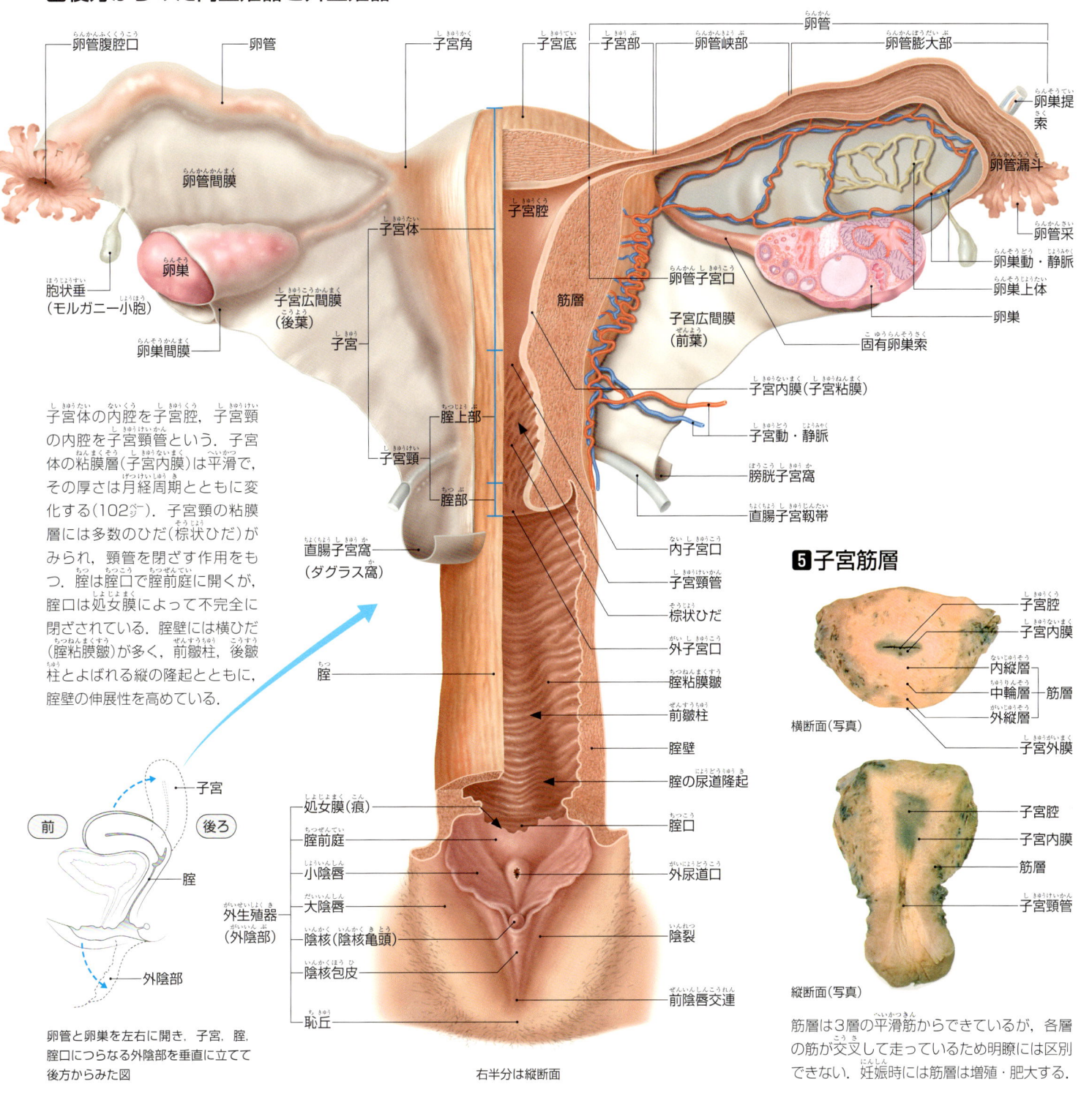

図中ラベル：卵管腹腔口、卵管、子宮角、子宮底、子宮部、卵管峡部、卵管膨大部、卵巣提索、卵管間膜、卵管漏斗、卵管采、卵巣動・静脈、卵巣上体、卵巣、胞状垂（モルガニー小胞）、卵巣、子宮体、子宮広間膜（後葉）、子宮、卵巣間膜、固有卵巣索、卵管子宮口、子宮広間膜（前葉）、子宮内膜（子宮粘膜）、子宮動・静脈、膀胱子宮窩、直腸子宮靱帯、腟上部、子宮頸、腟部、筋層、内子宮口、子宮頸管、棕状ひだ、外子宮口、腟粘膜皺、前皺柱、腟壁、腟の尿道隆起、腟、直腸子宮窩（ダグラス窩）、処女膜（痕）、腟前庭、小陰唇、大陰唇、陰核（陰核亀頭）、陰核包皮、恥丘、外生殖器（外陰部）、外尿道口、腟口、陰裂、前陰唇交連

子宮体の内腔を子宮腔，子宮頸の内腔を子宮頸管という．子宮体の粘膜層（子宮内膜）は平滑で，その厚さは月経周期とともに変化する（102ページ）．子宮頸の粘膜層には多数のひだ（棕状ひだ）がみられ，頸管を閉ざす作用をもつ．腟は腟口で腟前庭に開くが，腟口は処女膜によって不完全に閉ざされている．腟壁には横ひだ（腟粘膜皺）が多く，前皺柱，後皺柱とよばれる縦の隆起とともに，腟壁の伸展性を高めている．

卵管と卵巣を左右に開き，子宮，腟，腟口につらなる外陰部を垂直に立てて後方からみた図

右半分は縦断面

5 子宮筋層

図中ラベル：子宮腔、子宮内膜、内縦層、中輪層、外縦層、筋層、子宮外膜、子宮腔、子宮内膜、筋層、子宮頸管

横断面（写真）
縦断面（写真）

筋層は3層の平滑筋からできているが，各層の筋が交叉して走っているため明瞭には区別できない．妊娠時には筋層は増殖・肥大する．

子宮は，膀胱と直腸の間に位置する西洋ナシ形の中空器官で（図3），上部3分の2を子宮体，下部3分の1を子宮頸という（図4）．子宮体の上端部は子宮底とよばれる．子宮頸は腟上部と腟部に区分され，腟部は外子宮口で腟に開く．子宮の前面と後面をおおう腹膜（漿膜）は子宮底で合わさるが，子宮の両端では前後2葉の腹膜が骨盤腔側壁へのびだして子宮広間膜をつくる．前葉と後葉の間には，卵管，子宮と外陰部をつなぐ子宮円索，子宮と卵巣をつなぐ固有卵巣索，子宮や卵巣への血管・神経・リンパ管などが通り，後葉からは卵巣間膜がのびだして卵巣をおおう（図4）．

【外生殖器】 恥丘は恥骨結合の前方をおおうふくらみで，下方は左右の大陰唇につづく（図2）．大陰唇は皮膚のひだで，男性の陰嚢に相当する．その内方には左右の小陰唇があり，前端部には男性の陰茎に相当する陰核がある．小陰唇に囲まれた腟前庭の前方に外尿道口が，後方に腟口が開く（図4）．腟前庭の左右深部にある前庭球の後端部には，1対の大前庭腺（バルトリン腺）がある．

●おもな病気　外陰炎，子宮筋腫*，子宮頸がん*，子宮体がん*，子宮内膜炎*，腟炎*，卵管炎*，卵巣腫瘍*など

3 腹部—99

oogenesis
卵子をつくるしくみ

●卵子の大きさ　0.08～0.17mm

　卵子は受精可能な女性の生殖細胞で，骨盤腔にある卵巣でつくられる．卵巣は生殖腺（性腺）であり，卵巣ホルモン（卵胞ホルモンと黄体ホルモン）を分泌する内分泌腺である．思春期に脳の下垂体前葉から性腺刺激ホルモン（卵胞刺激ホルモンと黄体化ホルモン）が分泌されると，卵巣内の卵胞は成熟して卵巣ホルモンを分泌し，卵子を排出するようになる．女性ホルモンともよばれる卵胞ホルモン（エストロゲン）は女性生殖器の発育や2次性徴，性欲動を促し，黄体ホルモン（プロゲステロン）は子宮内膜をととのえて，妊娠の成立と維持にはたらく（104ページ）．

【卵巣周期】　卵巣の実質は表層部の皮質と中心部の髄質に区分される．皮質内にある卵胞は卵細胞とそれを囲む卵胞上皮からできており，成熟段階によって原始卵胞，1次卵胞，2次卵胞，3次卵胞（胞状卵胞またはグラーフ卵胞）に分けられる（図2）．出生時には約70万～200万個もある原始卵胞は，大半が幼児期に退化し（閉鎖卵胞），思春期はじめには4万個ほどになる．思春期になると原始卵胞は毎月5～15個が成熟をはじめ，そのうちの1個が3次卵胞にまで成熟してエストロゲンを分泌する．3次卵胞の透明斑が破れると卵細胞は腹腔内へ排出される．これが排卵で，排卵後の卵細胞は卵子とよばれる．排卵後の卵胞は黄体をつくってプロゲステロンを分泌するが，妊娠がおこらないと瘢痕組織（白体）となる．ほぼ28日ごとにくりかえされるこの卵巣の変化を卵巣周期という．

【卵子発生】　卵子をつくる幹細胞は卵祖細胞とよばれ，卵祖細胞から卵子ができるまでの過程を卵子発生という．胎生期の卵巣皮質で卵祖細胞は分裂増殖して1次卵母細胞となり，減数分裂（97ページ）の第1分裂前期（染色体の交叉）まで進むと分裂を停止し，出生までに原始卵胞をつくる．原始卵胞が3次卵胞に成熟すると排卵直前に第1分裂が再開し，1次卵母細胞から2次卵母細胞と1次極体ができ，第1分裂が完了する．2次卵母細胞は第2分裂の途中で排卵され，受精した場合のみ第2分裂を完了し，体細胞の半数の染色体（23本）をもつ卵子と，2次極体になる（図3）．1次・2次極体は退化する．

【卵子】　卵子は，遺伝子の入る大きな核と栄養分をたくわえた細胞質をもつ球状の細胞で，雌性生殖子（配偶子）ともよばれる（図1）．人体中最大の細胞で，運動性はない．外方に糖タンパク層（透明帯）と卵胞上皮最内層の細胞（放線冠）をつけて排卵され，卵管采から卵管内へ吸い込まれる．

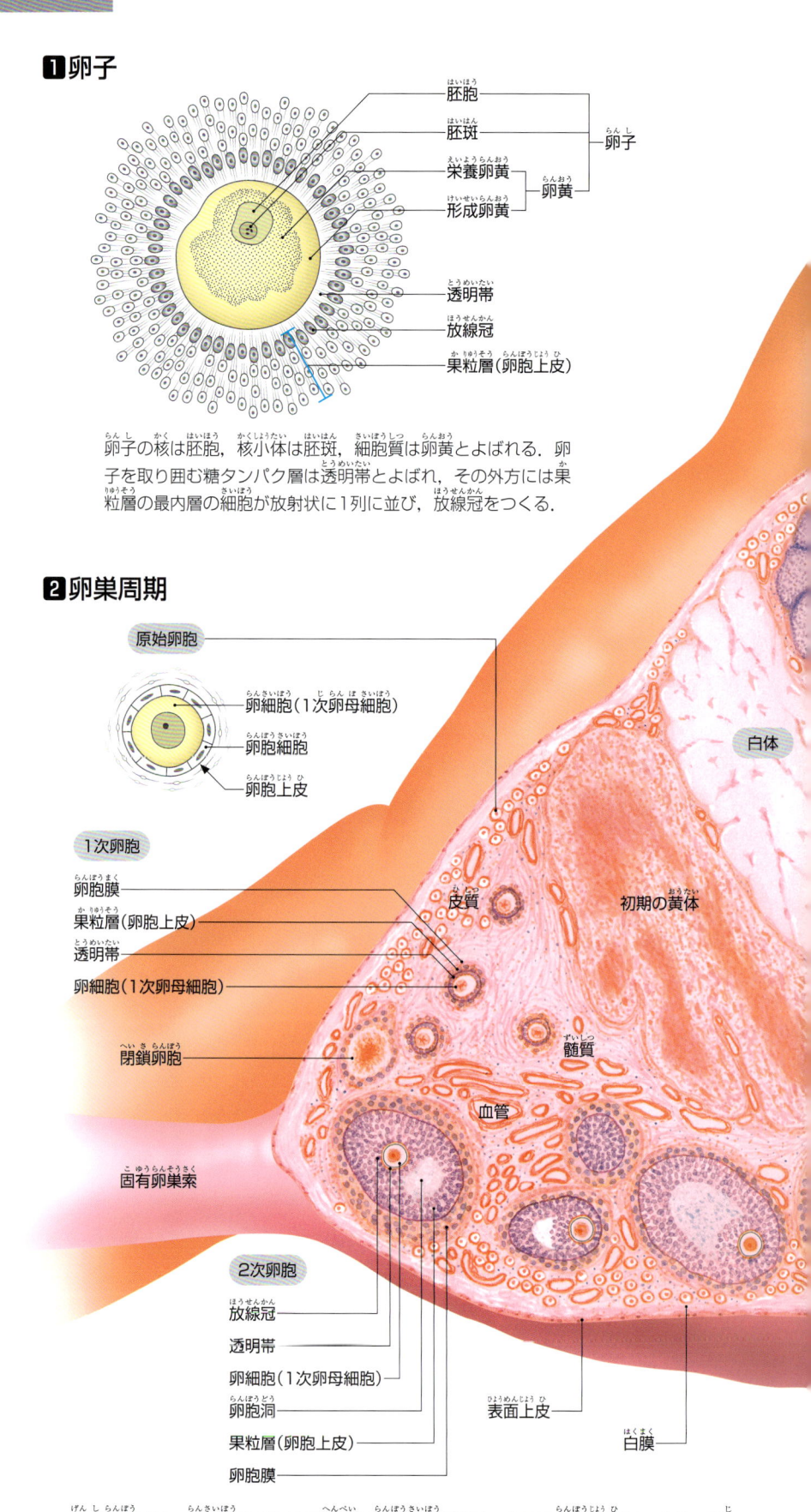

1 卵子

卵子の核は胚胞，核小体は胚斑，細胞質は卵黄とよばれる．卵子を取り囲む糖タンパク層は透明帯とよばれ，その外方には果粒層の最内層の細胞が放射状に1列に並び，放線冠をつくる．

2 卵巣周期

原始卵胞では，卵細胞のまわりを扁平な卵胞細胞が囲み，1層の卵胞上皮をつくる．1次卵胞になると，立方状になった卵胞細胞が分泌する糖タンパクによって，卵細胞のまわりに透明帯ができる．卵胞細胞は増殖して果粒層とよばれる重層の卵胞上皮をつくり，その外方には卵胞膜ができる．2次卵胞になると，卵細胞は卵胞の片側に寄り，そのまわりを果粒層の細胞がおおって卵丘をつくる．反対側の果粒層の間には腔ができて卵胞液がた

卵管膨大部

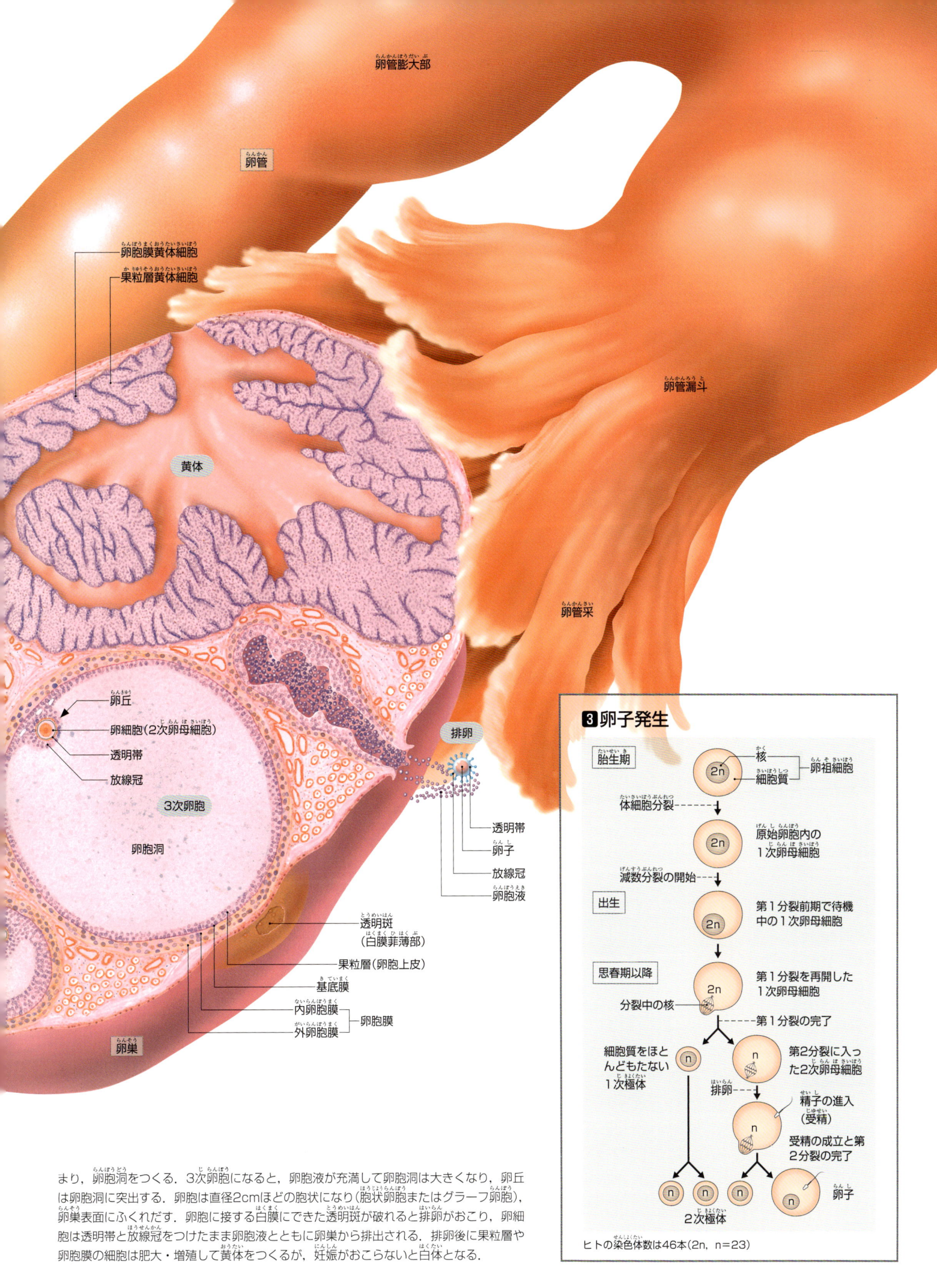

卵管

卵胞膜黄体細胞
果粒層黄体細胞

黄体

卵管漏斗

卵管采

卵丘
卵細胞（2次卵母細胞）
透明帯
放線冠

3次卵胞

卵胞洞

排卵

透明帯
卵子
放線冠
卵胞液

透明斑（白膜菲薄部）
果粒層（卵胞上皮）
基底膜
内卵胞膜
外卵胞膜
卵胞膜

卵巣

❸ 卵子発生

胎生期	核／細胞質 卵祖細胞 2n
体細胞分裂	↓
	原始卵胞内の1次卵母細胞 2n
減数分裂の開始	↓
出生	第1分裂前期で待機中の1次卵母細胞 2n
思春期以降	第1分裂を再開した1次卵母細胞 2n／分裂中の核
	第1分裂の完了
細胞質をほとんどもたない1次極体 n	第2分裂に入った2次卵母細胞 n
	排卵
	精子の進入（受精）n
	受精の成立と第2分裂の完了
2次極体 n n n	卵子 n

ヒトの染色体数は46本（2n，n=23）

まり，卵胞洞をつくる．3次卵胞になると，卵胞液が充満して卵胞洞は大きくなり，卵丘は卵胞洞に突出する．卵胞は直径2cmほどの胞状になり（胞状卵胞またはグラーフ卵胞），卵巣表面にふくれだす．卵胞に接する白膜にできた透明斑が破れると排卵がおこり，卵細胞は透明帯と放線冠をつけたまま卵胞液とともに卵巣から排出される．排卵後に果粒層や卵胞膜の細胞は肥大・増殖して黄体をつくるが，妊娠がおこらないと白体となる．

menstrual cycle
月経周期

- 月経周期の日数　通常28日(正常範囲25〜38日)
- 月経持続日数　平均4.5日(通常7日以内に自然止血)
- 月経出血量　20〜120mℓ(平均約50mℓ)

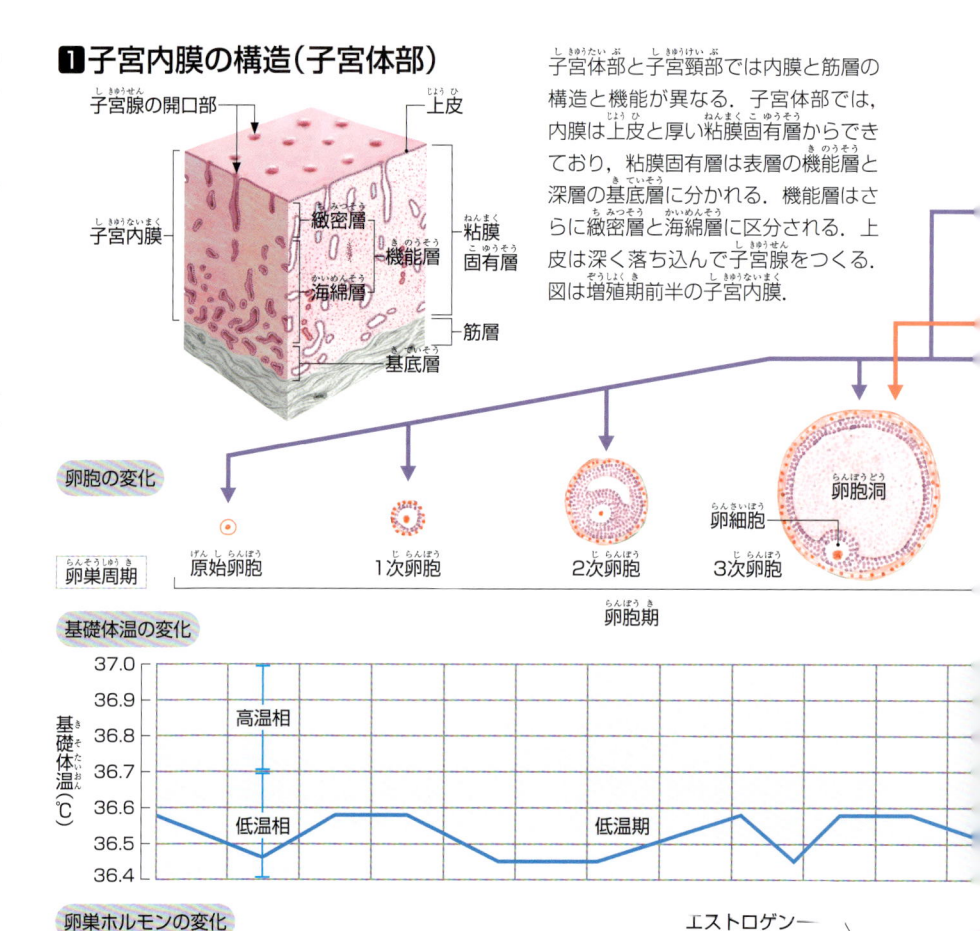

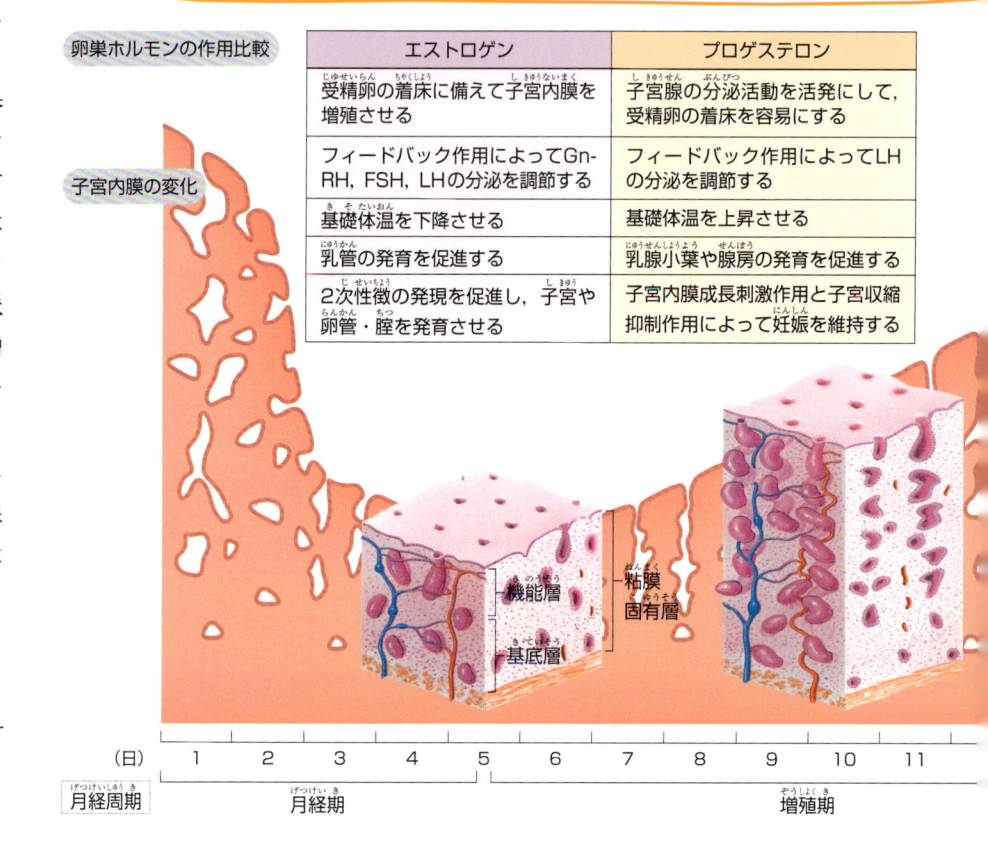

　一定の周期でくりかえす子宮内膜(子宮粘膜)からの出血を月経といい，月経開始の初日からつぎの月経がはじまる前日までの期間を月経周期という．成人女性では通常28日を1周期とするが，25〜38日は正常範囲と考えられる．

　月経周期は，卵巣から分泌される卵胞ホルモン(エストロゲン)と黄体ホルモン(プロゲステロン)の作用によって引き起こされる．これらの卵巣ホルモンの血中濃度の変動に反応して子宮内膜の形態は周期的に変化し，月経期にはその一部がはがれ落ちて体外に排出され，月経となる(図❷)．

【子宮内膜】　子宮内膜は表層の機能層と深層の基底層に区分され，多数の子宮腺が内膜に陥入している(図❶)．筋層から基底層に進入した動脈は，機能層に入ると回旋しながら上行するらせん動脈となり，粘膜表面に達する．月経期に機能層ははがれ落ちるが，基底層はそのまま残る．

【増殖期】　月経が終わってから排卵までの期間で，卵巣周期(100ページ)の卵胞期にあたる．卵胞からはエストロゲンが分泌されており，その作用によって基底層から上皮が再生し，機能層が増殖をはじめる．子宮腺は増加し，機能層へらせん動脈が進入する．エストロゲンの分泌がピークに達すると，下垂体前葉から黄体化ホルモン(LH)が大量に分泌され，その作用によって卵胞が破れて排卵がおこる．排卵後の卵胞は黄体に変化し，エストロゲンとともにプロゲステロンを分泌する．

【分泌期】　排卵から月経開始までの期間で，卵巣周期の黄体期にあたる．排卵後も機能層は増殖をつづけるが，プロゲステロンの血中濃度が上昇すると，子宮腺の分泌活動が活発化する．子宮腺は大きくなって曲がりくねり，その内腔にはグリコゲンや脂質に富む分泌物が充満する．らせん動脈はさらに回旋を強めながら機能層を上行する．増加した血流や組織液によって機能層は浮腫状になり，受精卵の着床に適した状態となる．

【月経期】　受精卵が着床しないと，黄体は退化してプロゲステロンの分泌が低下するため，子宮腺の分泌活動は止まり，組織液は失われ，機能層は萎縮する．らせん動脈が強く痙攣・収縮すると，血流の途絶えた機能層は壊死に陥り，基底層から剝離して血液や粘液とともに体外へ排出される．

●おもな病気　過多月経(月経過多)*，希発月経*，月経困難症*，子宮内膜症*，無月経など

❶子宮内膜の構造(子宮体部)

子宮体部と子宮頸部では内膜と筋層の構造と機能が異なる．子宮体部では，内膜は上皮と厚い粘膜固有層からできており，粘膜固有層は表層の機能層と深層の基底層に分かれる．機能層はさらに緻密層と海綿層に区分される．上皮は深く落ち込んで子宮腺をつくる．図は増殖期前半の子宮内膜．

卵胞の変化：原始卵胞 → 1次卵胞 → 2次卵胞 → 3次卵胞(卵胞洞・卵細胞)

卵巣周期：卵胞期

基礎体温の変化(36.4〜37.0℃)：高温相／低温相／低温期

卵巣ホルモンの変化：エストロゲン

卵巣ホルモンの作用比較

	エストロゲン	プロゲステロン
	受精卵の着床に備えて子宮内膜を増殖させる	子宮腺の分泌活動を活発にして，受精卵の着床を容易にする
	フィードバック作用によってGn-RH，FSH，LHの分泌を調節する	フィードバック作用によってLHの分泌を調節する
	基礎体温を下降させる	基礎体温を上昇させる
	乳管の発育を促進する	乳腺小葉や腺房の発育を促進する
	2次性徴の発現を促進し，子宮や卵管・腟を発育させる	子宮内膜成長刺激作用と子宮収縮抑制作用によって妊娠を維持する

子宮内膜の変化

(日) 1　2　3　4　5　6　7　8　9　10　11
月経周期：月経期／増殖期

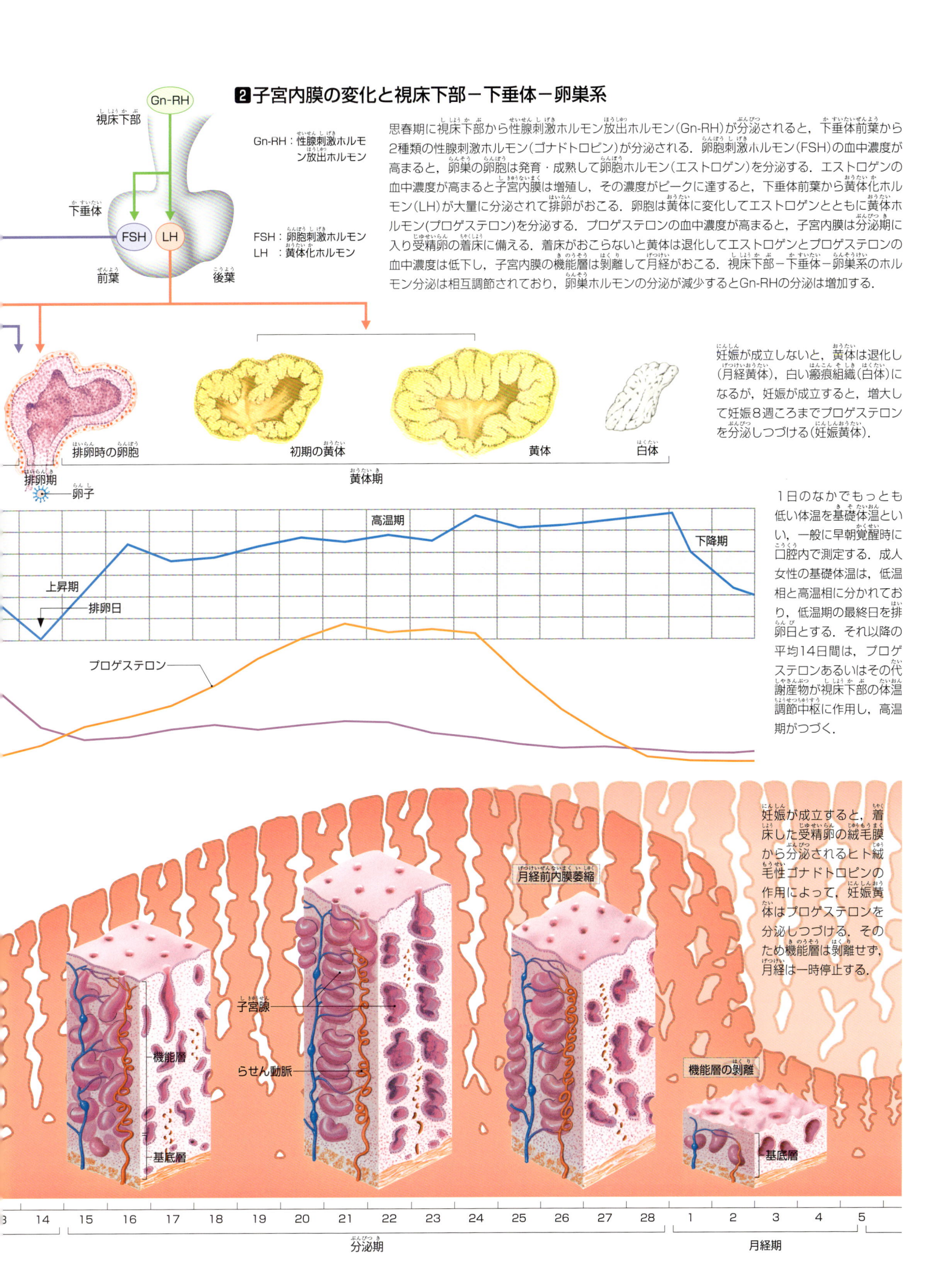

❷子宮内膜の変化と視床下部−下垂体−卵巣系

Gn-RH：性腺刺激ホルモン放出ホルモン
FSH：卵胞刺激ホルモン
LH：黄体化ホルモン

思春期に視床下部から性腺刺激ホルモン放出ホルモン(Gn-RH)が分泌されると，下垂体前葉から2種類の性腺刺激ホルモン(ゴナドトロピン)が分泌される．卵胞刺激ホルモン(FSH)の血中濃度が高まると，卵巣の卵胞は発育・成熟して卵胞ホルモン(エストロゲン)を分泌する．エストロゲンの血中濃度が高まると子宮内膜は増殖し，その濃度がピークに達すると，下垂体前葉から黄体化ホルモン(LH)が大量に分泌されて排卵がおこる．卵胞は黄体に変化してエストロゲンとともに黄体ホルモン(プロゲステロン)を分泌する．プロゲステロンの血中濃度が高まると，子宮内膜は分泌期に入り受精卵の着床に備える．着床がおこらないと黄体は退化してエストロゲンとプロゲステロンの血中濃度は低下し，子宮内膜の機能層は剝離して月経がおこる．視床下部−下垂体−卵巣系のホルモン分泌は相互調節されており，卵巣ホルモンの分泌が減少するとGn-RHの分泌は増加する．

排卵時の卵胞 — 初期の黄体 — 黄体 — 白体
排卵期 — 黄体期

妊娠が成立しないと，黄体は退化し(月経黄体)，白い瘢痕組織(白体)になるが，妊娠が成立すると，増大して妊娠8週ころまでプロゲステロンを分泌しつづける(妊娠黄体)．

上昇期 — 高温期 — 下降期
排卵日
プロゲステロン

1日のなかでもっとも低い体温を基礎体温といい，一般に早朝覚醒時に口腔内で測定する．成人女性の基礎体温は，低温相と高温相に分かれており，低温期の最終日を排卵日とする．それ以降の平均14日間は，プロゲステロンあるいはその代謝産物が視床下部の体温調節中枢に作用し，高温期がつづく．

月経前内膜萎縮
子宮腺
らせん動脈
機能層
基底層
機能層の剝離

妊娠が成立すると，着床した受精卵の絨毛膜から分泌されるヒト絨毛性ゴナドトロピンの作用によって，妊娠黄体はプロゲステロンを分泌しつづける．そのため機能層は剝離せず，月経は一時停止する．

13 14 15 16 17 18 19 20 21 22 23 24 25 26 27 28 1 2 3 4 5
分泌期 — 月経期

3 腹部—103

fertilization and pregnancy
受精と妊娠

- 受精後から着床まで　平均6日
- 妊娠末期の子宮　長さ 約36cm，重さ 約1kg
- 妊娠末期の胎盤　重さ 約500g（胎児の体重の14〜17%），直径 15〜20cm，厚さ 1.5〜3.0cm

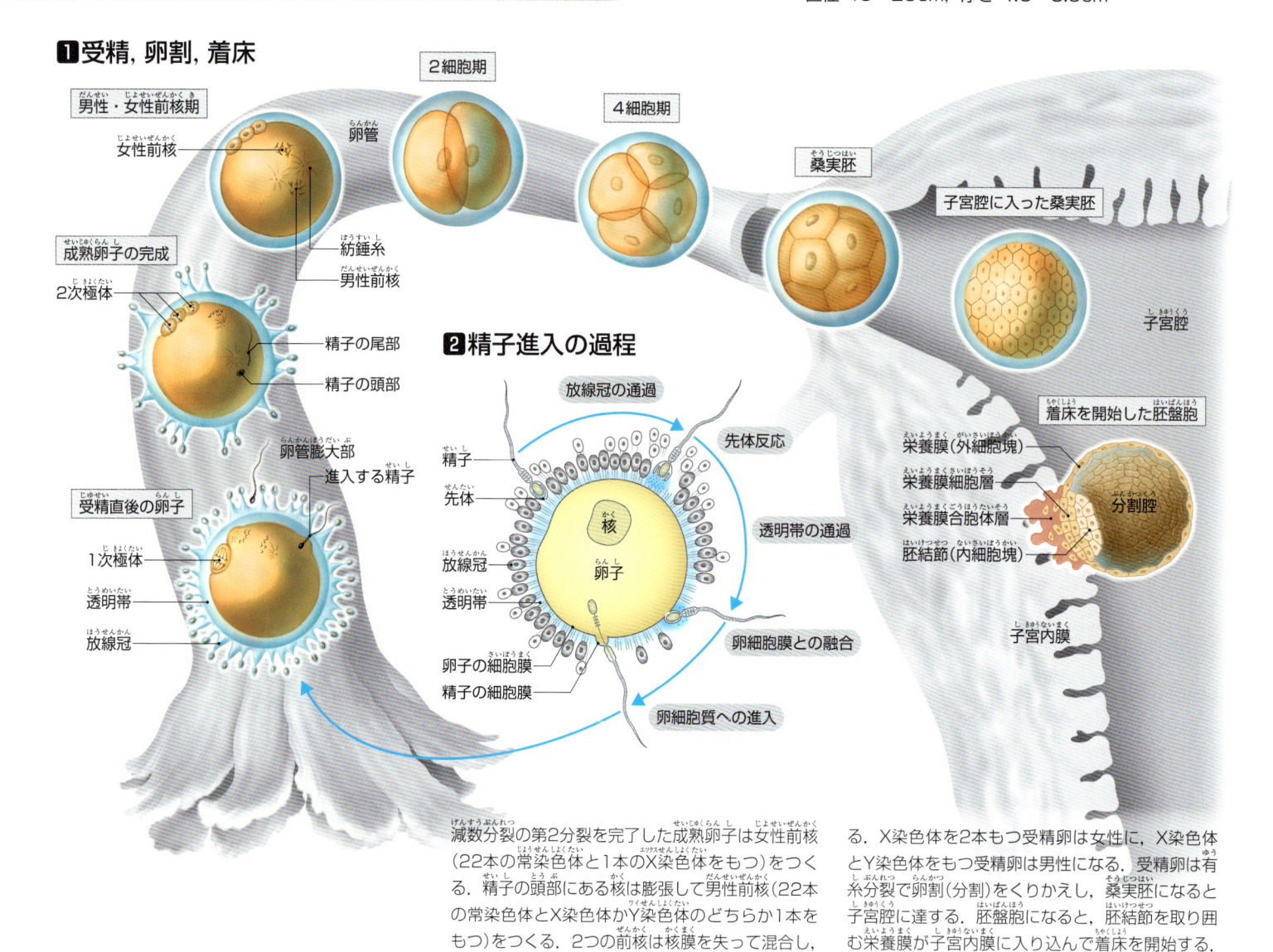

■1 受精，卵割，着床

（図中ラベル）男性・女性前核期／女性前核／卵管／2細胞期／4細胞期／桑実胚／子宮腔に入った桑実胚／子宮腔／成熟卵子の完成／2次極体／紡錘糸／男性前核／精子の尾部／精子の頭部／卵管膨大部／進入する精子／受精直後の卵子／1次極体／透明帯／放線冠／着床を開始した胚盤胞／栄養膜（外細胞塊）／栄養膜細胞層／栄養膜合胞体層／胚結節（内細胞塊）／分割腔／子宮内膜

■2 精子進入の過程

（図中ラベル）放線冠の通過／先体反応／透明帯の通過／卵細胞膜との融合／卵細胞質への進入／精子／先体／核／卵子／放線冠／透明帯／卵子の細胞膜／精子の細胞膜

減数分裂の第2分裂を完了した成熟卵子は女性前核（22本の常染色体と1本のX染色体をもつ）をつくる．精子の頭部にある核は膨張して男性前核（22本の常染色体とX染色体かY染色体のどちらか1本をもつ）をつくる．2つの前核は核膜を失って混合し，46本の染色体をもつ2倍体（2n）の受精卵ができる．X染色体を2本もつ受精卵は女性に，X染色体とY染色体をもつ受精卵は男性になる．受精卵は有糸分裂で卵割（分割）をくりかえし，桑実胚になると子宮腔に達する．胚盤胞になると，胚結節を取り囲む栄養膜が子宮内膜に入り込んで着床を開始する．胚結節は胚子（胎芽）から胎児へと成長する．

　受精は，精子が卵子のなかに進入し（精子進入），精子と卵子の核が混ざり合って1個の新しい細胞（受精卵）をつくる現象をいうが，精子進入のみを指す場合もある．妊娠は受精卵が子宮内膜に着床することで成立し，最終月経初日から280〜286日の妊娠期間を経て，胎児が母体外に排出される分娩によって終わる．

【受精】　受精は通常，卵管膨大部でおこなわれる（図■1）．卵子は透明帯と放線冠に包まれて卵巣から排卵され，卵管内へ入る．膣内に射精された精子は，子宮を経て卵管を進む間に卵子に進入する能力を獲得し（受精能獲得），頭部をおおう先体の膜構造が変化する．精子は放線冠を通り抜けると，先体から透明帯を溶かす酵素を放出して透明帯を通過し（先体反応），卵子の細胞膜に接触する（図■2）．この接触によって透明帯の透過性は変化し（透明帯反応），ほかの精子は通れなくなる．精子と卵子の細胞膜が融合して精子が卵子に進入すると，卵子は減数分裂（97ページ）の第2分裂を完了して女性前核をつくる．精子の頭部は切り離されて膨張し，男性前核をつくる．2つの前核は混合し，父母とは異なる46本の染色体の組み合わせをもつ受精卵（接合子または原胚子）ができる．受精卵の性は精子がX染色体をもつかY染色体をもつかで決まる．

【着床と胎盤形成】　受精卵は卵割（分割）とよばれる有糸分裂をくりかえし，桑実胚になると子宮腔に入る．胚内部に腔所ができ，胚結節のまわりを栄養膜が取り囲むようになると胚盤胞とよばれる（図■1）．透明帯が消失すると栄養膜の細胞は分泌期の子宮内膜に付着して内部へ入り込み，胚盤胞は子宮内膜の機能層表層（緻密層）に沈み込んで着床する．着床の刺激で機能層は脱落膜に変化し，栄養膜は2層（内方の栄養膜細胞層と外方の栄養膜合胞体層）に分かれて絨毛膜をつくる（図■3）．基底脱落膜と絨毛膜有毛部が結びついて胎盤が形成されると（図■4，図■5），絨毛膜絨毛の胎盤膜を介して母体血液と胎児血液の間でガス交換や物質交換がおこなわれる（図■6）．胎盤からは妊娠を維持するプロゲステロン，エストロゲン，ヒト絨毛性ゴナドトロピンなどが分泌される．

●おもな病気　子宮外妊娠*，前置胎盤*，胞状奇胎*など

3 絨毛膜絨毛の形成

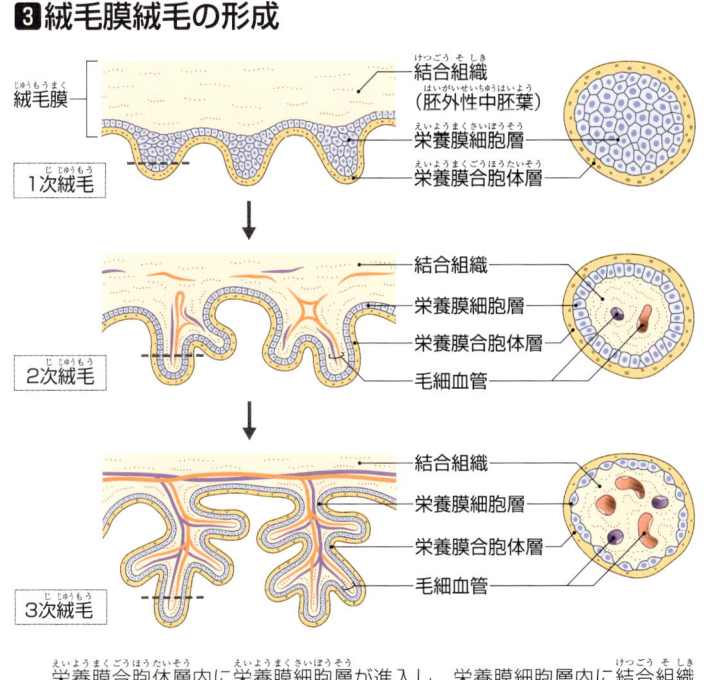

絨毛膜 ─ 結合組織（胚外性中胚葉）
栄養膜細胞層
栄養膜合胞体層

1次絨毛

結合組織
栄養膜細胞層
栄養膜合胞体層
毛細血管

2次絨毛

結合組織
栄養膜細胞層
栄養膜合胞体層
毛細血管

3次絨毛

栄養膜合胞体層内に栄養膜細胞層が進入し，栄養膜細胞層内に結合組織（胚外性中胚葉）が進入して毛細血管網ができると，3次絨毛（絨毛膜絨毛）が完成する（妊娠5週末）．右図は---部分の断面．

4 胎盤形成

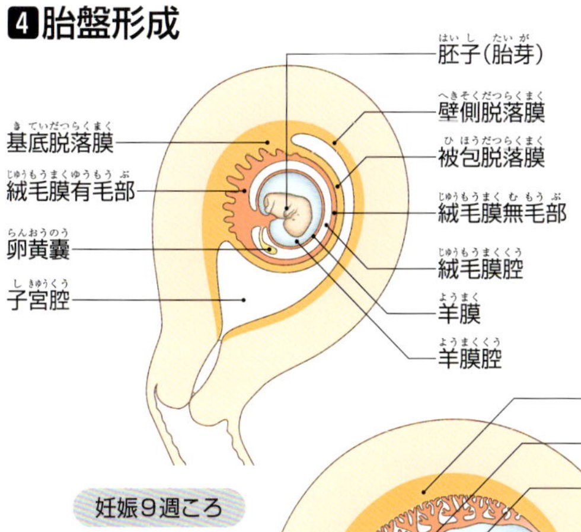

胚子（胎芽）
壁側脱落膜
被包脱落膜
絨毛膜無毛部
絨毛膜腔
羊膜
羊膜腔
基底脱落膜
絨毛膜有毛部
卵黄嚢
子宮腔

妊娠9週ころ

基底脱落膜
胎盤
臍帯
羊膜腔
胎児
壁側脱落膜，絨毛膜無毛部，羊膜の癒合

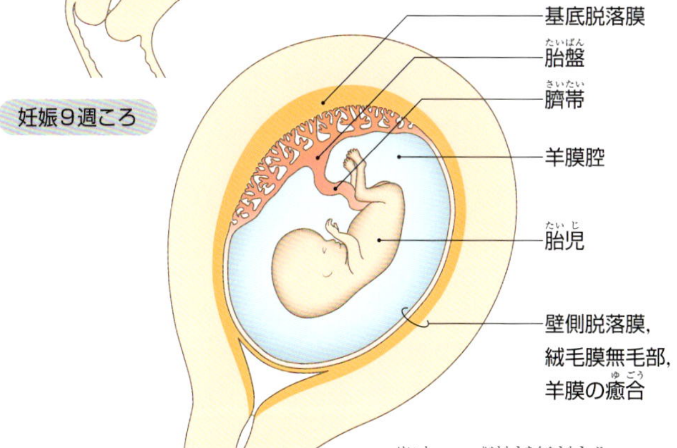

妊娠13週ころ

胚子側の絨毛膜有毛部と母体側の基底脱落膜が結合し，壁側脱落膜，絨毛膜無毛部，羊膜が癒合して子宮腔が消失するころに，胎盤は完成する．

5 胎盤の構造

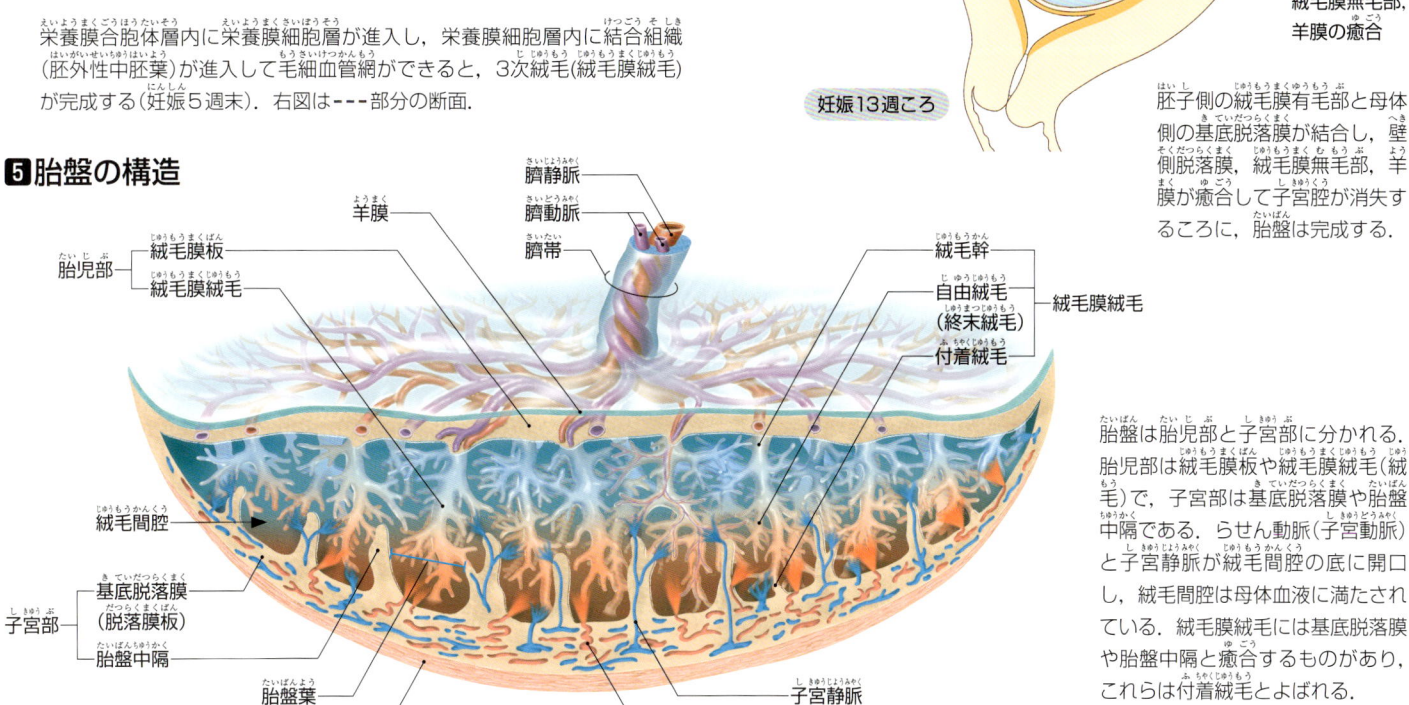

臍静脈
臍動脈
臍帯
羊膜
絨毛膜板
絨毛膜絨毛
胎児部

絨毛幹
自由絨毛（終末絨毛）
付着絨毛
絨毛膜絨毛

絨毛間腔
基底脱落膜（脱落膜板）
胎盤中隔
子宮部
胎盤葉
子宮筋層
子宮静脈
らせん動脈（子宮動脈）

胎盤は胎児部と子宮部に分かれる．胎児部は絨毛膜板や絨毛膜絨毛（絨毛）で，子宮部は基底脱落膜や胎盤中隔である．らせん動脈（子宮動脈）と子宮静脈が絨毛間腔の底に開口し，絨毛間腔は母体血液に満たされている．絨毛膜絨毛には基底脱落膜や胎盤中隔と癒合するものがあり，これらは付着絨毛とよばれる．

6 胎盤循環

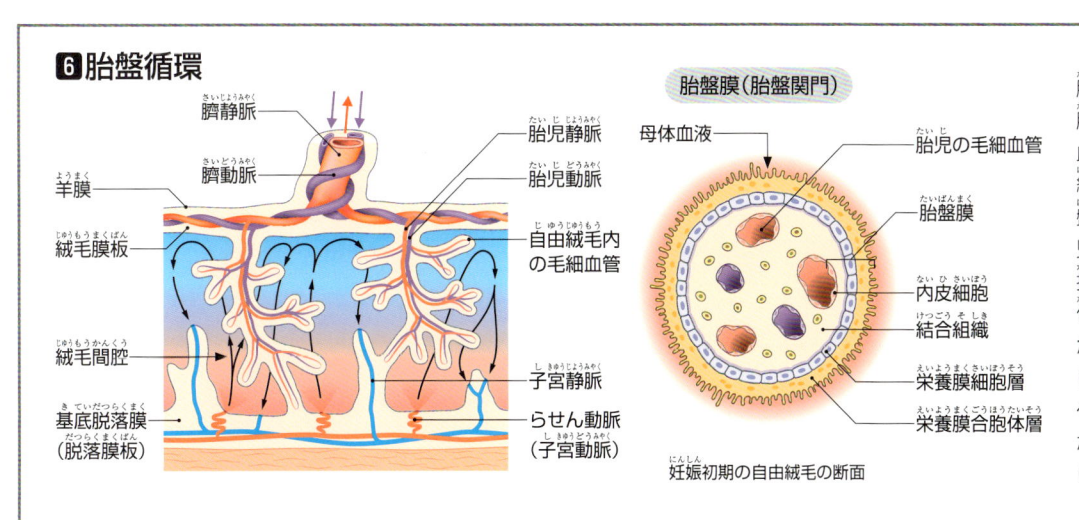

臍静脈
臍動脈
羊膜
絨毛膜板
絨毛間腔
基底脱落膜（脱落膜板）
胎児静脈
胎児動脈
自由絨毛内の毛細血管
子宮静脈
らせん動脈（子宮動脈）

胎盤膜（胎盤関門）

母体血液
胎児の毛細血管
胎盤膜
内皮細胞
結合組織
栄養膜細胞層
栄養膜合胞体層

妊娠初期の自由絨毛の断面

胎児の血液（→）は臍動脈によって胎盤に運ばれ，絨毛膜絨毛内の毛細血管に入る．毛細血管の内皮細胞，結合組織，栄養膜は胎盤膜または胎盤関門とよばれ，この膜を介して胎児血液と母体血液との間で，ガス交換，栄養素や電解質の交換，母体抗体の伝達がおこなわれる．母体血液から酸素や栄養素を受け取った血液（→）は臍静脈によって胎児の肝臓へ運ばれる（158ページ）．らせん動脈から絨毛間腔に噴出した母体血液（→）は子宮静脈に還流する．

3 腹部 ─ 105

pelvis
骨盤

- 高さ　男性：約21cm，女性：約19cm
- 幅（腸骨稜間径）　男性：25.9cm，女性：26.0cm

1 男性の骨盤

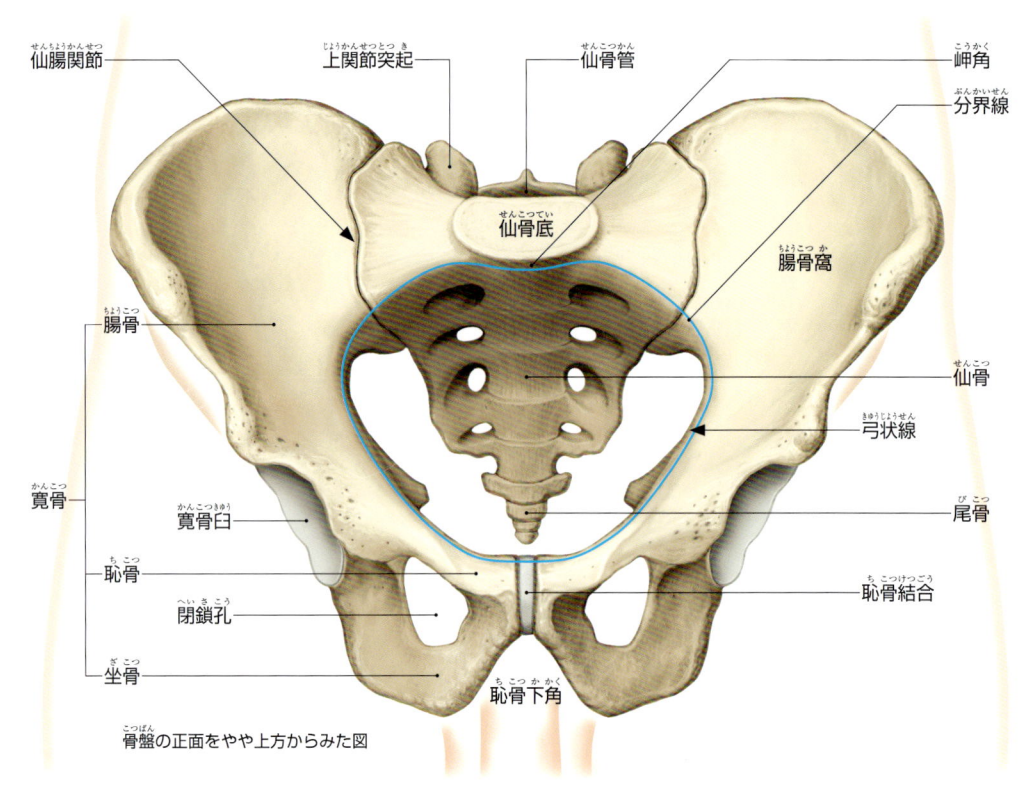

骨盤の正面をやや上方からみた図

大骨盤は深くて幅が狭く，仙骨や尾骨が前方に突出する．恥骨結合の位置は高く，恥骨下角は小さい（約60°〜80°）．骨盤上口はハート形で骨盤下口は比較的狭い．

2 女性の骨盤

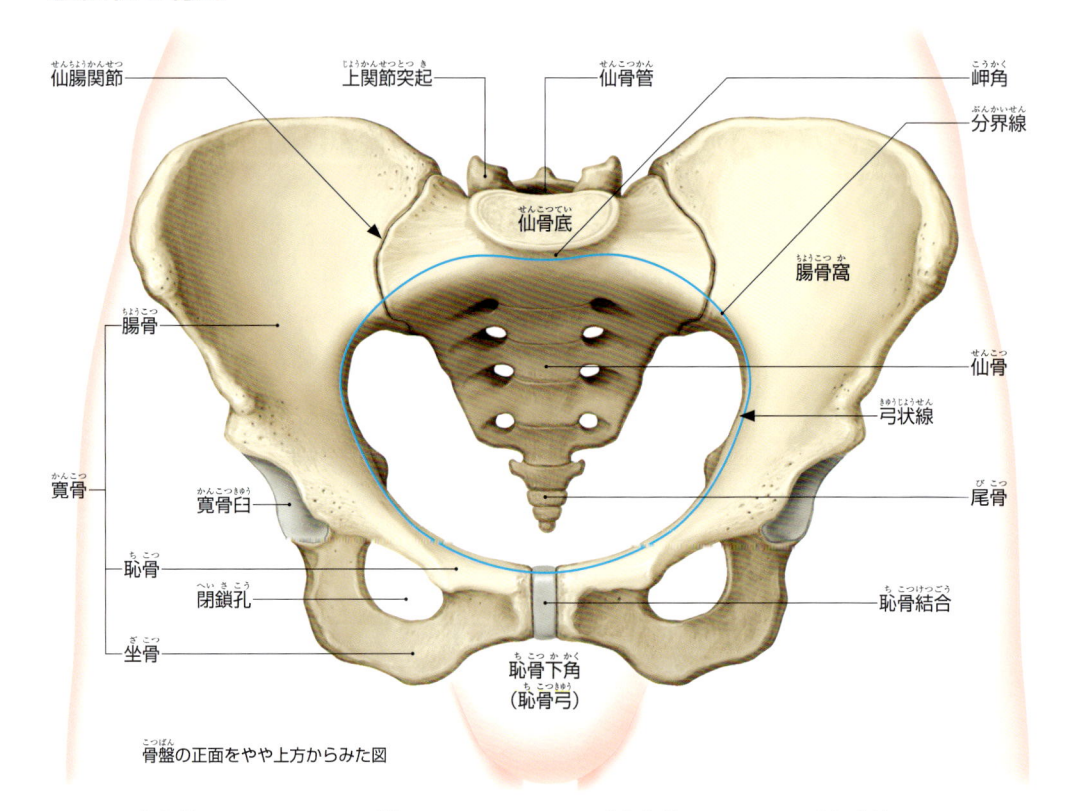

骨盤の正面をやや上方からみた図

大骨盤は浅くて幅が広く，尾骨が後方へ動きやすい．恥骨結合の位置は低く，恥骨下角は大きい（約80°〜100°）．骨盤上口は楕円形で骨盤下口は比較的広い．

3 骨盤腔と骨盤傾斜

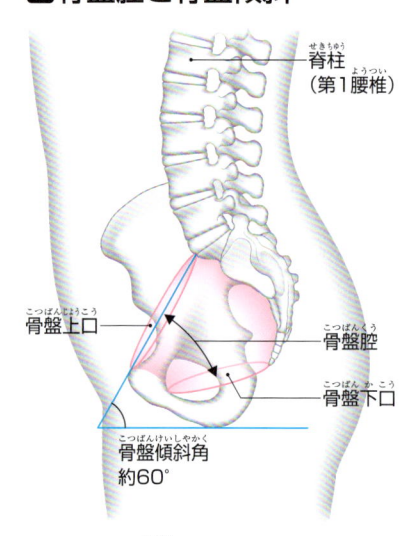

女性の骨盤を左側方からみた図

前壁を恥骨と恥骨結合，側壁を坐骨と腸骨体，後壁を仙骨と尾骨に囲まれた小骨盤の内部を骨盤腔という．骨盤傾斜は，水平面に対する骨盤上口面の傾きで，その角度は日本人では約60°である．

4 骨盤底

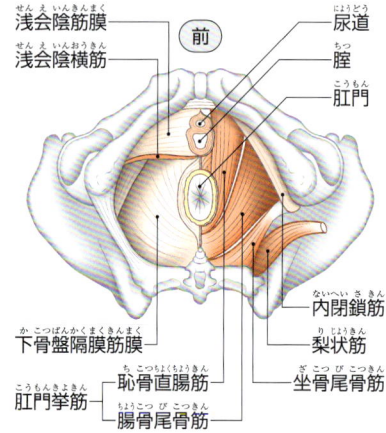

女性の骨盤底を下方（会陰）からみた図

骨盤腔の下壁を骨盤底という．下壁をつくるのは，骨盤隔膜（肛門挙筋，坐骨尾骨筋，上・下骨盤隔膜筋膜など）と，尿生殖隔膜（浅会陰筋膜，浅会陰横筋，深会陰横筋，外尿道括約筋など）である．肛門は骨盤隔膜を，尿道や腟は尿生殖隔膜をつらぬく．

5 骨盤を構成する骨

- 仙腸関節面
- 腸骨粗面
- 第4腰椎
- 腸骨稜
- 右腸骨窩
- 寛骨
- 左腸骨窩
- 寛骨
- 腸骨
- 仙骨
- 上前腸骨棘
- 弓状線
- 耳状面
- 大坐骨切痕
- 下前腸骨棘
- 寛骨臼の月状面
- 仙尾関節面
- 尾骨角
- 坐骨棘
- 恥骨
- 坐骨
- 尾骨
- 閉鎖孔
- 恥骨結合面
- 坐骨結節

左右の仙腸関節で仙骨と寛骨を，仙尾関節で仙骨と尾骨を分離した図

腸骨，坐骨，恥骨の癒合

- 腸骨
- 寛骨臼
- 坐骨
- 恥骨

右寛骨の外面

体幹の骨（仙骨と尾骨）と下肢の骨（大腿骨）の間にある寛骨を下肢帯という．腸骨，坐骨，恥骨は小児では軟骨で結合しているが，思春期ころから軟骨結合は骨化し，成人では3つの骨が癒合して寛骨とよばれる．仙骨と腸骨は仙腸関節を，左右の恥骨は恥骨結合をつくって連結し，寛骨と大腿骨は寛骨臼で股関節をつくる．

6 産道としての骨盤腔

骨盤上口
- 横径 12.4cm前後
- 斜径 12.2cm前後
- 前後径 11.0cm前後

真上からみた図

骨盤下口
- 横径 11.0cm前後
- 前後径 11.5cm前後
- マルチン骨盤計

胎児の骨盤腔通過
- 骨盤軸
- 骨盤上口
- 骨盤下口

分娩時に産道となる骨盤腔の形や大きさは，分娩の難易度を診断するひとつの指標となる．骨盤上口と骨盤下口それぞれの2点間の直線距離を体表から測定する方法を，骨盤外計測という．

骨盤腔を通過する際には，胎児の頭は骨盤腔の中心軸（骨盤軸または骨盤誘導線，──線）に沿って回旋しながら下降する．

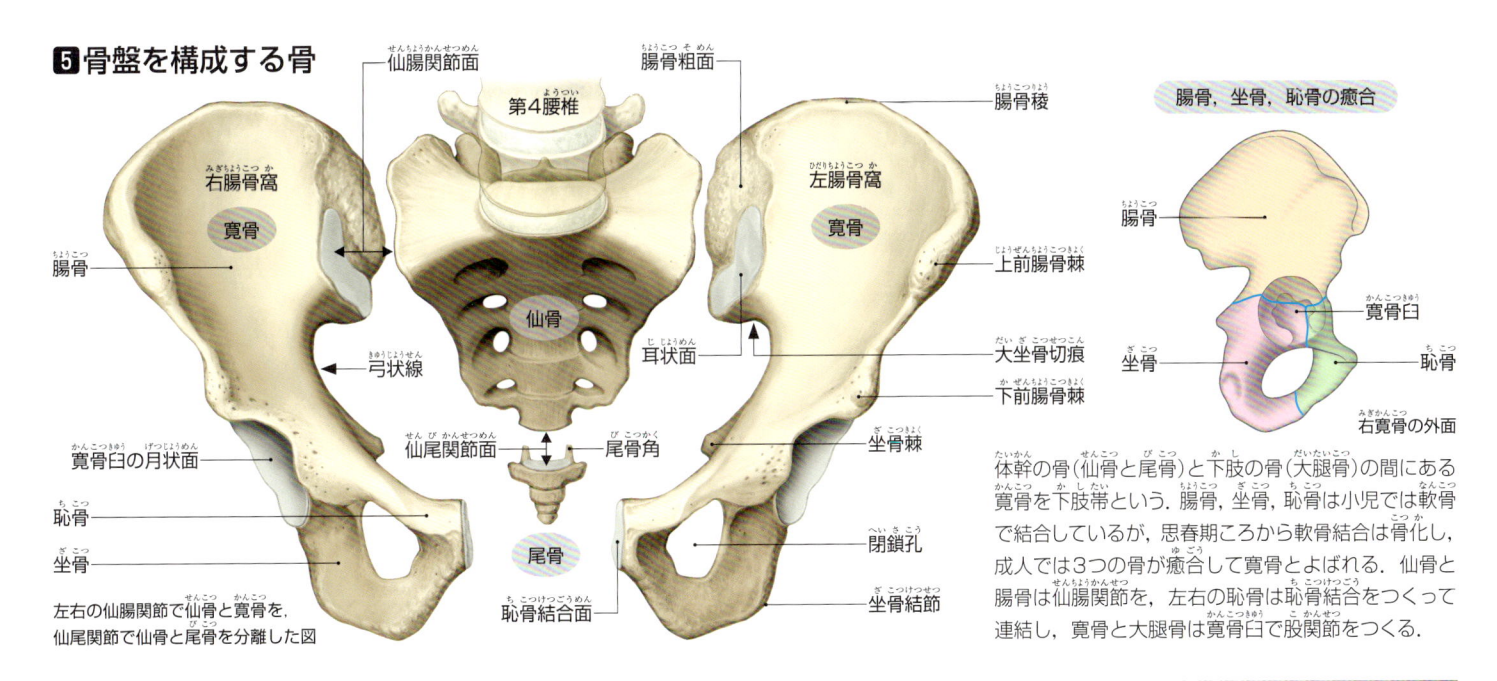

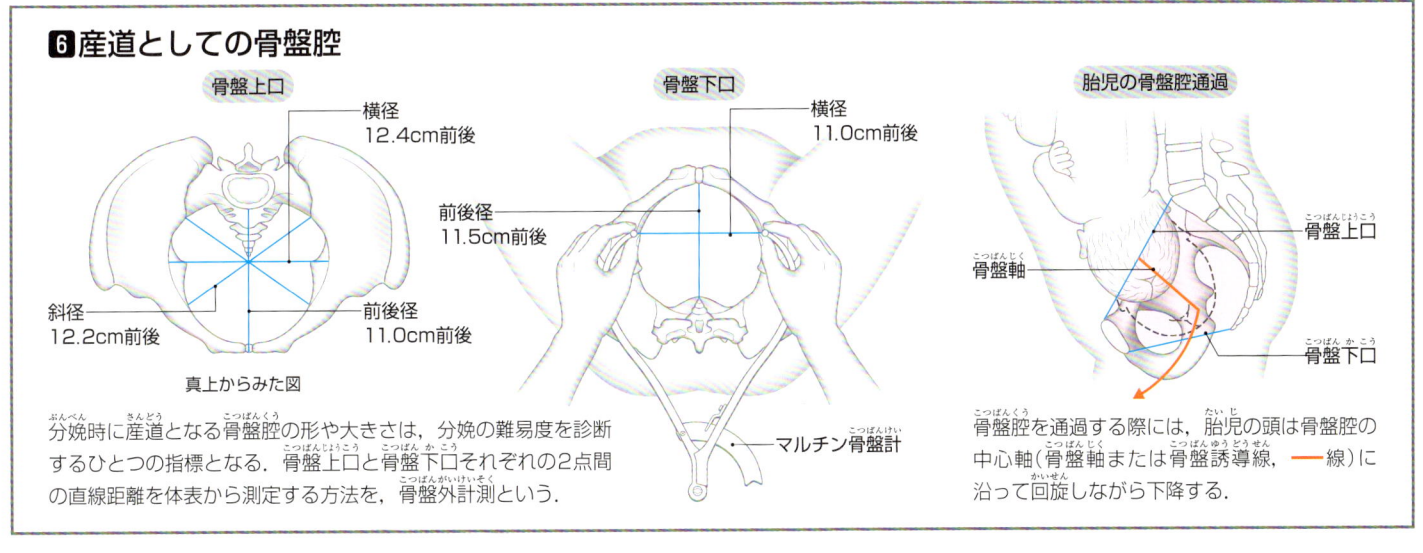

骨盤は，脊柱（16ページ）下端部の仙骨と尾骨に左右の寛骨が合わさってできた骨格で，上部の大骨盤と下部の小骨盤に区分される（図1，図2）．大骨盤は腹部内臓を支え，小骨盤は直腸，膀胱，内生殖器などの骨盤内臓を収容している．寛骨は大腿骨とも関節をつくって連結しており（股関節，126ページ），体幹と下肢をつなぐ骨盤はからだの支持と運動に重要な役割を果たしている．

【構造】 骨盤の後壁を仙骨と尾骨が，側壁と前壁を左右の寛骨がつくる．仙骨は5個の仙椎が癒合して三角状になった骨で，仙骨下端に連なる尾骨も3～5個の尾椎が癒合してできた骨である．寛骨は腸骨，坐骨，恥骨からできているが，成人では1つに癒合する（図5）．寛骨の扇状にひろがった上方部が腸骨，下後方部が坐骨，前方部が恥骨である．仙骨と左右の腸骨は仙腸関節をつくって連結し，左右の恥骨は恥骨結合によってつながる．寛骨の外面中央の半球状のくぼみ（寛骨臼）には大腿骨頭が収まり，股関節をつくっている．

【大骨盤と小骨盤】 仙骨の岬角，腸骨の弓状線，恥骨結合上縁を結ぶラインを分界線とよび，分界線より上部が大骨盤，下部が小骨盤である（図1，図2）．大骨盤と小骨盤の内部は連続しているが，大骨盤の内部は腹腔下部に属し，小骨盤の内部を骨盤腔という．骨盤腔の入り口は骨盤上口とよばれ，その輪郭は分界線と重なる．立位では骨盤上口は前方に約60°傾いている（骨盤傾斜，図3）．骨盤腔の出口は骨盤下口とよばれ，尿生殖隔膜と肛門挙筋，坐骨尾骨筋，上・下骨盤隔膜筋膜からなる骨盤隔膜でほぼ閉ざされており，骨盤腔の下壁（骨盤底，図4）をつくっている．

【性差】 骨盤の形には男女差がある（図1，図2）．妊娠時に胎児を支える女性の大骨盤は，浅くて横にひろがっている．女性の骨盤腔は分娩時に胎児が通る産道（骨産道）となり，骨盤上口は楕円形で骨盤下口も比較的広い（図6）．

●おもな病気 骨盤骨折，仙腸関節炎*など

おもな病気〔腹部〕

●**胃炎** 胃粘膜に発生する炎症性の病気．胃カタルともよばれ，急性と慢性がある．急性胃炎は暴飲暴食や薬物摂取などでおこることが多く，おもな症状は上腹部の痛み，はきけ(悪心)，嘔吐．慢性胃炎は粘膜表層(粘膜上皮)の欠損(びらん)と修復がくりかえされる結果，胃粘膜や胃腺が萎縮する状態(慢性萎縮性胃炎)で，ヘリコバクター・ピロリ菌感染者の場合には加齢にともない胃がんへ移行することがあるので，ピロリ菌の除去や経過観察が必要である．

●**胃潰瘍** 胃粘膜に発生する消化性潰瘍．胃液にふくまれる塩酸(胃酸)やペプシン(タンパク質分解酵素)が胃粘膜の自己消化をおこし，粘膜の一部が粘膜筋板を越えて欠損する．胃炎や動脈硬化，自律神経失調，化学物質，ストレスなどが引き金となり，発症や再発にはヘリコバクター・ピロリ菌感染が関係する．急性と慢性がある．おもな症状は上腹部の痛み，むねやけ，げっぷで，痛みは食後短時間で出ることが多い．吐血や下血，胃の穿孔などの合併症もみられる．

●**胃下垂** 胃X線造影で，胃角部がジャコビー線(左右の腸骨稜を結んだ線)より下がっている状態．胃の緊張度が低下して内容物が停滞するのがおもな原因で，やせ型の女性に多い．

●**胃がん** 胃粘膜に発生する悪性腫瘍．がんが小さく，粘膜固有層内にあって周囲へ浸潤していない早期段階で切除すれば，再発率は低い．早期がんでは無症状のことが多く，進行すると食欲不振，はきけ(悪心)，嘔吐，胃膨満感などがある．

●**陰嚢水腫** 精巣(睾丸)を包む膜の間に漿液がたまった状態．多くは無症状であるが，陰嚢が腫れて大きくなることもある．原因不明の特発性陰嚢水腫は新生児や高齢者に多く，睾丸炎や副睾丸炎に続発するものは交感性陰嚢水腫とよばれる．

●**過多月経** 月経時の出血量が正常範囲(20～120mℓ)を越えて異常に多いもの．子宮筋腫や子宮腺筋症などの器質的疾患や血液凝固障害などの血液疾患にともなうことが多いが，原因疾患がみられない場合は機能性過多月経とよばれる．貧血になることもある．

●**過敏性腸症候群** 炎症や潰瘍などの器質的疾患がないのに大腸の機能が失調し，腸管の運動亢進，分泌亢進によって便通異常が現れる病気．下痢型，便秘型，下痢便秘交代型がある．腹痛，げっぷ，腹部膨満感，腹鳴(グル音)のほかに，自律神経失調症状(頭痛，めまい，動悸，全身倦怠感，手足の冷えなど)をともなう．

●**肝炎** おもに肝炎ウイルス感染によって発症する肝臓の炎症性の病気．肝炎ウイルスは現在，A型，B型，C型のほか，D・E・G・TT型が知られており，A型は食物を介して，B・C型は輸血や注射針による血液を介して感染する．急性と慢性があり，急性では発病後に急激に悪化して肝不全に陥ることがある(劇症肝炎)．C型の多くは慢性化し，治療を怠ると加齢にともないしばしば肝硬変に移行する．ウイルス性のほかに，アルコールの過剰摂取によるアルコール性肝炎，多量の服薬でおこる薬剤性肝炎などがある．

●**肝がん** 肝臓に発生する悪性腫瘍．肝細胞に発生する肝細胞がんと，胆管の上皮細胞に発生する肝内胆管がんがある．肝細胞がんは慢性肝炎や肝硬変から移行するものが多く，がんの発生・成長には肝炎ウイルスが関係する．肝細胞がんでは，特殊なタンパク質(α-フェトプロテインやPIVKA II)が血液中に出現するので，がんの種類や進行度を知る腫瘍マーカーとして用いられる．

●**肝硬変** 肝臓の小葉構造が変性して肝臓がかたくこぶ状になる病気．肝臓の炎症が広範囲にわたって長期間つづくと肝細胞が壊死し，小葉の線維化と結節化がおこる．ウイルス性やアルコール性の慢性肝炎から移行するものが多い．上半身に赤い小さな斑点が出現するクモ状血管腫，手掌紅斑，門脈圧亢進がおもな症状で，食道静脈瘤破裂を誘発したり，肝がんへ移行する場合が少なくない．

●**亀頭包皮炎** 陰茎亀頭や包皮の皮膚に発生する炎症性の病気．細菌・ウイルス感染がおもな原因で，亀頭炎と包皮炎がほぼ同時におこる．局所の清潔が保ちにくい包茎の人がかかりやすく，亀頭包皮が赤く腫れ，痛みをともなう．

●**希発月経** 月経周期(正常範囲は25～38日)が延長して39日以上になるもの．性腺刺激ホルモンの分泌や卵胞の発育障害がおもな原因．反対に，月経周期が短縮して24日以下になるものを頻発月経という．18歳になっても月経がない場合は原発性無月経とよばれる．

●**急性腸炎** 腸に急性に発生する炎症性の病気．下痢，はきけ(悪心)，嘔吐，腹痛，腹部の不快感，ときに発熱をともなう．急性下痢症ともよばれ，上腹部の痛みなどの胃症状がある場合は急性胃腸炎ともよばれる．病原性大腸菌やロタウイルスなどの細菌・ウイルス感染，有害物質中毒，薬剤などがおもな原因．

●**クローン病** 小腸(回腸)や大腸をはじめ，胃や食道などの消化管壁に発生する慢性潰瘍をともなう炎症性の病気．原因は不明であるが，細菌・ウイルス感染，遺伝，免疫異常などが考えられている．緩慢に発症し，徐々に進行する．おもな症状は慢性の下痢，腹痛，発熱，貧血，低タンパク血症，体重減少など．大腸クローン病では患者の75%に肛門部病変(肛門周囲の難治性潰瘍と痔瘻・裂肛のような暗赤色の隆起)がみられる．

●**月経困難症** 月経直前または月経開始時に下腹部の痛みや腰痛などの随伴症状がひどく，治療を必要とする状態．骨盤内の器質的疾患をともなわない原発性月経困難症(機能性月経困難症)と，子宮内膜症や子宮筋腫などの器質的疾患をともなう続発性月経困難症(器質性月経困難症)がある．

●**痔核** 肛門管内壁の直腸静脈叢と皮下静脈叢がうっ血して一部の静脈がこぶ状に腫れる病気(静脈瘤)．一般にいぼ痔ともよばれる．歯状線を境として，直腸静脈叢にできるものを内痔核，皮下静脈叢にできるものを外痔核という．おもな症状は異物感や出血で，痔核が感染をおこして血栓性静脈炎を合併すると痛みがはげしく，排便・排尿障害をおこす．

●**子宮外妊娠** 受精卵が正常の着床部位である子宮内膜以外の部位に着床した状態．卵管，卵巣，子宮頸管，子宮筋層などに着床する場合があるが，卵管に着床する卵管妊娠が大部分を占める．妊娠5～14週ごろまでに，卵管流産や卵管壁が破れて穿孔する卵管破裂をおこす．卵管破裂では下腹部の痛みは激烈で，失血性ショックに陥る場合が少なくない．

●**子宮筋腫** 子宮筋層の平滑筋細胞が異常に増殖する良性腫瘍．30～40歳代に多く，思春期以前と更年期以降の発生はまれである．筋腫は1個ないし複数個でき，こぶし大ほどに成長する場合もある．おもな症状は，不正性器出血，経血量の増加，貧血，月経周期の短縮，腫瘍の増大による腹部圧迫感など．

●**子宮頸がん** 子宮頸部に発生する悪性腫瘍．子宮がんの約80%を占める．性行為によって感染することが多いヒトパピローマウイルス(ヒト乳頭腫ウイルス)が発症に関係する．初期には無症状のことが多く，ある程度進行すると不正性器出血やおりもの(帯下)，性交後出血などがみられる．

●**子宮体がん** 子宮体部に発生する悪性腫瘍．発症には卵胞ホルモン(エストロゲン)の刺激が関係する．閉経後の発症が約70%を占める．おもな症状は不正性器出血とおりもの(帯下)．

●**糸球体腎炎** 腎臓の糸球体に炎症がおこり，血液の濾過機能が低下する病気．単に腎炎ともよばれる．急性と慢性がある．急性糸球体腎炎は，溶血性連鎖球菌などによる扁桃炎やのどの炎症がきっかけでおこり，血尿，タンパク尿，むくみ，高血圧，全身倦怠感などが現れる．20歳未満の若年者に多い．発症年齢が高いと慢性化しやすく，慢性糸球体腎炎になると，人工透析が必要な慢性腎不全に移行する場合が少なくない．

●**子宮内膜炎** 子宮内膜の細菌感染によって発生する炎症性の病気．性行為，流産，子宮への

避妊具の挿入などが原因．感染が軽い場合には無症状で自然に治ることが多いが，重い場合には下腹部の痛みや発熱，膿の流出がみられる．

●**子宮内膜症** 子宮内膜と類似の組織が，子宮腔以外の部位に発生・増殖する炎症性の病気．子宮筋層に発生するものは子宮腺筋症とよばれ，それ以外の骨盤腔内の臓器や腹膜に発生するものを子宮内膜症という．発生部位は卵巣がもっとも多く，そのほか，子宮外膜，直腸子宮窩（ダグラス窩），S状結腸，直腸などに比較的多くみられる．おもな症状は月経困難，不妊，下腹部の痛み，腰痛で，月経とともにしばしば病変部からの出血がみられる．卵巣内に発生すると，大きな袋状のチョコレート嚢胞（子宮内膜症性卵巣嚢胞）を形成する．

●**十二指腸潰瘍** 十二指腸粘膜に発生する消化性潰瘍．胃液にふくまれる塩酸（胃酸）やペプシン（タンパク質分解酵素）による自己消化が十二指腸粘膜に波及しておこる．急性と慢性があり，発症と再発にはヘリコバクター・ピロリ菌が関係する．おもな症状は，空腹時の上腹部の痛み，むねやけ，げっぷなど．

●**痔瘻** 肛門管や肛門周囲の皮膚にみられる瘻孔（異常な管状欠損）．おもに細菌感染によっておこり，化膿すると組織のすきまに膿がたまって膿瘍が形成され（肛門周囲膿瘍），肛門付近に瘻孔が開口して膿が出る．膿が出きったあとも瘻孔は残り，膿瘍からの滲出物を長期間にわたって排出する．

●**腎盂腎炎** 腎臓の実質や腎杯・腎盂に発生する炎症性の病気．細菌感染による尿道炎や膀胱炎が腎臓に波及しておこる．腎盂炎ともよばれる．急性と慢性がある．急性腎盂腎炎のおもな症状は，さむけ（悪寒），ふるえ，高熱，はきけ（悪心），嘔吐，全身倦怠感などで，腎部や腰背部の不快感・痛みをともなう．慢性腎盂腎炎では無症状のことも多い．

●**神経因性膀胱** 中枢神経系や末梢神経系の機能的障害によっておこる排尿異常．排尿は正常では，脳の自律神経中枢や脊髄排尿中枢にコントロールされており，その指令のもとに，膀胱や尿道の運動，腹筋による腹圧加重運動，尿道括約筋などの収縮・弛緩運動が協調しておこなわれる．症状は，神経系のどの部位がどの程度障害されるかによってさまざまである．

●**腎結石** 尿中の有機物や無機物が析出して腎臓内で固形物になったもの．腎杯や腎盂にできることが多い．砂状からサンゴ状まであり，数も1個から複数個まである．小さい結石は尿管へ下降するが，腎盂尿管移行部に結石がつまると，側背部の痛みや発熱，血尿がみられる．

●**腎膿瘍** 化膿性病変によって腎臓の実質に膿がたまり，膿瘍が形成される病気．原因は黄色ブドウ球菌の感染が多い．おもな症状は腎部の痛み，発熱，発汗，全身倦怠感など．

●**腎不全** 腎臓の機能が極端に低下し，体内に老廃物や毒性物質がたまり，体液の恒常性が保てなくなる病気．おもな原因は，慢性糸球体腎炎などの腎臓病，出血，長期間の下痢など．急性と慢性がある．症状は食欲不振，全身倦怠感，はきけ（悪心），嘔吐で，高血圧と貧血をともなう．慢性腎不全では人工透析が必要となる．

●**膵炎** 膵臓に発生する炎症性の病気．急性と慢性があり，急性膵炎はアルコールの摂取過剰や胆石症が引き金となる場合が多く，慢性膵炎は先天性・家族性・自己免疫性などによる．おもな症状は，上腹部の激痛，はきけ（悪心），嘔吐，背部の痛み．炎症による膵臓実質の壊死が広範囲におよぶと，インスリンを分泌する細胞（膵島のB細胞）が破壊され，糖尿病の発症または悪化につながる．小児の急性膵炎はまれであるが，流行性耳下腺炎に続発することもある．

●**膵がん** 膵臓に発生する悪性腫瘍．膵管がんが大半を占める．原因は慢性膵炎や膵石症，喫煙などが考えられている．進行がはやく，上腹部や背部の痛み，体重減少，黄疸などの症状はがんが大きくなってから現れる場合が多い．

●**水腎症** 腎臓内に尿がたまって腎杯や腎盂が拡張し，実質が萎縮する病気．尿管狭窄や尿管結石，前立腺肥大，尿道狭窄など尿の流れを障害する閉塞部位が尿路にあると，腎臓の内圧が上昇して腎杯や腎盂が拡張する．たまった尿に感染がおこりやすく，腎盂腎炎を合併する場合が多い．緩慢に進行するときは無症状であるが，尿量が増加した場合には殿部に鈍痛を感じることがある．

●**前置胎盤** 胎盤の付着位置異常．本来は子宮底部や子宮体部につく胎盤が，子宮下部に付着し，内子宮口におよぶもの．子宮内膜炎などがあると発生しやすく，胎盤が早期に剥離して胎児死亡や未熟児産をおこすことが多い．

●**仙腸関節炎** 骨盤の仙腸関節に発生する炎症性の病気．腰痛をはじめ，殿部・鼠径部・下肢に痛みが現れると考えられているが，画像検査では炎症をおこす器質的疾患が認められない場合が多い．腰部脊柱管狭窄症や腰椎椎間板ヘルニアとの鑑別が必要である．

●**前立腺肥大（症）** 前立腺の内腺（精液を分泌する尿道周囲の腺）が肥大し，後部尿道が圧迫されて排尿困難になる病気．前立腺肥大そのものは高齢の男性によくみられる良性の変化であるが，進行すると尿路閉塞にともなう排尿障害や腎機能障害をおこす．高齢者では前立腺がんを合併する場合が少なくない．血液検査では前立腺特異抗原（PSA）が腫瘍マーカーとして用いられる．

●**大腸がん** 大腸に発生する悪性腫瘍．発生場所によって上行結腸がん，横行結腸がん，下行結腸がん，S状結腸がん，直腸がんとよばれ，直腸がんがもっとも多い．おもな症状は出血，便通異常，腹痛であるが，がんが小さく粘膜固有層にとどまっている早期段階では，無症状のことが多い．

●**大腸ポリープ** 大腸の内腔に突出するいぼ状隆起（腫瘤）．S状結腸や直腸に発生することが多い．がん化する腫瘍性ポリープ（腺腫または腺腫性ポリープ）と，がん化しない非腫瘍性ポリープがある．ポリープは加齢にともなって増加するが，その約80％は腺腫で，1cm前後に成長するとがん化する割合が高くなる．腸管粘膜の広範囲にわたって100個以上のポリープがみられる家族性大腸ポリポーシスは先天性の大腸腺腫症で，放置するとがん化することが多いので，予防上大腸を切除する必要がある．

●**胆石症** 肝内胆管，胆嚢，総胆管にできる固形物（胆石）によって発生する炎症性の病気．胆石は胆汁中のビリルビン，コレステロール，カルシウムなどから形成される．胆石が胆路（胆道）につまって胆汁の流れが障害されると，右上腹部にはげしい痛みがおこる．肩などに痛みが放散することもあり，黄疸や胆道感染症がおこりやすくなる．

●**胆嚢炎** 胆嚢に発生する炎症性の病気．胆嚢の頸部や胆嚢管に胆石がつまり，胆嚢内に胆汁がとどこおって細菌感染がおこることで発症する．急性と慢性があり，急性胆嚢炎では高熱と右上腹部に激痛がおこる．胆嚢壁に孔が開く胆嚢穿孔をおこすこともある．

●**腟炎** 腟粘膜に発生する炎症性の病気．トリコモナス原虫の感染によるトリコモナス腟炎，カンジダ菌の感染によるカンジダ腟炎，閉経後の腟粘膜の萎縮による老人性腟炎などのほかに，外傷，異物，薬剤によるものがある．おもな症状は，おりもの（帯下）の増加と，それにともなう外陰部のかゆみ．

●**虫垂炎** 虫垂に発生する炎症性の病気．盲腸炎ともよばれる．細菌感染などさまざまな原因でおこる．急性と慢性があり，急性虫垂炎は10〜30歳代に多く，発症には暴飲暴食が関係する．腹痛，はきけ（悪心），嘔吐，発熱がおもな症状で，はじめはみずおち（心窩部）やへそ周囲が痛むが，時間の経過とともに右下腹部や回盲部に痛みが集中する．虫垂壁に孔が開く虫垂穿孔をおこすと，腹膜炎を合併する．

●**腸閉塞** 腸管の内容物が肛門側へ輸送されなくなる病気．腸管の通過障害，蠕動運動の低下，手術後の腸管の運動麻痺などによっておこる．イレウスともよばれる．おもな症状は腹痛，はきけ（悪心），嘔吐，腹部膨満感，排便・排ガス

の停止，腸音，脱水など．

●**停留睾丸** 出生直前に鼠径管を通って腹腔内から陰嚢内に降りてくる精巣(睾丸)が，下降途中でとどまっているもの．潜伏睾丸ともよばれる．成熟児の約3％，未熟児の約半数にみられ，片側だけの場合と両側におこる場合がある．放置すると男性不妊症の原因になったり，がん化のおそれがある．1歳ころまでに自然降下しない場合は，ホルモン(性腺刺激ホルモン)療法や，睾丸を陰嚢内に引き下げて固定する手術がおこなわれる．

●**尿管結石** 尿中の有機物や無機物が析出して尿管内で固形物になったもの．腎臓にできた結石が尿管に流れてきたものが多いが，尿管自体にできるものもある．結石が膀胱へ下降せず尿管につまると，仙痛発作(とつぜんくりかえしおこる激痛)をおこし，血尿が出る．

●**尿失禁** 膀胱にたまった尿が無意識のうちに漏れでる状態．健常な成人には，膀胱排尿筋や尿道括約筋などをコントロールして尿失禁を防止する神経機構(尿禁制)があるが，この機構のどこかに障害があると尿失禁をおこすと考えられている．前立腺肥大のある高齢者に多い無抑制尿失禁は，尿道閉塞などによって膀胱の感覚過敏が強まっておこる．成人女性に多い腹圧性尿失禁は，せきやくしゃみをしたとき，急に立ち上がったとき，ものを持ち上げたときなど，腹圧が加わったときに少量の尿が漏れでる．

●**尿道炎** 尿道に発生する炎症性の病気．外尿道口からの細菌感染によっておこり，急性と慢性がある．原因となる細菌は淋菌，クラミジア・トラコマチスなどで，保菌者との性行為で感染する場合が多い．淋菌性尿道炎は淋病ともよばれ，外尿道口のむずがゆさや膿汁がみられ，排尿時に尿道に痛みを感じる．クラミジア性尿道炎は男性に多く，急性尿道炎の3分の2を占める．症状は淋菌性尿道炎より軽いが，治りにくく再発をくりかえしやすい．

●**尿毒症** 腎臓の機能が高度に障害されておこる重い全身性の病気．尿の生成や排泄機能が障害されて体内に老廃物や毒性物質がたまり，水・電解質平衡や酸塩基平衡などが失われて体液の恒常性が維持されなくなり，全身の臓器に多彩で重篤な症状が出現する．多くは慢性糸球体腎炎末期や急性腎不全の無尿期に出現する．口中のただれ，特有のアンモニア臭，皮膚発疹，かゆみなどがみられ，やがて手足の痙攣，不眠，心膜炎などが現れ，放置すると数日から数週間のうちに意識を失う．

●**妊娠高血圧症候群** 妊娠20週以降，分娩後12週まで高血圧がみられる場合，または，高血圧にタンパク尿をともなう場合のいずれかをいい，しかもこれらの症状が単なる妊娠の偶発合併症によるものでないもの．かつては妊娠中毒症とよばれた．妊婦の20人に1人の割合で発症し，妊娠32週未満で発症した場合は重症化しやすい．重症の場合には，痙攣，脳出血，腎・肝機能障害などが現れ，胎児の発育がわるくなったり，胎盤がはがれて胎児に酸素が届かなくなり(常位胎盤剥離)，胎児死亡がおこることもある．

●**ネフローゼ症候群** 尿中にタンパク成分(おもにアルブミン)が流出し，血液中のタンパク成分が低下する病気(低タンパク血症)．全身のむくみ(浮腫)や，血中コレステロールの増加にともなう脂質異常症などが現れる．糸球体腎炎などによる1次性と，糖尿病や悪性リンパ腫，過敏反応(花粉，うるし，薬物)，重金属(水銀，金，鉛)障害などに続発する2次性のものがある．小児に多いが，高齢者にもみられる．おもな症状は顔面や下腿のむくみで，乏尿(400mℓ/日以下)をともなうこともある．いったん発症すると，経過は長引き，一進一退をくりかえして数年におよぶことが多い．

●**脾機能亢進症** 老廃赤血球の分解処理などをおこなう脾臓の機能が亢進し，正常な赤血球までが分解される病気．肝硬変にともなう門脈圧亢進症や，細菌・ウイルス感染症，白血病などが原因で白血球や血小板も減少する．疲れやすい，脱力感，貧血，動悸，めまい，出血しやすいなどの症状がみられる．

●**脾腫** 脾臓が腫れて大きくなる病気．リンパ性器官である脾臓は細網内皮系細胞の反応性増殖によって腫大するが，赤血球の分解にともなう大食細胞の増殖，白血病による腫瘍細胞の浸潤，肝硬変による門脈圧亢進症・脾機能亢進症などによっても腫大する．おもな症状は左上腹部の痛みで，ときにはきけ(悪心)をともなう．

●**腹膜炎** 腹膜に発生する炎症性の病気．急性と慢性がある．胃潰瘍，十二指腸潰瘍，急性虫垂炎，急性膵炎などの腹部内臓の炎症から2次的に発症するものが多い．胃・十二指腸穿孔，虫垂穿孔などで胃や腸の内容物が漏れる場合は，急激に発症する．はげしい腹痛が時間の経過とともに腹部全体に波及するものは急性汎発性腹膜炎(急性化膿性腹膜炎)とよばれ，ショックに陥ることがある．炎症が一部分にとどまる急性限局性腹膜炎では病変部に一致して圧痛が認められ，治癒過程で滲出液が体腔に残り，化膿して膿瘍を形成することもある．

●**包茎** 陰茎亀頭が包皮に包まれて露出していないもの．包皮の先(包皮口)が狭くて陰茎亀頭の先端部が露出できないものを真性包茎といい，人為的あるいは陰茎勃起時に露出できるものは仮性包茎とよばれる．不潔にしておくと亀頭包皮炎を合併しやすい．

●**膀胱炎** 膀胱に発生する炎症性の病気．細菌性やウイルス性の尿道炎が膀胱に波及しておこる場合が多く，尿道が短い女性がかかりやすい．頻尿，排尿時の痛み，残尿感がおもな症状で，尿が混濁することが多い．

●**膀胱がん** 膀胱に発生する悪性腫瘍．膀胱の粘膜上皮(移行上皮)にできる原発性膀胱がんと，ほかの臓器のがんが膀胱に転移・浸潤しておこる続発性膀胱がんがある．60〜70歳代に多発し，男性は女性の数倍も多い．血尿や排尿時の痛み，排尿障害などがみられる．

●**膀胱憩室** 膀胱壁の平滑筋のすきまから膀胱粘膜の一部がポケット状に落ち込んだもの．膀胱の内圧を上昇させる病気(前立腺肥大，尿道狭窄，下部尿路結石など)による後天性のものと，先天性のものがある．憩室は狭い憩室口で膀胱内腔と連絡するので，憩室内に結石ができたり，膀胱の細菌感染による膀胱憩室炎をおこすことがある．膀胱憩室炎では頻尿や排尿時の痛みなど膀胱炎症状が現れ，憩室が大きいと2段排尿(排尿後すぐに尿意をもよおして2度目の排尿をすること)や残尿感がみられる．

●**膀胱結石** 尿中の有機物や無機物が析出して膀胱内で固形物になったもの．腎臓や尿管でできた結石が下降して膀胱にたまる場合もあるが，ほとんどが膀胱内で形成される．おもな症状は下腹部の痛み，頻尿，排尿時の痛みで，ときに2段排尿がみられる．

●**胞状奇胎** 胎盤絨毛に水疱状の小さな嚢胞が異常増殖し，ブドウの房状に連なるもので，絨毛性疾患のひとつ．胎児は早期に消滅する．強いつわりや断続的な不正性器出血があり，妊娠高血圧症候群の症状(高血圧，タンパク尿)が早期に現れる．

●**卵管炎** 卵管に発生する炎症性の病気．ほとんどが細菌感染によるもので，分娩，流産，人工妊娠中絶などのあとにおこりやすい．発熱と下腹部の痛みがおもな症状で，卵管炎が治っても卵管がつまり，不妊症になることがある．

●**卵巣腫瘍** 卵巣に発生する腫瘍で，良性・悪性・原発性・転移性などがある．悪性の卵巣がんの過半数を占める表面上皮由来の卵巣腺がんは，40歳以降に多く，がんがこぶし大になると下腹部に膨満感やしこりが感じられる．おもに胃がんから転移した卵巣がんは，クルーケンベルグ腫瘍とよばれ，発症・進行が原発性の胃がんよりはやいのが特徴である．30〜40歳代に多く，閉経以降はほとんどみられない．

●**裂肛** 肛門管の歯状線より外方の皮膚に発生する裂傷．一般に切れ痔ともよばれる．排便時の強いいきみやかたい便で切れる場合が多い．はげしい痛みがあるため排便を避けるようになり，便秘が悪化して裂傷もひどくなることが多い．出血は少ない．

upper limb and lower limb

4 上肢と下肢

bones and muscles of upper limb
上肢の骨と筋

1 上肢の筋（右前面）

1 浅部

上肢帯の筋
- 三角筋

上腕の筋
- 上腕二頭筋（長頭／短頭）
- 上腕筋

前腕の筋
- 円回内筋
- 腕橈骨筋
- 長橈側手根伸筋
- 橈側手根屈筋
- 長掌筋
- 尺側手根屈筋
- 浅指屈筋
- 長母指外転筋※

手の筋
- 屈筋支帯
- 短掌筋
- 母指対立筋
- 短母指外転筋
- 小指外転筋
- 短小指屈筋
- 短母指屈筋
- 母指内転筋

手掌
※後面の筋

2 深部

上肢帯の筋
- 肩甲下筋
- 三角筋
- 大円筋

上腕の筋
- 上腕二頭筋（長頭／短頭）
- 烏口腕筋
- 上腕筋

前腕の筋
- 円回内筋
- 腕橈骨筋
- 橈側手根屈筋
- 回外筋※
- 長掌筋
- 長橈側手根伸筋
- 尺側手根屈筋
- 深指屈筋
- 長母指屈筋
- 長母指外転筋※
- 方形回内筋
- 浅指屈筋の腱

手の筋
- 母指対立筋
- 短小指屈筋
- 短母指外転筋
- 小指外転筋
- 小指対立筋
- 虫様筋
- 短母指屈筋
- 母指内転筋

手掌側を前面または腹側とよぶ．上肢帯の筋である三角筋は腕の外転・挙上に，肩甲下筋は腕の内旋・内転にはたらく．上腕と前腕の前面の筋や手のひらの筋は，おもに肘や手くび，手指を曲げる際にはたらく屈筋である．

2 上肢の骨（右前面）

- 胸鎖関節
- 肩鎖関節
- 鎖骨
- 上肢帯（2個）
- 肩関節
- 肩甲骨
- 胸骨
- 肋骨
- 上腕骨
- 肘関節
- 尺骨
- 橈骨
- 自由上肢骨（30個）
- 橈骨手根関節
- 手根骨（8個）
- 中手骨（5個）
- 手の骨（27個）
- 指骨（14個）

上肢骨は，上肢帯の鎖骨と肩甲骨，自由上肢骨の上腕骨，橈骨，尺骨，手根骨，中手骨，指骨の32個の骨で構成される．鎖骨は内側端で胸骨と，外側端で肩甲骨とつながり，肩甲骨は上腕骨とつながるので，自由上肢骨は上肢帯を介して体幹の骨とつながる．

頭部・頸部・胸部・腹部などからだの主要部分を体幹，体幹から枝のように突き出た部分を体肢という．体肢は上下1対ずつあり，上部の体肢を上肢，下部の体肢を下肢という．上肢は，三角筋部，上腕部，肘部，前腕部，手部に区分される．

上肢の骨

上肢の骨を上肢骨という．上肢骨は物をつかんだり，こまかな動作をするのに適した骨格で，下肢骨とくらべると細くて短いが，可動域がきわめて広く，とくに手の運動の自由度が大きい．上肢骨は上肢帯と自由上肢骨に区分される（図2，図4）．

【上肢帯】 上肢帯は体幹と上肢の間にある骨格で，鎖骨と肩甲骨をいう．胸郭を構成する胸骨は体幹の骨であり，鎖骨と胸鎖関節をつくる．鎖骨はさらに肩甲骨と肩鎖関節を，肩甲骨は上腕の骨と肩関節（114ページ）をつくるので，上肢帯は自由上肢骨と体幹の骨をつないでいる．

【自由上肢骨】 自由上肢骨は，上腕の骨（上腕骨），前腕の骨（橈骨，尺骨），手の骨（8個の手根骨，5個の中手骨，14個の指骨）に区分される．上腕骨は上端では肩甲骨と肩関節をつくり，下端では橈骨・尺骨と肘関節（116ページ）をつくる．橈骨は手根骨と橈骨手根関節（118ページ）をつくり，手根骨同士，手根骨と中手骨，中手骨と指骨，指骨同士も関節をつくっている．

112

3 上肢の筋(右後面)

1 浅部

上肢帯の筋
- 三角筋
- 棘下筋
- 小円筋
- 大円筋

上腕の筋
- 外側頭
- 長頭 —上腕三頭筋
- 内側頭

前腕の筋
- 腕橈骨筋
- 尺側手根屈筋※
- 長橈側手根伸筋
- 短橈側手根伸筋
- 肘筋
- 総指伸筋
- 長母指外転筋
- 尺側手根伸筋
- 短母指伸筋
- 小指伸筋
- 長母指伸筋

手の筋
- 伸筋支帯
- 小指外転筋
- 背側骨間筋

手背

2 深部

上肢帯の筋
- 三角筋
- 棘上筋
- 棘下筋
- 小円筋
- 大円筋

上腕の筋
- 外側頭
- 長頭 —上腕三頭筋
- 内側頭

前腕の筋
- 腕橈骨筋
- 尺側手根屈筋※
- 長橈側手根伸筋
- 短橈側手根伸筋
- 肘筋
- 総指伸筋
- 長母指外転筋
- 尺側手根伸筋
- 短母指伸筋
- 長母指伸筋
- 示指伸筋

手の筋
- 小指外転筋
- 背側骨間筋

※前面の筋

4 上肢の骨(右後面)

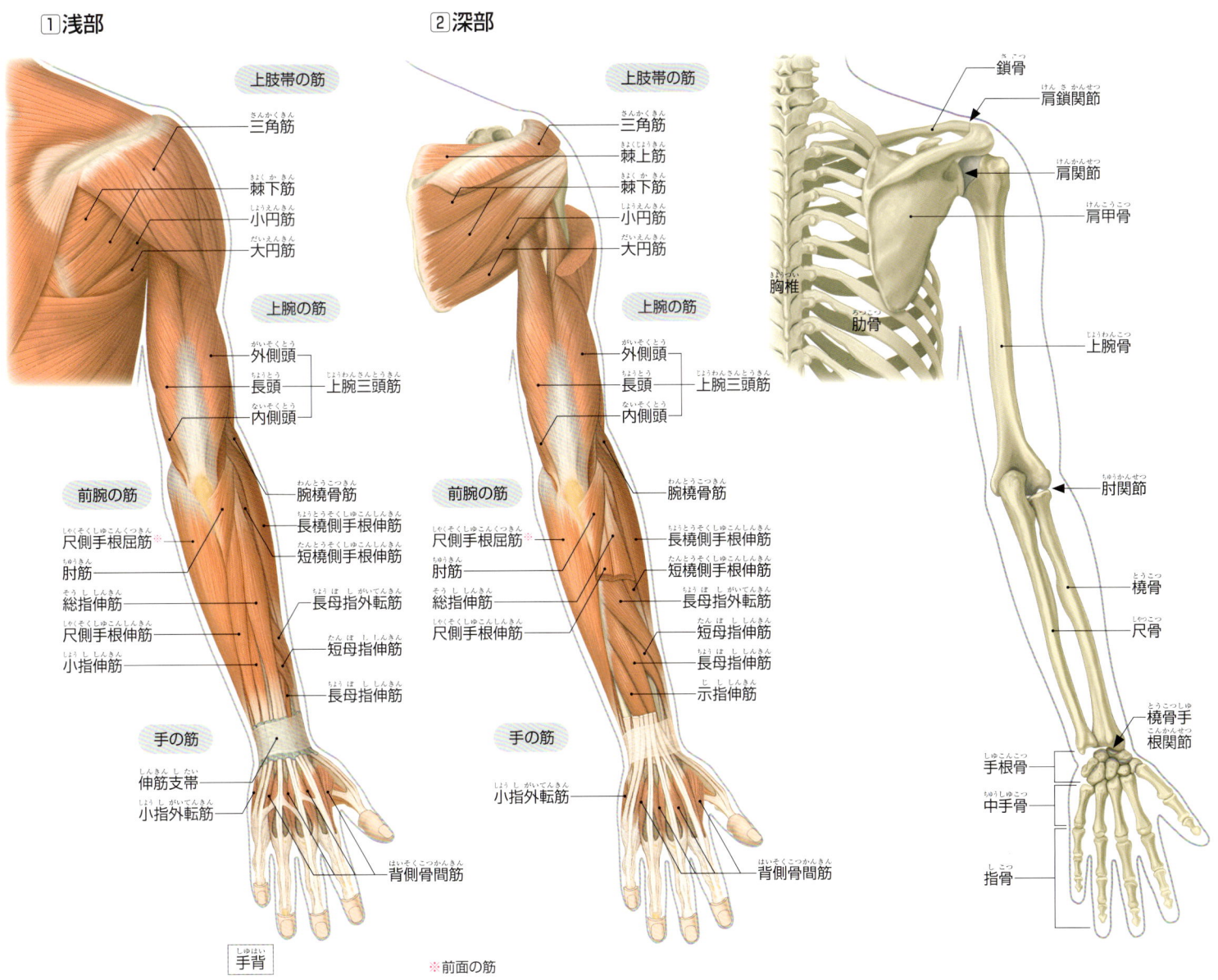

- 鎖骨
- 肩鎖関節
- 肩関節
- 肩甲骨
- 胸椎
- 肋骨
- 上腕骨
- 肘関節
- 橈骨
- 尺骨
- 橈骨手根関節
- 手根骨
- 中手骨
- 指骨

手背側を後面または背側とよぶ．上肢帯の筋である棘上筋と棘下筋は腕の外転・外旋に，小円筋と大円筋は腕の外旋・内旋・内転にはたらく．上腕と前腕の後面の筋や手の甲の筋は，おもに肘や手くび，手指をのばす際にはたらく伸筋である．

胸骨と鎖骨は胸鎖関節を，鎖骨と肩甲骨は肩鎖関節を，肩甲骨と上腕骨は肩関節をつくる．上腕骨は下端で橈骨・尺骨と肘関節を，橈骨は下端で手根骨と橈骨手根関節をつくる．橈骨手根関節をふくめ，手の骨の間のすべての関節を総称して手の関節という．

上肢の筋

　上肢帯や自由上肢骨からおこる筋を上肢の筋といい，上肢帯の筋，上腕の筋，前腕の筋，手の筋に区分される（図1，図3）．上肢の筋は横紋をもつ骨格筋で，意識的に動かすことのできる随意筋である（151㌻）．上肢の筋のほとんどは関節をこえて骨と骨の間に張り，収縮することで関節に作用して腕や手を動かす．

【上肢帯の筋】　鎖骨と肩甲骨からおこって上腕骨につき，肩関節に作用して上腕を動かす筋で，肩甲筋ともよばれる．三角筋，棘上筋，棘下筋，小円筋，大円筋，肩甲下筋がある．

【上腕の筋】　肩甲骨や上腕骨からおこっておもに前腕骨につき，肘関節に作用して前腕を動かす筋で，前面の上腕二頭筋，烏口腕筋，上腕筋は屈筋，後面の上腕三頭筋は伸筋である．

【前腕の筋】　上腕骨や前腕骨からおこっておもに手根骨や指骨につき，手や指の関節に作用して手くびや指を動かす筋である．前面の円回内筋，橈側手根屈筋，長掌筋，尺側手根屈筋，指屈筋，長母指屈筋，方形回内筋などは屈筋，後面の浅深の指伸筋，尺側手根伸筋，肘筋，回外筋，長母指外転筋，長短の母指伸筋などは伸筋である．橈側には腕橈骨筋，長短の橈側手根伸筋などがある．

【手の筋】　手に固有の短い筋群で，母指を動かす母指球の筋，小指を動かす小指球の筋，虫様筋や骨間筋などの中手の筋がある．

4　上肢と下肢—113

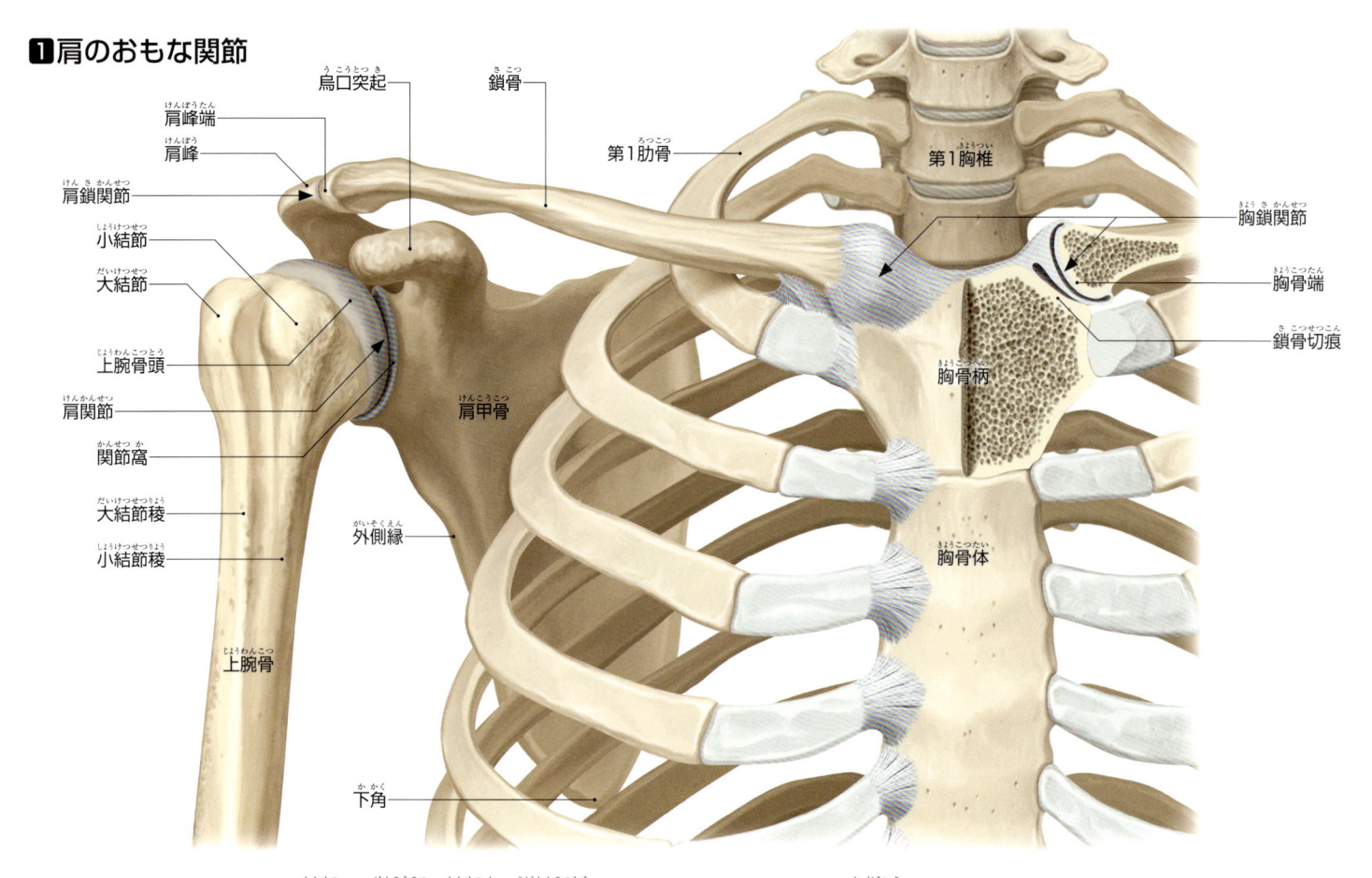

shoulder joint
肩関節

❶肩のおもな関節

(ラベル：肩峰端、肩峰、肩鎖関節、小結節、大結節、上腕骨頭、肩関節、関節窩、大結節稜、小結節稜、上腕骨、烏口突起、鎖骨、第1肋骨、第1胸椎、肩甲骨、外側縁、下角、胸鎖関節、胸骨端、鎖骨切痕、胸骨柄、胸骨体)

肩のおもな関節は，肩甲骨の関節窩と上腕骨頭がつくる肩関節，肩甲骨の肩峰と鎖骨の肩峰端がつくる肩鎖関節，胸骨の鎖骨切痕と鎖骨の胸骨端がつくる胸鎖関節である．肩関節は広い可動域をもつが，肩甲骨の向きを変える肩鎖関節や鎖骨を回旋させる胸鎖関節の動きと協同することで，可動域をさらにひろげることができる．

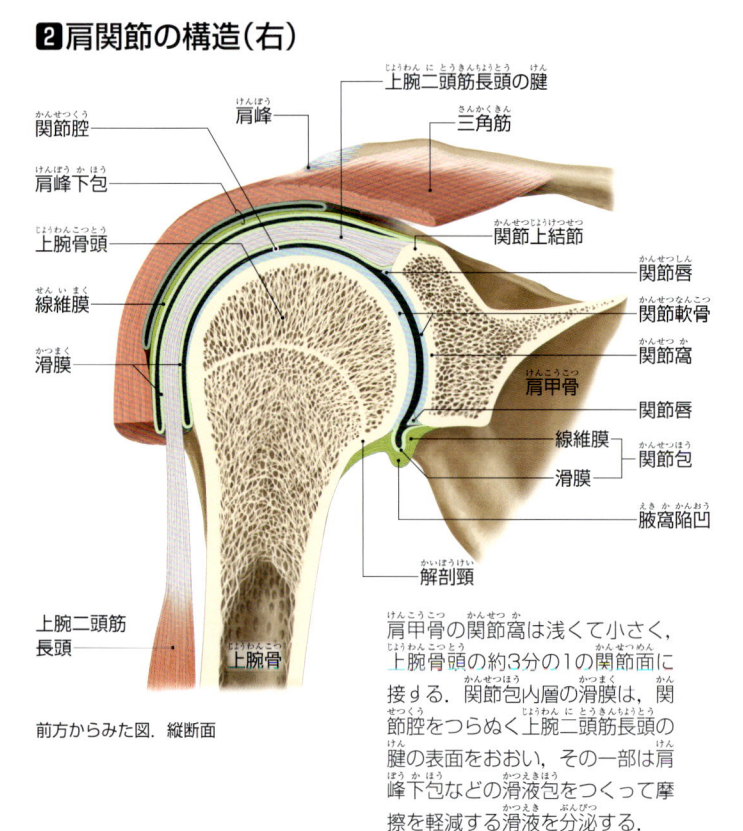

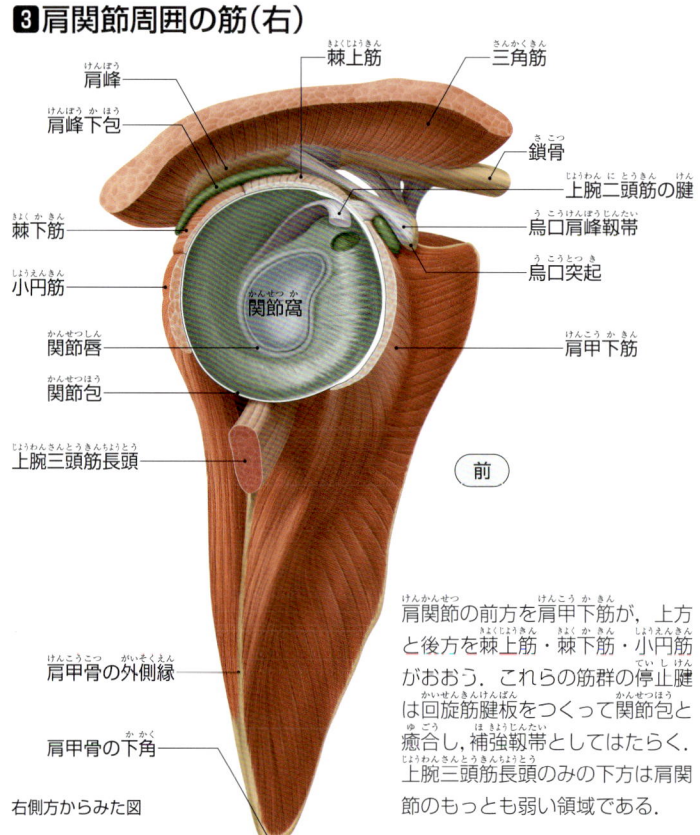

❷肩関節の構造（右）

(ラベル：関節腔、肩峰下包、上腕骨頭、線維膜、滑膜、上腕二頭筋長頭、上腕骨、上腕二頭筋長頭の腱、肩峰、三角筋、関節上結節、関節唇、関節軟骨、関節窩、肩甲骨、関節唇、線維膜、滑膜、関節包、腋窩陥凹、解剖頸)

前方からみた図．縦断面

肩甲骨の関節窩は浅くて小さく，上腕骨頭の約3分の1の関節面に接する．関節包内層の滑膜は，関節腔をつらぬく上腕二頭筋長頭の腱の表面をおおい，その一部は肩峰下包などの滑液包をつくって摩擦を軽減する滑液を分泌する．

❸肩関節周囲の筋（右）

(ラベル：肩峰、棘上筋、三角筋、鎖骨、上腕二頭筋の腱、烏口肩峰靱帯、烏口突起、関節窩、肩甲下筋、関節唇、関節包、上腕三頭筋長頭、棘下筋、小円筋、肩甲骨の外側縁、肩甲骨の下角、前)

右側方からみた図

肩関節の前方を肩甲下筋が，上方と後方を棘上筋・棘下筋・小円筋がおおう．これらの筋群の停止腱は回旋筋腱板をつくって関節包と癒合し，補強靱帯としてはたらく．上腕三頭筋長頭のみの下方は肩関節のもっとも弱い領域である．

114

4 関節包と靱帯(右)

5 肩の関節運動と上肢帯

関節運動と可動域

外転時の肩甲骨・鎖骨の動き

腕の外転(側方挙上)は180°まで可能であるが，肩関節だけの運動では最大で120°である．それ以上の挙上には，肩鎖関節の運動による肩甲骨下角の上外方への移動と，胸鎖関節の運動による鎖骨の回旋が必要となる．

肩甲骨の名称

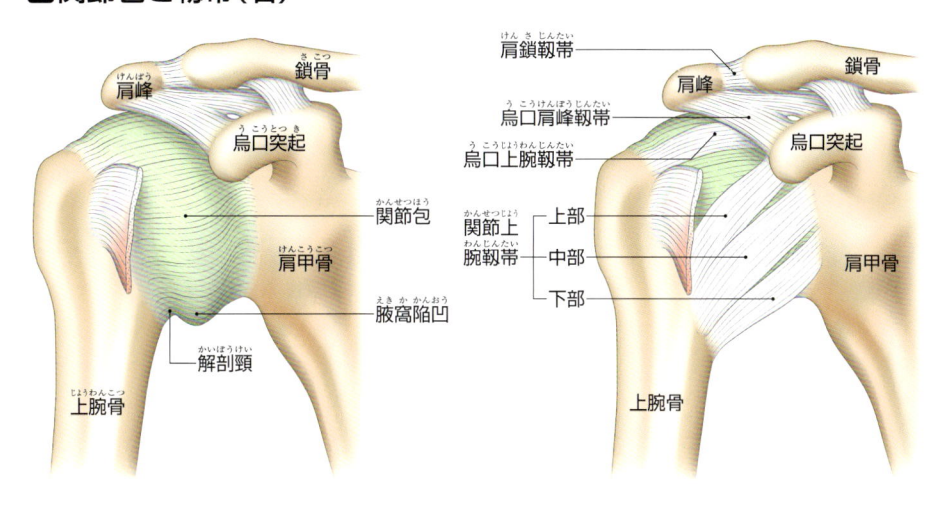

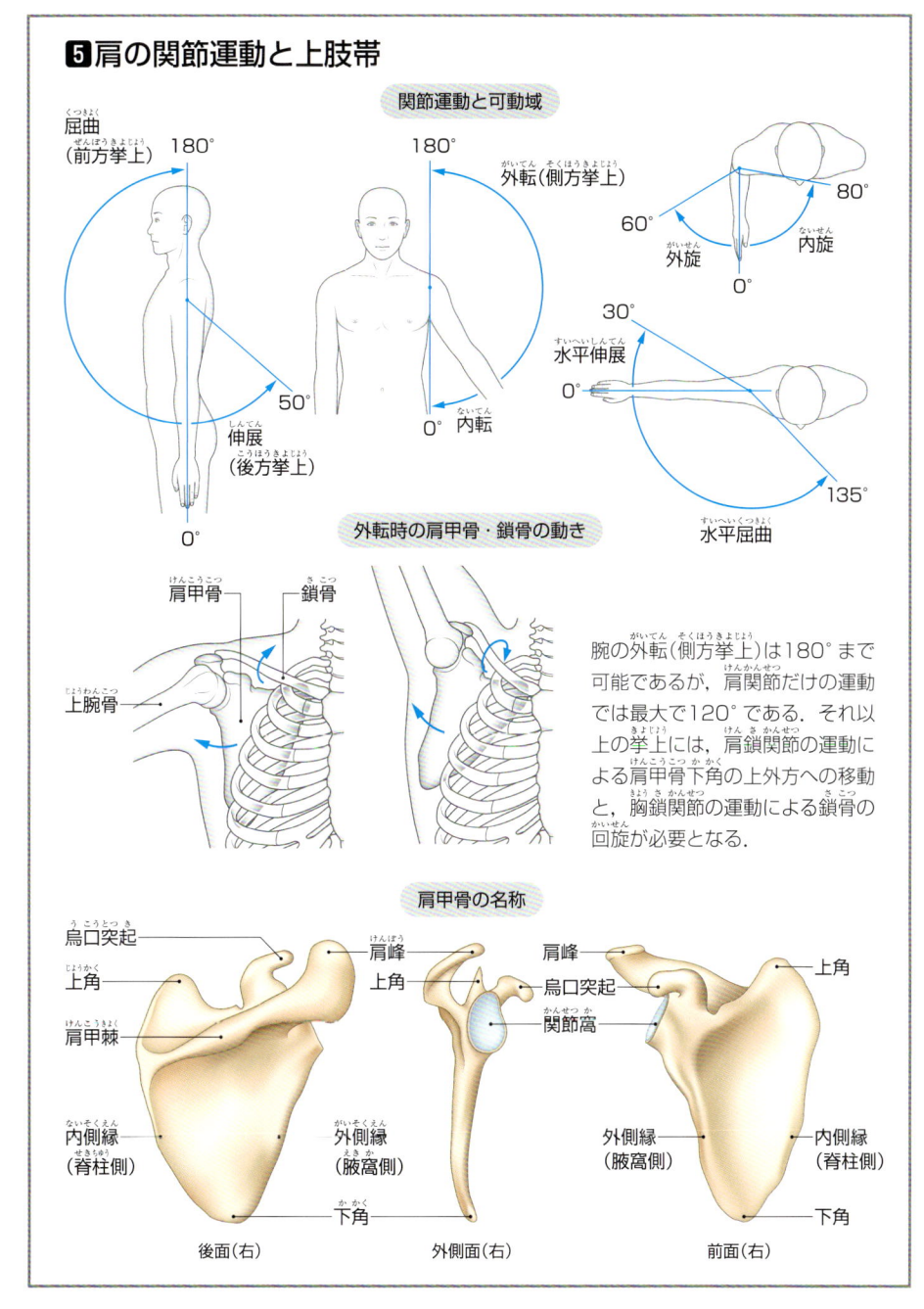

肩関節は肩甲骨の関節窩と上腕骨頭がつくる関節で，あらゆる方向への運動が可能な多軸性の球関節である(図1, 146ページ)．全身の関節のなかでもっとも広い可動域をもつが，その構造は安定性に乏しく，もっとも脱臼をおこしやすい関節でもある．

【関節頭と関節窩】 肩甲骨の関節窩の関節面は，関節頭となる上腕骨頭の関節面の約3分の1の広さしかなく，関節頭は浅くて小さい関節窩から大きくはみだして不安定なかたちで連結する(図2)．関節面は硝子軟骨性の関節軟骨におおわれるが，関節窩の周縁では線維軟骨性の関節唇が存在して関節面をわずかにひろげ，連結の不安定さを補う役割を果たしている．

【関節包と靱帯】 関節腔を囲む関節包は，肩甲骨では関節窩の周縁について関節唇と癒着し，上腕骨では解剖頸につく(図4)．肩関節の関節包は薄くてやわらかく，腕を下げた状態では下方に向かって腋窩陥凹(ゆるみ)ができる(図2, 図4)．関節包の前面には3束の弱い関節上腕靱帯，上面には烏口上腕靱帯や烏口肩峰靱帯があるが，後面や下面には靱帯がない．ゆるい関節包や貧弱な靱帯は，関節の自由な動きを可能にして可動域をひろげるには役立つが，連結の不安定さを補うには十分ではない．

【肩関節周囲の筋】 肩関節の安定性を高めるのに重要な役割を果たすのは，肩甲骨からおこって上腕骨の大・小結節につく4つの筋群(肩甲下筋・棘上筋・棘下筋・小円筋)である(図3)．これらの筋の停止腱は合体して肩関節の前方・上方・後方をおおう腱板(回旋筋腱板)をつくり，関節包と癒合して上腕骨頭を関節窩に引き寄せて保持する．

【関節運動】 肩関節のおもな運動は，腕を前後に上げる屈曲・伸展，横に上げ下げする外転・内転のほかに，回旋(外旋・内旋)，水平屈曲・伸展，描円などがある(図5)．肩関節の可動域は，肩甲骨の向きを変える肩鎖関節や鎖骨を回旋させる胸鎖関節の運動と協同することでさらにひろがる．

●おもな病気 肩回旋筋腱板損傷*，肩関節脱臼*，五十肩*，野球肩*など

4 上肢と下肢──115

elbow joint
肘関節

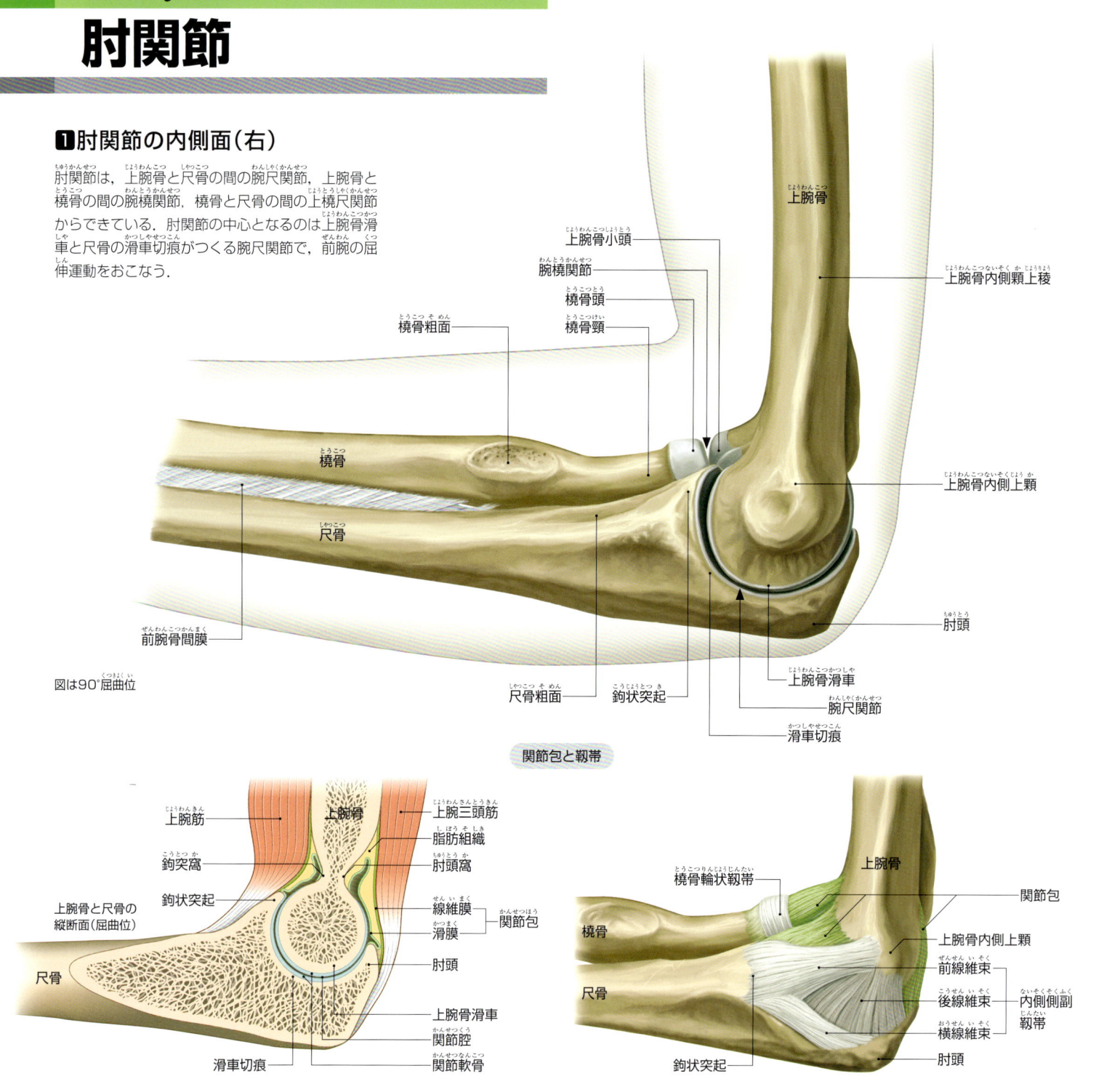

❶肘関節の内側面(右)

肘関節は，上腕骨と尺骨の間の腕尺関節，上腕骨と橈骨の間の腕橈関節，橈骨と尺骨の間の上橈尺関節からできている．肘関節の中心となるのは上腕骨滑車と尺骨の滑車切痕がつくる腕尺関節で，前腕の屈伸運動をおこなう．

図は90°屈曲位

ラベル：上腕骨／上腕骨小頭／腕橈関節／橈骨頭／橈骨頸／橈骨粗面／橈骨／尺骨／前腕骨間膜／尺骨粗面／鉤状突起／滑車切痕／腕尺関節／上腕骨滑車／肘頭／上腕骨内側上顆／上腕骨内側顆上稜

関節包と靱帯

左図ラベル：上腕骨と尺骨の縦断面(屈曲位)／上腕筋／上腕骨／上腕三頭筋／脂肪組織／鉤突窩／鉤状突起／肘頭窩／線維膜／滑膜／関節包／肘頭／上腕骨滑車／関節腔／関節軟骨／滑車切痕／尺骨

上腕筋と上腕三頭筋の筋線維は関節包に入り込み，屈伸運動時に関節包が関節腔に折り込まれるのを防いでいる．滑膜と線維膜の間の脂肪組織には，極端な運動を制止する作用がある．

右図ラベル：橈骨輪状靱帯／上腕骨／関節包／上腕骨内側上顆／前線維束／後線維束／横線維束／内側側副靱帯／橈骨／尺骨／鉤状突起／肘頭

肘関節内方の内側側副靱帯は3つの線維束から，外方の外側側副靱帯は前後の線維束からなる．内側側副靱帯は関節面の外方への動揺を，外側側副靱帯は関節面の内方への動揺を防ぐ．

上腕と前腕の間にある肘関節は，上腕骨，尺骨，橈骨の3つの骨がつくる複関節で，上腕骨と尺骨の間の腕尺関節，上腕骨と橈骨の間の腕橈関節，橈骨と尺骨の間の上橈尺関節からできている．腕尺関節は肘関節の中心となる関節で(図❶)，前腕の屈伸運動(屈曲・伸展)をおこなう蝶番関節，上橈尺関節は前腕下端の下橈尺関節とともに前腕の回旋運動(回内・回外)をおこなう車軸関節，腕橈関節はほかの2関節の運動を補助する球関節である(146㌻)．

【関節頭と関節窩】　腕尺関節では上腕骨滑車が関節頭，尺骨の滑車切痕が関節窩となる．腕橈関節では上腕骨小頭が関節頭，橈骨頭が関節窩となり，上橈尺関節では橈骨の関節環状面が関節頭，尺骨の橈骨切痕が関節窩となる．3つの関節の関節面はいずれも硝子軟骨性の関節軟骨でおおわれている．

【関節包と靱帯】　3つの関節は薄くてゆるい共通の関節包におおわれ，関節包の上方は上腕骨前面の鉤突窩と橈骨窩，後面の肘頭窩につき，下方は橈骨頭と尺骨の滑車切痕の周囲につく(図❷)．上腕骨の内側・外側上顆は関節包にはおおわれない．関節包の滑膜と線維膜との間には多量の脂肪組織がふくまれる．関節包は内方と外方で強く肥厚して内側側副靱帯(図❶)と外側側副靱帯(図❷)

2 肘関節の前面（右）

関節面
- 橈骨窩
- 鈎突窩
- 上腕骨外側上顆
- 上腕骨内側上顆
- 上腕骨小頭
- 上腕骨滑車
- 腕橈関節
- 腕尺関節
- 関節環状面
- 鈎状突起
- 橈骨頸
- 上橈尺関節
- 橈骨
- 尺骨
- 上腕骨小頭／上腕骨滑車
- 橈骨頭窩／滑車切痕
- 橈骨切痕
- 関節環状面

関節包と靱帯
- 上腕骨
- 上腕骨外側上顆
- 上腕骨内側上顆
- 関節包
- 外側側副靱帯
- 内側側副靱帯
- 橈骨輪状靱帯
- 橈骨
- 尺骨

3 肘関節の後面（右）

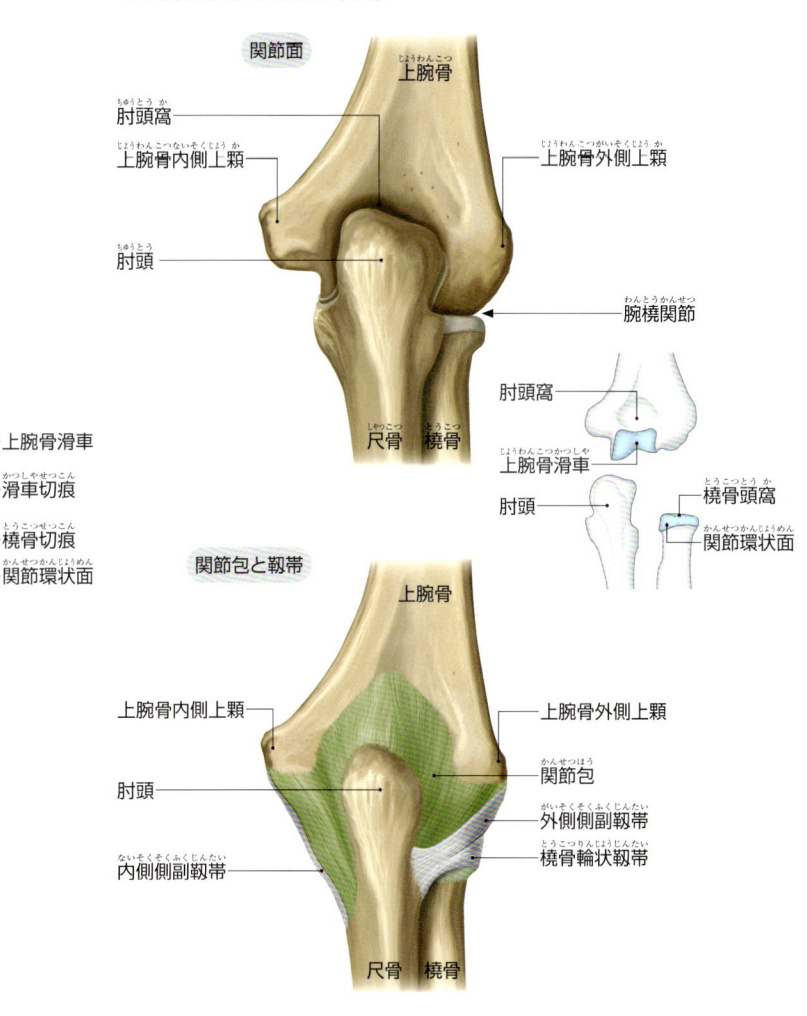

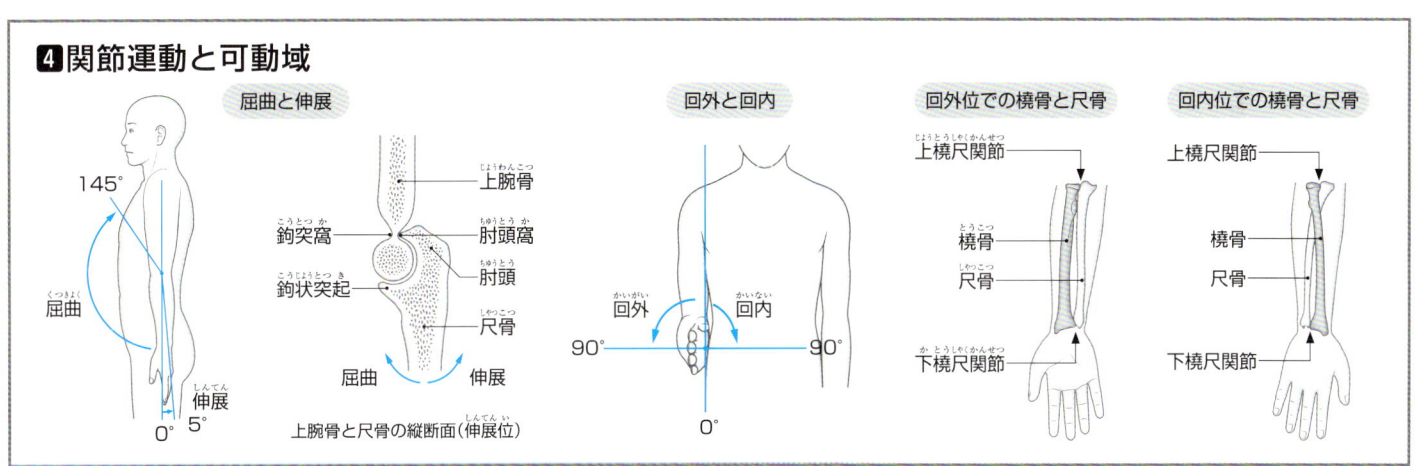

関節面
- 上腕骨
- 肘頭窩
- 上腕骨内側上顆
- 上腕骨外側上顆
- 肘頭
- 腕橈関節
- 尺骨
- 橈骨
- 肘頭窩
- 上腕骨滑車
- 肘頭
- 橈骨頭窩
- 関節環状面

関節包と靱帯
- 上腕骨
- 上腕骨内側上顆
- 上腕骨外側上顆
- 肘頭
- 関節包
- 外側側副靱帯
- 内側側副靱帯
- 橈骨輪状靱帯
- 尺骨
- 橈骨

4 関節運動と可動域

屈曲と伸展
- 145°
- 屈曲
- 伸展 0° 5°
- 上腕骨
- 鈎突窩／肘頭窩
- 鈎状突起／肘頭
- 尺骨
- 屈曲／伸展
- 上腕骨と尺骨の縦断面（伸展位）

回外と回内
- 回外 / 回内
- 90° / 90° / 0°

回外位での橈骨と尺骨
- 上橈尺関節
- 橈骨
- 尺骨
- 下橈尺関節

回内位での橈骨と尺骨
- 上橈尺関節
- 橈骨
- 尺骨
- 下橈尺関節

になる．2つの靱帯は非常に強靱で，屈伸運動時に緊張を保ち，関節面が内・外方に動揺するのを防いでいる．橈骨の関節環状面を取り巻いて尺骨の橈骨切痕の前縁と後縁につく橈骨輪状靱帯は，回旋運動時に橈骨頭が尺骨から離れないよう保持している（図2）．

【肘関節周囲の筋】 前腕の屈曲はおもに上腕前面の上腕二頭筋と上腕筋によって，前腕の伸展はおもに上腕後面の上腕三頭筋と前腕後面の肘筋によっておこなわれる．前腕の回内は前腕前面の円回内筋と方形回内筋によって，前腕の回外は上腕二頭筋と前腕後面の回外筋によっておこなわれる．上腕筋と上腕三頭筋の筋線維は関節筋として関節包のなかに入り込んでいる．

【関節運動】 肘関節の可動域は，屈曲が145°，伸展が5°である（図4）．伸展したときには上腕骨後面の肘頭窩に尺骨の肘頭が入り込むため過伸展はできないが，女性では5°以上の過伸展が可能な場合もある．肘関節を90°屈曲した状態で手掌を下に向ける回内と，上に向ける回外はともに90°である．回外位では橈骨と尺骨の位置は平行であるが，回内位ではX状に交差する．

●**おもな病気** 外反肘*，肘内障*，テニス肘*，内反肘*，野球肘*

joints of hand
手の関節

❶手の骨と関節（右手背）

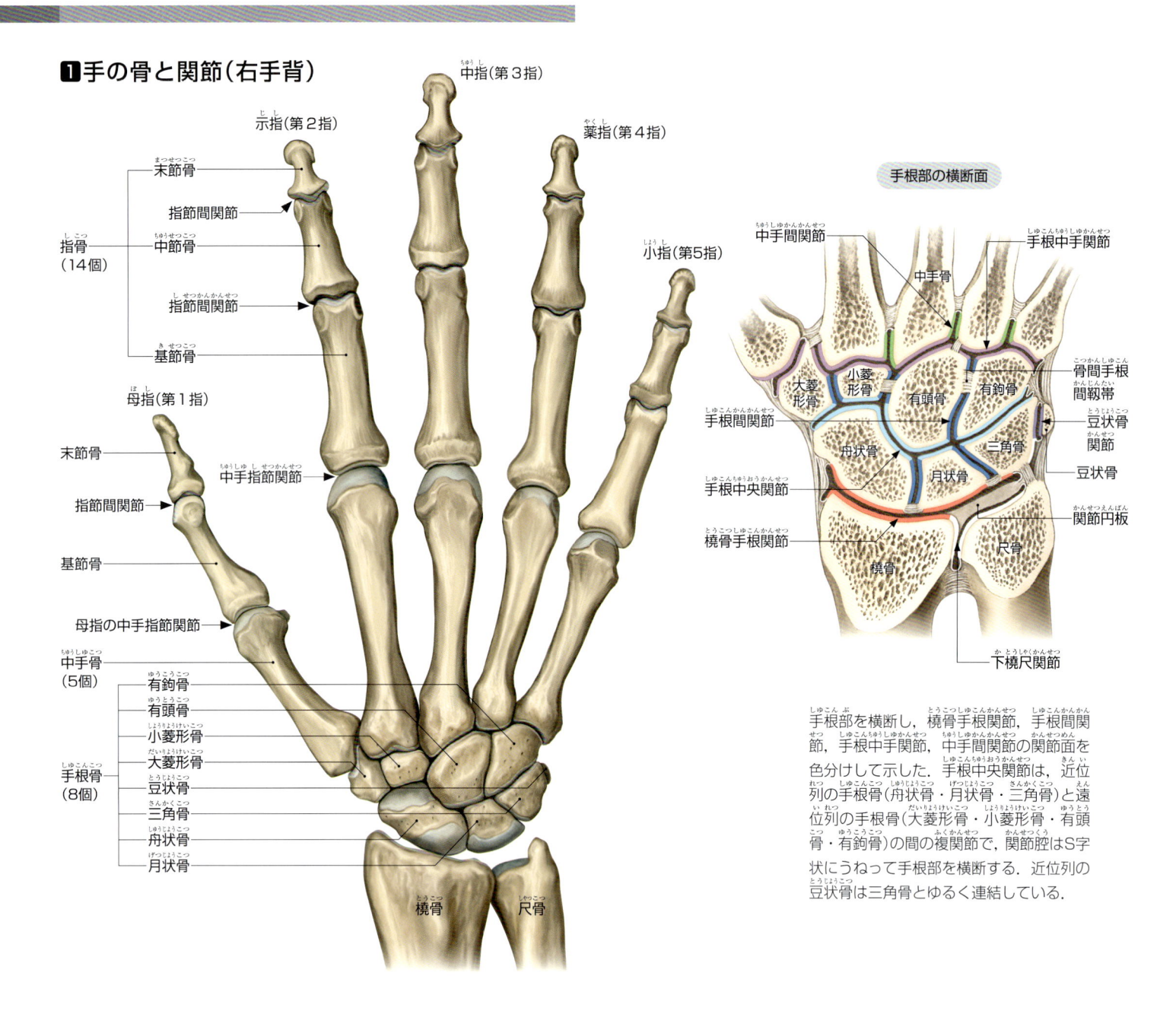

中指（第3指）
示指（第2指）
薬指（第4指）
末節骨
指節間関節
指骨（14個）
中節骨
指節間関節
基節骨
小指（第5指）
母指（第1指）
末節骨
指節間関節
中手指節関節
基節骨
母指の中手指節関節
中手骨（5個）
有鉤骨
有頭骨
小菱形骨
大菱形骨
手根骨（8個）
豆状骨
三角骨
舟状骨
月状骨
橈骨
尺骨

手根部の横断面

中手間関節
手根中手関節
中手骨
大菱形骨
小菱形骨
有頭骨
有鉤骨
骨間手根間靱帯
手根間関節
舟状骨
月状骨
三角骨
豆状骨関節
豆状骨
手根中央関節
橈骨手根関節
関節円板
尺骨
橈骨
下橈尺関節

手根部を横断し，橈骨手根関節，手根間関節，手根中手関節，中手間関節の関節面を色分けして示した．手根中央関節は，近位列の手根骨（舟状骨・月状骨・三角骨）と遠位列の手根骨（大菱形骨・小菱形骨・有頭骨・有鉤骨）の間の複関節で，関節腔はS字状にうねって手根部を横断する．近位列の豆状骨は三角骨とゆるく連結している．

❷手根部の靱帯（右手）

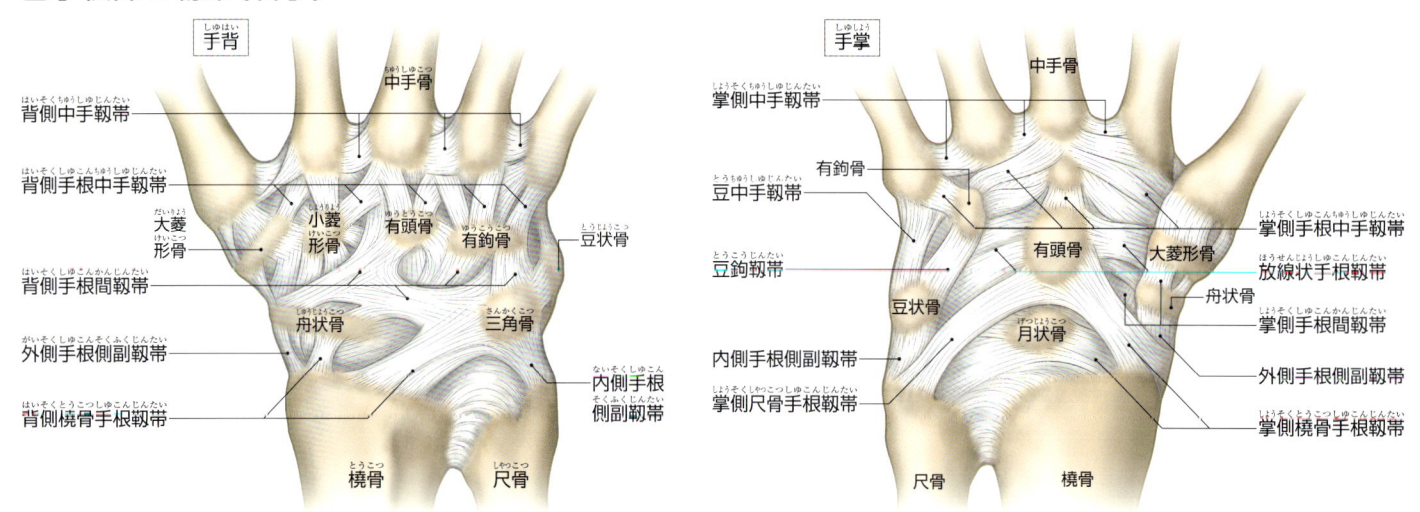

手背

背側中手靱帯
中手骨
背側手根中手靱帯
大菱形骨
小菱形骨
有頭骨
有鉤骨
豆状骨
背側手根間靱帯
舟状骨
三角骨
外側手根側副靱帯
内側手根側副靱帯
背側橈骨手根靱帯
橈骨
尺骨

手掌

掌側中手靱帯
中手骨
豆中手靱帯
有鉤骨
有頭骨
大菱形骨
掌側手根中手靱帯
豆鉤靱帯
舟状骨
放線状手根靱帯
豆状骨
月状骨
掌側手根間靱帯
内側手根側副靱帯
外側手根側副靱帯
掌側尺骨手根靱帯
掌側橈骨手根靱帯
尺骨
橈骨

3 手の関節を動かす筋（右手）

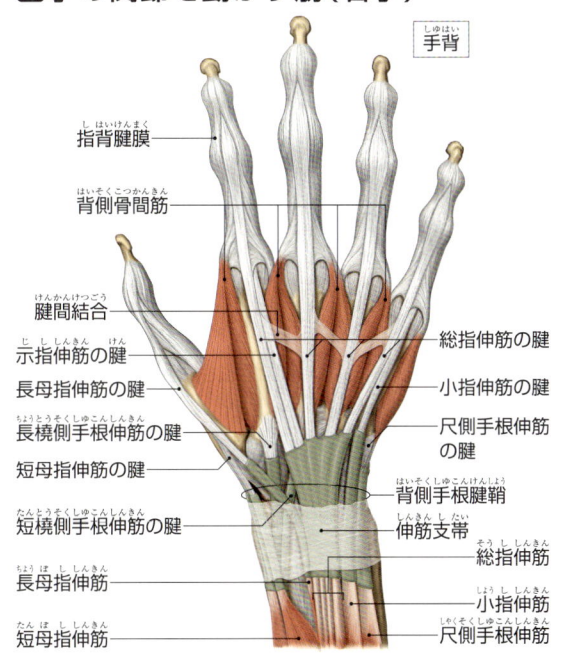

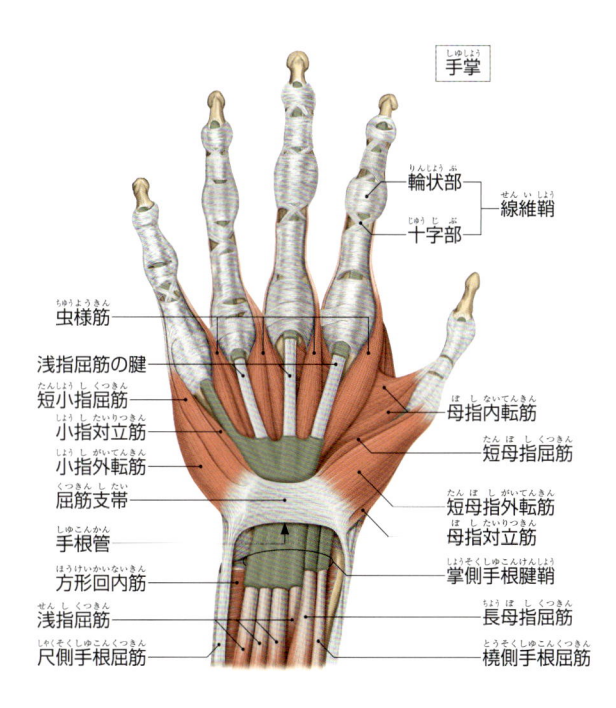

【手背】
- 指背腱膜
- 背側骨間筋
- 腱間結合
- 示指伸筋の腱
- 長母指伸筋の腱
- 長橈側手根伸筋の腱
- 短母指伸筋の腱
- 短橈側手根伸筋の腱
- 長母指伸筋
- 短母指伸筋
- 総指伸筋の腱
- 小指伸筋の腱
- 尺側手根伸筋の腱
- 背側手根腱鞘
- 伸筋支帯
- 総指伸筋
- 小指伸筋
- 尺側手根伸筋

【手掌】
- 輪状部
- 線維鞘
- 十字部
- 虫様筋
- 浅指屈筋の腱
- 短小指屈筋
- 小指対立筋
- 小指外転筋
- 屈筋支帯
- 手根管
- 方形回内筋
- 浅指屈筋
- 尺側手根屈筋
- 母指内転筋
- 短母指屈筋
- 短母指外転筋
- 母指対立筋
- 掌側手根腱鞘
- 長母指屈筋
- 橈側手根屈筋

手の関節を動かすのは前腕の筋と手に固有の短い筋群である（113ページ）．手背では，前腕の後面の長・短母指伸筋や総指伸筋の腱は伸筋支帯の下を通って手の骨や指背腱膜につき，指をのばす．手掌では，前腕前面の浅・深指屈筋や長母指屈筋の腱が屈筋支帯の下の手根管を通って手の骨につき，指を曲げる．

4 関節運動と可動域

手の背屈と掌屈
- 背屈 70°
- 0°
- 掌屈 90°

手の橈屈と尺屈
- 橈屈 25°
- 0°
- 尺屈 55°

母指の屈曲と伸展
- 伸展 10°
- 0°
- 屈曲 60°

母指の対立位

近位指節間関節の屈曲と伸展
- 伸展 0°
- 屈曲 100°

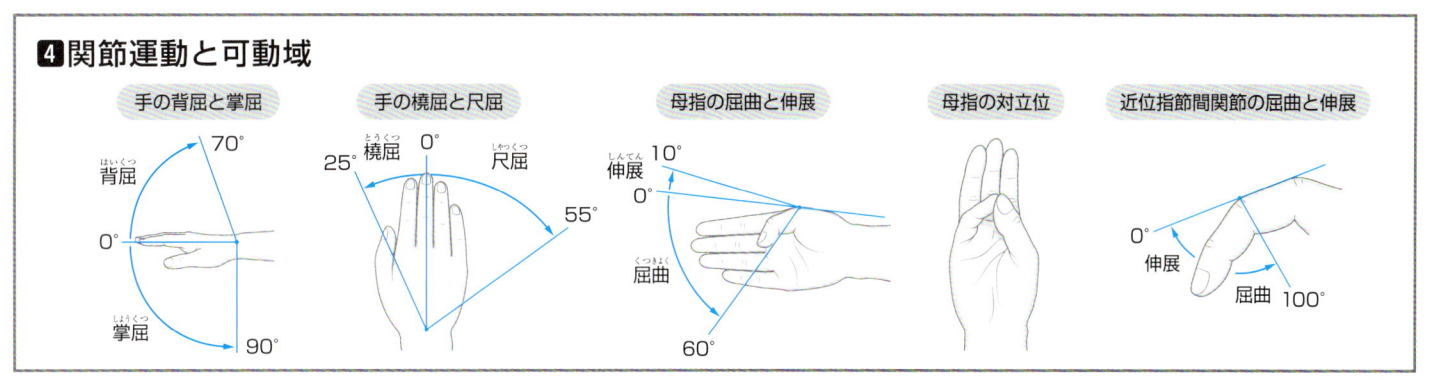

　手の骨格は8個の手根骨，5個の中手骨，14個の指骨（指節骨）から構成される（図1）．27個の骨はたがいに関節によってつながり，3個の手根骨は橈骨と橈骨手根関節をつくって前腕と連結する．橈骨手根関節をふくめて，手にある関節を総称して手の関節という．手の関節によって，手くびの位置や方向は自在に変化し，指は柔軟に動いて物をつかむことができる．

【橈骨手根関節】　橈骨手根関節は，橈骨下端の手根関節面と関節円板を関節窩とし，舟状骨，月状骨，三角骨とよばれる3個の手根骨を関節頭とする（図1）．手の背屈と掌屈，橈屈（外転）と尺屈（内転），描円運動をおこなう楕円関節である（図4，146ページ）．橈骨手根関節の関節腔は関節円板によって下橈尺関節の関節腔とは仕切られている．関節腔をおおう関節包の背側と掌側は橈骨手根靱帯で，内方と外方は手根側副靱帯で補強されている（図2）．

【手根間関節】　手根骨は4個ずつ2列に並び，近位列には舟状骨・月状骨・三角骨・豆状骨が，遠位列には大菱形骨・小菱形骨・有頭骨・有鈎骨がある．近位列と遠位列それぞれの手根骨間の関節と，近位列の手根骨（豆状骨をのぞく）と遠位列の手根骨との間の手根中央関節を総称して，手根間関節という．手根中央関節は外方では舟状骨が関節頭，大・小菱形骨が関節窩となり，内方では有頭骨と有鈎骨が関節頭，三角骨・月状骨・舟状骨が関節窩となる（図1）．手根中央関節は橈骨手根関節と協同して手くびの運動をおこなう楕円関節で，そのほかの手根間関節は平面関節である．

【手根中手関節と中手間関節】　遠位列の手根骨は5個の中手骨との間に手根中手関節をつくる．大菱形骨と第1中手骨の間の手根中手関節は，母指（第1指）の屈伸・内転・外転・描円運動をおこなう鞍関節で（146ページ），屈曲時には母指とほかの指が向かい合う対立位となる（図4）．物をつかむにはこの母指の対立運動が重要な役割を果たしている．そのほかの手根中手関節は平面関節と考えられる．第2～第5中手骨の対向面には中手間関節がつくられる．

【中手指節関節と指節間関節】　母指は基節骨と末節骨から，第2～第5指は基節骨・中節骨・末節骨から構成され（図1），各基節骨は中手骨との間に中手指節関節をつくる．中手指節関節は形態上は球関節であるが，指の屈伸と内・外転の2軸性の運動をおこなう顆状関節である．母指では基節骨と末節骨の間に，第2～第5指では基節骨と中節骨の間と中節骨と末節骨の間に指節間関節をつくる．指節間関節は指の屈伸をおこなう蝶番関節である．

●おもな病気　腱鞘炎*，ばね指* など

4 上肢と下肢 — 119

上肢の血管
blood vessels of upper limb

❶ 上肢の動脈（右前面）

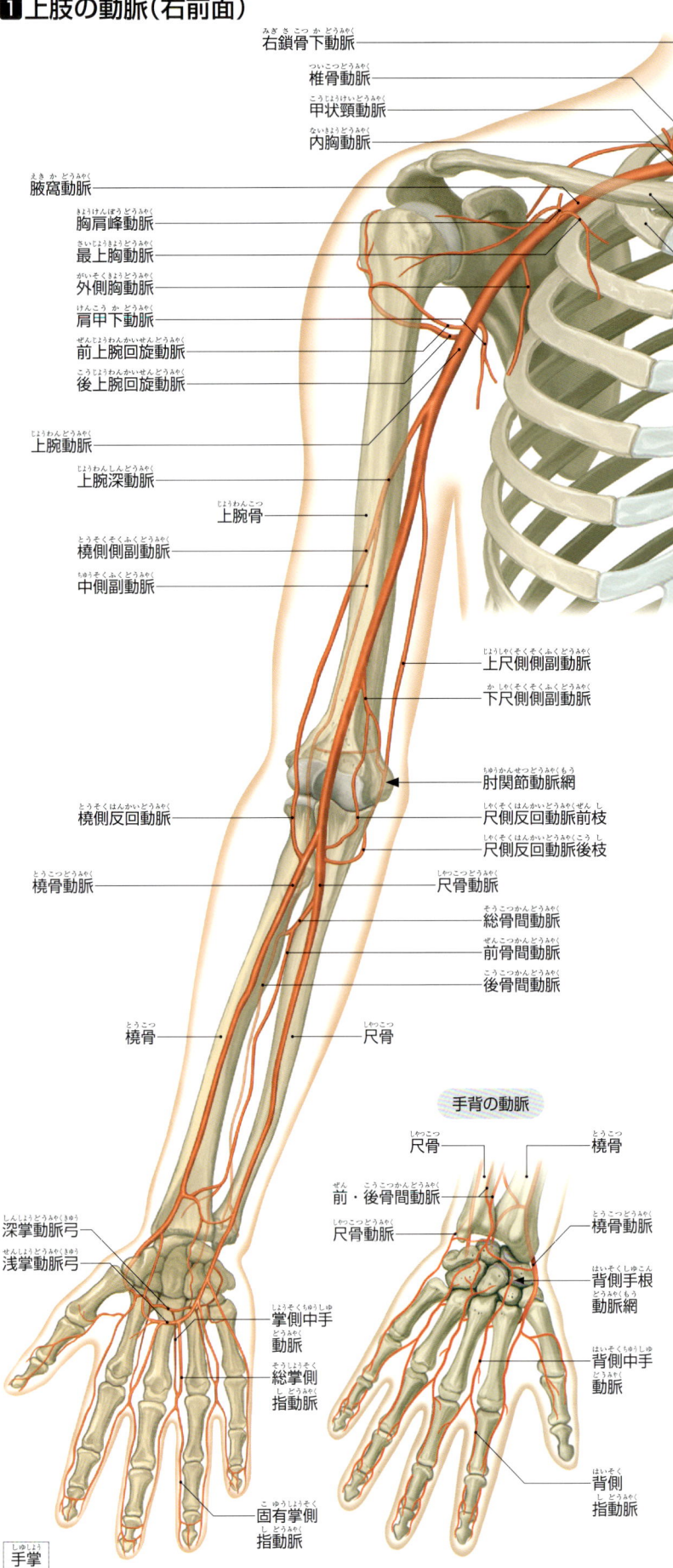

図中ラベル（上肢）：右鎖骨下動脈、椎骨動脈、甲状頸動脈、内胸動脈、腋窩動脈、胸肩峰動脈、最上胸動脈、外側胸動脈、肩甲下動脈、前上腕回旋動脈、後上腕回旋動脈、上腕動脈、上腕深動脈、上腕骨、橈側側副動脈、中側副動脈、上尺側側副動脈、下尺側側副動脈、肘関節動脈網、橈側反回動脈、尺側反回動脈前枝、尺側反回動脈後枝、橈骨動脈、尺骨動脈、総骨間動脈、前骨間動脈、後骨間動脈、橈骨、尺骨、深掌動脈弓、浅掌動脈弓、掌側中手動脈、総掌側指動脈、固有掌側指動脈

図中ラベル（右上）：右総頸動脈、左鎖骨下動脈、左総頸動脈、腕頭動脈、大動脈弓、鎖骨、第1肋骨

手背の動脈：尺骨、橈骨、前・後骨間動脈、橈骨動脈、尺骨動脈、背側手根動脈網、背側中手動脈、背側指動脈

手掌

上肢の主幹動脈は、腋窩動脈、上腕動脈、橈骨動脈、尺骨動脈である。肩、肘、手の関節周辺では、これらの主幹動脈から出た枝が吻合して動脈網や動脈弓をつくる。橈骨動脈が橈骨の下端部前面を走るところでは脈拍が触知される。

心臓から出た上行大動脈は大動脈弓で腕頭動脈、左総頸動脈、左鎖骨下動脈を出し、腕頭動脈から分かれた右鎖骨下動脈が右の上肢へ、左鎖骨下動脈が左の上肢へ向かう。上肢に酸素や栄養を供給する主幹動脈は、鎖骨下動脈からつづく腋窩動脈、上腕動脈、橈骨動脈、尺骨動脈である（図❶）。上肢から二酸化炭素や老廃物を回収して上行する静脈は、皮膚のすぐ下（皮下）を走る皮静脈、動脈に伴行して深部を走る深静脈、この両者がそそぐ腋窩静脈である（図❷）。腋窩静脈からつづく鎖骨下静脈は内頸静脈と合流して腕頭静脈となり、左右の腕頭静脈は合流して上大静脈となって心臓にもどる。

上肢の動脈

【腋窩動脈】 鎖骨下動脈は第1肋骨の外縁で腋窩動脈となる。腋窩動脈は腋窩（わきの下）の内方から外方へ向かって斜めに下行し、大円筋の下縁で上腕動脈となる。おもな枝は、最上胸動脈、胸肩峰動脈、外側胸動脈、肩甲下動脈、前・後上腕回旋動脈である。

【上腕動脈】 上腕動脈は上腕前面の内方を下行し、肘関節前面のやや下方で橈骨動脈と尺骨動脈に分かれる。おもな枝は、後面から出る上腕深動脈、上腕中央付近から出る上尺側側副動脈、肘関節のやや上方から出る下尺側側副動脈である。上腕深動脈から分かれた橈側側副動脈と中側副動脈、上下の尺側側副動脈は、橈側反回動脈（橈骨動脈の枝）や尺側反回動脈前・後枝（尺骨動脈の枝）と吻合し、肘関節動脈網をつくる。

【橈骨動脈と尺骨動脈】 橈骨動脈は前腕の橈側（母指↗

❷上肢の静脈（右前面）

- 皮静脈
- 深静脈

図中ラベル（左側・上肢）：
腋窩静脈／外側胸静脈／肩甲下静脈／前上腕回旋静脈／後上腕回旋静脈／上腕静脈／上腕深静脈／上腕骨／橈側皮静脈／尺側皮静脈／肘正中皮静脈／前腕正中皮静脈／橈側皮静脈／尺側皮静脈／橈骨静脈／尺骨静脈／橈骨／尺骨／深掌静脈弓／浅掌静脈弓／掌側中手静脈／掌側指静脈／手掌

図中ラベル（右側・体幹）：
右鎖骨下静脈／内胸静脈／右外頸静脈／右内頸静脈／右腕頭静脈／左内頸静脈／左鎖骨下静脈／左腕頭静脈／上大静脈／鎖骨／第1肋骨

手背の静脈：
尺骨／橈骨／尺側皮静脈／橈側皮静脈／手背静脈網／背側中手静脈／背側指静脈

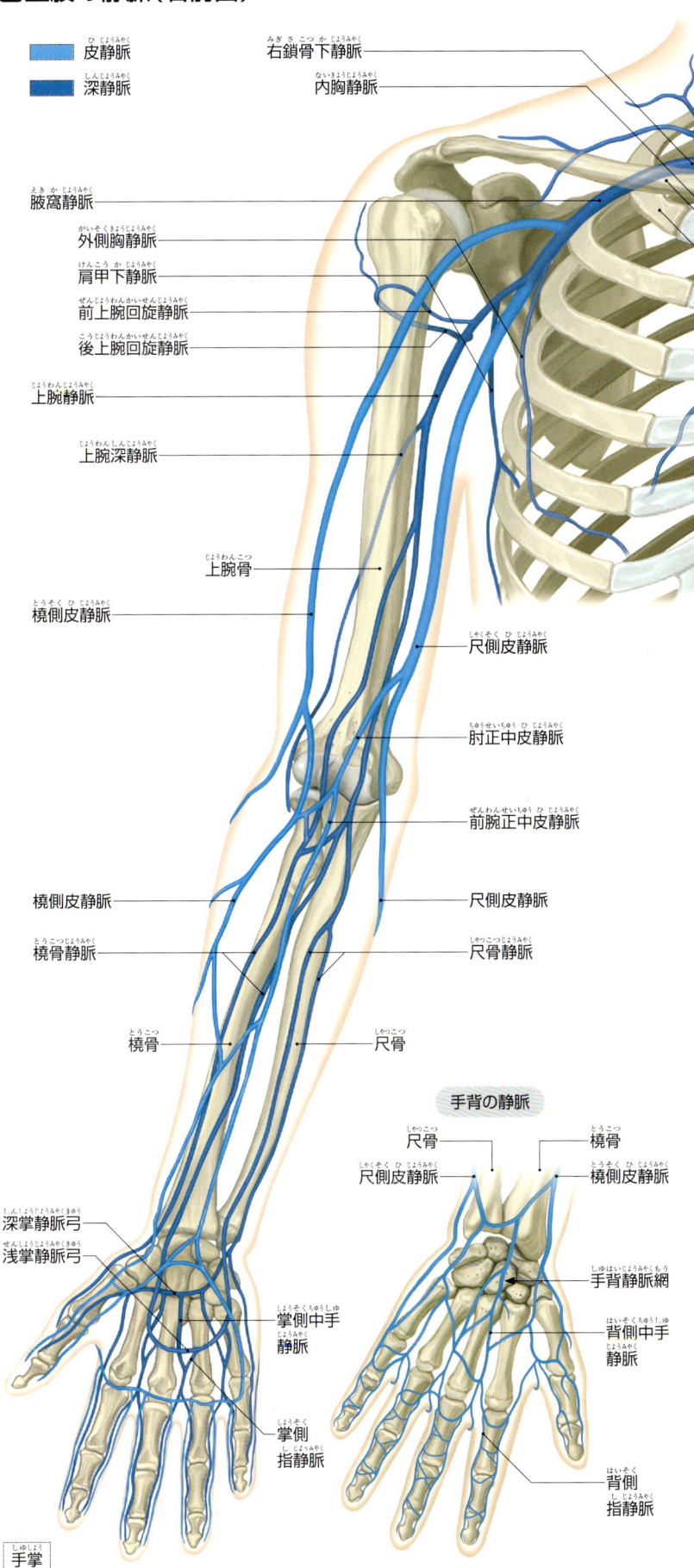

上肢の静脈は，皮膚のすぐ下を走る皮静脈と動脈に伴行して深部を走る深静脈に分かれ，ともに腋窩静脈にそそぐ．前腕の橈側・尺側・前腕正中皮静脈をつなぐ肘正中皮静脈は，前腕の深静脈とも交通しており，輸液や薬剤の静脈内投与に利用される．

側）を下行し，いったん手背に出てから手掌に入る．尺骨動脈は総骨間動脈を出したあと前腕の尺側（小指側）を下行し，手掌に入る．手掌で橈骨動脈と尺骨動脈は吻合し，浅掌動脈弓と深掌動脈弓をつくる．総骨間動脈から分かれた前骨間動脈と後骨間動脈は，橈骨動脈や尺骨動脈の細い枝と吻合して背側手根動脈網をつくる．

【手の動脈】 深掌動脈弓からは掌側中手動脈が，浅掌動脈弓からは総掌側指動脈や固有掌側指動脈が出る．背側手根動脈網と深掌動脈弓からは背側中手動脈が出る．

上肢の静脈

【皮静脈】 背側指静脈，背側中手静脈がそそぐ手背静脈網は橈側皮静脈と尺側皮静脈に流入し，前腕を上行する．橈側と尺側の皮静脈は肘関節付近で肘正中皮静脈によってつながる．上腕を上行した尺側皮静脈は上腕静脈と合流し，橈側皮静脈とともに腋窩静脈にそそぐ．

【深静脈】 掌側指静脈がそそぐ浅掌静脈弓と，掌側中手静脈がそそぐ深掌静脈弓は，橈骨静脈と尺骨静脈に流入して前腕を上行し，肘関節付近で合流して上腕静脈となる．上腕静脈は尺側皮静脈と合流して腋窩静脈となる．橈骨静脈，尺骨静脈，上腕静脈は，それぞれが同名動脈の両側を対になって走る．

【腋窩静脈】 腋窩静脈は腋窩動脈の前内方を走り，第1肋骨の外縁で鎖骨下静脈となる．外側胸静脈，肩甲下静脈，前・後上腕回旋静脈などが腋窩静脈にそそぐ．

●おもな病気　腋窩-鎖骨下静脈血栓症*，レイノー病

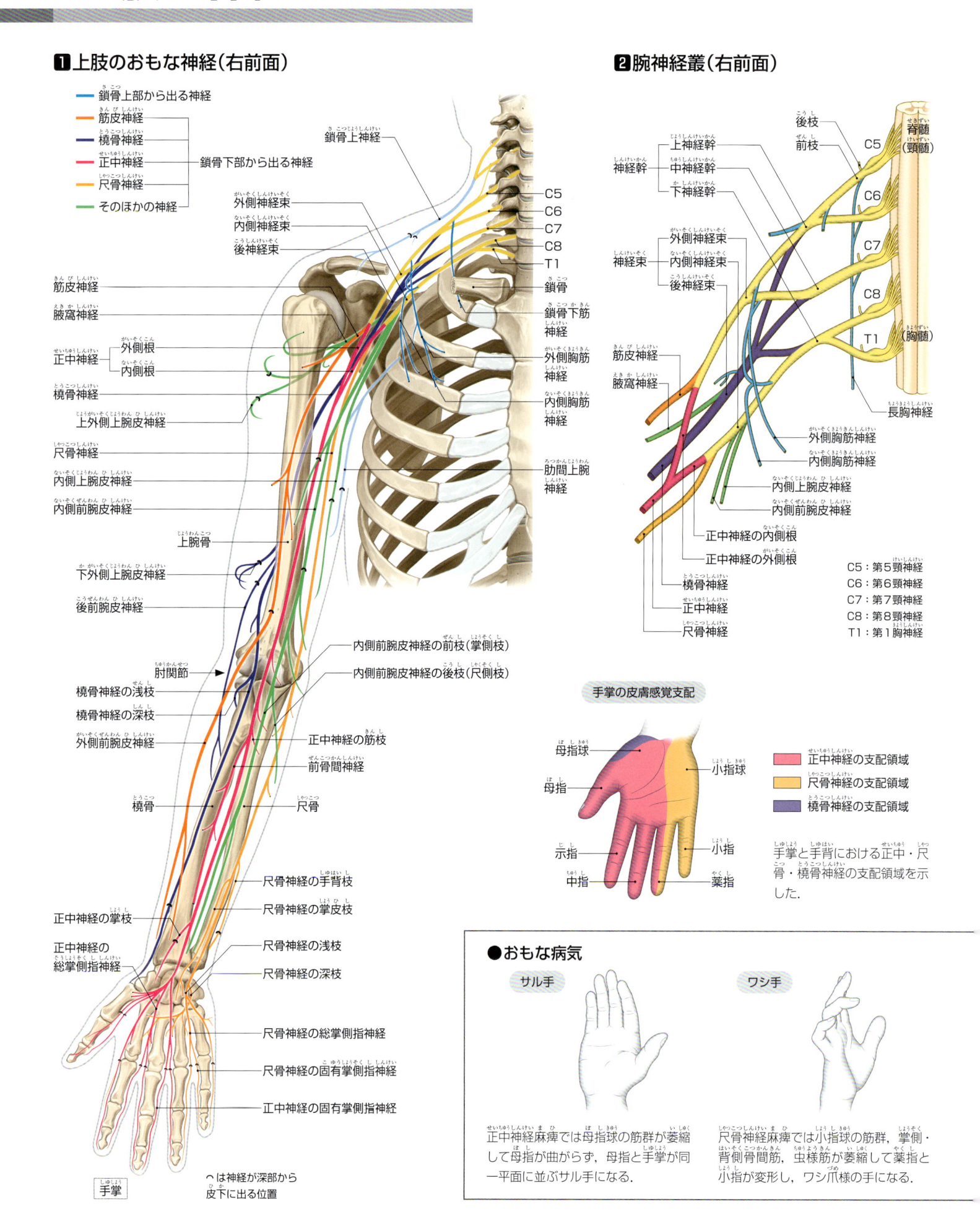

nerves of upper limb
上肢の神経

1 上肢のおもな神経（右前面）

- 鎖骨上部から出る神経
- 筋皮神経
- 橈骨神経
- 正中神経 ┐
- 尺骨神経 ┘ 鎖骨下部から出る神経
- そのほかの神経

鎖骨上神経
外側神経束
内側神経束
後神経束
C5 / C6 / C7 / C8 / T1
鎖骨
鎖骨下筋神経
外側胸筋神経
内側胸筋神経
肋間上腕神経

筋皮神経
腋窩神経
正中神経 — 外側根 / 内側根
橈骨神経
上外側上腕皮神経
尺骨神経
内側上腕皮神経
内側前腕皮神経
上腕骨
下外側上腕皮神経
後前腕皮神経
肘関節
橈骨神経の浅枝
橈骨神経の深枝
外側前腕皮神経
内側前腕皮神経の前枝（掌側枝）
内側前腕皮神経の後枝（尺側枝）
正中神経の筋枝
前骨間神経
橈骨 / 尺骨
尺骨神経の手背枝
正中神経の掌枝
尺骨神経の掌皮枝
正中神経の総掌側指神経
尺骨神経の浅枝
尺骨神経の深枝
尺骨神経の総掌側指神経
尺骨神経の固有掌側指神経
正中神経の固有掌側指神経

手掌　　⌒は神経が深部から皮下に出る位置

2 腕神経叢（右前面）

後枝 / 前枝
上神経幹
神経幹 — 中神経幹
下神経幹
C5 / C6 / C7 / C8 / T1
脊髄（頸髄）
（胸髄）

外側神経束
神経束 — 内側神経束
後神経束

筋皮神経
腋窩神経
長胸神経
外側胸筋神経
内側胸筋神経
内側上腕皮神経
内側前腕皮神経
正中神経の内側根
正中神経の外側根
橈骨神経
正中神経
尺骨神経

C5：第5頸神経
C6：第6頸神経
C7：第7頸神経
C8：第8頸神経
T1：第1胸神経

手掌の皮膚感覚支配

母指球 / 小指球
母指 / 示指 / 中指 / 薬指 / 小指

- 正中神経の支配領域
- 尺骨神経の支配領域
- 橈骨神経の支配領域

手掌と手背における正中・尺骨・橈骨神経の支配領域を示した．

●おもな病気

サル手
正中神経麻痺では母指球の筋群が萎縮して母指が曲がらず，母指と手掌が同一平面に並ぶサル手になる．

ワシ手
尺骨神経麻痺では小指球の筋群，掌側・背側骨間筋，虫様筋が萎縮して薬指と小指が変形し，ワシ爪様の手になる．

❸上肢のおもな神経（右後面）

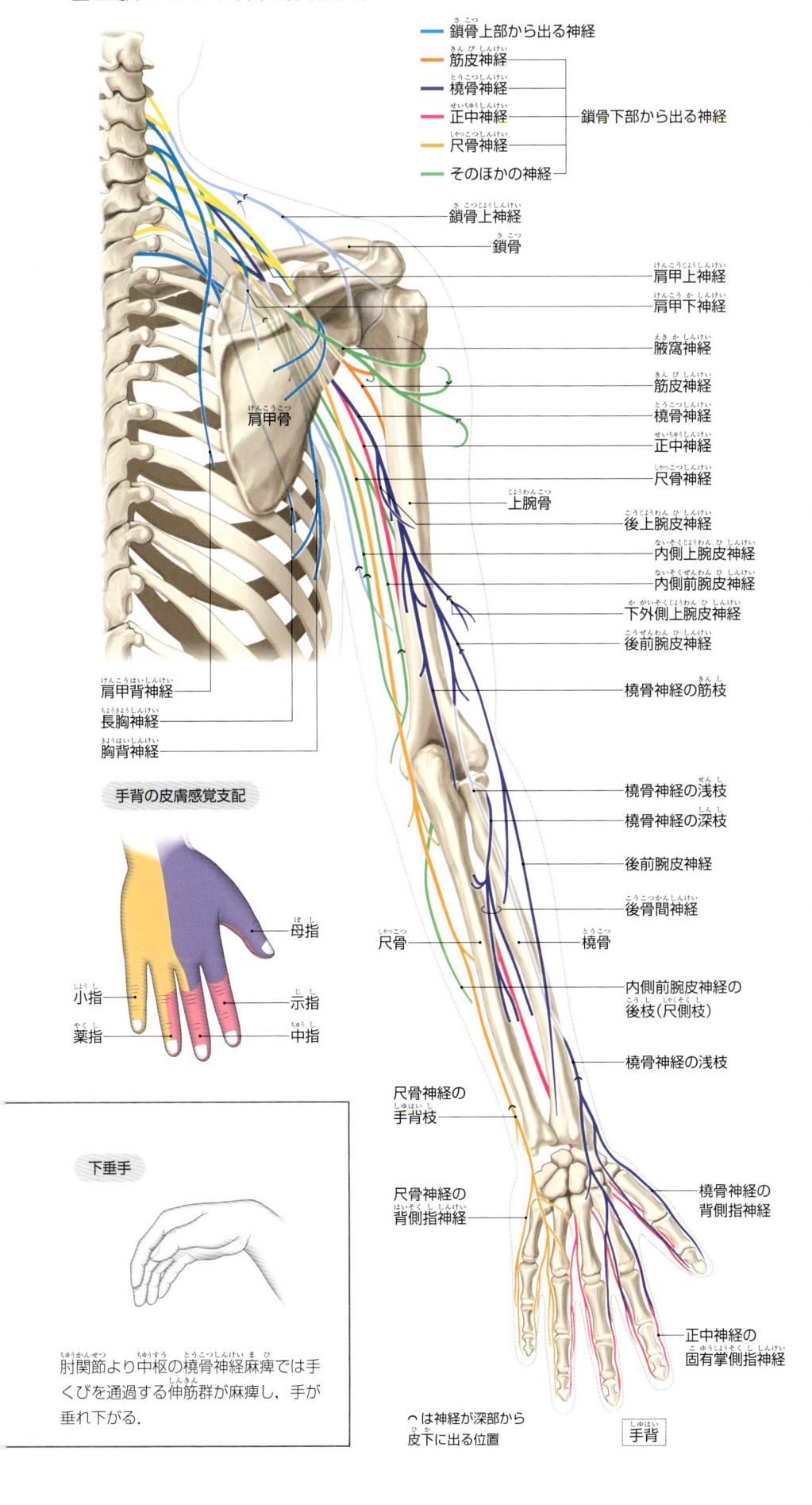

凡例：
- 鎖骨上部から出る神経
- 筋皮神経
- 橈骨神経　｝鎖骨下部から出る神経
- 正中神経
- 尺骨神経
- そのほかの神経

ラベル：鎖骨上神経、鎖骨、肩甲上神経、肩甲下神経、腋窩神経、筋皮神経、橈骨神経、正中神経、尺骨神経、肩甲骨、上腕骨、後上腕皮神経、内側上腕皮神経、内側前腕皮神経、下外側上腕皮神経、後前腕皮神経、肩甲背神経、長胸神経、胸背神経、橈骨神経の筋枝、橈骨神経の浅枝、橈骨神経の深枝、後前腕皮神経、後骨間神経、尺骨、橈骨、内側前腕皮神経の後枝（尺側枝）、橈骨神経の浅枝、尺骨神経の手背枝、尺骨神経の背側指神経、橈骨神経の背側指神経、正中神経の固有掌側指神経、手背

＾は神経が深部から皮下に出る位置

手背の皮膚感覚支配：母指、示指、中指、薬指、小指

下垂手：肘関節より中枢の橈骨神経麻痺では手くびを通過する伸筋群が麻痺し、手が垂れ下がる。

上肢の皮膚や深部組織（筋・腱・骨・関節など）がとらえた感覚刺激を脳に伝え，脳からの運動指令を上肢の筋や腺に伝える脊髄神経（170ページ）を，上肢の神経とよぶ．頸髄から出る脊髄神経（頸神経）のうち，第1～第4頸神経の前枝は交通して頸神経叢を，第5～第8頸神経と第1胸神経の前枝は交通して腕神経叢をつくる（図❷）．上肢へ向かう神経は腕神経叢から出る枝である（図❶，図❸）．

【腕神経叢】　腕神経叢は，3つの神経幹と，それぞれの神経幹が前後2部に分かれたのち交通してつくる3つの神経束からできている（図❷）．第5・第6頸神経前枝は交通して上神経幹を，第7頸神経前枝は単独で中神経幹を，第8頸神経と第1胸神経の前枝は交通して下神経幹をつくる．上神経幹と中神経幹の前部は交通して外側神経束を，下神経幹の前部は単独で内側神経束を，上・中・下神経幹の後部は交通して後神経束をつくる．腕神経叢は鎖骨を境にして上部と下部に分けられる．

【肩の神経】　鎖骨上部から出て上肢帯の筋や皮膚に分布する．肩甲背神経，鎖骨下筋神経，長胸神経，肩甲上神経，肩甲下神経，胸背神経，外側・内側胸筋神経がある．

【腕や手の神経】　鎖骨下部の各神経束から出て腕と手の筋や皮膚に分布する．外側神経束の外方の枝は筋皮神経に，外側神経束の内方の枝と内側神経束の外方の枝は交通して正中神経に，内側神経束の内方の枝は尺骨神経になる．後神経束は延長して橈骨神経になる．

［筋皮神経］　上腕の屈筋群に枝（筋枝）を出し，皮下に出て前腕橈側の皮膚に枝（皮枝）を出す．

［正中神経］　前腕の大半の屈筋に筋枝を出し，前骨間神経を分枝する．手掌では母指球の筋群や第1～第2虫様筋などに筋枝を出す．掌枝は手掌の橈側半分の皮膚に枝を出す．

［尺骨神経］　前腕尺側の筋群に筋枝を出し，手背枝は手背尺側の皮膚に，掌皮枝は手掌尺側の皮膚に枝を出す．手掌では浅枝と深枝に分かれ，浅枝は小指や薬指の皮膚に皮枝を，深枝は手の大部分の固有筋群に筋枝を出す．

［橈骨神経］　上腕の伸筋群に筋枝を，橈側半分の皮膚に皮枝を出し，浅枝と深枝に分かれる．浅枝は前腕と手背の橈側半分の皮膚に皮枝を，深枝は前腕の伸筋群に筋枝を出す．

4　上肢と下肢――123

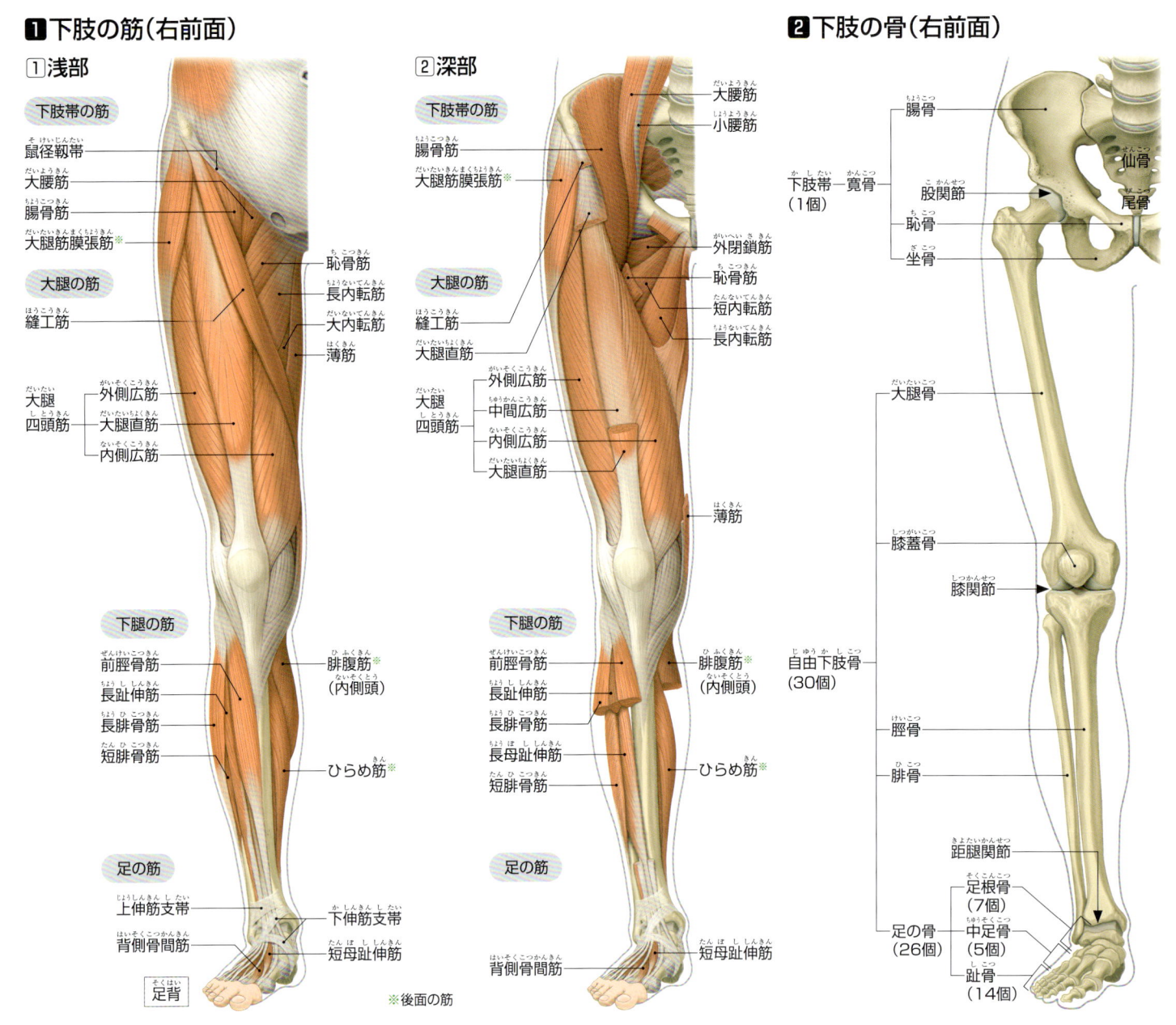

bones and muscles of lower limb
下肢の骨と筋

1 下肢の筋（右前面）

1 浅部

下肢帯の筋
- 鼠径靭帯
- 大腰筋
- 腸骨筋
- 大腿筋膜張筋

大腿の筋
- 縫工筋
- 恥骨筋
- 長内転筋
- 大内転筋
- 薄筋
- 大腿四頭筋
  - 外側広筋
  - 大腿直筋
  - 内側広筋

下腿の筋
- 前脛骨筋
- 長趾伸筋
- 長腓骨筋
- 短腓骨筋
- 腓腹筋（内側頭）※
- ひらめ筋※

足の筋
- 上伸筋支帯
- 下伸筋支帯
- 背側骨間筋
- 短母趾伸筋

足背

2 深部

下肢帯の筋
- 大腰筋
- 小腰筋
- 腸骨筋
- 大腿筋膜張筋※
- 外閉鎖筋

大腿の筋
- 縫工筋
- 大腿直筋
- 恥骨筋
- 短内転筋
- 長内転筋
- 大腿四頭筋
  - 外側広筋
  - 中間広筋
  - 内側広筋
  - 大腿直筋
- 薄筋

下腿の筋
- 前脛骨筋
- 長趾伸筋
- 長腓骨筋
- 長母趾伸筋
- 短腓骨筋
- 腓腹筋（内側頭）※
- ひらめ筋※

足の筋
- 背側骨間筋
- 短母趾伸筋

※後面の筋

足背側を前面または腹側とよぶ．下肢帯の筋である腸腰筋（腸骨筋，大腰筋，小腰筋）は骨盤前面の筋で，内骨盤筋ともよばれる．下肢の前面の筋は，おもに大腿や下腿，足趾をのばす際にはたらく伸筋である．

2 下肢の骨（右前面）

- 腸骨
- 仙骨
- 股関節
- 尾骨
- 下肢帯＝寛骨（1個）
- 恥骨
- 坐骨
- 大腿骨
- 膝蓋骨
- 膝関節
- 自由下肢骨（30個）
- 脛骨
- 腓骨
- 距腿関節
- 足根骨（7個）
- 中足骨（5個）
- 足の骨（26個）
- 趾骨（14個）

下肢骨は，下肢帯の寛骨，自由下肢骨の大腿骨，膝蓋骨，脛骨，腓骨，足根骨，中足骨，趾骨の31個の骨で構成される．寛骨は後方で仙骨とつながって骨盤をつくり，外面中央で大腿骨とつながるので，自由下肢骨は下肢帯を介して体幹の骨とつながる．

下部の体肢を下肢という（112㌻）．下肢は，殿部，寛骨部，大腿部，膝部，下腿部，足部に区分される．

下肢の骨

下肢の骨を下肢骨という．下肢骨は体重を支え，からだを移動させる軸となる骨格で，上肢骨とくらべると太くて長いが，上肢骨よりも可動域は狭く，運動の自由度も小さい．下肢骨は下肢帯と自由下肢骨に区分される（図2，図4）．

【下肢帯】　下肢帯は体幹と下肢の間にある骨格で，左右の寛骨をいう．寛骨は腸骨，坐骨，恥骨が1つに癒合した骨で，脊柱下端部の仙骨と仙腸関節をつくって骨盤を形成する（106㌻）．また外面中央の寛骨臼では大腿の骨と股関節（126㌻）をつくるので，下肢帯は自由下肢骨と体幹の骨をつないでいる．

【自由下肢骨】　自由下肢骨は，大腿の骨（大腿骨，膝蓋骨），下腿の骨（脛骨，腓骨），足の骨（7個の足根骨，5個の中足骨，14個の趾骨）に区分される．大腿骨は上端では寛骨と股関節をつくり，下端では脛骨と膝関節（128㌻）をつくる．脛骨と腓骨は足根骨と距腿関節（130㌻）をつくり，足根骨同士，足根骨と中足骨，中足骨と趾骨，趾骨同士も関節をつくっている．

下肢の筋

下肢帯や自由下肢骨からおこる筋を下肢の筋といい，下肢帯の

❸ 下肢の筋（右後面）

①浅部

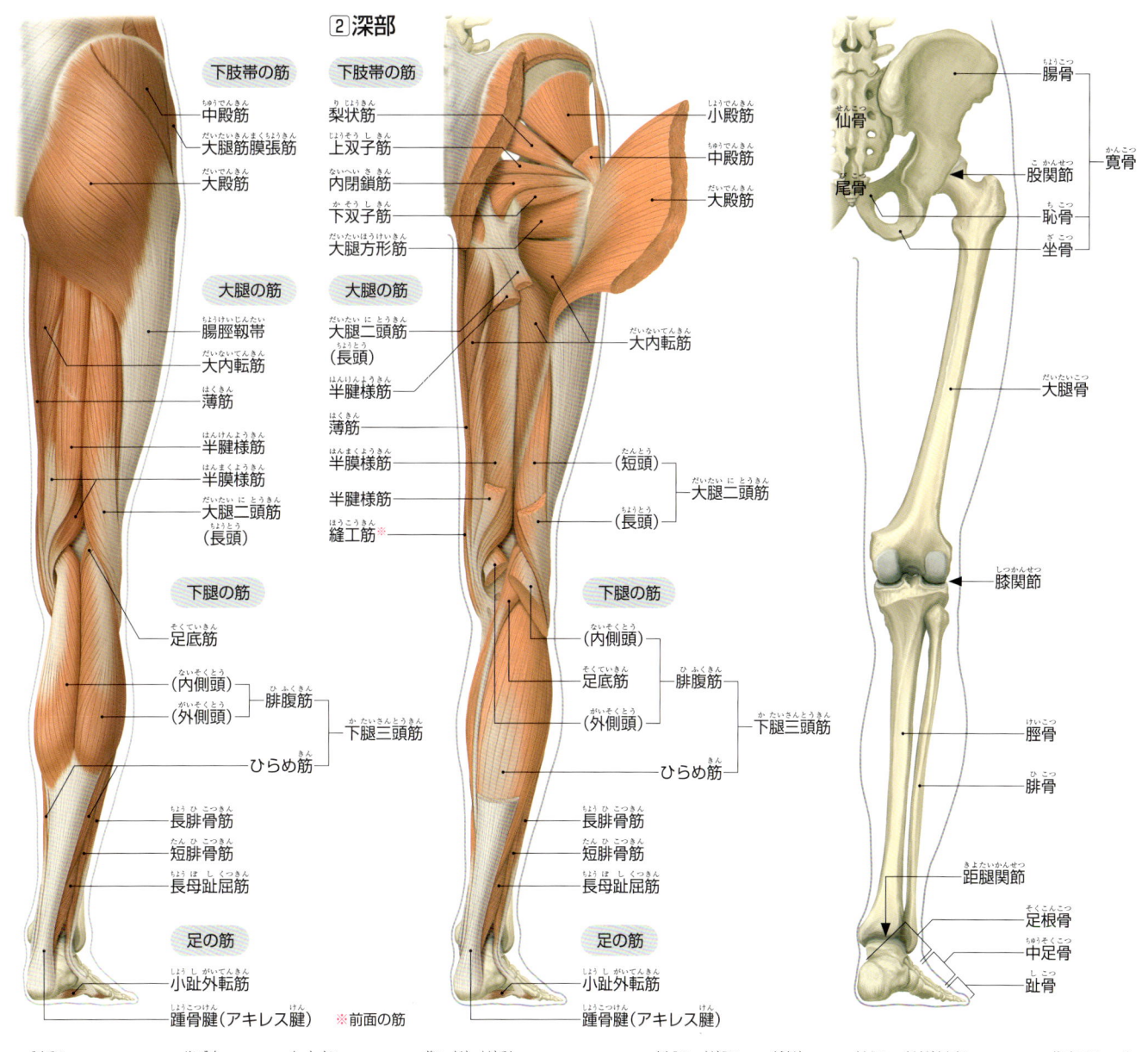

下肢帯の筋
- 中殿筋
- 大腿筋膜張筋
- 大殿筋

大腿の筋
- 腸脛靱帯
- 大内転筋
- 薄筋
- 半腱様筋
- 半膜様筋
- 大腿二頭筋（長頭）

下腿の筋
- 足底筋
- （内側頭）
- （外側頭）｝腓腹筋
- ひらめ筋｝下腿三頭筋
- 長腓骨筋
- 短腓骨筋
- 長母趾屈筋

足の筋
- 小趾外転筋
- 踵骨腱（アキレス腱）

②深部

下肢帯の筋
- 梨状筋
- 上双子筋
- 内閉鎖筋
- 下双子筋
- 大腿方形筋
- 小殿筋
- 中殿筋
- 大殿筋

大腿の筋
- 大腿二頭筋（長頭）
- 半腱様筋
- 薄筋
- 半膜様筋
- 半腱様筋
- 縫工筋※
- 大内転筋
- （短頭）
- （長頭）｝大腿二頭筋

下腿の筋
- （内側頭）
- 足底筋
- （外側頭）｝腓腹筋
- ひらめ筋｝下腿三頭筋
- 長腓骨筋
- 短腓骨筋
- 長母趾屈筋

足の筋
- 小趾外転筋
- 踵骨腱（アキレス腱）

※前面の筋

足底側を後面または背側とよぶ．下肢帯の筋である大・中・小殿筋，大腿筋膜張筋，梨状筋，内閉鎖筋，上・下双子筋・大腿方形筋は骨盤後面の筋で，外寛骨筋ともよばれる．下肢の後面の筋は，おもに大腿や下腿，足趾を曲げる際にはたらく屈筋である．

❹ 下肢の骨（右後面）

- 仙骨
- 尾骨
- 腸骨
- 寛骨
- 股関節
- 恥骨
- 坐骨
- 大腿骨
- 膝関節
- 脛骨
- 腓骨
- 距腿関節
- 足根骨
- 中足骨
- 趾骨

寛骨の腸骨部と脊柱下端の仙骨は仙腸関節を，寛骨と大腿骨は股関節をつくる．大腿骨は下端で脛骨・腓骨と膝関節を，脛骨・腓骨は下端で距腿関節をつくる．距腿関節をふくめ，足の骨の間のすべての関節を総称して足の関節という．

筋，大腿の筋，下腿の筋，足の筋に区分される（図❶，図❸）．下肢の筋は横紋をもつ骨格筋で，意識的に動かすことのできる随意筋である（151ページ）．下肢の筋のほとんどは関節をこえて骨と骨の間に張り，収縮することで関節に作用して大腿や下腿，足を動かす．

【下肢帯の筋】 おもに寛骨からおこって大腿骨につき，股関節に作用して大腿を動かす筋で，骨盤筋ともよばれる．骨盤前面の腸骨筋，大・小腰筋，骨盤後面の大・中・小殿筋，大腿筋膜張筋，梨状筋，内閉鎖筋，上・下双子筋，大腿方形筋などがある．

【大腿の筋】 寛骨や大腿骨からおこって大腿骨や脛骨，腓骨につき，股関節や膝関節に作用して大腿や下腿を動かす筋である．前面の縫工筋，大腿四頭筋などは伸筋，後面の大腿二頭筋，半腱様筋，半膜様筋は屈筋，恥骨筋，大内転筋，薄筋，長・短内転筋などは内転筋である．

【下腿の筋】 大腿骨や下腿骨からおこって足根骨，中足骨，趾骨につき，足の関節に作用して足くびや足趾を動かす筋である．前面の前脛骨筋，長母趾伸筋，長趾伸筋などは伸筋，後面の腓腹筋，ひらめ筋，足底筋，膝窩筋，後脛骨筋，長趾屈筋，長母趾屈筋などは屈筋で，外側面には腓骨筋群がある．

【足の筋】 足に固有の短い筋群で，足趾をのばす足背の筋，母趾や小趾を動かす足底の筋，虫様筋や骨間筋などの中足の筋がある．

hip joint
股関節

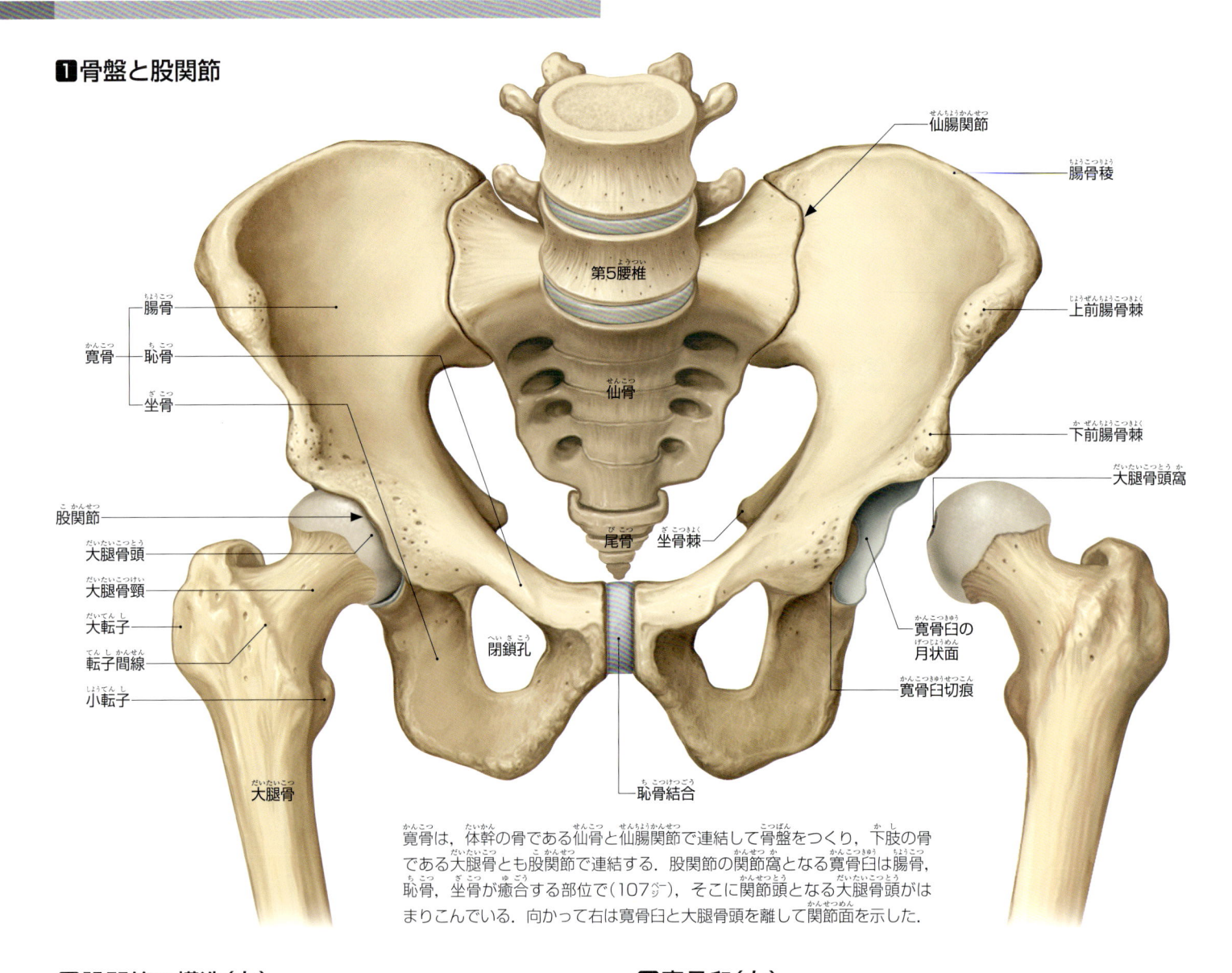

1 骨盤と股関節

寛骨は，体幹の骨である仙骨と仙腸関節で連結して骨盤をつくり，下肢の骨である大腿骨とも股関節で連結する．股関節の関節窩となる寛骨臼は腸骨，恥骨，坐骨が癒合する部位で（107ページ），そこに関節頭となる大腿骨頭がはまりこんでいる．向かって右は寛骨臼と大腿骨頭を離して関節面を示した．

2 股関節の構造（右）

前方からみた図．縦断面

寛骨臼周縁にある関節唇によって関節窩はより深くなり，大腿骨頭の半分以上をおおうので股関節の安定性は高い．寛骨臼窩には関節軟骨はなく，脂肪組織に満たされて滑膜におおわれている．関節包は関節唇の外方からおこり大腿骨頸の基部につく．

3 寛骨臼（右）

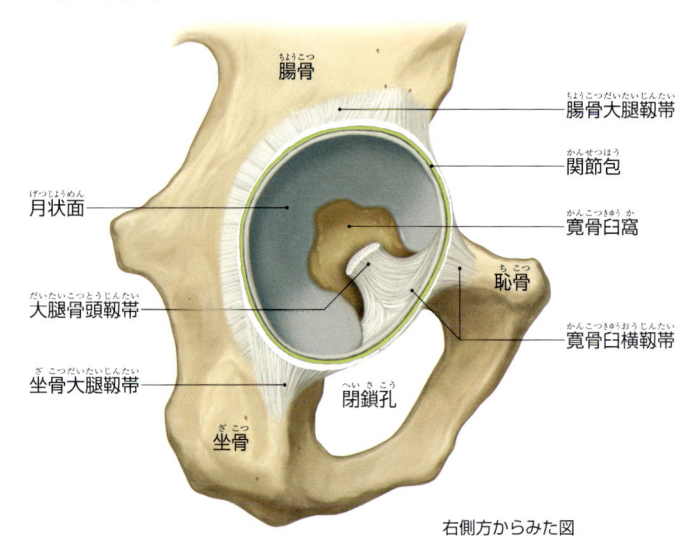

右側方からみた図

寛骨臼では，月状面とよばれるC字状の部分だけが硝子軟骨性の関節軟骨におおわれた関節面である．関節軟骨のない大腿骨頭窩からおこる大腿骨頭靱帯は，関節腔内で扇状にひろがり，寛骨臼切痕を橋渡しする寛骨臼横靱帯や寛骨臼切痕につく．

❹前方からみた股関節（右）

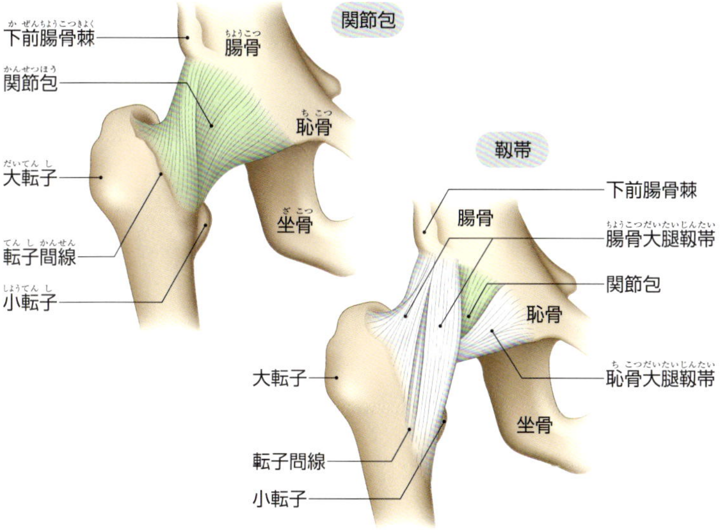

下前腸骨棘／腸骨／関節包／恥骨／大転子／坐骨／転子間線／小転子

靱帯：下前腸骨棘／腸骨／腸骨大腿靱帯／関節包／恥骨／恥骨大腿靱帯／大転子／坐骨／転子間線／小転子

❺後方からみた股関節（右）

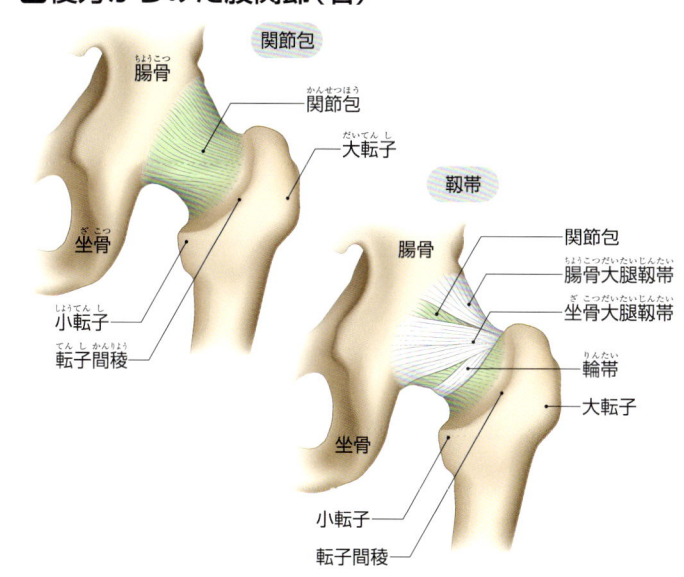

腸骨／関節包／大転子／坐骨／小転子／転子間稜

靱帯：腸骨／関節包／腸骨大腿靱帯／坐骨大腿靱帯／輪帯／大転子／小転子／転子間稜

❻関節運動と可動域

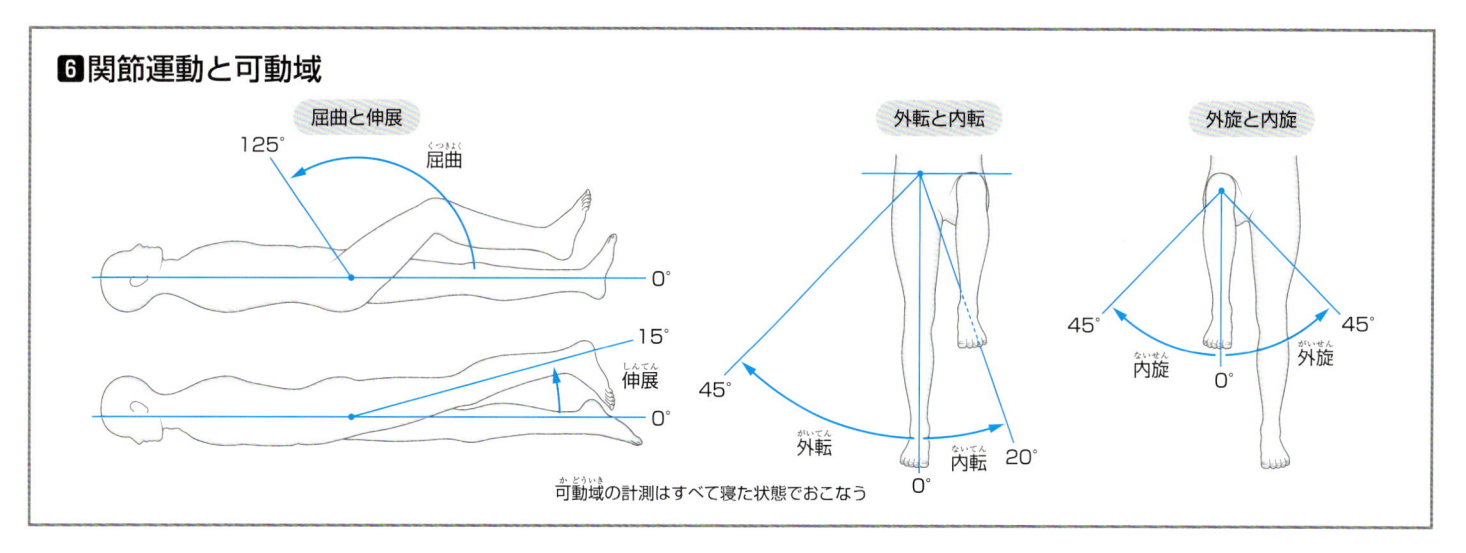

屈曲と伸展：125°　屈曲／0°／15°　伸展／0°

外転と内転：45°　外転／0°／20°　内転

外旋と内旋：45°　内旋／0°／45°　外旋

可動域の計測はすべて寝た状態でおこなう

股関節は寛骨の外面中央にある寛骨臼と大腿骨の骨頭がつくる関節で，あらゆる方向への運動が可能な多軸性の球関節である（図❶）．股関節では，大腿骨頭の半分以上が寛骨臼におおわれているので関節構造の安定性は高いが，肩関節のような球関節よりも可動域が狭くなる．そのため臼状関節とよばれることが多い（146㌻）．

【関節頭と関節窩】　関節頭となる大腿骨頭の関節面は，中央やや下方にあるくぼみ（大腿骨頭窩）をのぞいて，球面のほぼすべてが硝子軟骨性の関節軟骨におおわれている（図❶）．関節窩となる寛骨臼の関節面は，寛骨臼切痕と寛骨臼窩（寛骨臼底部）では欠けているためC字状をしており，月状面とよばれる（図❸）．月状面は硝子軟骨性の関節軟骨におおわれているが，寛骨臼の周縁では線維軟骨性の関節唇が存在して関節窩を深くしている．寛骨臼窩は脂肪組織で満たされており，滑膜でおおわれている．

【関節包と靱帯】　股関節の関節包は強靱で，関節唇の外方からおこり，大腿骨頭を包んで前面では転子間線に，後面では転子間稜のやや上方につく．関節包の周囲にはいくつかの強靱な靱帯がある（図❹，図❺）．股関節の前方にある腸骨大腿靱帯は人体のなかでもっとも強靱な靱帯で，逆Y字状に走るためY字状靱帯ともよばれる．そのほかに前方の恥骨大腿靱帯，後方の坐骨大腿靱帯，大腿骨頭のつけ根を輪状に取り巻く輪帯がある．関節包の内部にある大腿骨頭靱帯は，大腿骨頭窩からおこって関節腔内で扇状にひろがり，寛骨臼横靱帯（関節唇が寛骨臼切痕にのびでた部分）や寛骨臼切痕につき，大腿骨頭に栄養を供給する血管の通路となる（図❷，図❸）．

【股関節周囲の筋】　股関節の前方には腸腰筋・恥骨筋・大腿直筋，後方には上・下双子筋・内閉鎖筋・大腿方形筋，上方には梨状筋・小殿筋，下方には外閉鎖筋などが近接している（124㌻）．

【関節運動】　股関節のおもな運動には，屈曲・伸展・外転・内転・外旋・内旋・描円などがある（図❻）．股関節の運動は，体重を支え，立つ・座る・歩く・走るといった下肢の運動の中心となる．

●おもな病気　外反股，臼蓋形成不全*，股関節脱臼*，大腿骨頭壊死*，内反股，ペルテス病*，変形性股関節症*など

knee joint
膝関節

　大腿と下腿の間にある膝関節は，大腿骨と脛骨がつくる人体最大の関節である．大腿骨は膝蓋骨とも関節をつくっており，膝蓋骨をふくめて膝関節とする場合が多い．膝関節は下腿の屈伸運動（屈曲・伸展）をおこなう蝶番関節とみなされるが，膝を曲げた状態では下腿の回旋運動（内旋・外旋）が可能である．

【関節頭と関節窩】 関節頭は大腿骨下端の丸みをおびた内側顆と外側顆，関節窩は脛骨上端の平らな内側顆と外側顆である（図❶）．関節面の形状が凸面と平面のため膝関節の適合性は低いが，関節半月（内側・外側半月）とよばれる線維軟骨板が関節面のすきまを埋めて適合性を高めている（図❶，147ページ）．膝蓋骨の前面は大腿四頭筋のつづきである膝蓋靱帯におおわれており，後面が大腿骨の膝蓋面と関節をつくる．大腿骨，脛骨，膝蓋骨の関節面は硝子軟骨性の関節軟骨でおおわれている．

【関節包と靱帯】 関節包は膝関節の両側面と後面をおおうが，前面では一部欠如する．前面では関節包の滑膜がのびだして膝蓋上包をつくる（図❶）．膝関節は強靱な靱帯によって補強されており，前面には膝蓋靱帯とその両側の内側・外側膝蓋支帯，両側面には内側・外側側副靱帯，後面には斜膝窩靱帯や弓状膝窩靱帯がある（図❸，図❹）．また関節腔内にも，ほぼ中央でＸ状に交差する膝十字靱帯（前・後十字靱帯），外側半月の後端から出る前・後半月大腿靱帯，内側・外側半月を結ぶ膝横靱帯がある．内側・外側側副靱帯は膝の左右の動揺を，膝十字靱帯は膝の前後の動揺を，斜膝窩靱帯は膝の過伸展を防いでおり，内側側副靱帯と内側半月は結合している．

【膝関節周囲の筋】 膝関節の屈曲には大腿後面の大腿二頭筋，半腱様筋，半膜様筋が，伸展には大腿前面の大腿四頭筋がはたらく．

【関節運動】 膝関節は体重の負荷がもっとも大きい荷重関節であり，歩行機能の中心的な役割を担うため，強度の安定性と広い可動域が求められる．可動域は0°〜130°である（図❷）．90°屈曲位では脛骨の内旋は約10°，外旋は約40°である．

●**おもな病気** オスグッド-シュラッター病*，外反膝*，内反膝*，変形性膝関節症* など

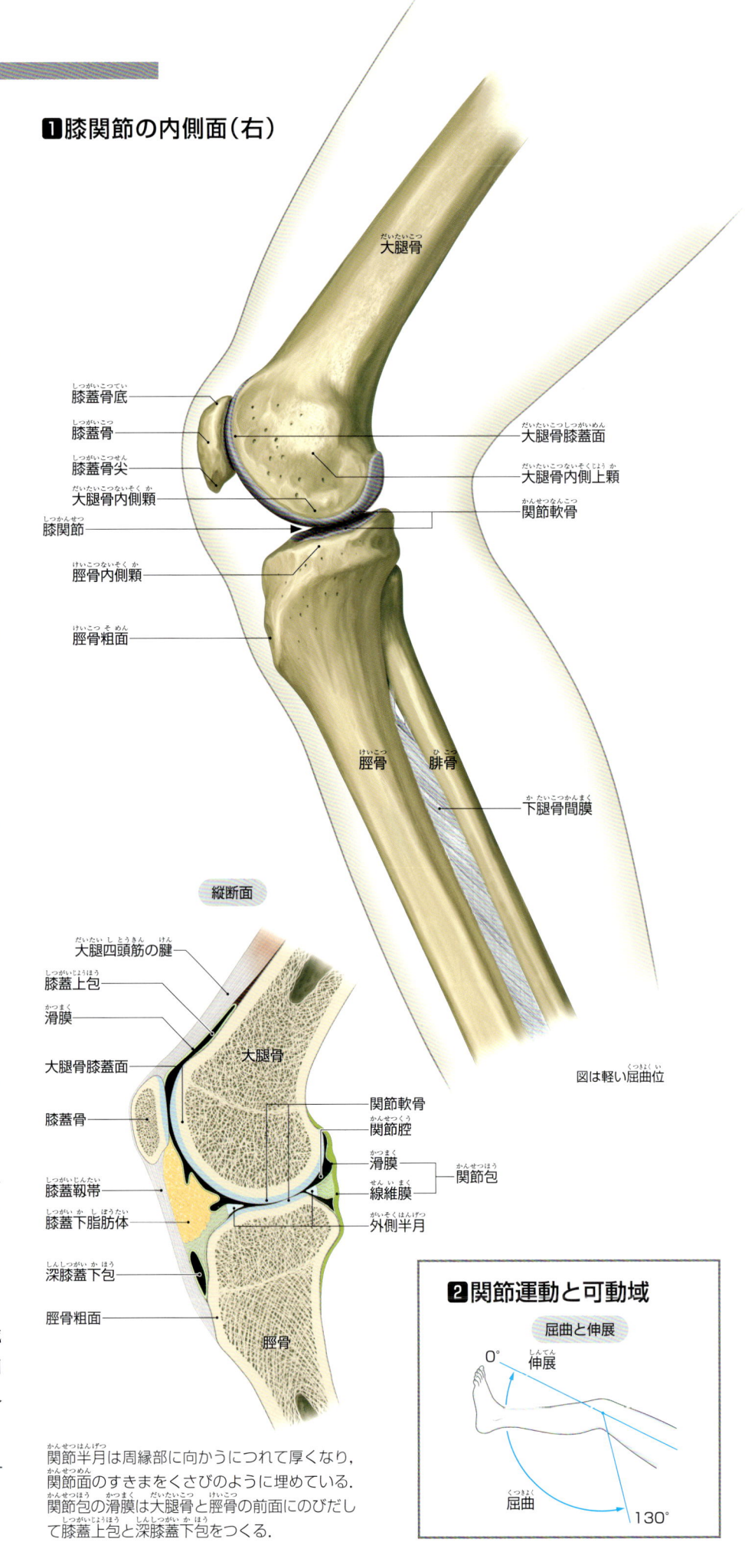

❶膝関節の内側面（右）

（大腿骨，膝蓋骨底，膝蓋骨，膝蓋骨尖，大腿骨内側顆，膝関節，脛骨内側顆，脛骨粗面，脛骨，腓骨，大腿骨膝蓋面，大腿骨内側上顆，関節軟骨，下腿骨間膜）

図は軽い屈曲位

縦断面
（大腿四頭筋の腱，膝蓋上包，滑膜，大腿骨膝蓋面，大腿骨，膝蓋骨，膝蓋靱帯，膝蓋下脂肪体，深膝蓋下包，脛骨粗面，脛骨，関節軟骨，関節腔，滑膜，線維膜，外側半月，関節包）

関節半月は周縁部に向かうにつれて厚くなり，関節面のすきまをくさびのように埋めている．関節包の滑膜は大腿骨と脛骨の前面にのびだして膝蓋上包と深膝蓋下包をつくる．

❷関節運動と可動域
屈曲と伸展
0° 伸展
屈曲 130°

128

❸ 膝関節の前面（右）

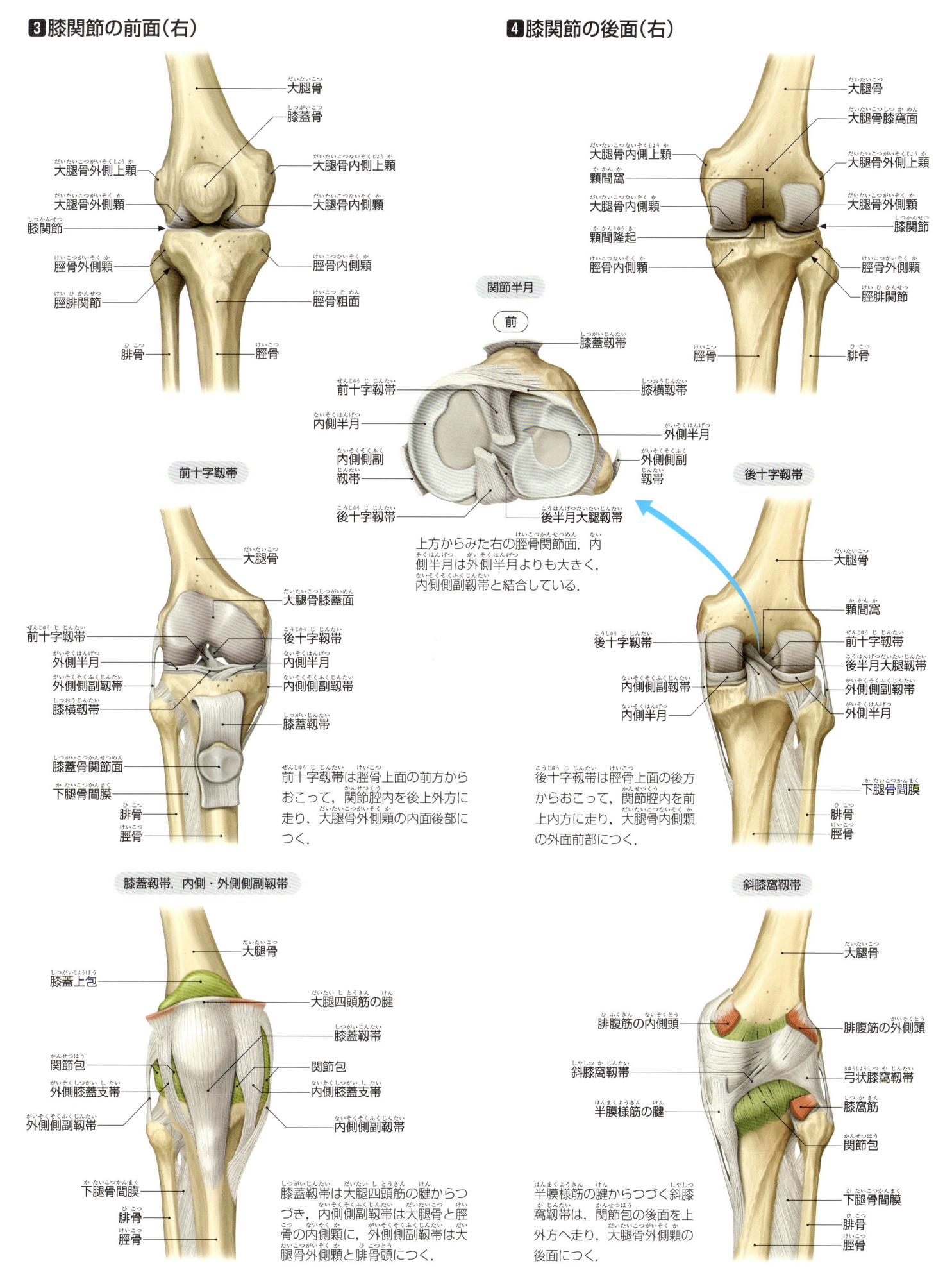

- 大腿骨
- 膝蓋骨
- 大腿骨外側上顆
- 大腿骨内側上顆
- 大腿骨外側顆
- 大腿骨内側顆
- 膝関節
- 脛骨外側顆
- 脛骨内側顆
- 脛腓関節
- 脛骨粗面
- 腓骨
- 脛骨

❹ 膝関節の後面（右）

- 大腿骨
- 大腿骨膝窩面
- 大腿骨内側上顆
- 大腿骨外側上顆
- 顆間窩
- 大腿骨内側顆
- 大腿骨外側顆
- 顆間隆起
- 膝関節
- 脛骨内側顆
- 脛骨外側顆
- 脛腓関節
- 脛骨
- 腓骨

関節半月

前

- 膝蓋靱帯
- 前十字靱帯
- 膝横靱帯
- 内側半月
- 外側半月
- 内側側副靱帯
- 外側側副靱帯
- 後十字靱帯
- 後半月大腿靱帯

上方からみた右の脛骨関節面．内側半月は外側半月よりも大きく，内側側副靱帯と結合している．

前十字靱帯

- 大腿骨
- 大腿骨膝蓋面
- 前十字靱帯
- 後十字靱帯
- 外側半月
- 内側半月
- 外側側副靱帯
- 内側側副靱帯
- 膝横靱帯
- 膝蓋靱帯
- 膝蓋骨関節面
- 下腿骨間膜
- 腓骨
- 脛骨

前十字靱帯は脛骨上面の前方からおこって，関節腔内を後上外方に走り，大腿骨外側顆の内面後部につく．

後十字靱帯

- 大腿骨
- 顆間窩
- 後十字靱帯
- 前十字靱帯
- 後半月大腿靱帯
- 内側側副靱帯
- 外側側副靱帯
- 内側半月
- 外側半月
- 下腿骨間膜
- 腓骨
- 脛骨

後十字靱帯は脛骨上面の後方からおこって，関節腔内を前上内方に走り，大腿骨内側顆の外面前部につく．

膝蓋靱帯，内側・外側側副靱帯

- 大腿骨
- 膝蓋上包
- 大腿四頭筋の腱
- 膝蓋靱帯
- 関節包
- 関節包
- 外側膝蓋支帯
- 内側膝蓋支帯
- 外側側副靱帯
- 内側側副靱帯
- 下腿骨間膜
- 腓骨
- 脛骨

膝蓋靱帯は大腿四頭筋の腱からつづき，内側側副靱帯は大腿骨と脛骨の内側顆に，外側側副靱帯は大腿骨外側顆と腓骨頭につく．

斜膝窩靱帯

- 大腿骨
- 腓腹筋の内側頭
- 腓腹筋の外側頭
- 斜膝窩靱帯
- 弓状膝窩靱帯
- 半膜様筋の腱
- 膝窩筋
- 関節包
- 下腿骨間膜
- 腓骨
- 脛骨

半膜様筋の腱からつづく斜膝窩靱帯は，関節包の後面を上外方へ走り，大腿骨外側顆の後面につく．

4 上肢と下肢

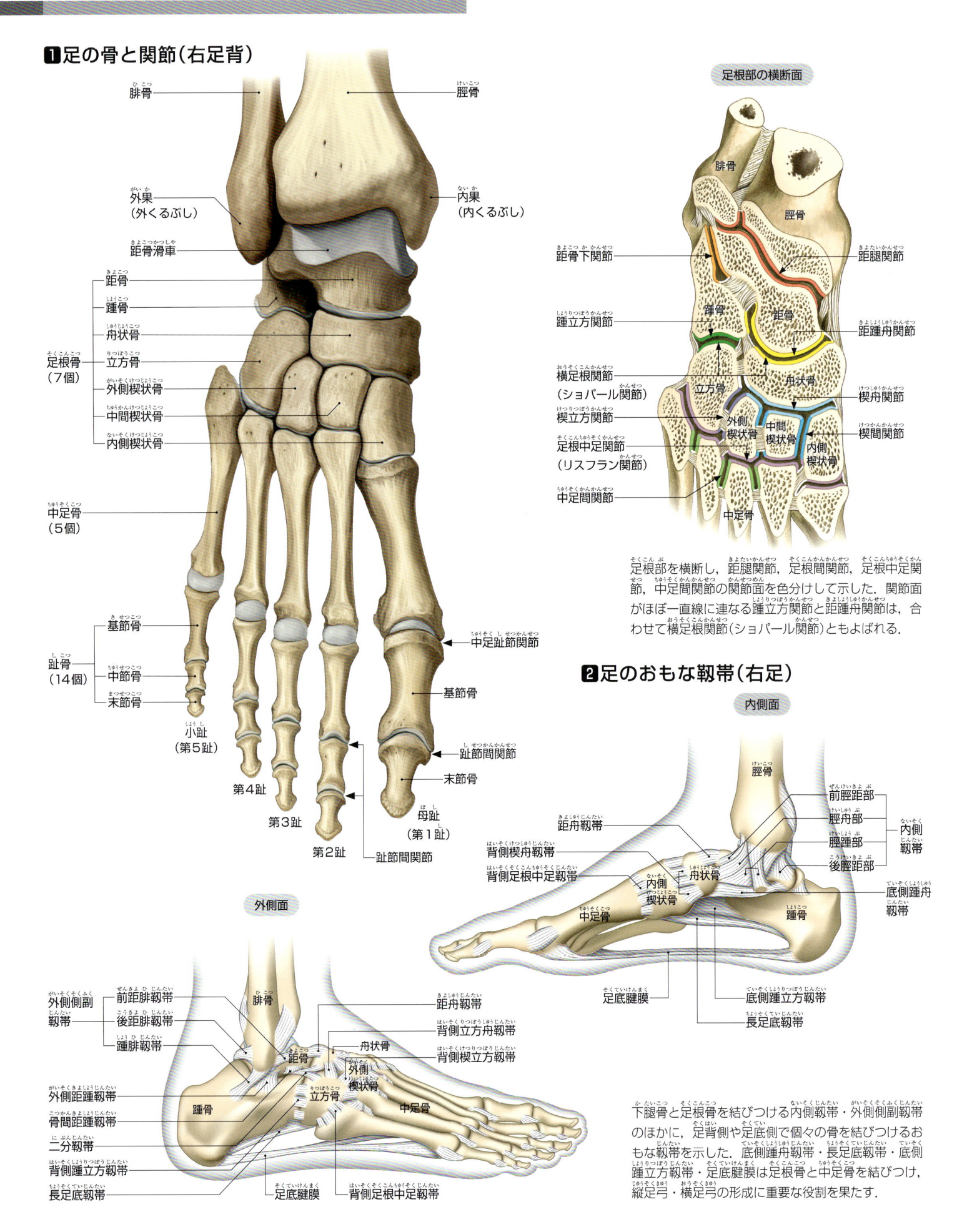

joints of foot
足の関節

❶ 足の骨と関節（右足背）

腓骨 / 脛骨 / 外果（外くるぶし）/ 内果（内くるぶし）/ 距骨滑車 / 距骨 / 踵骨 / 舟状骨 / 立方骨 / 外側楔状骨 / 中間楔状骨 / 内側楔状骨 / 足根骨（7個）/ 中足骨（5個）/ 基節骨 / 中節骨 / 末節骨 / 趾骨（14個）/ 小趾（第5趾）/ 第4趾 / 第3趾 / 第2趾 / 母趾（第1趾）/ 中足趾節関節 / 基節骨 / 趾節間関節 / 末節骨 / 趾節間関節

足根部の横断面

腓骨 / 脛骨 / 距骨下関節 / 距腿関節 / 踵立方関節 / 踵骨 / 距骨 / 距踵舟関節 / 横足根関節（ショパール関節）/ 立方骨 / 舟状骨 / 楔舟関節 / 楔立方関節 / 外側楔状骨 / 中間楔状骨 / 内側楔状骨 / 楔間関節 / 足根中足関節（リスフラン関節）/ 中足間関節 / 中足骨

足根部を横断し，距腿関節，足根間関節，足根中足関節，中足間関節の関節面を色分けして示した．関節面がほぼ一直線に連なる踵立方関節と距踵舟関節は，合わせて横足根関節（ショパール関節）ともよばれる．

❷ 足のおもな靱帯（右足）

内側面
脛骨 / 前脛距部 / 脛舟部 / 脛踵部 / 後脛距部 / 内側靱帯 / 距舟靱帯 / 背側楔舟靱帯 / 背側足根中足靱帯 / 舟状骨 / 内側楔状骨 / 踵骨 / 底側踵舟靱帯 / 中足骨 / 足底腱膜 / 底側踵立方靱帯 / 長足底靱帯

外側面
外側側副靱帯 / 前距腓靱帯 / 後距腓靱帯 / 踵腓靱帯 / 腓骨 / 距骨 / 踵骨 / 外側踵踵靱帯 / 骨間距踵靱帯 / 二分靱帯 / 背側踵立方靱帯 / 長足底靱帯 / 距舟靱帯 / 舟状骨 / 背側立方舟靱帯 / 背側楔立方靱帯 / 外側楔状骨 / 立方骨 / 中足骨 / 背側足根中足靱帯 / 足底腱膜

下腿骨と足根骨を結びつける内側靱帯・外側側副靱帯のほかに，足背側や足底側で個々の骨を結びつけるおもな靱帯を示した．底側踵舟靱帯・長足底靱帯・底側踵立方靱帯・足底腱膜は足根骨と中足骨を結びつけ，縦足弓・横足弓の形成に重要な役割を果たす．

❸足の関節を動かす筋（右足背）

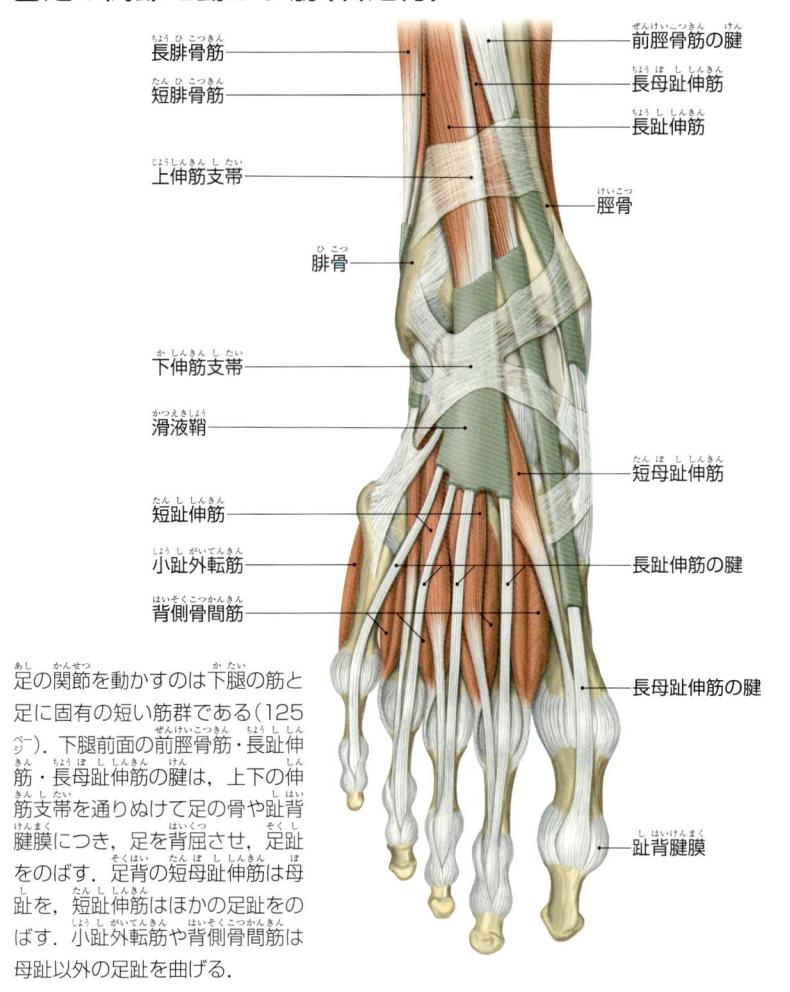

- 長腓骨筋
- 短腓骨筋
- 上伸筋支帯
- 腓骨
- 下伸筋支帯
- 滑液鞘
- 短趾伸筋
- 小趾外転筋
- 背側骨間筋
- 前脛骨筋の腱
- 長母趾伸筋
- 長趾伸筋
- 脛骨
- 短母趾伸筋
- 長趾伸筋の腱
- 長母趾伸筋の腱
- 趾背腱膜

足の関節を動かすのは下腿の筋と足に固有の短い筋群である（125ページ）．下腿前面の前脛骨筋・長趾伸筋・長母趾伸筋の腱は，上下の伸筋支帯を通りぬけて足の骨や趾背腱膜につき，足を背屈させ，足趾をのばす．足背の短母趾伸筋は母趾を，短趾伸筋はほかの足趾をのばす．小趾外転筋や背側骨間筋は母趾以外の足趾を曲げる．

❹関節運動と可動域

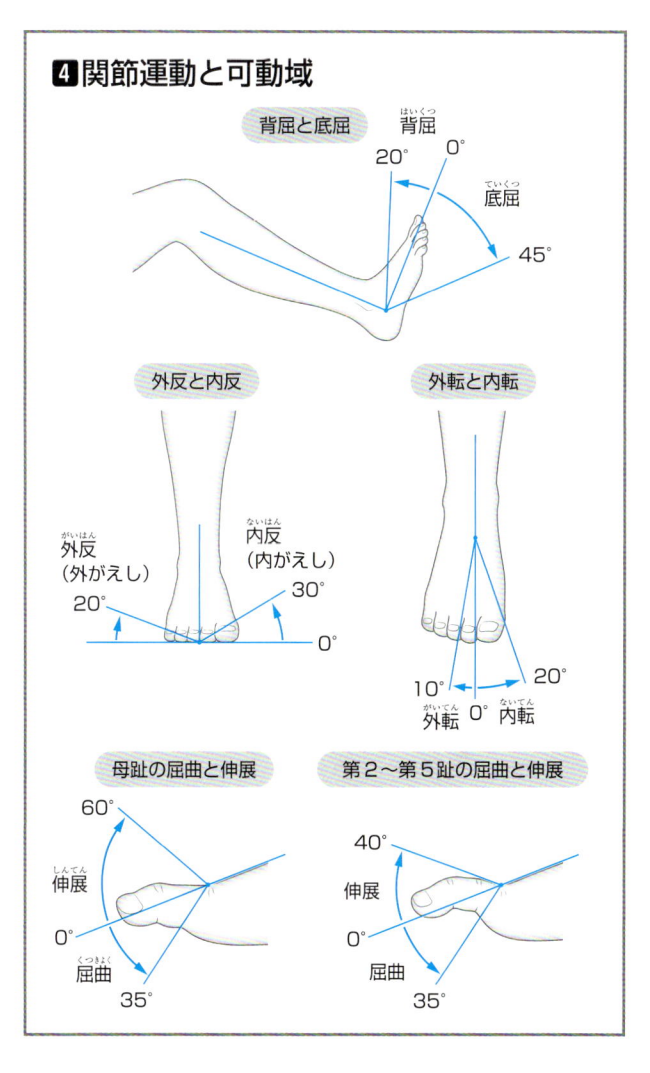

背屈と底屈：背屈 20°，底屈 45°

外反と内反：外反（外がえし）20°，内反（内がえし）30°

外転と内転：外転 10°，内転 20°

母趾の屈曲と伸展：伸展 60°，屈曲 35°

第2～第5趾の屈曲と伸展：伸展 40°，屈曲 35°

足の骨格は7個の足根骨，5個の中足骨，14個の趾骨（趾節骨）から構成される（図❶）．26個の骨はたがいに関節によってつながり，足根骨の最上位に位置する距骨は脛骨・腓骨と距腿関節をつくって下腿と連結する．距腿関節をふくめて足にある関節を総称して足の関節という．足の関節を介して距骨にかかる体重の移動が可能になり，歩行・走行・跳躍など多様な運動がおこなわれる．

【距腿関節】　距腿関節は，脛骨の下関節面・内果関節面と腓骨の外果関節面を関節窩とし，距骨上面の距骨滑車を関節頭とする（図❶）．足の背屈と底屈をおこなう蝶番関節と考えられるが（図❹，146ページ），底屈時には多少の足の回旋運動が可能である．関節包はゆるく，三角靱帯ともよばれる強靱な内側靱帯が距腿関節の内方を，外側側副靱帯が外方を補強している（図❷）．

【足根間関節】　足根間関節は7個の足根骨（距骨，踵骨，舟状骨，立方骨，外側・中間・内側楔状骨）がつくる関節の総称である．距骨と踵骨は距骨下関節を，距骨と踵骨と舟状骨は距踵舟関節をつくる．さらに，踵骨と立方骨は踵立方関節を，立方骨と外側楔状骨は楔立方関節を，舟状骨と3個の楔状骨は楔関節を，3個の楔状骨は楔間関節をつくる（図❶）．距踵舟関節と踵立方関節は合わせて横足根関節（ショパール関節）ともよばれ，足の手術時の切断面として使われる．横足根関節と距骨下関節によって足の内反と外反がおこなわれる．

【足根中足関節と中足間関節】　5個の中足骨は立方骨と3個の楔状骨との間に足根中足関節をつくる（図❶）．足根中足関節は全体として平面関節と考えられ（146ページ），リスフラン関節ともよばれて足の手術時の切断面に使われる．第2～第5中足骨の対向面には中足間関節がつくられる．足根骨と中足骨の連結とこれらを結ぶ底側踵舟靱帯（スプリング靱帯）・長足底靱帯・底側踵立方靱帯・足底腱膜などによって，足底には縦足弓と横足弓とよばれる体重を支えるアーチ構造（土ふまず）が形成される（図❷）．

【中足趾節関節と趾節間関節】　母趾（第1趾）は基節骨と末節骨から，第2～第5趾は基節骨・中節骨・末節骨から構成され（図❶），各基節骨は中足骨との間に中足趾節関節をつくる．中足趾節関節は形態上は球関節であるが屈伸と内・外転の2軸性の運動をおこなう顆状関節である．母趾では基節骨と末節骨の間に，第2～第5趾では基節骨と中節骨の間と中節骨と末節骨の間に趾節間関節をつくる．趾節間関節は足趾の屈伸をおこなう蝶番関節である．

●おもな病気　外反足*，足底腱膜炎*，内反足*，扁平足など

下肢の血管

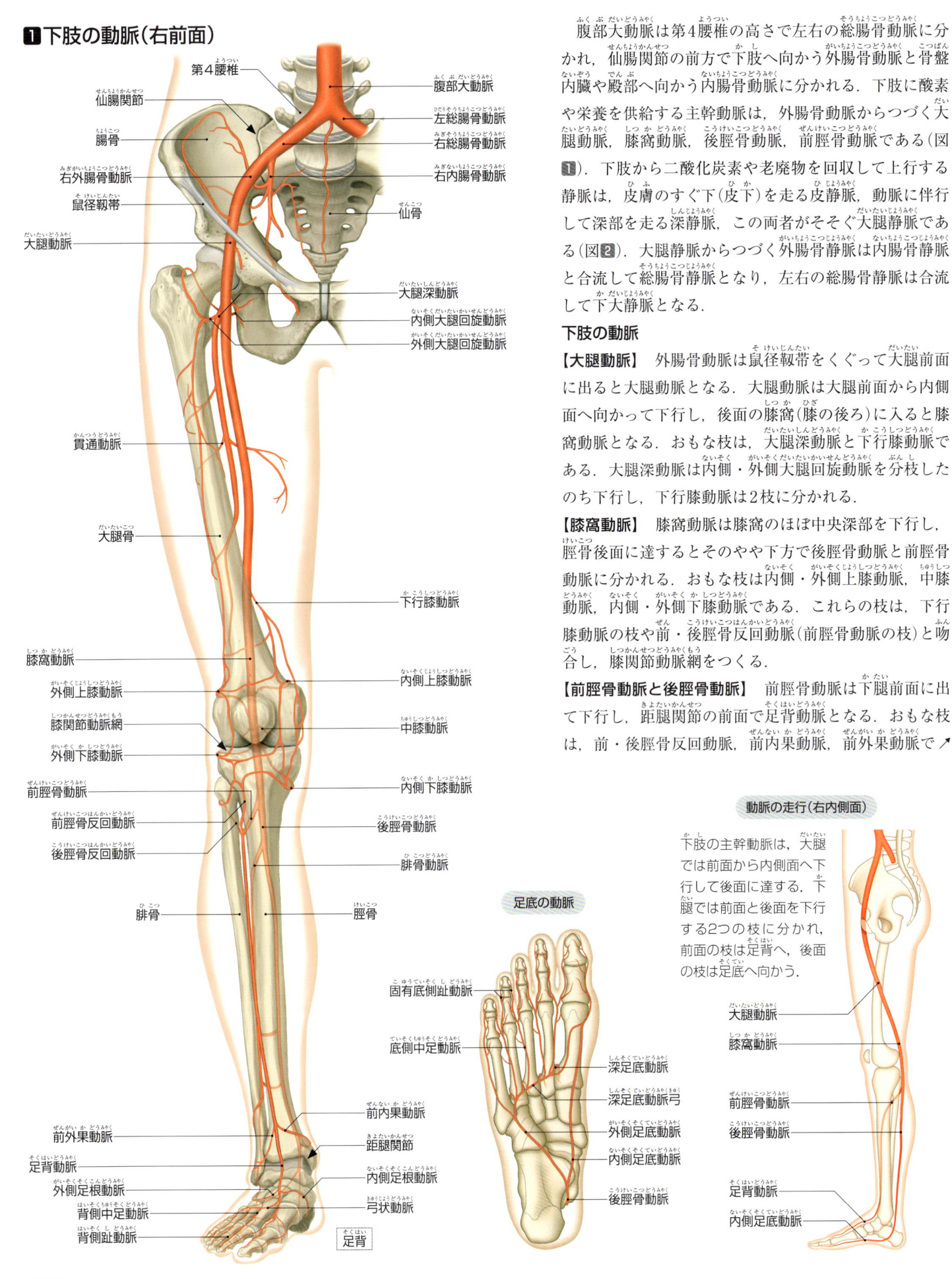

blood vessels of lower limb

❶下肢の動脈（右前面）

腹部大動脈は第4腰椎の高さで左右の総腸骨動脈に分かれ，仙腸関節の前方で下肢へ向かう外腸骨動脈と骨盤内臓や殿部へ向かう内腸骨動脈に分かれる．下肢に酸素や栄養を供給する主幹動脈は，外腸骨動脈からつづく大腿動脈，膝窩動脈，後脛骨動脈，前脛骨動脈である（図❶）．下肢から二酸化炭素や老廃物を回収して上行する静脈は，皮膚のすぐ下（皮下）を走る皮静脈，動脈に伴行して深部を走る深静脈，この両者がそそぐ大腿静脈である（図❷）．大腿静脈からつづく外腸骨静脈は内腸骨静脈と合流して総腸骨静脈となり，左右の総腸骨静脈は合流して下大静脈となる．

下肢の動脈

【大腿動脈】 外腸骨動脈は鼠径靭帯をくぐって大腿前面に出ると大腿動脈となる．大腿動脈は大腿前面から内側面へ向かって下行し，後面の膝窩（膝の後ろ）に入ると膝窩動脈となる．おもな枝は，大腿深動脈と下行膝動脈である．大腿深動脈は内側・外側大腿回旋動脈を分枝したのち下行し，下行膝動脈は2枝に分かれる．

【膝窩動脈】 膝窩動脈は膝窩のほぼ中央深部を下行し，脛骨後面に達するとそのやや下方で後脛骨動脈と前脛骨動脈に分かれる．おもな枝は内側・外側上膝動脈，中膝動脈，内側・外側下膝動脈である．これらの枝は，下行膝動脈の枝や前・後脛骨反回動脈（前脛骨動脈の枝）と吻合し，膝関節動脈網をつくる．

【前脛骨動脈と後脛骨動脈】 前脛骨動脈は下腿前面に出て下行し，距腿関節の前面で足背動脈となる．おもな枝は，前・後脛骨反回動脈，前内果動脈，前外果動脈で↗

動脈の走行（右内側面）

下肢の主幹動脈は，大腿では前面から内側面へ下行して後面に達する．下腿では前面と後面を下行する2つの枝に分かれ，前面の枝は足背へ，後面の枝は足底へ向かう．

❷下肢の静脈（右前面）

■ 皮静脈
■ 深静脈

図の標識：
第4腰椎、下大静脈、腸骨、左総腸骨静脈、右総腸骨静脈、右外腸骨静脈、右内腸骨静脈、鼠径靱帯、仙骨、大腿静脈、大腿深静脈、内側大腿回旋静脈、外側大腿回旋静脈、外側副伏在静脈、貫通静脈、内側副伏在静脈、大伏在静脈、大腿骨、膝窩静脈、小伏在静脈、膝関節、前脛骨静脈、後脛骨静脈、腓骨静脈、腓骨、脛骨、前脛骨静脈、小伏在静脈、足背静脈弓、背側中足静脈、背側趾静脈、大伏在静脈、外側足底静脈、足背静脈網、足背

足底の静脈：
底側趾静脈、底側中足静脈、足底静脈弓、内側足底静脈、外側足底静脈、後脛骨静脈

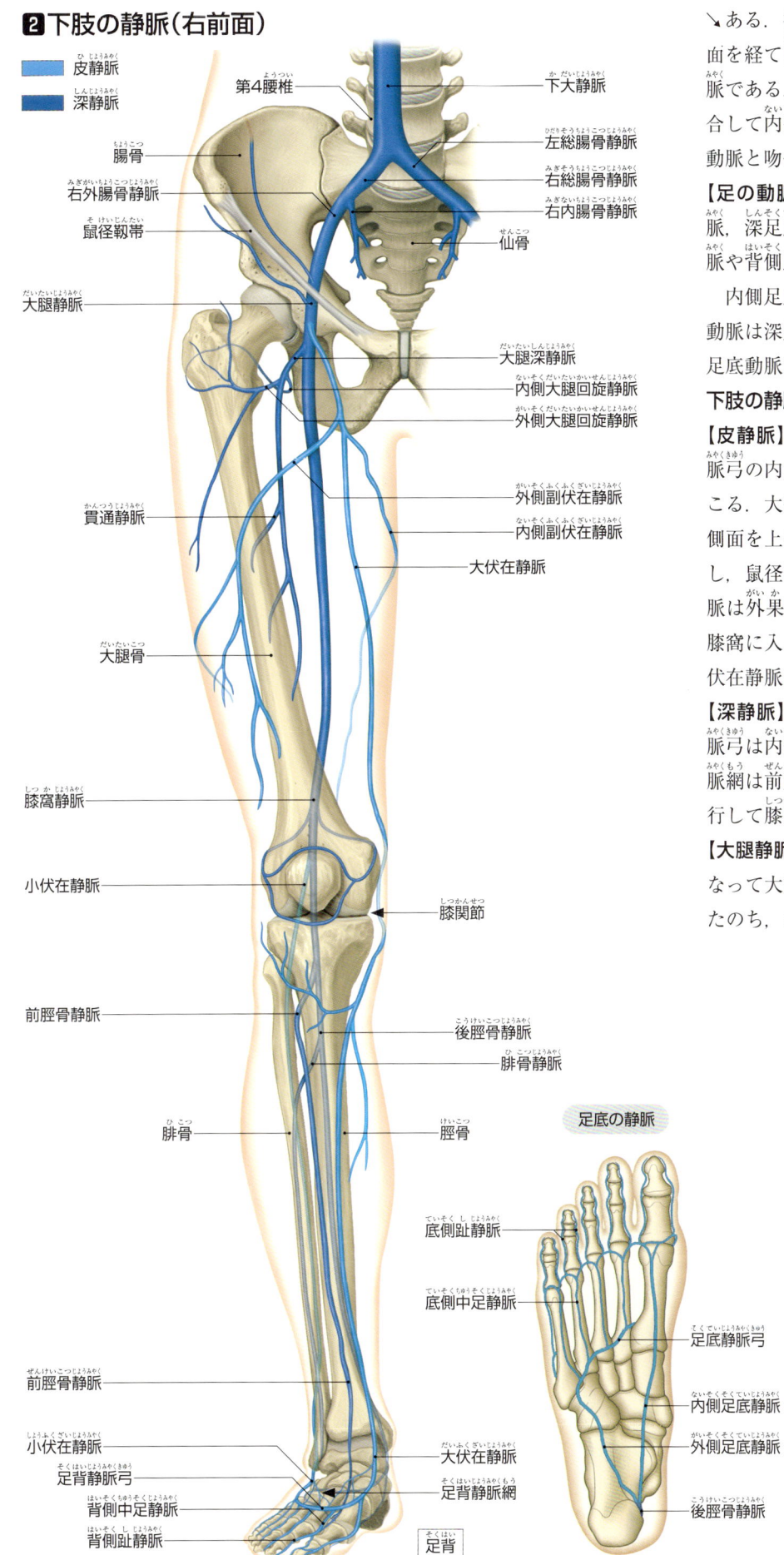

ある．後脛骨動脈は下腿後面を下行し，距腿関節の後面を経て内側・外側足底動脈となる．おもな枝は腓骨動脈である．後脛骨動脈や足背動脈の枝は前内果動脈と吻合して内果動脈網を，腓骨動脈や足背動脈の枝は前外果動脈と吻合して外果動脈網をつくる．

【足の動脈】 足背動脈は内側・外側足根動脈，弓状動脈，深足底動脈に分かれる．弓状動脈からは背側中足動脈や背側趾動脈が出る．

内側足底動脈は足底の内縁を前方へ向かい，外側足底動脈は深足底動脈と吻合して深足底動脈弓をつくる．深足底動脈弓から底側中足動脈や固有底側趾動脈が出る．

下肢の静脈

【皮静脈】 背側趾静脈や背側中足静脈がそそぐ足背静脈弓の内方から大伏在静脈が，外方から小伏在静脈がおこる．大伏在静脈は内果（内くるぶし）の前から下腿の内側面を上行し，膝の後内方を通って大腿の内側面を上行し，鼠径靱帯のやや下方で大腿静脈にそそぐ．小伏在静脈は外果（外くるぶし）の後内方から下腿後面を上行し，膝窩に入ると膝窩静脈にそそぐ．ふくらはぎには大小の伏在静脈と深部の静脈をつなぐ多数の穿通枝が走る．

【深静脈】 底側趾静脈や底側中足静脈がそそぐ足底静脈弓は内側・外側足底静脈を経て後脛骨静脈に，足背静脈網は前脛骨静脈に流入し，前後の脛骨静脈は下腿を上行して膝関節のやや下方で合流して膝窩静脈となる．

【大腿静脈】 膝窩静脈は膝窩を通りぬけると大腿静脈となって大腿を上行し，大伏在静脈や大腿深静脈と合流したのち，鼠径靱帯をくぐって外腸骨静脈となる．

●おもな病気

下肢静脈瘤

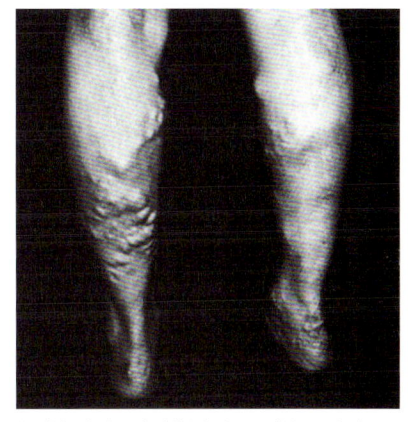

大伏在静脈・小伏在静脈・穿通枝の静脈弁に障害がおきて血流が逆流・うっ滞すると，これらの皮静脈は拡張・蛇行して皮下に浮き上がる．このような状態を下肢静脈瘤という．

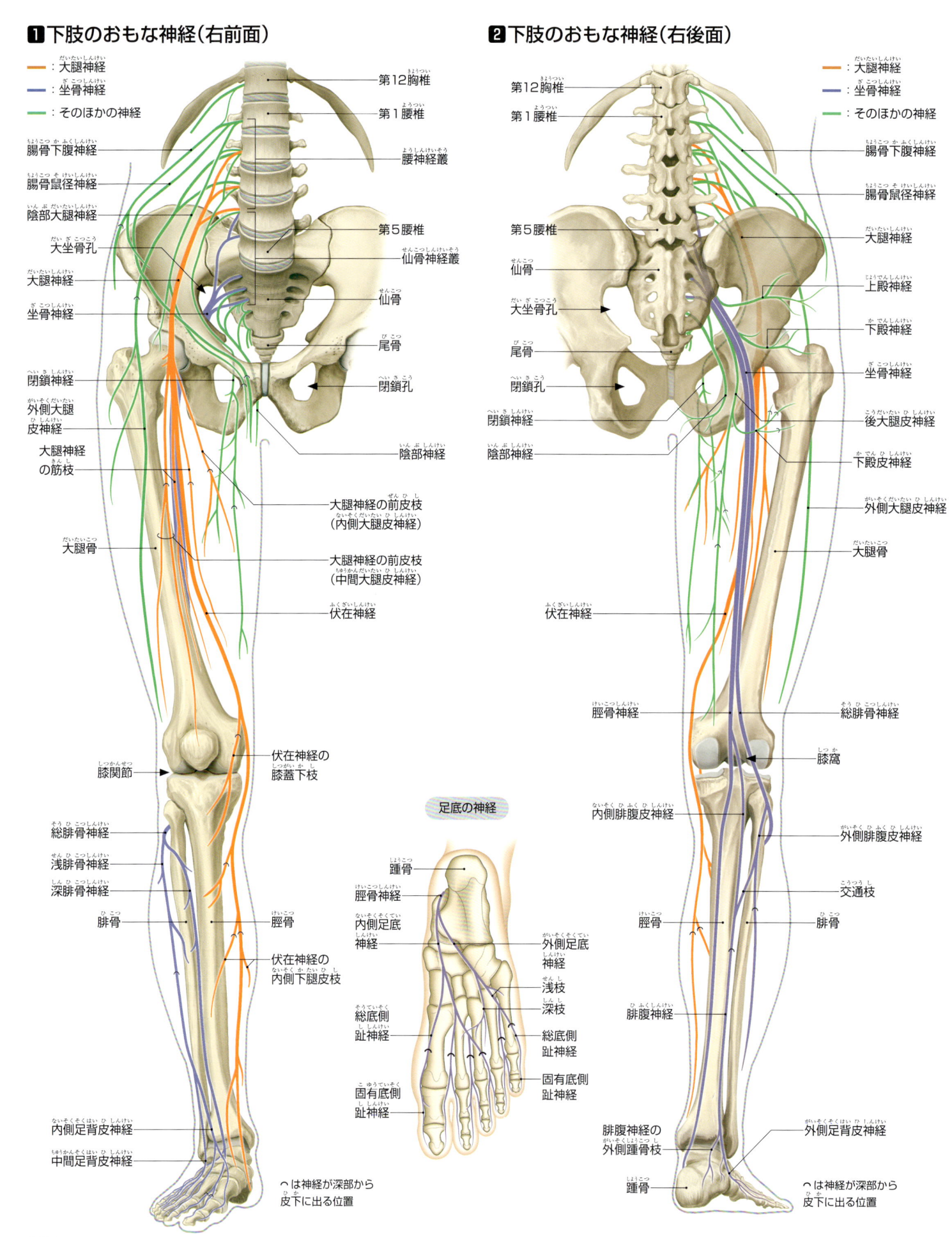

nerves of lower limb
下肢の神経

❶下肢のおもな神経（右前面）

凡例:
- 大腿神経
- 坐骨神経
- そのほかの神経

ラベル:
- 腸骨下腹神経
- 腸骨鼠径神経
- 陰部大腿神経
- 大腿神経
- 坐骨神経
- 閉鎖神経
- 外側大腿皮神経
- 大腿神経の筋枝
- 大腿骨
- 膝関節
- 総腓骨神経
- 浅腓骨神経
- 深腓骨神経
- 腓骨
- 内側足背皮神経
- 中間足背皮神経
- 第12胸椎
- 第1腰椎
- 腰神経叢
- 第5腰椎
- 大坐骨孔
- 仙骨神経叢
- 仙骨
- 尾骨
- 閉鎖孔
- 陰部神経
- 大腿神経の前皮枝（内側大腿皮神経）
- 大腿神経の前皮枝（中間大腿皮神経）
- 伏在神経
- 伏在神経の膝蓋下枝
- 脛骨
- 伏在神経の内側下腿皮枝

❷下肢のおもな神経（右後面）

凡例:
- 大腿神経
- 坐骨神経
- そのほかの神経

ラベル:
- 第12胸椎
- 第1腰椎
- 第5腰椎
- 仙骨
- 大坐骨孔
- 尾骨
- 閉鎖孔
- 閉鎖神経
- 陰部神経
- 脛骨神経
- 内側腓腹皮神経
- 脛骨
- 腓腹神経
- 腓腹神経の外側踵骨枝
- 踵骨
- 腸骨下腹神経
- 腸骨鼠径神経
- 大腿神経
- 上殿神経
- 下殿神経
- 坐骨神経
- 後大腿皮神経
- 下殿皮神経
- 外側大腿皮神経
- 大腿骨
- 総腓骨神経
- 膝窩
- 外側腓腹皮神経
- 交通枝
- 腓骨
- 外側足背皮神経

足底の神経

- 踵骨
- 脛骨神経
- 内側足底神経
- 外側足底神経
- 浅枝
- 深枝
- 総底側趾神経
- 総底側趾神経
- 固有底側趾神経
- 固有底側趾神経

⌒は神経が深部から皮下に出る位置

134

❸腰仙骨神経叢（右前面）

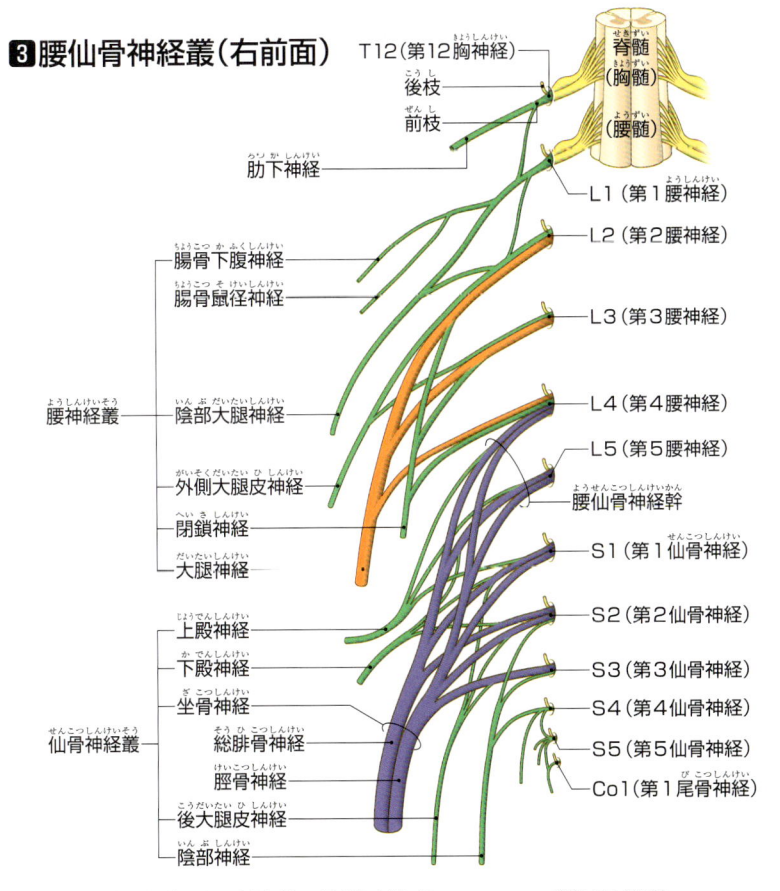

腰神経叢と仙骨神経叢は腰仙骨神経幹で結合して，腰仙骨神経叢を形成する．陰部神経は陰部神経叢としてあつかわれることもある．

❹大腿神経と坐骨神経（右側面）

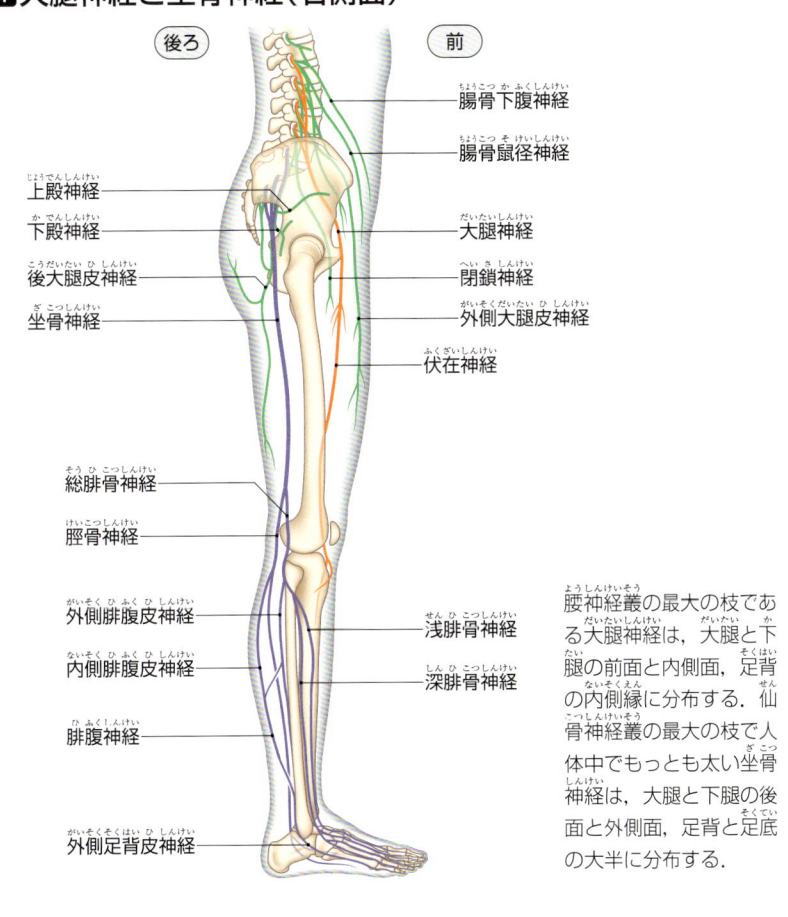

腰神経叢の最大の枝である大腿神経は，大腿と下腿の前面と内側面，足背の内側縁に分布する．仙骨神経叢の最大の枝で人体中でもっとも太い坐骨神経は，大腿と下腿の後面と外側面，足背と足底の大半に分布する．

下肢の皮膚や深部組織（筋・腱・骨・関節など）がとらえた感覚刺激を脳に伝え，脳からの運動指令を下肢の筋や腺に伝える脊髄神経（170㌻）を，下肢の神経とよぶ．腰髄や仙髄から出る脊髄神経（腰神経と仙骨神経）の前枝はたがいに結合して腰神経叢と仙骨神経叢をつくり（腰仙骨神経叢），ここから出た神経が下肢や下腹部，陰部へ向かう．

【腰神経叢】 腰神経叢は，第12胸神経の前枝の一部，第1～第3腰神経の前枝，第4腰神経の前枝の一部が交通してできる（図❸）．腰神経叢から出て下肢の筋や皮膚に枝（筋枝と皮枝）を出すおもな神経は，陰部大腿神経，外側大腿皮神経，閉鎖神経，大腿神経である（図❶，図❷，図❹）．

[陰部大腿神経] 大腿前面上部の皮膚に大腿枝を出す．
[外側大腿皮神経] 大腿外側面の皮膚に枝を出す．
[閉鎖神経] 大腿で前枝と後枝に分かれ，大腿の内転筋群に筋枝を，内側面の皮膚に皮枝を出す．
[大腿神経] 腰神経叢の最大の枝で，鼠径靱帯の筋裂孔を通りぬけると筋枝，前皮枝，伏在神経に分かれる．筋枝は恥骨筋や大腿の伸筋群に，前皮枝は大腿前面と内側面に分布する．もっとも長い皮枝である伏在神経は，膝関節の内方で膝蓋下枝を，下腿で内側下腿皮枝を出し，下腿前面と内側面，足背の内側縁に分布する．

【仙骨神経叢】 仙骨神経叢は，第4腰神経の前枝の一部，第5腰神経と第1～第2仙骨神経の前枝，第3仙骨神経の前枝の一部が交通してできる（図❸）．仙骨神経叢と腰神経叢は腰仙骨神経幹で結合する．仙骨神経叢から出て下肢の筋や皮膚に枝を出すおもな神経は，上殿神経，下殿神経，後大腿皮神経，坐骨神経である（図❶，図❷，図❹）．

[上殿神経，下殿神経] 上殿神経は小・中殿筋や大腿筋膜張筋に，下殿神経は大殿筋に筋枝を出す．
[後大腿皮神経] 大腿後面の皮膚に分布し，下殿部の皮膚にも下殿皮神経を出す．
[坐骨神経] 仙骨神経叢の最大の枝で，大坐骨孔を通って大腿後面の屈筋群に筋枝を出し，膝窩の上方で総腓骨神経と脛骨神経に分かれる．総腓骨神経は，下腿外側面の皮膚に枝を出す外側腓腹皮神経と，下腿の伸筋群と足背の筋群や皮膚に枝を出す浅・深腓骨神経に分かれる．脛骨神経は，下腿後面から足背外側面の皮膚に枝を出す内側腓腹皮神経・腓腹神経・外側足背皮神経と，足底の筋群や皮膚に枝を出す内側・外側足底神経に分かれる．

●おもな病気　下垂足*，坐骨神経痛*など

おもな病気〔上肢と下肢〕

●腋窩−鎖骨下静脈血栓症　腋窩や鎖骨の下を走る静脈が血栓によって閉塞する病気．パジェット−シュレッター症候群ともよばれる．原因不明のもの，上肢の過伸展・過剰運動，鎖骨・第1肋骨の圧迫によるものがある．おもな症状は上肢の腫れ，痛み，発赤など．

●オスグッド−シュラッター病　膝関節の前面下方に痛みが現れる病気．膝の屈伸や跳躍をくりかえすと，膝蓋靱帯の下端が付着する脛骨粗面に強い牽引力がかかり，骨端核が突出して脛骨粗面がふくらみ，痛みが現れると考えられる．おもな症状は，正座・運動時の痛み，骨成長期の男児に多い．

●外反膝　大腿部をそろえて立っても，左右のくるぶしが接しない状態．両膝が内方に彎曲するのでX脚ともよばれる．2〜6歳までの外反膝は生理的とされる．

●外反足　足の変形で，かかと（踵骨）が過度に外方に反り，小趾側の足底が床につかない状態．扁平足をともなうことが多い．

●外反肘　手のひらを前方に向けて腕をまっすぐに下ろした時に，上腕に対して前腕が10°〜15°以上外方に向いている状態．

●外反母趾　足の変形で，母趾の基節骨が中足趾節関節で外方に反り，中足骨の骨頭がふくらんで「く」の字型になる状態．女性に多く，窮屈な靴によって足の先端部が圧迫されることによる．おもな症状は母趾の痛み，腫れ，発赤など．

●下垂足　足の背屈ができなくなり，足が垂れ下がってしまう状態．垂れ足ともよばれる．総腓骨神経や深腓骨神経が損傷して，下腿前面の伸筋が麻痺することでおこりやすい．

●肩回旋筋腱板損傷　肩の回旋筋（肩甲下筋・棘上筋・棘下筋・小円筋）の腱板に断裂や石灰沈着，空洞化などがおこる病気．とくに棘上筋におこりやすい．原因は腱板の変性や外傷による．おもな症状は，肩関節の痛み，腕の挙上困難など．

●臼蓋形成不全　股関節の関節窩となる寛骨臼の形態異常．寛骨臼形成不全ともよばれる．先天性の場合が多い．関節窩が浅く，関節軟骨や寛骨臼縁の形成が不十分になるが，大腿骨頭の変形をともなうことも多く，股関節脱臼や変形性股関節症をおこしやすい．

●肩関節脱臼　肩関節を構成する上腕骨頭と肩甲骨の関節窩の位置がずれて，正常な適合関係が失われた状態．肩関節はもっとも脱臼しやすい関節で，関節の脱臼の半数以上を占める．関節周囲の靱帯，関節包，皮下組織も損傷を受けることが多く，これらの修復が十分でないと，軽度の外力で脱臼をくりかえす習慣性脱臼に移行しやすくなる．

●腱鞘炎　腱を包む腱鞘に発生する炎症性の病気．腱鞘滑膜炎ともよばれる．急性と慢性がある．急性では細菌感染によるものが多い．慢性では腱鞘に過剰な摩擦がくりかえし加わることでおこり，腱鞘が肥厚して腱と腱鞘のすきまが狭くなって腱の動きが妨げられる．代表的なものは，指の指屈筋腱の腱鞘炎（ばね指）と手くびの短母指伸筋腱と長母指外転筋腱の腱鞘炎（ドゥケルヴァン病．狭窄性腱鞘炎ともよばれる）である．おもな症状は痛みで，物を握る，つまむ，タオルをしぼるなどの動作で痛みが増す．

●股関節脱臼　股関節を構成する大腿骨頭と寛骨臼の位置がずれて，正常な適合関係が失われた状態．先天性と外傷性がある．先天性は臼蓋形成不全のような形態異常が原因でおこる．外傷性は交通事故など大きな外力の作用によっておこる．歩行時に足を引きずったり，からだが揺れる（墜下性跛行）のがおもな症状．

●五十肩　肩関節の周囲の組織（関節包，腱，回旋筋腱板など）に発生する炎症．肩関節周囲炎の俗称．40〜50歳代に多い．おもな症状は痛みと関節の拘縮．痛みは，肩がだるい，重いと感じるものから激痛を訴えるものまでさまざまである．肩の運動はあらゆる方向に制限されるが，とくに腕を上げる，後ろに回すなどの動きがいちじるしく制限される．

●坐骨神経痛　坐骨神経が障害されて，殿部から大腿後面，下腿外側面，足にかけて痛みが現れる病気．椎間板ヘルニア，脊柱管狭窄症などの脊柱の病気が原因となることが多いが，神経・内臓・脈管の病気によって発症することもある．痛みの性質には，圧迫痛，放散痛，電撃痛，歩行時痛などがある．

●足底腱膜炎　足底腱膜の付着部であるかかと（踵骨）に発生する炎症性の病気．踵骨の前内方に痛みが現れることが多い．過度の歩行や起立などが原因となる．扁平足の人によくみられる．

●大腿骨頭壊死　大腿骨頭の血流が低下して，骨組織の一部が死ぬ病気．原因不明のものが多いが，アルコールの多飲や副腎皮質ステロイド剤の服用が危険因子と考えられている．左右の股関節に発症する場合が多い．おもな症状は股関節の痛みであるが，骨壊死があるだけでは自覚症状はなく，壊死した部分がつぶれると痛みが現れる．進行すると起立や歩行がいちじるしく制限される．

●肘内障　前腕の橈骨と尺骨を結びつけている橈骨輪状靱帯が，橈骨頭からずれて肘関節へはまりこんでしまうもの．肘をのばして前腕を回内位にした状態（手をつないだ状態）で，急に手を下方に引っ張られるとおこりやすく，幼児によくみられる．前腕を回外位にすると痛みを訴える．

●テニス肘　肘関節の筋の付着部に発生する炎症性の病気．上腕骨外側上顆炎ともよばれる．テニスやゴルフなどによっておこることが多く，肘の外方の伸筋の付着部が痛むものはバックハンドテニス肘，肘の内方の屈筋の付着部が痛むものはフォアハンドテニス肘（上腕骨内側上顆炎）とよばれる．

●内反膝　左右の内くるぶしをそろえて立っても，膝の内方（大腿骨内顆部）が接しない状態．両膝が外方に彎曲するのでO脚ともよばれる．0〜2歳までの内反膝は生理的とされる．

●内反足　足の変形で，足の先端が内方に向き，足底の母趾側が床につかない状態．ほとんどが先天性である．

●内反肘　手のひらを前方に向けて腕をまっすぐに下ろした時に，上腕に対して前腕が内方に向いている状態．

●ばね指　指の指屈筋腱の炎症性の病気．炎症だけでなく，腱鞘の肥厚や腱の膨隆などによって腱鞘と腱のすきまが狭くなってもおこる．指の屈伸が妨げられ，無理に曲げるとばね仕掛けのように急に動く．おもな症状は指の痛み，腫れなど．

●ペルテス病　小児の大腿骨頭の血流が低下し，骨組織の一部が死ぬ病気．とくに6〜8歳の男児に多い．血流低下の原因は不明である．片側の股関節におこることが多い．X線撮影像で大腿骨頭関節面の扁平化，大腿骨頸部の短縮などの形態的変化が認められる．痛みは軽度である．

●変形性股関節症　股関節の血流が低下し，関節軟骨に変性がおこる病気．突起状のとげ（骨棘）などもみられる．先天性と後天性がある．おもな症状は股関節の痛みと可動域の制限で，痛みは運動や体重負荷で増し，股関節の伸展，外転，内旋ができなくなる．

●変形性膝関節症　膝関節の関節軟骨に摩耗・消失などの変性がおこる病気．突起状のとげ（骨棘）などもみられる．加齢にともなう変性がほとんどで，中年以降の太った女性に多く，しばしば内反膝（O脚）をともなう．おもな症状は，歩行時や荷重時の痛み，膝関節の可動域の制限など．

●野球肩　野球に代表される投球動作が原因で，肩関節やその周囲の組織におこる障害．炎症，磨耗，骨折，神経障害などがみられる．おもな症状は肩の痛み．骨端線がずれる骨端線離開はリトルリーガーズショルダーともよばれ，骨の成長障害を招くこともある．

●野球肘　野球に代表される投球動作が原因で，肘関節やその周囲の組織におこる障害．上腕骨内側上顆の炎症や剥離骨折，肘頭の剥離骨折などがみられる．おもな症状は肘の痛み．幼少年期に障害をおこすと骨の成長障害を招くこともある．

5 全身

whole body

skeleton of the body
全身の骨格

- 骨の総数　200個以上
- 頭蓋骨の数　23個　●脊柱を構成する椎骨の数　32〜34個
- 胸郭を構成する胸骨と肋骨の数　25個　●上肢骨の数　64個
- 下肢骨の数　62個　●骨の総重量　体重の約20%

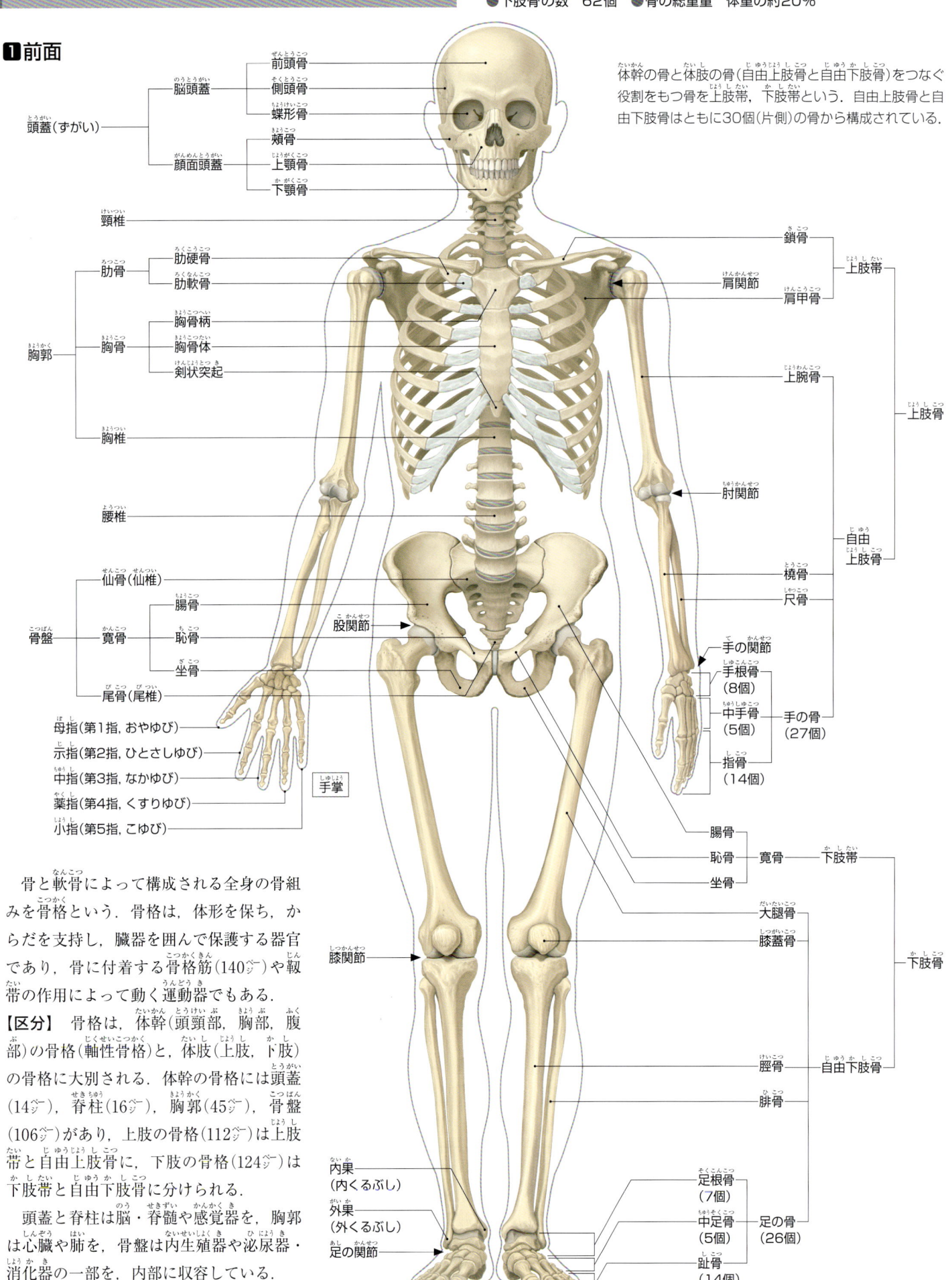

❶前面

体幹の骨と体肢の骨（自由上肢骨と自由下肢骨）をつなぐ役割をもつ骨を上肢帯，下肢帯という．自由上肢骨と自由下肢骨はともに30個（片側）の骨から構成されている．

【ラベル】
- 頭蓋（ずがい）
  - 脳頭蓋：前頭骨，側頭骨，蝶形骨
  - 顔面頭蓋：頬骨，上顎骨，下顎骨
- 頸椎
- 肋骨：肋硬骨，肋軟骨
- 胸郭
  - 胸骨：胸骨柄，胸骨体，剣状突起
  - 胸椎
- 腰椎
- 仙骨（仙椎）
- 骨盤
  - 寛骨：腸骨，恥骨，坐骨
- 尾骨（尾椎）
- 母指（第1指，おやゆび）
- 示指（第2指，ひとさしゆび）
- 中指（第3指，なかゆび）
- 薬指（第4指，くすりゆび）
- 小指（第5指，こゆび）
- 手掌
- 鎖骨
- 肩関節
- 肩甲骨
- 上肢帯
- 上腕骨
- 肘関節
- 橈骨
- 尺骨
- 自由上肢骨
- 上肢骨
- 手の関節
- 手根骨（8個）
- 中手骨（5個）
- 指骨（14個）
- 手の骨（27個）
- 股関節
- 腸骨，恥骨，坐骨
- 寛骨
- 下肢帯
- 大腿骨
- 膝蓋骨
- 膝関節
- 脛骨
- 腓骨
- 自由下肢骨
- 下肢骨
- 内果（内くるぶし）
- 外果（外くるぶし）
- 足の関節
- 足根骨（7個）
- 中足骨（5個）
- 趾骨（14個）
- 足の骨（26個）

　骨と軟骨によって構成される全身の骨組みを骨格という．骨格は，体形を保ち，からだを支持し，臓器を囲んで保護する器官であり，骨に付着する骨格筋（140ページ）や靱帯の作用によって動く運動器でもある．

【区分】骨格は，体幹（頭頸部，胸部，腹部）の骨格（軸性骨格）と，体肢（上肢，下肢）の骨格に大別される．体幹の骨格には頭蓋（14ページ），脊柱（16ページ），胸郭（45ページ），骨盤（106ページ）があり，上肢の骨格（112ページ）は上肢帯と自由上肢骨に，下肢の骨格（124ページ）は下肢帯と自由下肢骨に分けられる．

　頭蓋と脊柱は脳・脊髄や感覚器を，胸郭は心臓や肺を，骨盤は内生殖器や泌尿器・消化器の一部を，内部に収容している．

❷後面

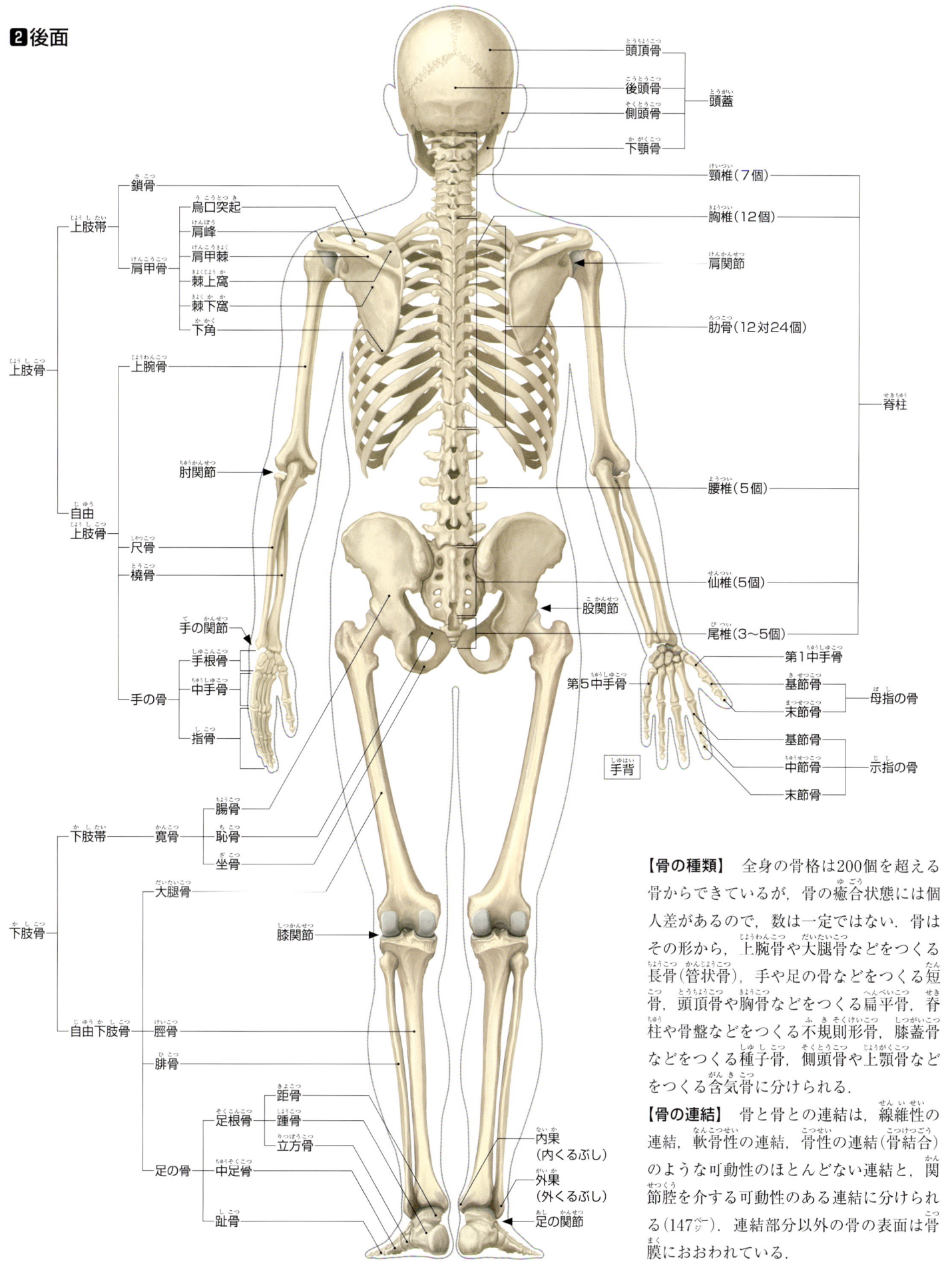

【骨の種類】 全身の骨格は200個を超える骨からできているが，骨の癒合状態には個人差があるので，数は一定ではない．骨はその形から，上腕骨や大腿骨などをつくる長骨(管状骨)，手や足の骨などをつくる短骨，頭頂骨や胸骨などをつくる扁平骨，脊柱や骨盤などをつくる不規則形骨，膝蓋骨などをつくる種子骨，側頭骨や上顎骨などをつくる含気骨に分けられる．

【骨の連結】 骨と骨との連結は，線維性の連結，軟骨性の連結，骨性の連結(骨結合)のような可動性のほとんどない連結と，関節腔を介する可動性のある連結に分けられる(147ページ)．連結部分以外の骨の表面は骨膜におおわれている．

5 全身—139

muscles of the body
全身の筋

● 筋の総数　約300種650個
● 筋の総重量　体重の40〜50%

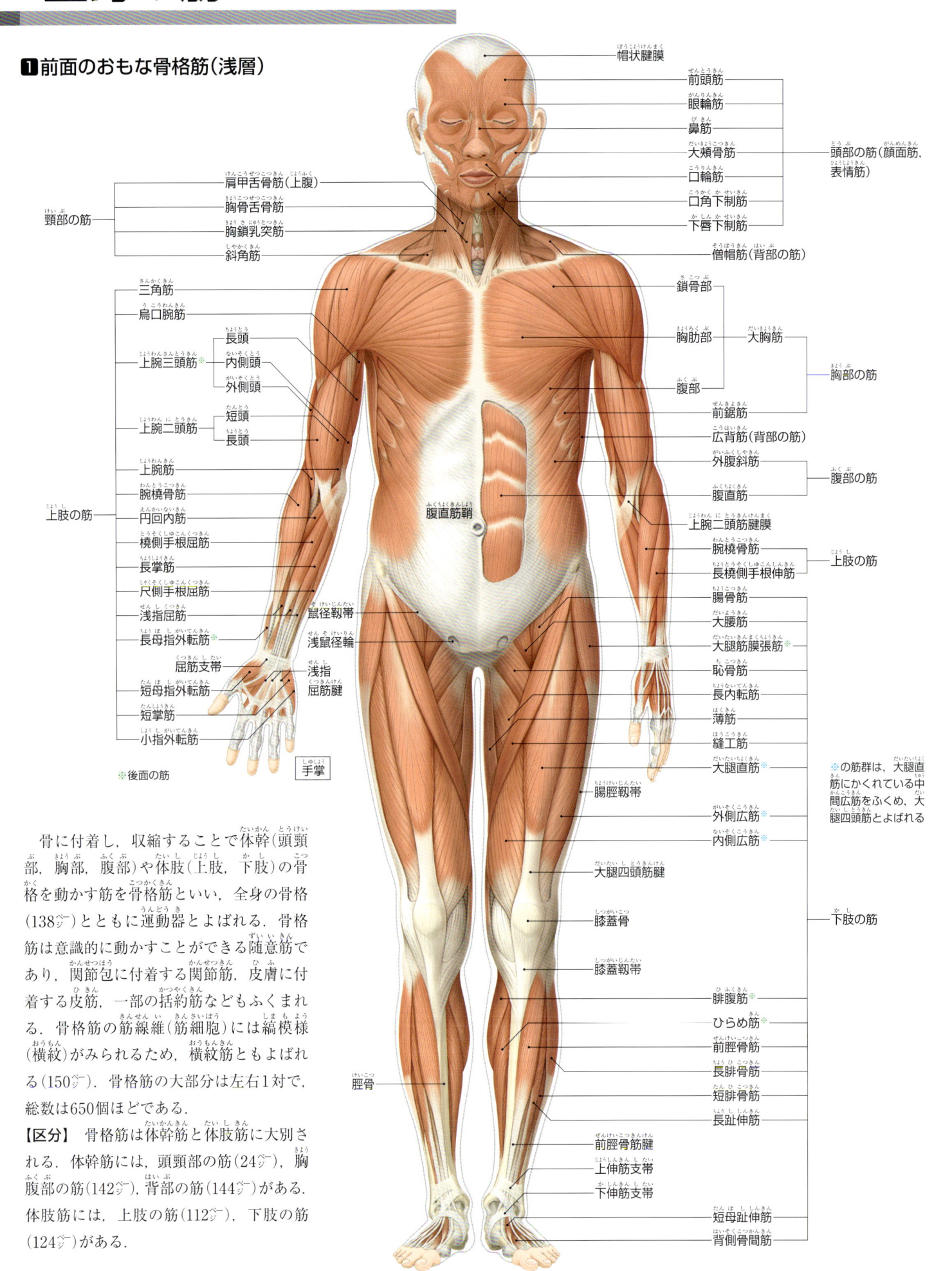

❶前面のおもな骨格筋（浅層）

頭部の筋（顔面筋，表情筋）
- 帽状腱膜
- 前頭筋
- 眼輪筋
- 鼻筋
- 大頬骨筋
- 口輪筋
- 口角下制筋
- 下唇下制筋

頸部の筋
- 肩甲舌骨筋（上腹）
- 胸骨舌骨筋
- 胸鎖乳突筋
- 斜角筋

- 僧帽筋（背部の筋）

胸部の筋
- 大胸筋
  - 鎖骨部
  - 胸肋部
  - 腹部
- 前鋸筋
- 広背筋（背部の筋）

上肢の筋
- 三角筋
- 烏口腕筋
- 上腕三頭筋
  - 長頭
  - 内側頭
  - 外側頭
- 上腕二頭筋
  - 短頭
  - 長頭
- 上腕筋
- 腕橈骨筋
- 円回内筋
- 橈側手根屈筋
- 長掌筋
- 尺側手根屈筋
- 浅指屈筋
- 長母指外転筋※
- 屈筋支帯
- 短母指外転筋
- 短掌筋
- 小指外転筋

- 鼠径靱帯
- 浅鼠径輪
- 浅指屈筋腱
- 手掌

腹部の筋
- 外腹斜筋
- 腹直筋
- 腹直筋鞘
- 上腕二頭筋腱膜
- 腕橈骨筋
- 長橈側手根伸筋

下肢の筋
- 腸骨筋
- 大腰筋
- 大腿筋膜張筋※
- 恥骨筋
- 長内転筋
- 薄筋
- 縫工筋
- 大腿直筋※
- 腸脛靱帯
- 外側広筋※
- 内側広筋※
- 大腿四頭筋腱
- 膝蓋骨
- 膝蓋靱帯
- 腓腹筋※
- ひらめ筋※
- 前脛骨筋
- 長腓骨筋
- 短腓骨筋
- 長趾伸筋
- 脛骨
- 前脛骨筋腱
- 上伸筋支帯
- 下伸筋支帯
- 短母趾伸筋
- 背側骨間筋

※※の筋群は，大腿直筋にかくれている中間広筋をふくめ，大腿四頭筋とよばれる

※後面の筋

骨に付着し，収縮することで体幹（頭頸部，胸部，腹部）や体肢（上肢，下肢）の骨格を動かす筋を骨格筋といい，全身の骨格（138㌻）とともに運動器とよばれる．骨格筋は意識的に動かすことができる随意筋であり，関節包に付着する関節筋，皮膚に付着する皮筋，一部の括約筋などもふくまれる．骨格筋の筋線維（筋細胞）には縞模様（横紋）がみられるため，横紋筋ともよばれる（150㌻）．骨格筋の大部分は左右1対で，総数は650個ほどである．

【区分】骨格筋は体幹筋と体肢筋に大別される．体幹筋には，頭頸部の筋（24㌻），胸腹部の筋（142㌻），背部の筋（144㌻）がある．体肢筋には，上肢の筋（112㌻），下肢の筋（124㌻）がある．

140

❷後面のおもな骨格筋（浅層）

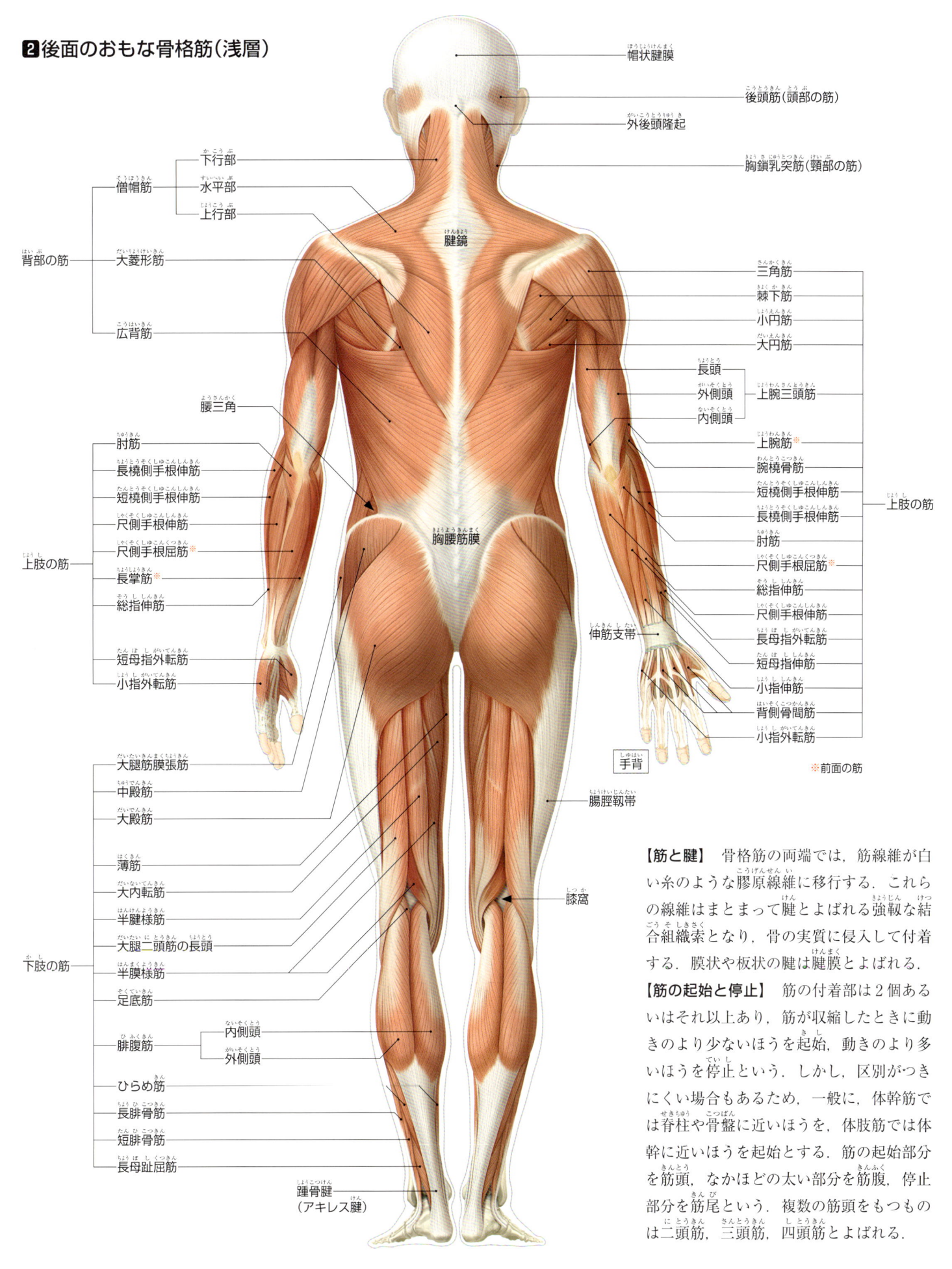

頭部・頸部
- 帽状腱膜
- 後頭筋（頭部の筋）
- 外後頭隆起
- 胸鎖乳突筋（頸部の筋）

背部の筋
- 僧帽筋
  - 下行部
  - 水平部
  - 上行部
- 大菱形筋
- 広背筋
- 腱鏡
- 腰三角
- 胸腰筋膜

上肢の筋
- 三角筋
- 棘下筋
- 小円筋
- 大円筋
- 上腕三頭筋
  - 長頭
  - 外側頭
  - 内側頭
- 上腕筋※
- 腕橈骨筋
- 短橈側手根伸筋
- 長橈側手根伸筋
- 肘筋
- 尺側手根屈筋※
- 総指伸筋
- 尺側手根伸筋
- 長母指外転筋
- 短母指伸筋
- 小指伸筋
- 背側骨間筋
- 小指外転筋
- 伸筋支帯
- 手背

上肢の筋（左側）
- 肘筋
- 長橈側手根伸筋
- 短橈側手根伸筋
- 尺側手根伸筋
- 尺側手根屈筋※
- 長掌筋※
- 総指伸筋
- 短母指外転筋
- 小指外転筋

※前面の筋

下肢の筋
- 大腿筋膜張筋
- 中殿筋
- 大殿筋
- 薄筋
- 大内転筋
- 半腱様筋
- 大腿二頭筋の長頭
- 半膜様筋
- 足底筋
- 腓腹筋
  - 内側頭
  - 外側頭
- ひらめ筋
- 長腓骨筋
- 短腓骨筋
- 長母趾屈筋
- 踵骨腱（アキレス腱）
- 腸脛靱帯
- 膝窩

【筋と腱】 骨格筋の両端では，筋線維が白い糸のような膠原線維に移行する．これらの線維はまとまって腱とよばれる強靱な結合組織索となり，骨の実質に侵入して付着する．膜状や板状の腱は腱膜とよばれる．

【筋の起始と停止】 筋の付着部は2個あるいはそれ以上あり，筋が収縮したときに動きのより少ないほうを起始，動きのより多いほうを停止という．しかし，区別がつきにくい場合もあるため，一般に，体幹筋では脊柱や骨盤に近いほうを，体肢筋では体幹に近いほうを起始とする．筋の起始部分を筋頭，なかほどの太い部分を筋腹，停止部分を筋尾という．複数の筋頭をもつものは二頭筋，三頭筋，四頭筋とよばれる．

muscles of thorax and abdomen
胸腹部の筋

胸部と腹部の骨格筋群を総称して胸腹部の筋という．胸筋とよばれる胸部の筋は胸郭をおおう筋群で，浅胸筋と深胸筋に分類される．腹筋とよばれる腹部の筋は腹壁をつくる筋群で，前腹筋，側腹筋，後腹筋に分類される．

胸部の筋

【浅胸筋】 浅胸筋はおもに胸郭からおこって上肢帯（鎖骨と肩甲骨）や上腕骨につき，肩を動かすことで上肢の運動を助ける筋で，胸の上肢筋ともよばれる．浅胸筋は腕神経叢（123ページ）の枝の支配を受けており，大胸筋，小胸筋，前鋸筋のほかに鎖骨下筋がある（図1）．大胸筋は鎖骨部・胸肋部・腹部の広い範囲からおこる強力な筋で，筋束は上腕骨上部の大結節稜につき，上腕骨を内転・回旋する．小胸筋は第2～第5肋骨からおこって肩甲骨の烏口突起につき，肩甲骨を前下方に引く．前鋸筋は上位8～10肋骨の側面からおこって後方へ走り，肩甲骨の内側縁につき，肩甲骨を前方に引く．

【深胸筋】 深胸筋は上肢の運動とは関係がなく，胸郭を構成する肋骨と肋骨の間（肋間隙）を閉ざして呼吸運動を助ける筋群で，本来の胸筋という意味で固有胸筋とよばれる．深胸筋には肋間筋（図2）のほかに肋骨挙筋，肋下筋，胸横筋がある．肋間筋は肋間神経（胸神経前枝）の支配を受けており，肋間隙を閉ざす浅層の外肋間筋，中層の内肋間筋，深層の最内肋間筋に区分される（図3）．外肋間筋は肋骨を引き上げて胸郭をひろげ，吸息の呼吸筋としてはたらく．内肋間筋と最内肋間筋は肋骨を引き下げて胸郭をせばめ，呼息の呼吸筋としてはたらく．

腹部の筋

【前腹筋】 前腹筋には，前腹壁の正中線の両側を胸郭の前下部まで縦に走る腹直筋と，恥骨と白線下部の間に張る錐体筋がある（図1，図2）．腹直筋は肋間神経の支配を受け，胸郭前部を引き下げ，脊柱を前方に曲げる．

【側腹筋】 側腹筋には，側腹壁をつくる外腹斜筋，内腹斜筋，腹横筋と，精巣挙筋がある（図1，図2）．おもに肋間神経の支配を受け，外・内腹斜筋は肋骨を引き下げて脊柱を前方に曲げ，腹横筋は腹圧を高める作用をもつ（図4）．

【後腹筋】 後腹筋には，第12肋骨と腸骨稜の間に張る腰方形筋がある（図2）．腰神経叢（135ページ）の枝の支配を受け，腰椎を側方に曲げる．

1 浅胸筋と腹筋

大胸筋・前鋸筋
外腹斜筋
小胸筋，鎖骨下筋
腹直筋，内腹斜筋，精巣挙筋

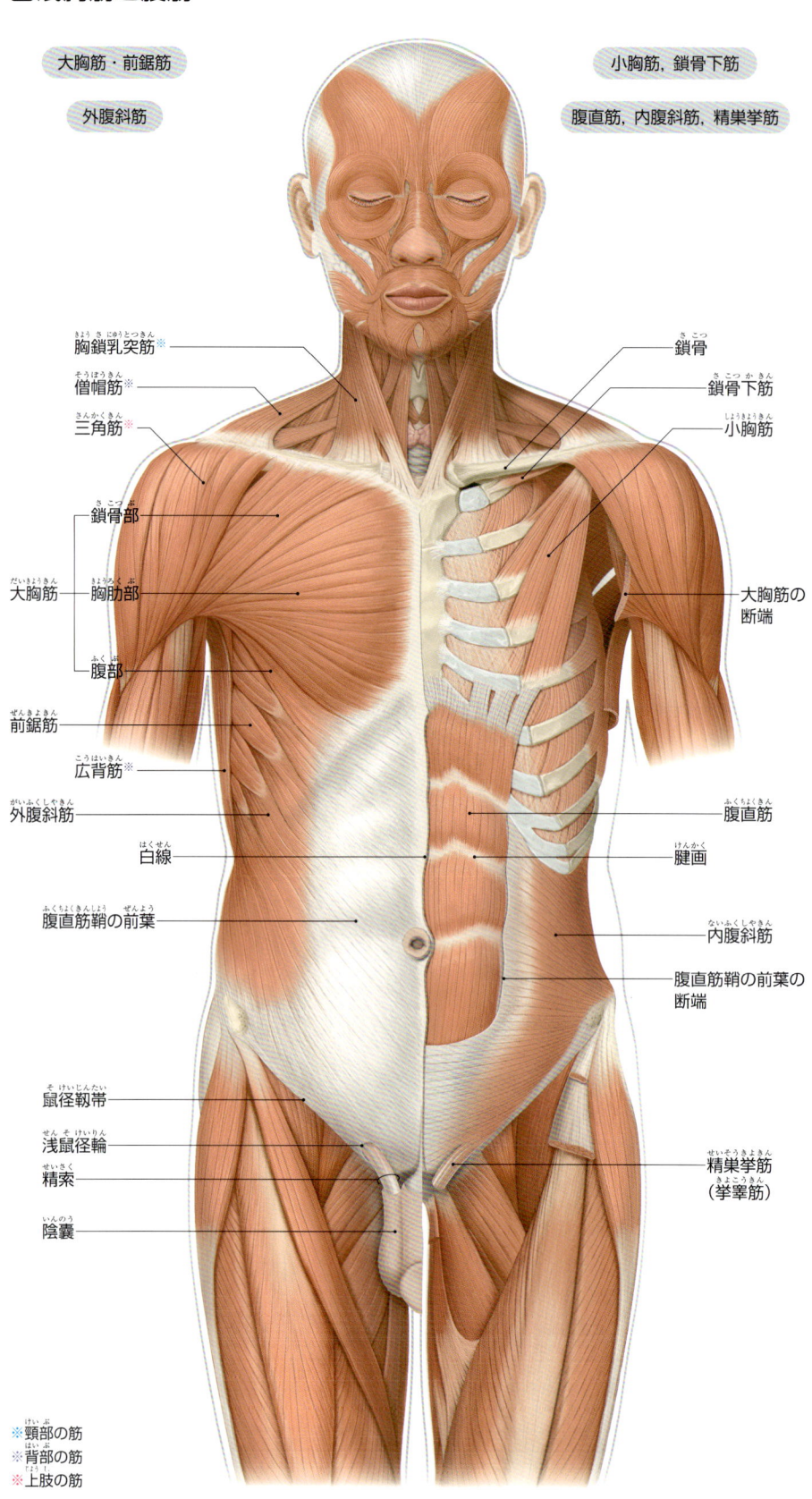

胸鎖乳突筋※
僧帽筋※
三角筋※
鎖骨
鎖骨下筋
小胸筋
鎖骨部
大胸筋の断端
大胸筋
胸肋部
腹部
前鋸筋
広背筋※
外腹斜筋
腹直筋
白線
腱画
腹直筋鞘の前葉
内腹斜筋
腹直筋鞘の前葉の断端
鼠径靱帯
浅鼠径輪
精索
精巣挙筋（挙睾筋）
陰嚢

※頸部の筋
※背部の筋
※上肢の筋

向かって左に大胸筋・前鋸筋・外腹斜筋を，右にそれらと腹直筋鞘の前葉を取り除いて小胸筋・鎖骨下筋・腹直筋・内腹斜筋・精巣挙筋（挙睾筋）を示した．腹直筋鞘は腹直筋と錐体筋を前後に包む結合組織の鞘で，前葉は内腹斜筋と外腹斜筋の腱膜から，後葉は内腹斜筋と腹横筋の腱膜からなる．

❷深胸筋と腹筋

外肋間筋，内肋間筋，最内肋間筋

腹横筋，錐体筋

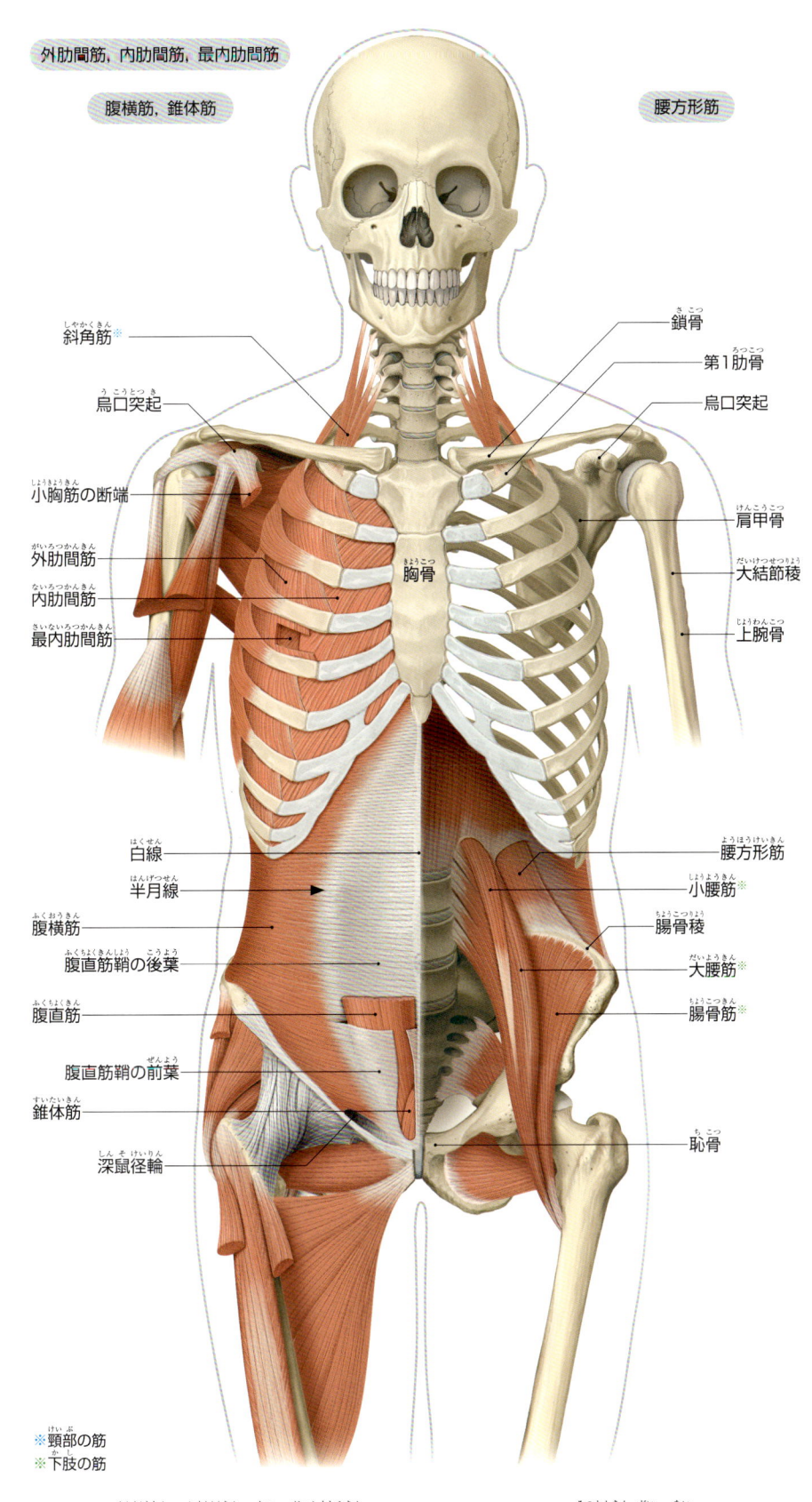

腰方形筋

- 斜角筋※
- 烏口突起
- 小胸筋の断端
- 外肋間筋
- 内肋間筋
- 最内肋間筋
- 白線
- 半月線
- 腹横筋
- 腹直筋鞘の後葉
- 腹直筋
- 腹直筋鞘の前葉
- 錐体筋
- 深鼠径輪
- 鎖骨
- 第1肋骨
- 烏口突起
- 肩甲骨
- 胸骨
- 大結節稜
- 上腕骨
- 腰方形筋
- 小腰筋※
- 腸骨稜
- 大腰筋※
- 腸骨筋※
- 恥骨

※頸部の筋
※下肢の筋

浅胸筋や腹直筋，内・外腹斜筋を取り除き，向かって左に肋間筋（外・内・最内肋間筋）・腹横筋・錐体筋を（胸壁内面の肋骨挙筋，肋下筋，胸横筋はみえない），右にそれらと腹直筋鞘の後葉を取り除いて腰方形筋を示した．白線は腹直筋鞘の線維が前腹壁の正中線で混じり合った索状物である．

❸肋間筋の層構成

- 後枝
- 脊髄
- 胸椎
- 肋間神経（胸神経前枝）
- 外側皮枝
- 前皮枝
- 胸骨
- 内肋間膜
- 外肋間筋
- 内肋間筋
- 最内肋間筋
- 外肋間膜
- 前

肋間筋は外肋間筋，内肋間筋，最内肋間筋の3層から構成される．胸神経前枝である肋間神経は，内肋間筋と最内肋間筋の間を走って肋間筋を支配する．肋間筋は肋間の全長で3層になっているわけではなく，外肋間筋は胸骨の近くで，内肋間筋は胸椎の近くで膜性化している．

❹側腹筋の層構成

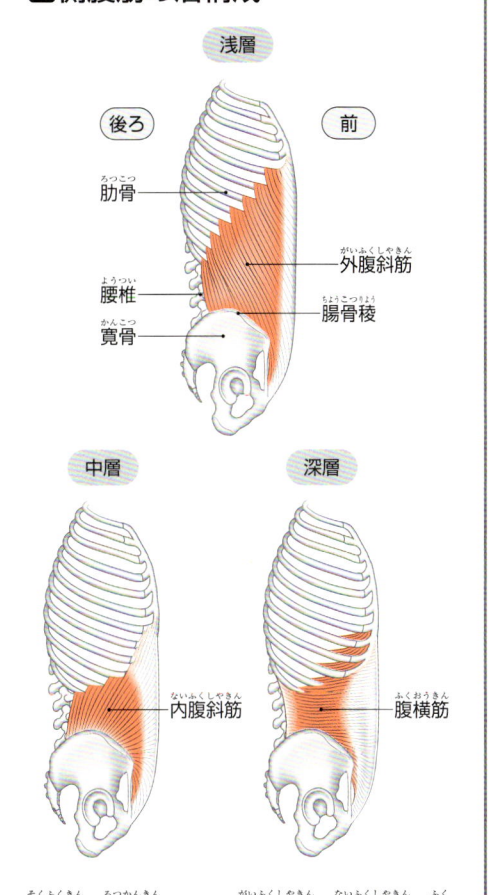

浅層

- 後ろ
- 肋骨
- 腰椎
- 寛骨
- 前
- 外腹斜筋
- 腸骨稜

中層
- 内腹斜筋

深層
- 腹横筋

側腹筋も肋間筋と同様，外腹斜筋，内腹斜筋，腹横筋の3層構成で，肋間神経は内腹斜筋と腹横筋の間を走行する．

muscles of back
背部の筋

❶浅背筋

僧帽筋と広背筋 / 肩甲挙筋と菱形筋

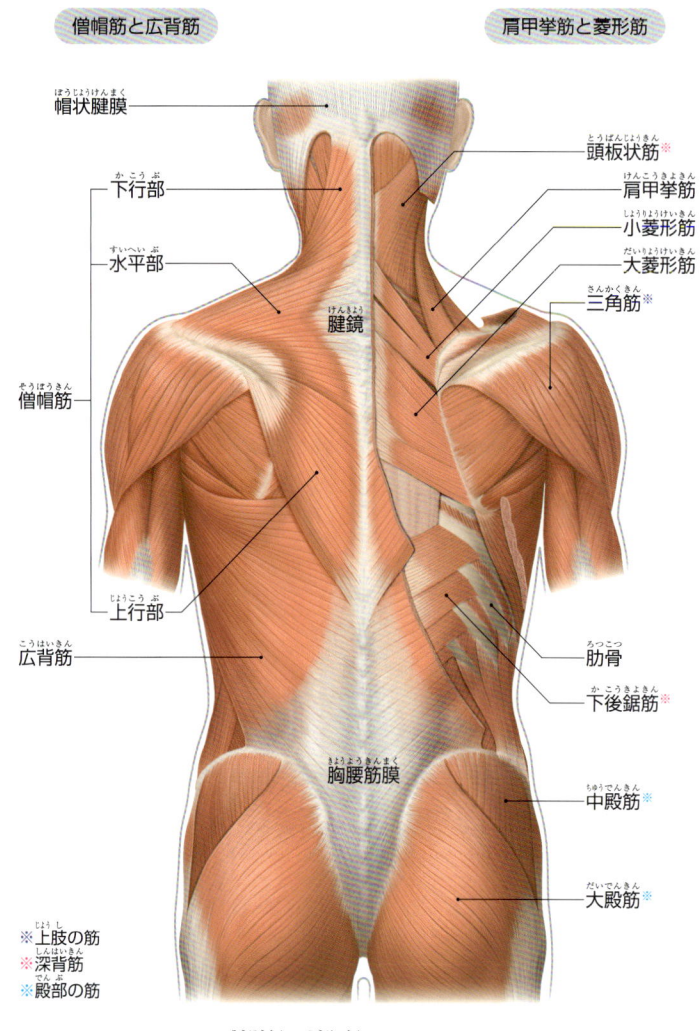

ラベル: 帽状腱膜, 下行部, 水平部, 腱鏡, 僧帽筋, 上行部, 広背筋, 胸腰筋膜, 頭板状筋, 肩甲挙筋, 小菱形筋, 大菱形筋, 三角筋※, 肋骨, 下後鋸筋※, 中殿筋※, 大殿筋※

※上肢の筋
※深背筋
※殿部の筋

向かって左に表層の僧帽筋と広背筋を示した．右には僧帽筋を切り取って肩甲挙筋と小菱形筋・大菱形筋を示した．広背筋を切り取ると，棘肋筋である下後鋸筋が現れる．

❷深背筋

棘肋筋（上後鋸筋，下後鋸筋） / 固有背筋（板状筋，脊柱起立筋）

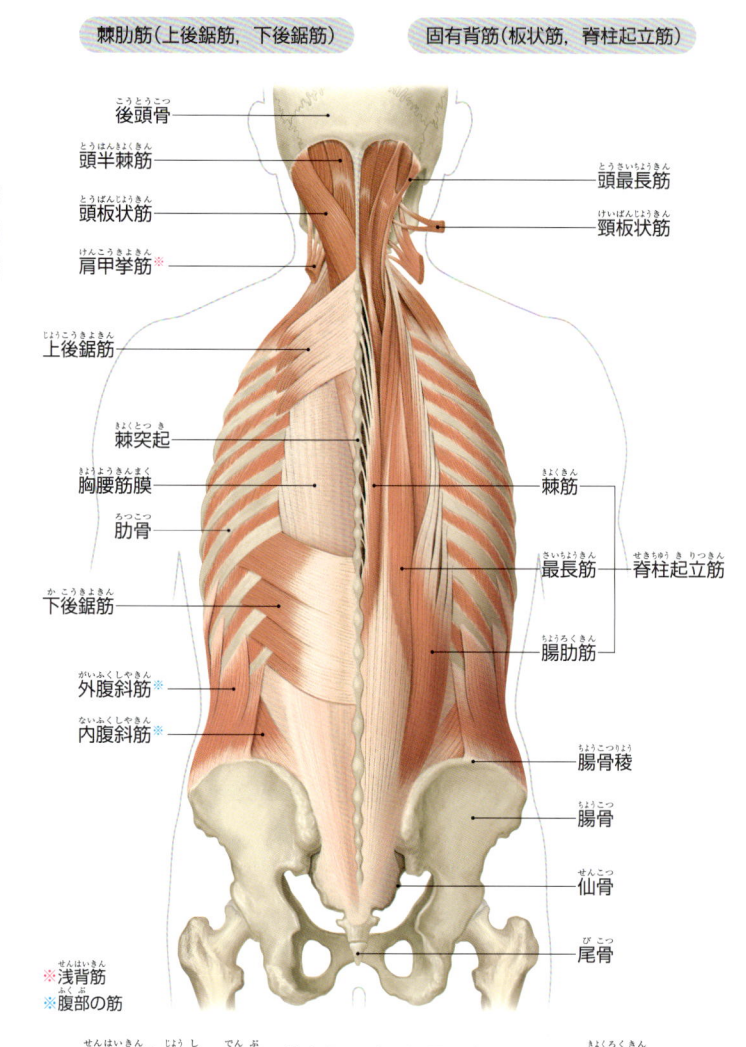

ラベル: 後頭骨, 頭半棘筋, 頭板状筋, 肩甲挙筋※, 上後鋸筋, 棘突起, 胸腰筋膜, 肋骨, 下後鋸筋, 外腹斜筋※, 内腹斜筋※, 頭最長筋, 頚板状筋, 棘筋, 最長筋, 脊柱起立筋, 腸肋筋, 腸骨稜, 腸骨, 仙骨, 尾骨

※浅背筋
※腹部の筋

浅背筋や上肢・殿部の筋を取り除いた図，向かって左に棘肋筋を示した．板状筋は上後鋸筋の下を走る．右には棘肋筋と板状筋を取り除いて胸腰筋膜を開き，脊柱起立筋（棘筋，最長筋，腸肋筋）を示した．

脊柱と胸郭の後方にある骨格筋群を総称して背部の筋，または背筋という．背筋は浅背筋と深背筋に分類される．

【浅背筋】 浅背筋はおもに脊柱からおこって上肢帯（鎖骨と肩甲骨）や上腕骨につき，肩を動かすことで上肢の運動を助ける筋群で，背の上肢筋ともよばれる．浅背筋はおもに頚神経叢や腕神経叢（123ページ）の枝の支配を受けており，背部の表層にある僧帽筋と広背筋，上背部の深層にある肩甲挙筋と大小の菱形筋に分けられる（図❶）．僧帽筋は後頭骨下部や第7頚椎以下の全胸椎からおこって上肢帯につく強大な筋で，筋束が走る方向によって下行部・水平部・上行部に分かれる．鎖骨と肩甲骨を後内方に引き，肩甲骨の下部を外方に回す．広背筋は背部のもっとも広い筋で，椎骨・腸骨・肋骨・肩甲骨からおこって腋窩に向かって収束し，上腕骨の小結節稜につく．上腕骨を内転して後内方へ引く．肩甲挙筋は上位頚椎から，小菱形筋は下位頚椎から，大菱形筋は上位胸椎からおこって肩甲骨の上角や内側縁につき，肩甲骨を上内方へ引く．

【深背筋】 深背筋は上肢の運動とは関係がなく，脊柱や胸郭後方の肋骨に付着して呼吸運動や脊柱の運動を助ける筋群である．深背筋には浅層の棘肋筋と深層の固有背筋がある（図❷）．肋間神経（胸神経前枝）の支配を受ける棘肋筋は固有胸筋（142ページ）から分化した筋で，上下の後鋸筋に分かれる．上後鋸筋は下位頚椎や上位胸椎からおこって上位肋骨につき，上位肋骨を引き上げる吸息の補助呼吸筋である．下後鋸筋は下位胸椎や上位腰椎からおこって下位肋骨につき，下位肋骨を引き下げる呼息の補助呼吸筋である．脊髄神経後枝の支配を受ける固有背筋は本来の背筋で，脊柱や頭を動かす作用をもつ．脊柱の両側を縦に走って後頭骨にまで達する筋群は腰部・胸部・頚部で複雑に分化するが，横突起の外方に位置する筋群と内方に位置する筋群に分けられる．外方の筋群には板状筋・最長筋・腸肋筋が，内方の筋群には棘筋・半棘筋・多裂筋・回旋筋・棘間筋があり，そのほかに後頭下筋や横突間筋がある．腸肋筋・最長筋と棘筋はとくに脊柱起立筋とよばれる．

144

固有背筋（最長筋，棘筋，半棘筋）

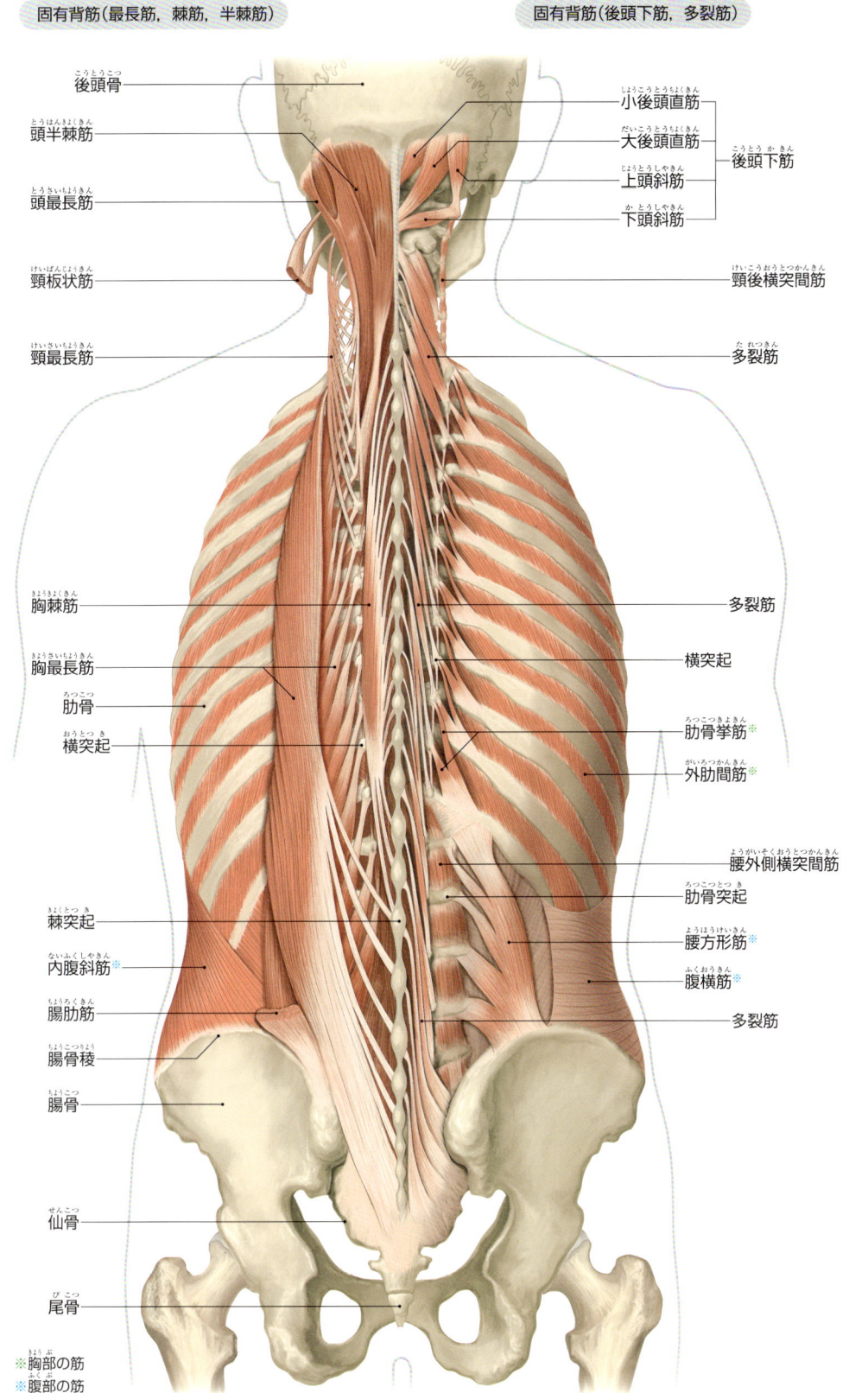

- 後頭骨
- 頭半棘筋
- 頭最長筋
- 頸板状筋
- 頸最長筋
- 胸棘筋
- 胸最長筋
- 肋骨
- 横突起
- 棘突起
- 内腹斜筋※
- 腸肋筋
- 腸骨稜
- 腸骨
- 仙骨
- 尾骨

※胸部の筋
※腹部の筋

固有背筋（後頭下筋，多裂筋）

- 小後頭直筋
- 大後頭直筋
- 上頭斜筋
- 下頭斜筋
- 後頭下筋
- 頸後横突間筋
- 多裂筋
- 多裂筋
- 横突起
- 肋骨挙筋※
- 外肋間筋※
- 腰外側横突間筋
- 肋骨突起
- 腰方形筋※
- 腹横筋※
- 多裂筋

向かって左に，最外方の腸肋筋を切り取って，最長筋，棘筋，半棘筋を示した．胸最長筋は腸骨稜や腰椎・仙椎の棘突起からおこり，外方の筋束は第3〜第5以下の肋骨に，内方の筋束は全腰椎の副突起と全胸椎の横突起につく．棘筋は棘突起と棘突起をつなぎ，その下の半棘筋は横突起と棘突起をつなぐ．右には半棘筋の下にあって仙骨から頸部までひろがる多裂筋と，環椎・軸椎と後頭骨の間に張る後頭下筋を示した．

固有背筋（回旋筋）

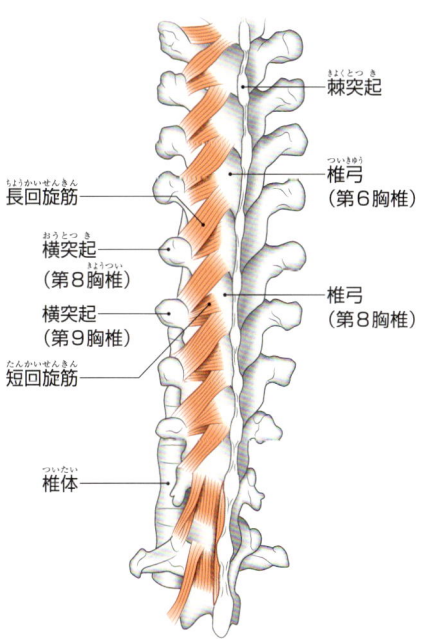

- 棘突起
- 長回旋筋
- 椎弓（第6胸椎）
- 横突起（第8胸椎）
- 椎弓（第8胸椎）
- 横突起（第9胸椎）
- 短回旋筋
- 椎体

回旋筋は多裂筋を取り除くと現れる小筋群である．胸部では横突起根部の上縁からおこり，1つ上の椎骨の椎弓につく短回旋筋と，2つ上の椎骨の椎弓につく長回旋筋に分けられる．

固有背筋（棘間筋，横突間筋）

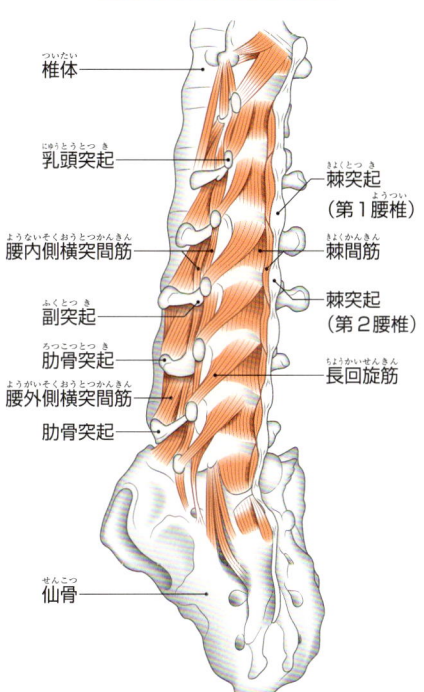

- 椎体
- 乳頭突起
- 棘突起（第1腰椎）
- 腰内側横突間筋
- 棘間筋
- 副突起
- 棘突起（第2腰椎）
- 肋骨突起
- 腰外側横突間筋
- 長回旋筋
- 肋骨突起
- 仙骨

腰部の棘間筋は棘突起上部からおこり，1つ上の椎骨の棘突起下部につく．腰部の横突間筋には，上下の副突起と乳頭突起の間に張る腰内側横突間筋と，上下の肋骨突起の間に張る腰外側横突間筋がある．

joints
関節

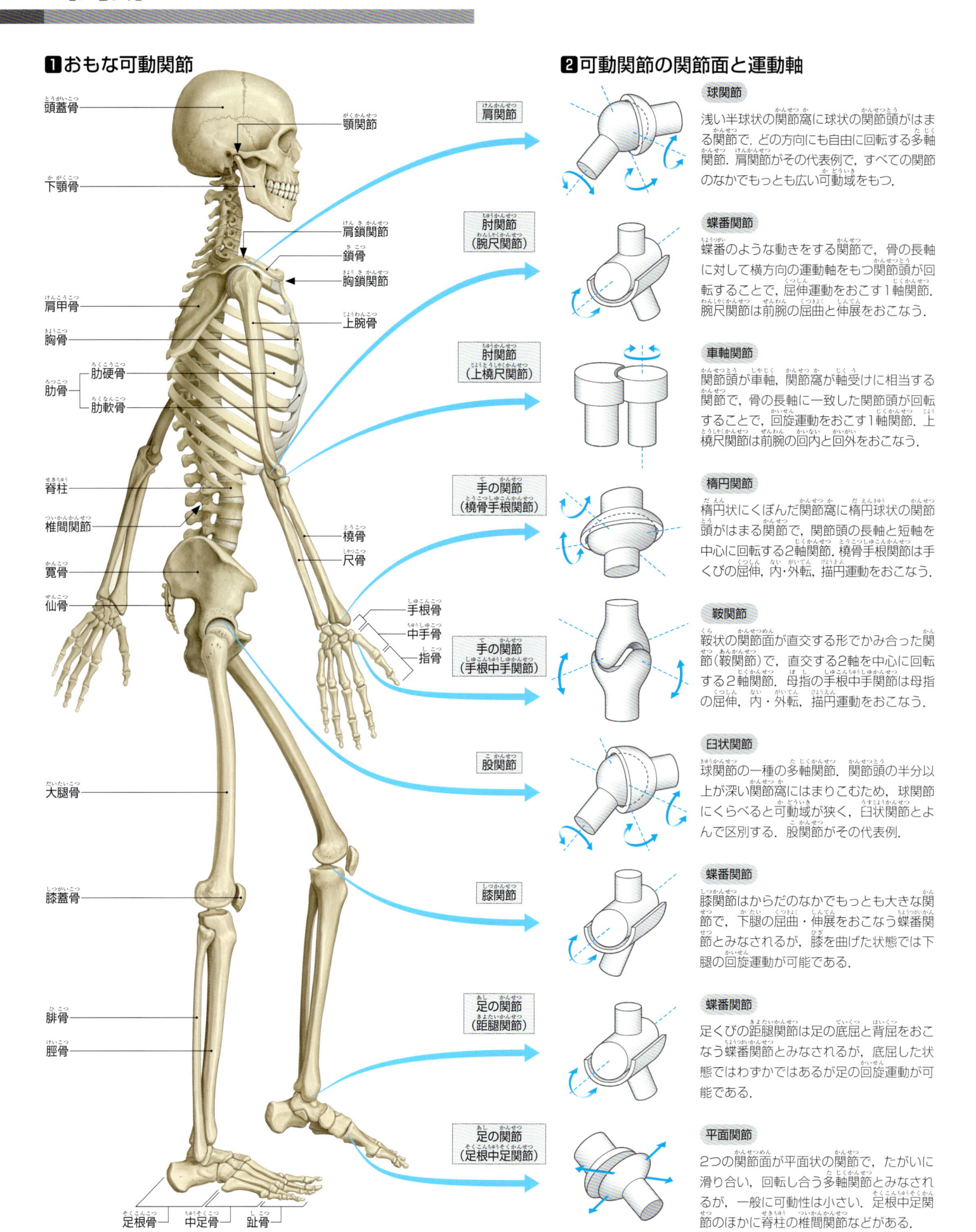

❶ おもな可動関節

- 頭蓋骨（とうがいこつ）
- 顎関節（がくかんせつ）
- 下顎骨（かがくこつ）
- 肩鎖関節（けんさかんせつ）
- 鎖骨（さこつ）
- 胸鎖関節（きょうさかんせつ）
- 肩甲骨（けんこうこつ）
- 上腕骨（じょうわんこつ）
- 胸骨（きょうこつ）
- 肋硬骨（ろくこうこつ）
- 肋骨（ろっこつ）
- 肋軟骨（ろくなんこつ）
- 脊柱（せきちゅう）
- 椎間関節（ついかんかんせつ）
- 寛骨（かんこつ）
- 仙骨（せんこつ）
- 橈骨（とうこつ）
- 尺骨（しゃっこつ）
- 手根骨（しゅこんこつ）
- 中手骨（ちゅうしゅこつ）
- 指骨（しこつ）
- 大腿骨（だいたいこつ）
- 膝蓋骨（しつがいこつ）
- 腓骨（ひこつ）
- 脛骨（けいこつ）
- 足根骨（そくこんこつ）
- 中足骨（ちゅうそくこつ）
- 趾骨（しこつ）

関節指示（可動関節の指示）：
- 肩関節（けんかんせつ）
- 肘関節（腕尺関節）（ちゅうかんせつ・わんしゃくかんせつ）
- 肘関節（上橈尺関節）（ちゅうかんせつ・じょうとうしゃくかんせつ）
- 手の関節（橈骨手根関節）（てのかんせつ・とうこつしゅこんかんせつ）
- 手の関節（手根中手関節）（てのかんせつ・しゅこんちゅうしゅかんせつ）
- 股関節（こかんせつ）
- 膝関節（しつかんせつ）
- 足の関節（距腿関節）（あしのかんせつ・きょたいかんせつ）
- 足の関節（足根中足関節）（あしのかんせつ・そくこんちゅうそくかんせつ）

❷ 可動関節の関節面と運動軸

球関節（きゅうかんせつ）
浅い半球状の関節窩に球状の関節頭がはまる関節で，どの方向にも自由に回転する多軸関節．肩関節がその代表例で，すべての関節のなかでもっとも広い可動域をもつ．

蝶番関節（ちょうつがいかんせつ）
蝶番のような動きをする関節で，骨の長軸に対して横方向の運動軸をもつ関節頭が回転することで，屈伸運動をおこす1軸関節．腕尺関節は前腕の屈曲と伸展をおこなう．

車軸関節（しゃじくかんせつ）
関節頭が車軸，関節窩が軸受けに相当する関節で，骨の長軸に一致した関節頭が回転することで，回旋運動をおこす1軸関節．上橈尺関節は前腕の回内と回外をおこなう．

楕円関節（だえんかんせつ）
楕円状にくぼんだ関節窩に楕円球状の関節頭がはまる関節で，関節頭の長軸と短軸を中心に回転する2軸関節．橈骨手根関節は手くびの屈伸，内・外転，描円運動をおこなう．

鞍関節（くらかんせつ）
鞍状の関節面が直交する形でかみ合った関節（鞍関節）で，直交する2軸を中心に回転する2軸関節．母指の手根中手関節は母指の屈伸，内・外転，描円運動をおこなう．

臼状関節（きゅうじょうかんせつ）
球関節の一種の多軸関節．関節頭の半分以上が深い関節窩にはまりこむため，球関節にくらべると可動域が狭く，臼状関節とよんで区別する．股関節がその代表例．

蝶番関節（ちょうつがいかんせつ）
膝関節はからだのなかでもっとも大きな関節で，下腿の屈曲・伸展をおこなう蝶番関節とみなされるが，膝を曲げた状態では下腿の回旋運動が可能である．

蝶番関節（ちょうつがいかんせつ）
足くびの距腿関節は足の底屈と背屈をおこなう蝶番関節とみなされるが，底屈した状態ではわずかではあるが足の回旋運動が可能である．

平面関節（へいめんかんせつ）
2つの関節面が平面状の関節で，たがいに滑り合い，回転し合う多軸関節とみなされるが，一般に可動性は小さい．足根中足関節のほかに脊柱の椎間関節などがある．

146

3 可動関節の構造

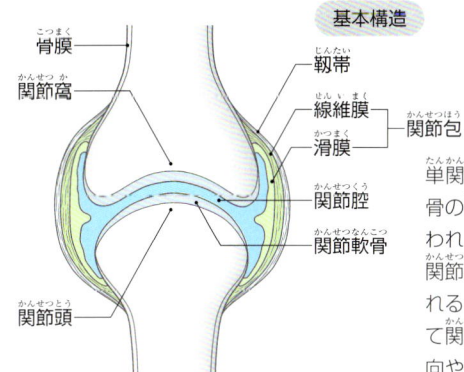

基本構造

単関節では，相対する2つの骨の関節面は関節軟骨でおおわれ，滑液に満ちた関節腔は関節包（線維膜と滑膜）に包まれる．靱帯は関節包を補強して関節を安定させ，運動の方向や範囲を制限する．

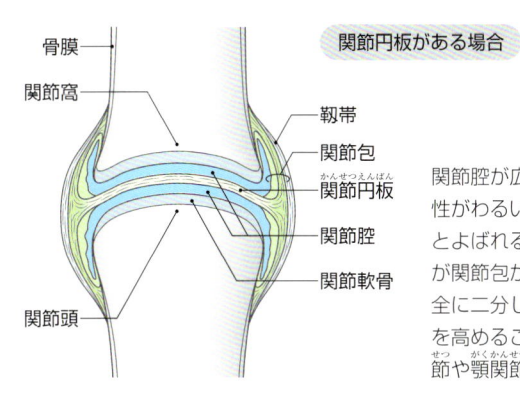

関節円板がある場合

関節腔が広く，関節面の適合性がわるい場合に，関節円板とよばれる線維軟骨性の小板が関節包から出て関節腔を完全に二分し，関節面の適合性を高めることがある．胸鎖関節や顎関節にみられる．

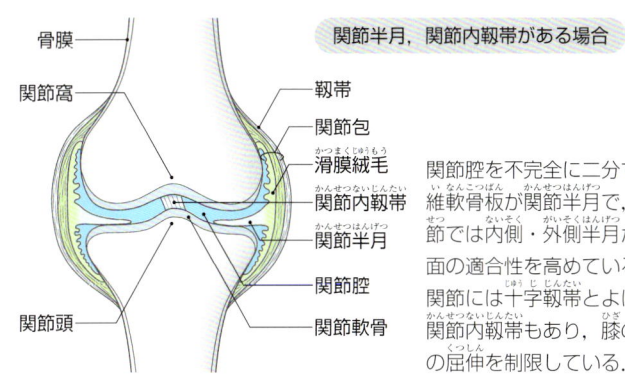

関節半月，関節内靱帯がある場合

関節腔を不完全に二分する線維軟骨板が関節半月で，膝関節では内側・外側半月が関節面の適合性を高めている．膝関節には十字靱帯とよばれる関節内靱帯もあり，膝の過度の屈伸を制限している．

骨と骨が連結するところを関節といい，連結部に関節腔があるものを可動関節，ないものを不動関節という．一般に関節という場合には，可動性の大きい可動関節を指す（図1）．

【可動関節】 可動関節の関節腔は関節包とよばれる膜に包まれており，完全な閉鎖空間になっている（図3）．関節包は2層からできており，外層は骨膜からつづく強靱な線維膜，内層は血管に富む疎性結合組織の滑膜で，可動関節は滑膜性の連結ともよばれる．関節腔のなかで骨と骨とが向かい合う面を関節面といい，凸状の関節面を関節頭，凹状の関節面を関節窩という．関節面をおおう滑らかな硝子軟骨性の関節軟骨によって，骨端は関節運動による磨耗から保護されている．滑膜は透明で粘り気のある滑液（関節液）を分泌し，関節の摩擦を防ぐとともに関節軟骨に栄養を与えており，一部は絨毛状・ひだ状になって関節腔に突出する．

可動関節は，連結する骨の数によって単関節（2骨）と複関節（3骨以上）に分けられ，関節面の形によって球関節，蝶番関節，車軸関節，楕円関節，鞍関節，臼状関節，平面関節などに区分される（図2）．また，運動軸の数によって，1本の軸だけで回転する1軸（単軸）関節，直交する2本の軸で回転する2軸関節，特定の軸をもたずにどの方向にも回転する多軸関節に分けられる．

【不動関節】 不動関節は可動性のほとんどない関節で，線維性の連結，軟骨性の連結，骨性の連結（骨結合）によって骨と骨は結合している（図4）．線維性の連結では線維性結合組織によって結合しており，靱帯結合，縫合，釘植（歯歯槽関節）がある（図4）．線維性結合組織が索状の場合の靱帯結合を骨間靱帯，広い膜状の場合を骨間膜という．縫合は頭蓋（14ページ），釘植は歯にみられる．軟骨性の連結では2つ以上の骨が軟骨によって結合しており，硝子軟骨による結合（肋骨と胸骨の結合など）と線維軟骨による結合（恥骨結合など）がある．骨性の連結は寛骨や仙骨にみられるもので，骨と骨の間の結合組織や軟骨が骨化するために，もとは分かれていた骨が癒合してひとつの骨になる（107ページ）．

4 おもな不動関節

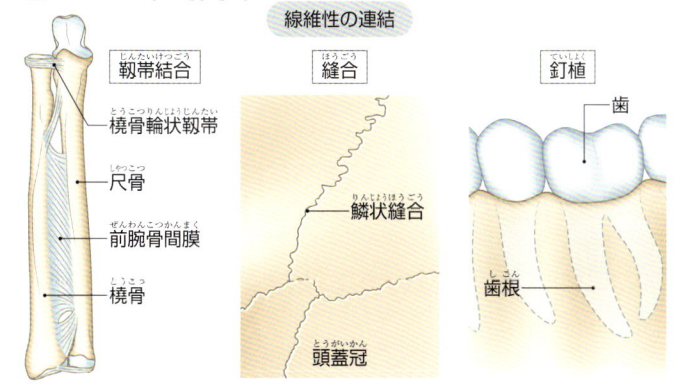

線維性の連結

橈骨輪状靱帯は骨間靱帯，前腕骨間膜は骨間膜による靱帯結合の例．鱗状縫合は頭蓋冠にみられる縫合の例．釘植は歯歯槽関節とよばれ，歯根が上顎骨や下顎骨の歯槽に釘を打ち込んだようにはまりこむ結合をいう．

軟骨性の連結と骨性の連結（骨結合）

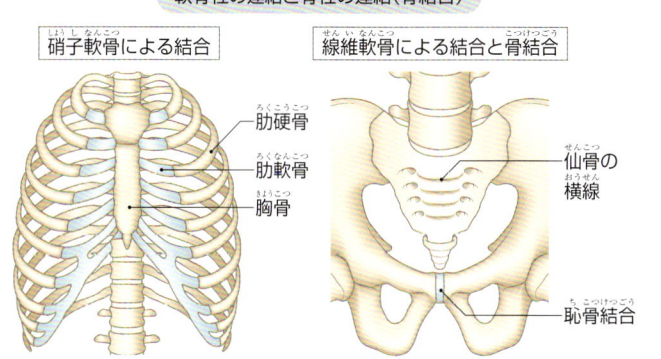

硝子軟骨による結合は，肋骨と胸骨が結合する胸郭に，線維軟骨による結合は恥骨結合にみられる．仙骨にみられる骨結合では，5つの仙椎が横線部分で骨化してつながり，1個の仙骨になる．

bone tissue
骨組織

　骨組織は骨や歯をつくる硬組織で，からだを支える支持組織である．骨組織は数種類の細胞と骨基質(細胞間基質)からできている．骨基質の有機質は膠原(コラーゲン)線維で，これに無機質のリン酸カルシウムの結晶が沈着し(石灰化)，かたくて強靭な骨になる．体内のカルシウムの99％は骨や歯に貯蔵されており，骨組織は血中カルシウム濃度の調節に重要な役割を果たしている．

【骨の構造】　骨は，表面をおおう結合組織性の骨膜と，骨組織によって構成される骨質からできている．骨質は，表層のかたくて厚い緻密質(緻密骨)と深層の小柱がつくる薄い海綿質(海綿骨)に区分される(図1)．

　緻密質には血管を通す2つの管系があり，骨の長軸に平行に走るものを中心管(ハバース管)，中心管に対して垂直に走るものを貫通管(フォルクマン管)という．1つの中心管を取り巻く何層もの円筒状構造は骨層板とよばれ，血管を中心とした骨単位(オステオン，図2)となる．中心管をもたない骨層板は介在層板とよばれる．

　海綿質では骨小柱(骨梁)が分岐吻合して立体構造をつくる．骨小柱には血管は分布せず，骨単位はみられない．長骨の骨小柱間の空間(海綿質腔)は髄腔(骨髄腔)につながっており，血球をつくる造血組織の骨髄によって満たされている．

【骨の細胞】　ほとんどの骨は，胎児期に形成された軟骨が骨組織に置き換えられることで発生する(軟骨内骨化，図3)．骨基質も古くなると溶解され，新しい骨基質が形成されて，骨はつねにつくりかえられている(骨の再構築，図4)．このような骨の発生や溶解・形成を担うのが破骨細胞と骨芽細胞である．破骨細胞は造血幹細胞に由来する細胞で，骨表面に接着して骨基質を溶解・吸収する(骨吸収)．骨芽細胞は骨基質を分泌・形成し(骨形成または骨化)，造血幹細胞からの破骨細胞の分化や破骨細胞の活性化を促す．骨芽細胞の一部は分化して骨細胞となり，骨基質内の骨小腔に埋没する．骨細胞は多数の突起を放射状に骨小管のなかにのばして相互につながり，骨基質への酸素や栄養の供給，骨基質の溶解に関与する．

1 骨の構造(長骨)

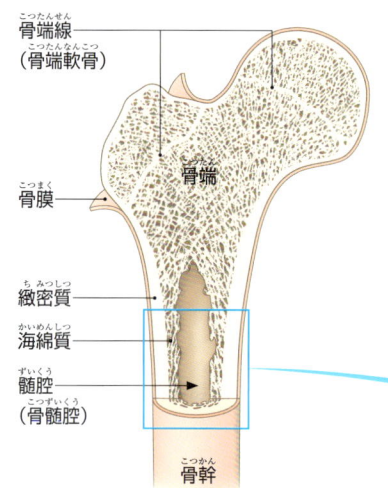

骨端線(骨端軟骨)
骨端
骨膜
緻密質
海綿質
髄腔(骨髄腔)
骨幹

図は大腿骨

　大腿骨や上腕骨などの長骨の骨幹では，緻密質は厚くなって強度を保ち，海綿質は薄い骨小柱が外力の方向に応じて立体構造をつくる．中心部の髄腔(骨髄腔)には造血組織の骨髄が収容されている．骨表面をおおう骨膜は内外2層に分かれる．骨膜には骨形成能力があり，内層の細胞層(骨形成層)で骨芽細胞が生まれる．骨髄と骨質の境や中心管の内面にも，骨内膜とよばれる骨形成能力をもつ薄い細胞層があり，骨の成長中には骨芽細胞や破骨細胞がみられる．骨膜と骨はシャーピー線維によってかたく連結している．

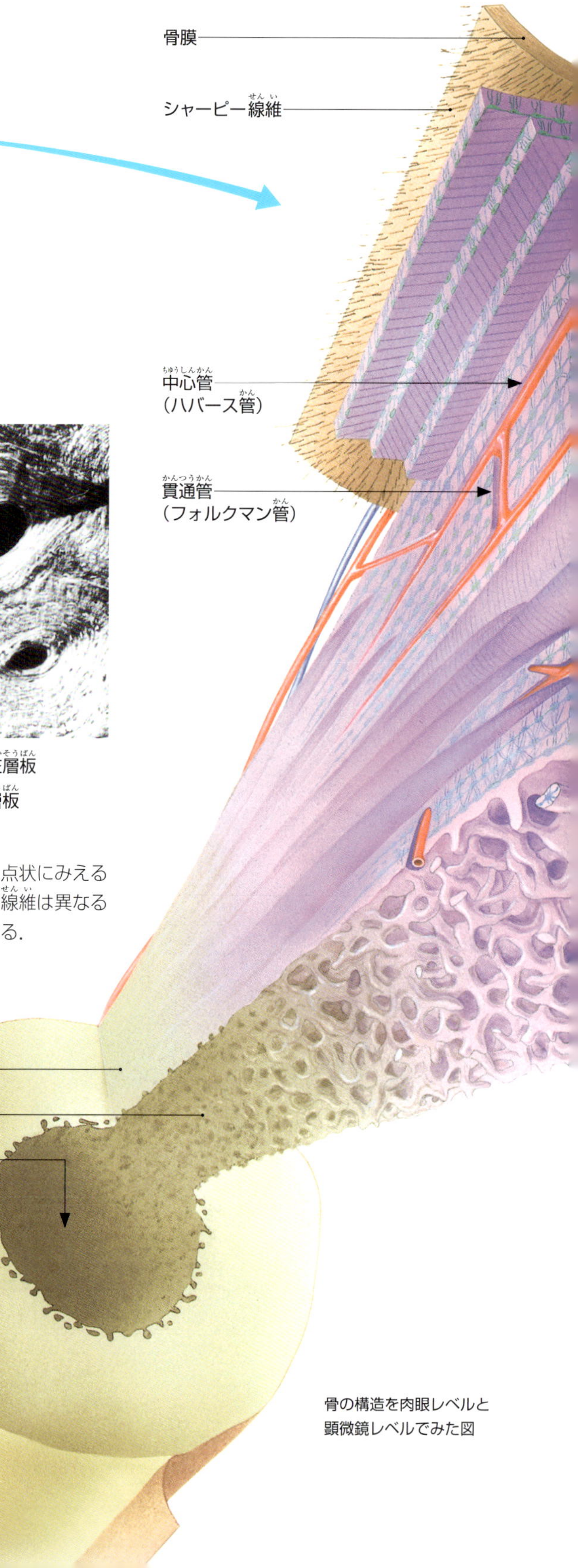

2 骨単位(オステオン)

骨細胞　介在層板
中心管(ハバース管)　骨層板

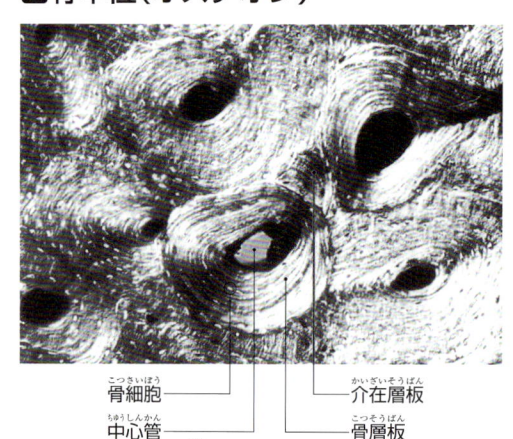

微分干渉顕微鏡写真．骨層板のなかに白く点状にみえるのが骨細胞である．隣り合う骨層板の膠原線維は異なる方向に配列しており，骨の強度を増している．

骨膜
シャーピー線維
中心管(ハバース管)
貫通管(フォルクマン管)

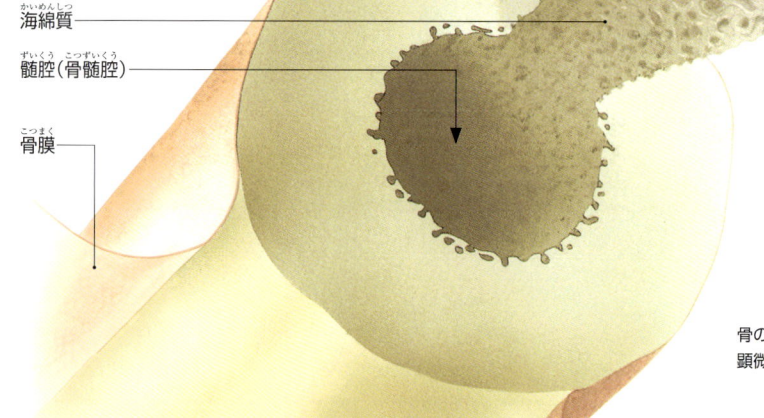

緻密質
海綿質
髄腔(骨髄腔)
骨膜

骨の構造を肉眼レベルと顕微鏡レベルでみた図

148

骨細胞
骨小管
骨小腔
中心管（ハバース管）
骨単位（オステオン）
骨層板
破骨細胞
中心管
骨芽細胞
骨内膜
骨細胞
外環状層板
介在層板
内環状層板
骨内膜
骨小柱
海綿質腔

3 骨の発生（軟骨内骨化）

軟骨
軟骨膜
原始骨髄
血管
骨端の骨化中心
髄腔（骨髄腔）
血管
骨端軟骨
海綿質
血管

軟骨原基 　原始骨髄の形成　 骨化中心の出現　 骨端軟骨の形成

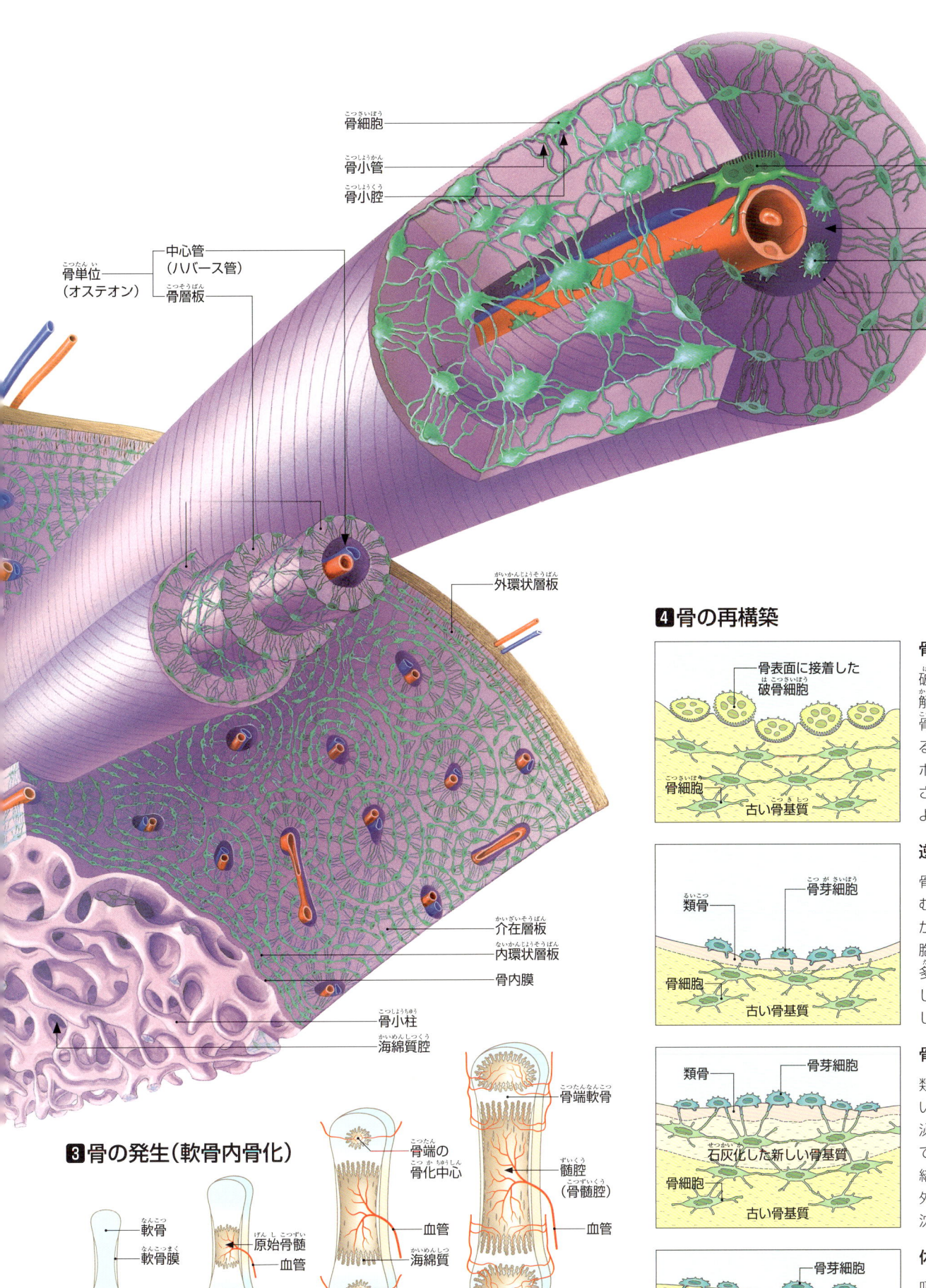

骨は，結合組織のなかに直接骨組織が形成される膜内骨化と，軟骨組織が骨組織に置き換えられていく軟骨内骨化によって発生する．頭蓋冠や鎖骨，下顎骨の一部をのぞく大多数の骨の発生は，軟骨内骨化による．

4 骨の再構築

骨吸収期

骨表面に接着した破骨細胞
骨細胞
古い骨基質

破骨細胞は酸と加水分解酵素を分泌し，古い骨基質を溶解・吸収する．骨吸収は上皮小体ホルモンによって促進され，カルシトニンによって抑制される．

逆転期

類骨
骨芽細胞
骨細胞
古い骨基質

骨吸収がある程度すすむと，骨芽細胞の活動が活発化する．骨芽細胞はコラーゲンやムコ多糖体を分泌して，新しい基質（類骨）を形成しはじめる．

骨形成期

類骨
骨芽細胞
石灰化した新しい骨基質
古い骨基質

類骨はまだ石灰化していない．骨芽細胞が分泌する基質小胞のなかでリン酸カルシウムが結晶化し，それが小胞外に放出され，類骨に沈着して石灰化する．

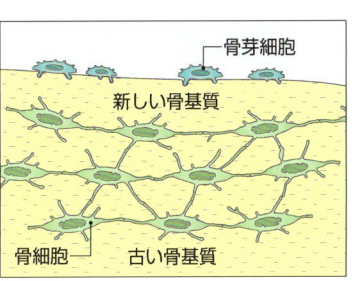

休止期

骨芽細胞
新しい骨基質
骨細胞
古い骨基質

吸収された骨基質と同じ量の骨基質が形成されると，骨芽細胞は活動を休止する．骨芽細胞の一部は骨細胞に分化し，新しい骨基質のなかに埋没する．

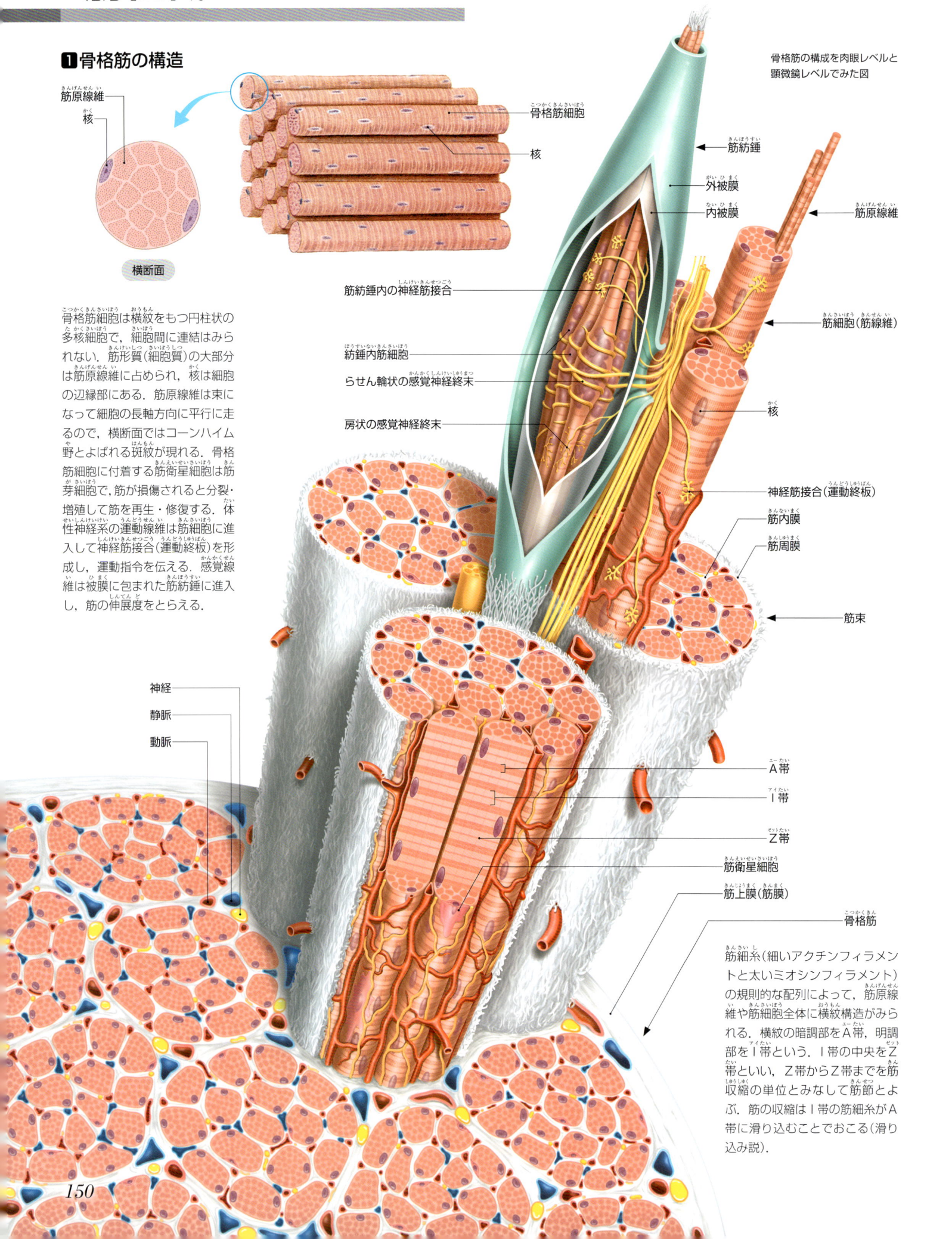

muscle tissue
筋組織

❶骨格筋の構造

骨格筋の構成を肉眼レベルと顕微鏡レベルでみた図

筋原線維
核
横断面
骨格筋細胞
核
筋紡錘
外被膜
内被膜
筋原線維
筋紡錘内の神経筋接合
紡錘内筋細胞
らせん輪状の感覚神経終末
房状の感覚神経終末
筋細胞（筋線維）
核
神経筋接合（運動終板）
筋内膜
筋周膜
筋束
神経
静脈
動脈
A帯
I帯
Z帯
筋衛星細胞
筋上膜（筋膜）
骨格筋

骨格筋細胞は横紋をもつ円柱状の多核細胞で，細胞間に連結はみられない．筋形質（細胞質）の大部分は筋原線維に占められ，核は細胞の辺縁部にある．筋原線維は束になって細胞の長軸方向に平行に走るので，横断面ではコーンハイム野とよばれる斑紋が現れる．骨格筋細胞に付着する筋衛星細胞は筋芽細胞で，筋が損傷されると分裂・増殖して筋を再生・修復する．体性神経系の運動線維は筋細胞に進入して神経筋接合（運動終板）を形成し，運動指令を伝える．感覚線維は被膜に包まれた筋紡錘に進入し，筋の伸展度をとらえる．

筋細糸（細いアクチンフィラメントと太いミオシンフィラメント）の規則的な配列によって，筋原線維や筋細胞全体に横紋構造がみられる．横紋の暗調部をA帯，明調部をI帯という．I帯の中央をZ帯といい，Z帯からZ帯までを筋収縮の単位とみなして筋節とよぶ．筋の収縮はI帯の筋細糸がA帯に滑り込むことでおこる（滑り込み説）．

2 心筋の構造

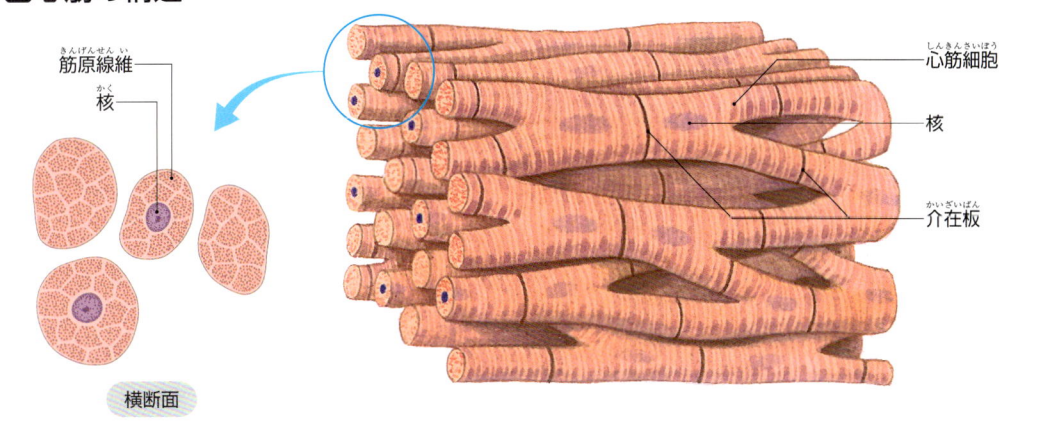

筋原線維
核
横断面
心筋細胞
核
介在板

心筋細胞は筋形質の中央に通常1個の核をもつ円柱状の細胞である．骨格筋細胞のように横紋をもつが，細胞間に連結がみられない骨格筋細胞とは異なり，心筋細胞の端は分岐して隣接細胞と連結し，網目状構造をつくる．Z帯に位置する連結部は介在板とよばれ，ここに両側の細胞の筋原線維が付着し，細胞から細胞へ収縮刺激が伝わる．心筋は筋衛星細胞をもたないので再生能力がない．

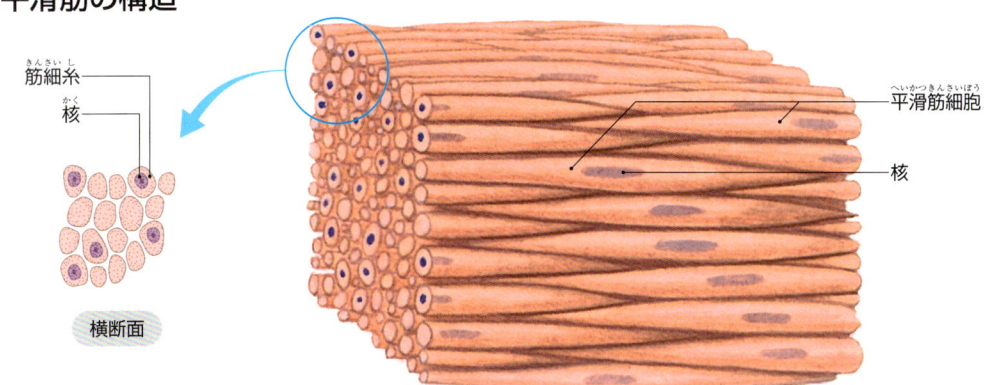

3 平滑筋の構造

筋細糸
核
横断面
平滑筋細胞
核

平滑筋細胞は筋形質の中央に1個の核をもつ紡錘状の細胞である．骨格筋細胞や心筋細胞と同様に，筋形質の大部分は2種類の筋細糸に占められているが，その配列が不規則なため，平滑筋細胞には横紋がみられない．平滑筋細胞の端は隣接細胞の太い中央部にくるように組み合わさり，索状または層状に配列する．細胞間はところどころで接着しており，それによって細胞から細胞へ収縮刺激が伝わる．平滑筋細胞には再生能力がみられる．

筋組織は骨格，皮膚，内臓などを動かす筋をつくる組織で，筋細胞とそれらを包む線維性結合組織から構成されている．筋細胞は高い収縮能力をもっており，細長い線維のような形をしているので筋線維ともよばれる．筋細胞の構造や機能のちがいによって，筋組織は骨格筋，心筋，平滑筋に分類される．

【骨格筋】 骨格筋には，骨に付着して骨格を動かす筋（140ページ），皮膚に付着する皮筋（25ページ），関節包に付着する関節筋，一部の括約筋などがふくまれる．骨格筋は迅速かつ強力に収縮する筋で，意識的に動かすことができる随意筋である．

骨格筋細胞は数百から数千個の核をもつ円柱状の細胞で（図1），筋形質とよばれる細胞質には多数の筋原線維が平行に走っている．筋原線維は収縮性タンパク質を主成分とした2種類の筋細糸（アクチンフィラメントとミオシンフィラメント）からできており，筋細糸の規則的な配列によって筋原線維や筋細胞には明暗の縞模様（横紋）がみられるため，骨格筋は横紋筋ともよばれる．

また，骨格筋細胞には白筋細胞と赤筋細胞が区別され，白筋細胞の多い白みを帯びた筋を白筋，赤筋細胞の多い赤みを帯びた筋を赤筋という．白筋は収縮が速く収縮時間の短い疲労しやすい筋（速筋）で，敏捷な動きを必要とする体肢の骨格筋に多い．赤筋は収縮速度が遅く収縮時間の長い疲労しにくい筋（遅筋）で，姿勢を保持するなど長時間の緊張を必要とする骨格筋に多い．

骨格筋には筋収縮のエネルギーを供給する血管が豊富に分布する．体性神経系の運動線維の終末は筋細胞との間に神経筋接合（運動終板）をつくって脳からの運動指令を伝え，筋の伸展度は筋紡錘とよばれる受容器で感受されて感覚線維によって脳に伝わる．筋内膜に包まれた筋細胞は集まって筋束をつくり，筋束は筋周膜に，多数の筋束からなる筋は筋上膜（筋膜）に包まれる（図1）．

【心筋】 心筋は心臓壁の心筋層を構成する．心筋はリズミカルな収縮運動をくりかえす筋で，骨格筋のように横紋をもつが，意識的には動かすことができない不随意筋である．心筋細胞は通常1個の核をもつ円柱状の細胞で，細胞の端は分岐して隣接細胞と結合し，複雑な網目状構造をつくる（図2）．心筋細胞には，自動的に電気的興奮をおこして収縮する特殊心筋細胞と，その興奮が伝わることで収縮する一般心筋細胞がある．一般心筋細胞は心房や心室の壁をつくり，特殊心筋細胞は刺激伝導系を形成する（50ページ）．

【平滑筋】 平滑筋は消化管，呼吸器，尿生殖器，血管，リンパ管などの壁を構成し，内臓筋ともよばれるが，立毛筋，乳頭（ちくび），陰嚢，虹彩や毛様体にも発達している．平滑筋はゆるやかで持続的な収縮をする筋で，横紋をもたず，ホルモンや自律神経系のコントロールを受ける不随意筋である．平滑筋細胞は細長い1個の核をもつ紡錘状の細胞で，筋形質のほとんどは筋細糸で占められている（図3）．

skin
皮膚

- 総面積　男性：約1.8m²，女性：約1.6m²
- 重さ　体重の約8％
- 厚さ　表皮：0.07～2.0mm（一般体部 0.1～0.3mm，手掌 約0.7mm，足底 1.3～2.0mm），真皮：0.3～3.0mm

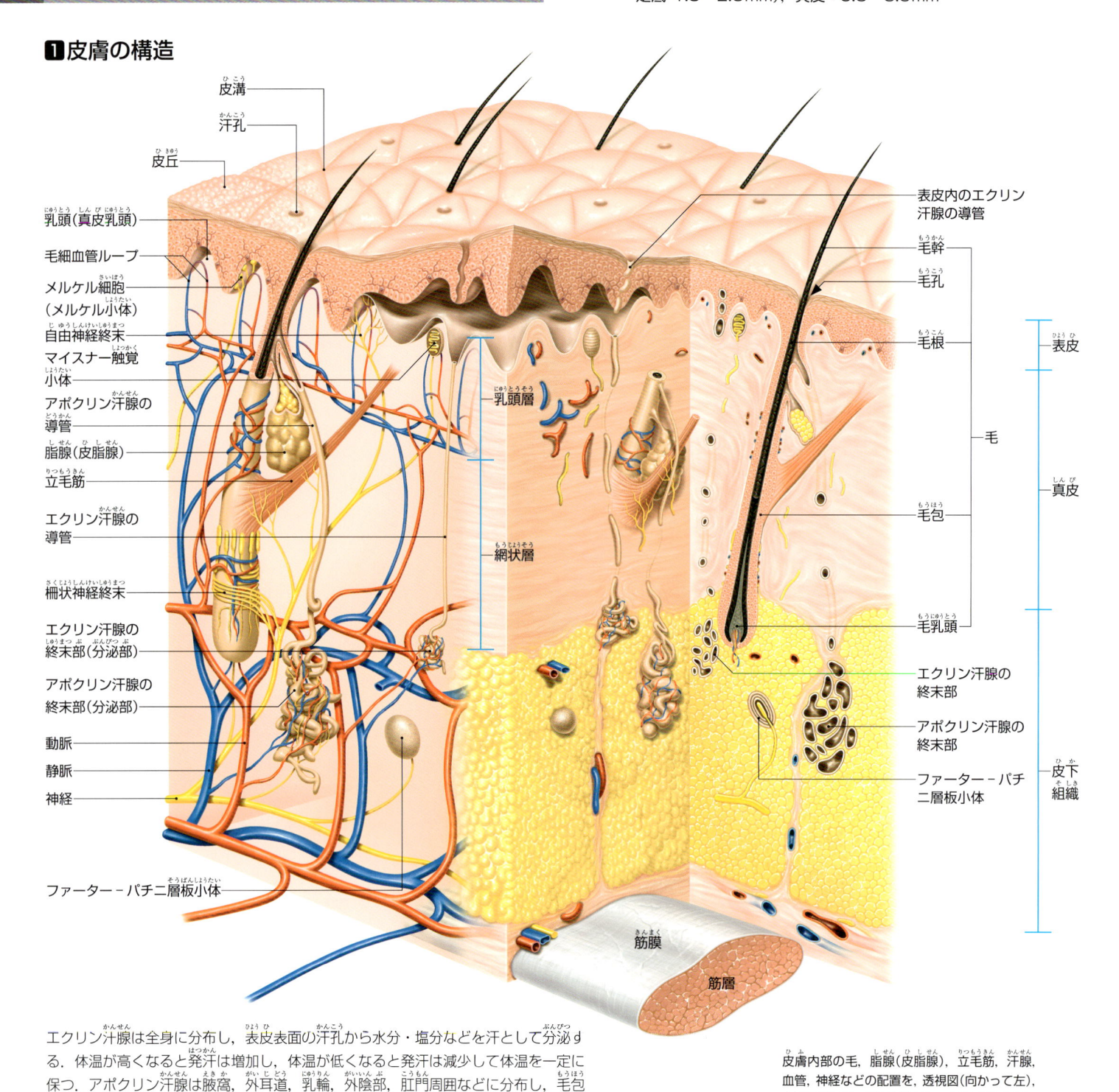

❶皮膚の構造

（図中ラベル）
皮溝／汗孔／皮丘／乳頭（真皮乳頭）／毛細血管ループ／メルケル細胞（メルケル小体）／自由神経終末／マイスナー触覚小体／アポクリン汗腺の導管／脂腺（皮脂腺）／立毛筋／エクリン汗腺の導管／柵状神経終末／エクリン汗腺の終末部（分泌部）／アポクリン汗腺の終末部（分泌部）／動脈／静脈／神経／ファーター-パチニ層板小体／乳頭層／網状層／筋膜／筋層／表皮内のエクリン汗腺の導管／毛幹／毛孔／毛根／毛包／毛乳頭／エクリン汗腺の終末部／アポクリン汗腺の終末部／ファーター-パチニ層板小体／表皮／真皮／皮下組織／毛

エクリン汗腺は全身に分布し，表皮表面の汗孔から水分・塩分などを汗として分泌する．体温が高くなると発汗は増加し，体温が低くなると発汗は減少して体温を一定に保つ．アポクリン汗腺は腋窩，外耳道，乳輪，外陰部，肛門周囲などに分布し，毛包の上部に開口する．その分泌物には特有のにおいがあるため皮臭腺ともよばれる．

皮膚内部の毛，脂腺（皮脂腺），立毛筋，汗腺，血管，神経などの配置を，透視図（向かって左），立体図（中央），断面図（向かって右）でみた図

皮膚は体表面をおおう外皮とよばれる器官で，体内の水分を保持し，物理的・化学的刺激や病原微生物からからだを守り，汗を分泌して体温調節に重要な役割を果たしている．皮膚には痛覚・触覚・圧覚・振動覚・温度覚を受容する神経終末が分布しており，外界の環境変化をとらえる感覚器としての役割ももっている．

皮膚は表皮，真皮，皮下組織からできている（図❶）．表皮が特殊に変化したものに毛と爪（156ページ）などの角質器や，脂腺・汗腺・乳腺（62ページ）などの皮膚腺があり，これらは皮膚付属器とよばれる．

【表皮】　表皮の表面には細かい隆起や溝があり，指腹，手掌，足底では溝は深くなって指紋，掌紋，足底紋などの皮膚紋理をつくる．隆起部分には一定の間隔でエクリン汗腺（小汗腺）が開き，溝には毛が立っている．表皮は重層扁平上皮で，深層から表層へ向かって，基底層（円柱層），有棘層，果粒層，淡明層（指腹，手掌，足底の皮膚にみられる），角質層に区分される（図❷）．表皮のおもな細胞はケラチン（角質）とよばれる線維性タンパクをつくるケラチノサイト（角化細胞）で，基底層の細胞分裂によって増殖し，表皮表層へ向かって

152

❷表皮と真皮の細胞

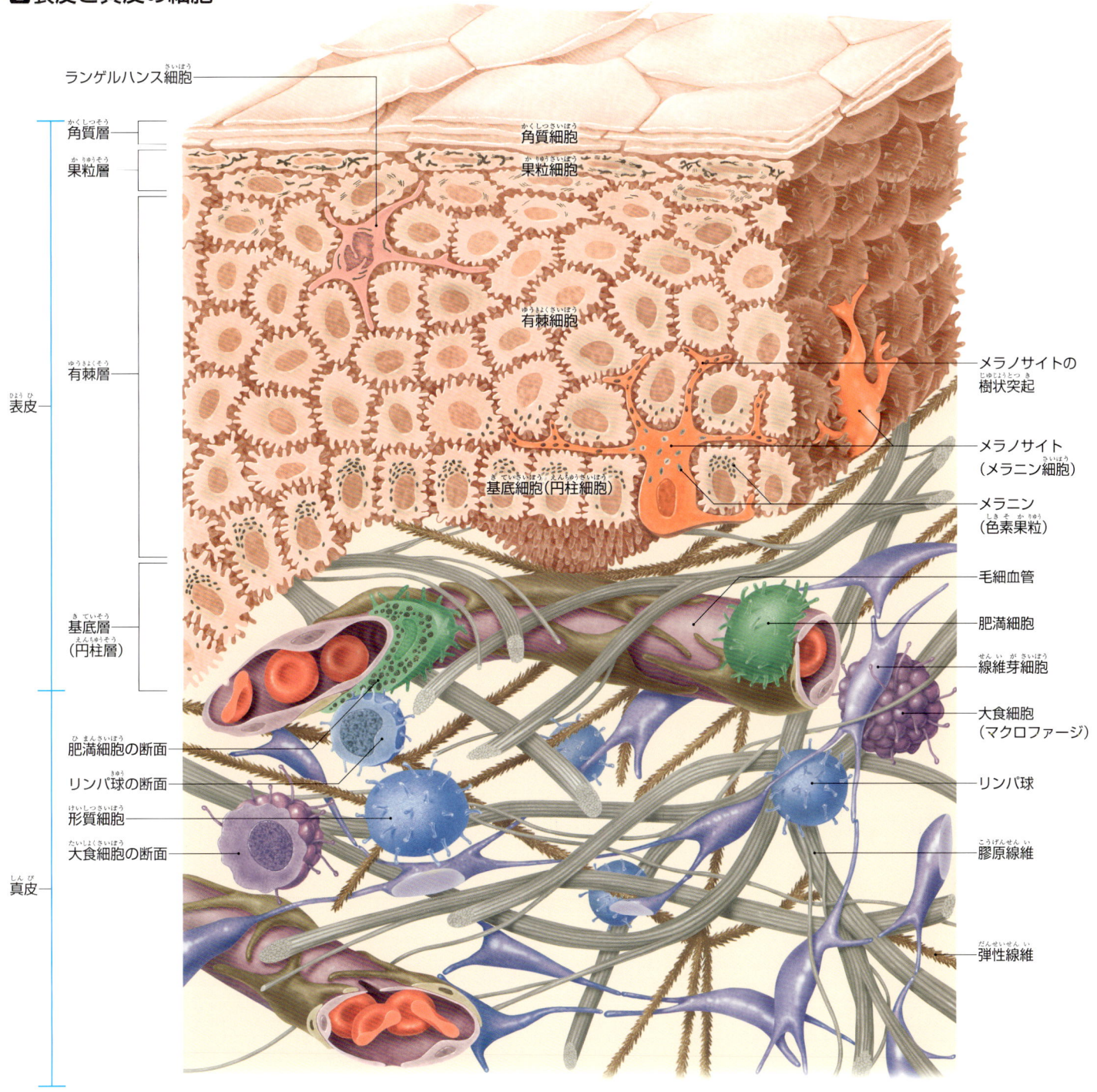

（図中ラベル）
- 角質層
- 顆粒層
- 表皮
  - 有棘層
  - 基底層（円柱層）
- 真皮

- ランゲルハンス細胞
- 角質細胞
- 顆粒細胞
- 有棘細胞
- 基底細胞（円柱細胞）
- メラノサイトの樹状突起
- メラノサイト（メラニン細胞）
- メラニン（色素顆粒）
- 毛細血管
- 肥満細胞
- 線維芽細胞
- 大食細胞（マクロファージ）
- リンパ球
- 膠原線維
- 弾性線維
- 肥満細胞の断面
- リンパ球の断面
- 形質細胞
- 大食細胞の断面

基底層（円柱層）のメラノサイトは，メラニンを産生して基底層や有棘層の細胞に樹状突起を介して分配する．紫外線はメラニン産生を亢進させる．有棘層のランゲルハンス細胞は，侵入した抗原をとらえて皮下組織に移動し，Tリンパ球に抗原情報を提示する．

一般体部の皮膚をみた図．手掌や足底の皮膚にくらべて，一般体部の表皮ははるかに薄く，淡明層はみられない

押し上げられ，角質層に達すると角質細胞となって体表面をおおう（154ページ）．そのほかに黒褐色のメラニン（色素顆粒）を産生するメラノサイト（メラニン細胞），免疫系に属する樹枝状のランゲルハンス細胞，触覚を受容するメルケル細胞（メルケル小体）などがある．

【真皮】 真皮は強靱結合組織の層で，浅層の乳頭層と深層の網状層に区分される．乳頭層は乳頭（真皮乳頭）をつくって表皮へ突出し，表皮と真皮は凹凸にかみあって結合する（図❶）．乳頭には毛細血管ループや，痛覚を受容する自由神経終末，触覚を受容するマイスナー触覚小体がみられる（155ページ）．膠原線維や弾性線維が豊富な網状層には毛包，脂腺，立毛筋があり，網状層深層から皮下組織にかけてはエクリン汗腺やアポクリン汗腺（大汗腺）の終末部（分泌部）がある．真皮の主細胞は線維芽細胞で，そのほかに大食細胞（マクロファージ），リンパ球，形質細胞，肥満細胞，好酸球などがある．

【皮下組織】 皮下組織は脂肪組織（皮下脂肪）に富む疎性結合組織の層で，筋膜と癒着して皮膚を筋層に結びつけている．圧覚や振動覚を受容するファーター–パチニ層板小体がある．

❸表皮の角化

図中ラベル：層板果粒／ケラトヒアリン果粒／剥離する角質細胞／ケラチン線維／角質層／角質細胞／果粒層／果粒細胞／有棘層／有棘細胞／張原線維／基底細胞／基底層（円柱層）／核／基底膜／デスモゾーム（接着斑）／張原細線維／毛細血管

一般体部の表皮の角化を示した．基底細胞は卵円形の核とケラチンを主成分とする張原細線維に富む細胞質をもつ．有棘細胞では核は球状になり，細胞質の張原細線維は太い束をつくって張原線維となる．果粒細胞では核も細胞質も横長になり，細胞質にはケラトヒアリン果粒が出現して張原線維を包んでかためる．角質細胞では核も細胞小器官も消失し，ケラチン線維を充満した薄く扁平な細胞となる．有棘層上層から出現する層板果粒とよばれる脂質は，果粒層や角質層の細胞間に放出されて水の透過を防ぐ．

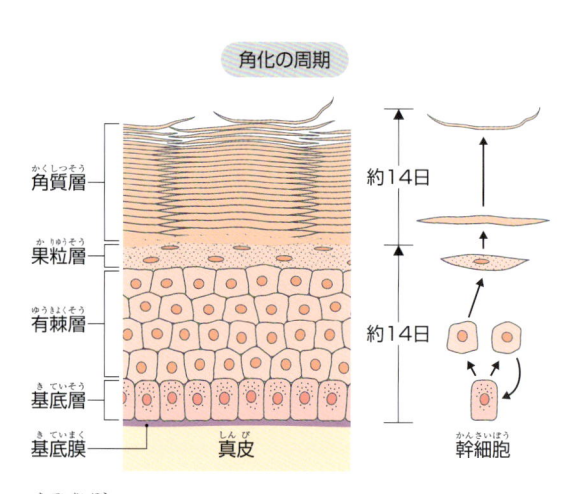

角化の周期

図中ラベル：角質層／果粒層／有棘層／基底層／基底膜／真皮／約14日／約14日／幹細胞

基底細胞は14〜19日の周期で分裂・増殖し，新生した2つの細胞のうち一方が幹細胞として残る．もう一方の細胞が角質層に達するまでに約14日，角質層の最表層から剥離するまでに約14日間かかる．角質細胞は一般体部では約10〜20層，手掌や足底では数十層も堆積し，かかとでは100層以上にもなる．角質細胞が適切な周期で剥離することで表皮は一定の厚さに保たれる．

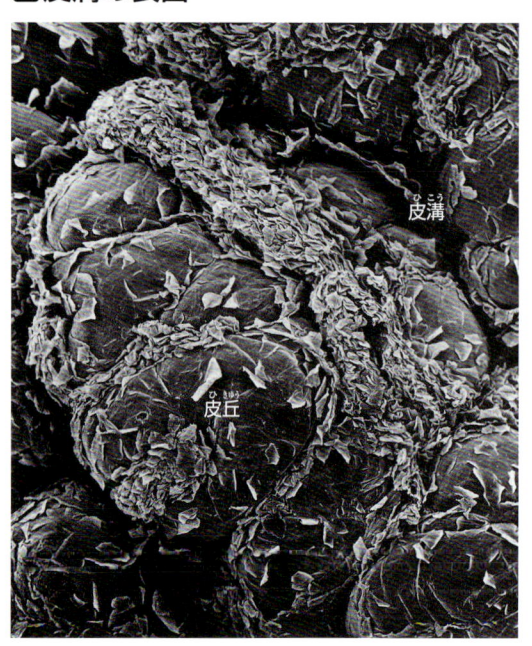

❹皮膚の表面

図中ラベル：皮溝／皮丘

表皮の走査電子顕微鏡像．皮丘には角質細胞が枯葉のようにふきだまっており，一部は剥離しかかっている．

【角化】　角化とは，表皮基底層での細胞分裂によって生み出されたケラチノサイトが，表層の角質層に達する過程でその構造と機能を変化させていくことであり，角質化または角質変性ともよばれる（図❸）．ケラチノサイトは，基底層では1層の円柱状の基底細胞であるが，有棘層では数層〜数十層の多面体状の有棘細胞となり，果粒層になると横長の核とケラトヒアリン果粒に満ちた細胞質をもつ数層の紡錘形の果粒細胞となる．角質層ではケラチノサイトは核や細胞小器官を失って死に，不溶性のケラチン線維を充満した薄く扁平な角質細胞となって数層〜数十層にも積み重なり，強固な角質層バリアを形成する．角質細胞は角質層の最表層から垢として徐々に剥離していく（図❹）．ケラチノサイトが新生してから垢として剥離するまでには約4週間かかる．

【皮膚の神経終末】　皮膚には体性神経系の感覚線維の終末（求心性終末）が分布して刺激をとらえている．終末部分が枝分かれして終わるものを自由神経終末，終末部に特殊な小体をつくるものを終末小体という（図❺）．自由神経終末は真皮表層に分布してお

5 皮膚のおもな神経終末

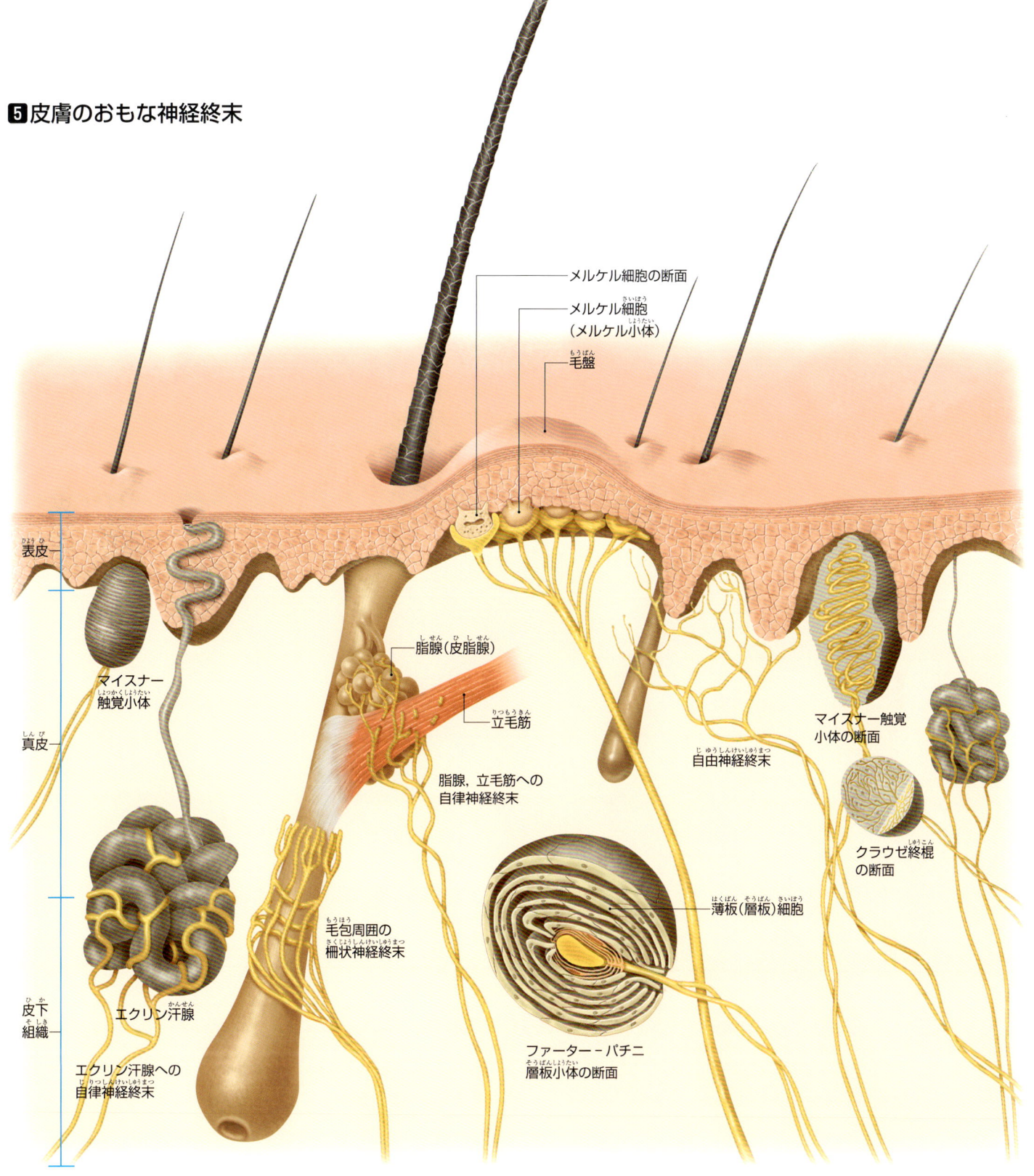

図中ラベル:
- メルケル細胞の断面
- メルケル細胞（メルケル小体）
- 毛盤
- 表皮
- マイスナー触覚小体
- 真皮
- 脂腺（皮脂腺）
- 立毛筋
- 脂腺, 立毛筋への自律神経終末
- 自由神経終末
- マイスナー触覚小体の断面
- クラウゼ終棍の断面
- 毛包周囲の柵状神経終末
- 薄板（層板）細胞
- 皮下組織
- エクリン汗腺
- ファーター－パチニ層板小体の断面
- エクリン汗腺への自律神経終末

自由神経終末は皮膚にもっとも多いが, 粘膜, 漿膜, 角膜などにもみられる. メルケル細胞は口腔粘膜, 舌縁, 表皮などに, マイスナー触覚小体は指腹, 手掌, 口唇, 外陰部などに, ファーター－パチニ層板小体は指腹, 手掌, 足底, 陰茎, 乳輪, 乳腺, 腹膜などに, クラウゼ終棍は舌粘膜, 結腸, 外陰部などにみられる.

もに痛覚を受容する. 毛包を取り巻く柵状神経終末は自由神経終末で, 毛の微細な動きを感知する. 終末小体は数種類あり, 被包をもたないもっとも単純な構造のメルケル細胞（メルケル小体）は, 盤状にふくらんで表皮下層に接触し, 軽微な触覚を受容する. 薄板（層板）細胞と結合組織の被包をもつ複雑な構造の終末小体には, 真皮乳頭に分布して識別性触覚（対象物の形状や肌ざわりの区別が可能な触覚）を受容するマイスナー触覚小体, 皮下組織に分布して圧覚・振動覚を受容するファーター－パチニ層板小体などがある. クラウゼ終棍は冷覚を, クラウゼ終棍より大きいゴルジ－マッツォーニ小体は温覚を受容すると考えられている.

皮膚には自律神経系の終末も分布しており, 脂腺, 汗腺, 立毛筋, 血管壁の周囲に神経網をつくっている. 交感神経は汗や皮脂の分泌を促進し, 立毛筋を収縮させて毛を逆立たせ（鳥肌）, 副交感神経は汗や皮脂の分泌を抑制する.

●おもな病気　アトピー性皮膚炎*, 疥癬*, 蕁麻疹*, 白癬*など

hairs and nail
毛と爪

- 毛　頭毛の数 約10万本，頭毛の伸長速度 平均0.4mm/日
- 爪　伸長速度 0.1〜0.14mm/日

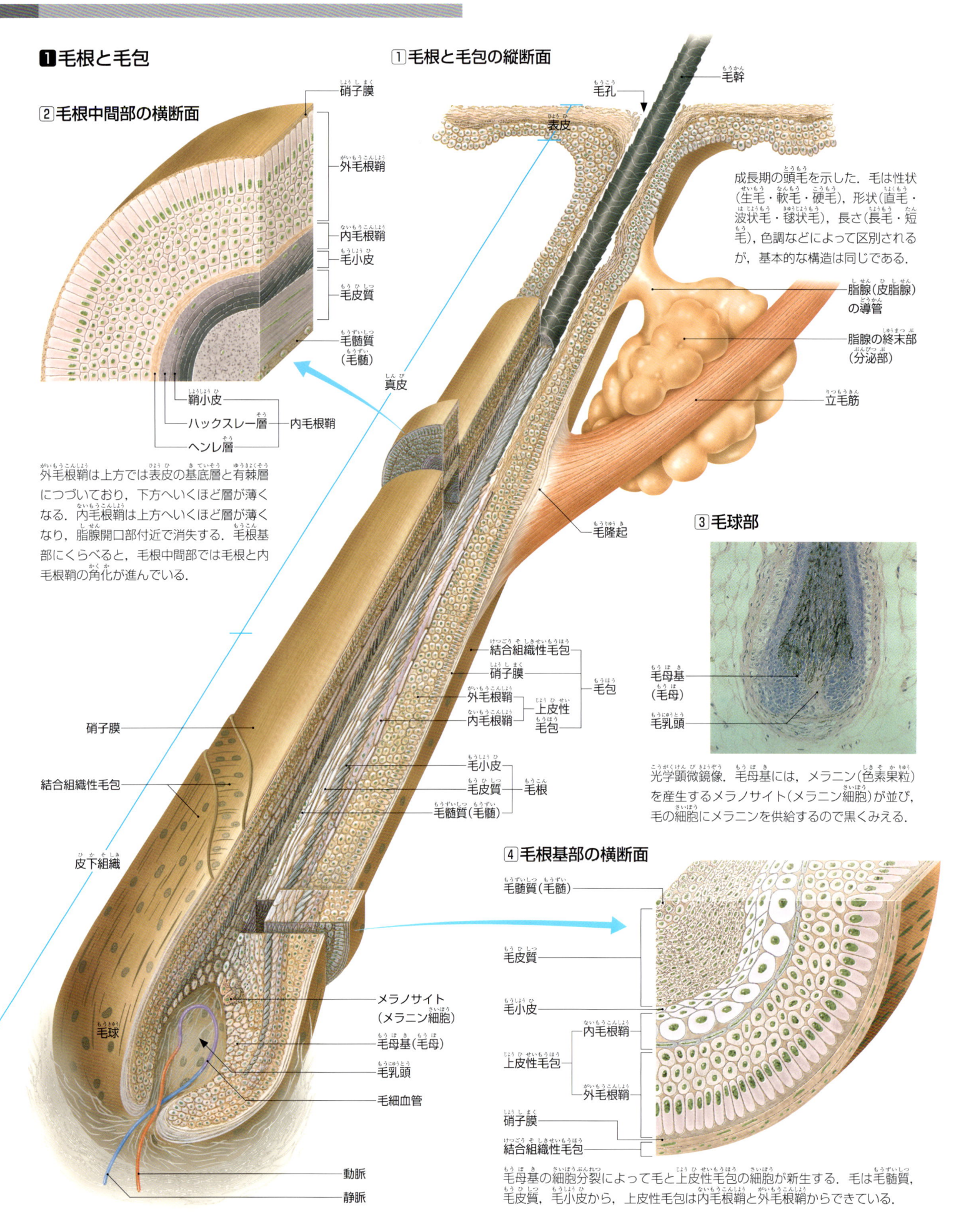

❶毛根と毛包

②毛根中間部の横断面

- 硝子膜
- 外毛根鞘
- 内毛根鞘
- 毛小皮
- 毛皮質
- 毛髄質（毛髄）
- 鞘小皮
- ハックスレー層 ― 内毛根鞘
- ヘンレ層

外毛根鞘は上方では表皮の基底層と有棘層につづいており，下方へいくほど層が薄くなる．内毛根鞘は上方へいくほど層が薄くなり，脂腺開口部付近で消失する．毛根基部にくらべると，毛根中間部では毛根と内毛根鞘の角化が進んでいる．

①毛根と毛包の縦断面

- 毛幹
- 毛孔
- 表皮
- 脂腺（皮脂腺）の導管
- 脂腺の終末部（分泌部）
- 立毛筋
- 真皮
- 毛隆起
- 結合組織性毛包
- 硝子膜
- 外毛根鞘
- 内毛根鞘 ― 上皮性毛包 ― 毛包
- 毛小皮
- 毛皮質
- 毛髄質（毛髄）
- 毛根
- 硝子膜
- 結合組織性毛包
- 皮下組織
- 毛球
- メラノサイト（メラニン細胞）
- 毛母基（毛母）
- 毛乳頭
- 毛細血管
- 動脈
- 静脈

成長期の頭毛を示した．毛は性状（生毛・軟毛・硬毛），形状（直毛・波状毛・毬状毛），長さ（長毛・短毛），色調などによって区別されるが，基本的な構造は同じである．

③毛球部

- 毛母基（毛母）
- 毛乳頭

光学顕微鏡像．毛母基には，メラニン（色素果粒）を産生するメラノサイト（メラニン細胞）が並び，毛の細胞にメラニンを供給するので黒くみえる．

④毛根基部の横断面

- 毛髄質（毛髄）
- 毛皮質
- 毛小皮
- 内毛根鞘 ― 上皮性毛包
- 外毛根鞘
- 硝子膜
- 結合組織性毛包

毛母基の細胞分裂によって毛と上皮性毛包の細胞が新生する．毛は毛髄質，毛皮質，毛小皮から，上皮性毛包は内毛根鞘と外毛根鞘からできている．

2 毛幹

- 毛髄質(毛髄)
- 毛皮質
- 毛小皮
- メラニン(色素果粒)

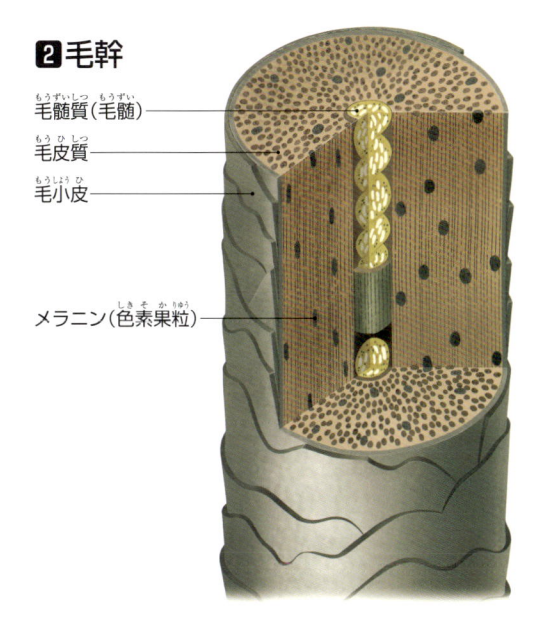

毛幹の角化は，空胞に富む毛髄質では弱く，メラニン(色素果粒)を多量にふくむ毛皮質では強い．毛小皮では極端に角化して細胞は瓦状に重なり，皮膚表面に出た毛の磨耗を防いでいる．

頭毛の毛幹

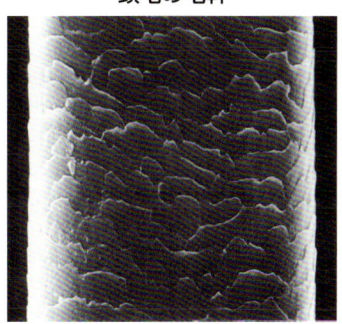

走査電子顕微鏡像．

3 毛周期

成長期
- 毛幹
- 脂腺(皮脂腺)
- 立毛筋
- 毛根
- 毛包
- 毛母基
- 毛乳頭

休止期
- 退行萎縮した毛包
- 棍毛
- 退行萎縮した毛乳頭

休止期脱毛
- 脱落毛(自然脱毛)
- 新毛(成長期へ)
- 毛包の形成
- 毛母基と毛乳頭の形成

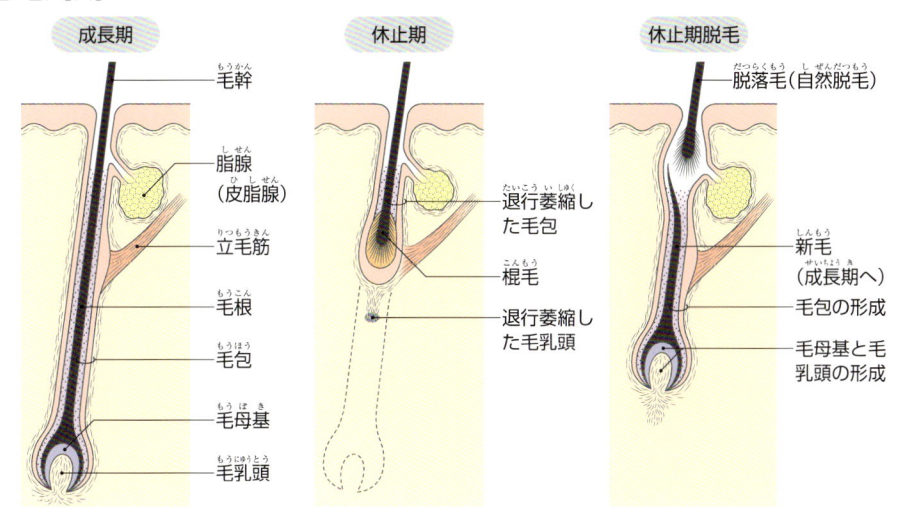

毛は毛母基の細胞分裂によって一定期間成長するが(成長期)，毛包が退行萎縮すると棍毛となって成長がとまる(休止期)．毛包が形成されると毛は新生し，棍毛は脱落する(休止期脱毛)．成長期からつぎの成長期までの期間を毛周期という．

4 爪の構造

- 黄線
- 自由縁(遊離縁)
- 側爪郭
- 爪体(爪甲)
- 半月(爪半月)
- 爪床小溝
- 上爪皮
- 後爪郭
- 上爪皮
- 爪根
- 爪体(爪甲)
- 表皮
- 真皮
- 末節骨
- 爪母基
- 爪床
- 下爪皮

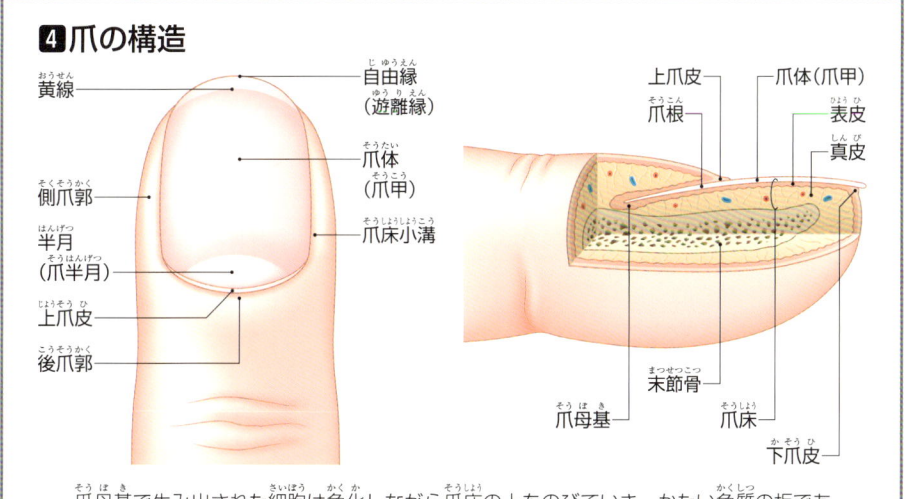

爪母基で生み出された細胞は角化しながら爪床の上をのびていき，かたい角質の板である爪板を形成する．爪床の表皮には果粒層がなく，基底層と有棘層からできている．

毛と爪は表皮が分化してできる角質器で，皮膚付属器とよばれる．

毛

毛は手掌や足底などをのぞいてほぼ全身に生えており，触覚を受容し，皮膚を保湿する作用や機械的刺激・光・雨水から皮膚を保護する作用をもつ．

【毛幹と毛根】 毛は胎生期に表皮が真皮に落ち込んでできる毛包から発生する．毛包の下端はふくらんで毛球となり，毛球内部の空洞に血管や線維性結合組織が入り込んで毛乳頭をつくる(図1)．毛乳頭を囲む毛母基(毛母)とよばれる細胞群は活発に分裂し，毛と上皮性毛包になる細胞を生み出す．毛は毛髄質(毛髄)，毛皮質，毛小皮からできており，皮膚の表面から斜めに生え出ている部分を毛幹，皮膚の内部に埋もれている部分を毛根という．3層の細胞は毛根基部から上方へ押し上げられるにつれて角化(角質化，154㌻)し，表皮直下で完全に角化して，かたい毛幹をつくる(図2)．

【毛包】 毛根を包む上皮性毛包は内外2層の毛根鞘に分かれ，外毛根鞘の外方を硝子膜と結合組織性毛包がおおっている(図1)．

【脂腺と立毛筋】 毛の付属器官に脂腺と立毛筋がある(図1)．皮脂を分泌する脂腺の終末部(分泌部)は真皮にあり，その導管は毛包の頭部に開口する．立毛筋は結合組織性毛包につく平滑筋で，収縮して毛を直立させ，脂腺を圧迫して皮脂の分泌を促す．

爪

爪は手足の指先の背面にあるかたい角質の板(爪板)で，角化した表皮の細胞が堆積したものである．爪は指先を保護してものをつまみあげやすくしており，指先の触覚を鋭敏にするのにも役立っている．

【爪体と爪根】 爪板のうち，体表に現れている部分を爪体(爪甲)，皮膚に埋もれている部分を爪根という(図4)．爪板の下の皮膚は爪床とよばれる．爪根後端部の爪床の表皮では細胞分裂が活発で，爪になる細胞が生み出されているので爪母基とよばれる．

●おもな病気　脱毛症(円形脱毛症，男性型脱毛症)＊，爪白癬など

blood-vessel system
血管系

- 総重量　体重の約3％
- 総延長（血管をすべてつなげた長さ）　約9万km
- 総面積（血管を切り開いて内腔面をつなげた面積）　約6300m²
- 循環血液量　体重の約8％

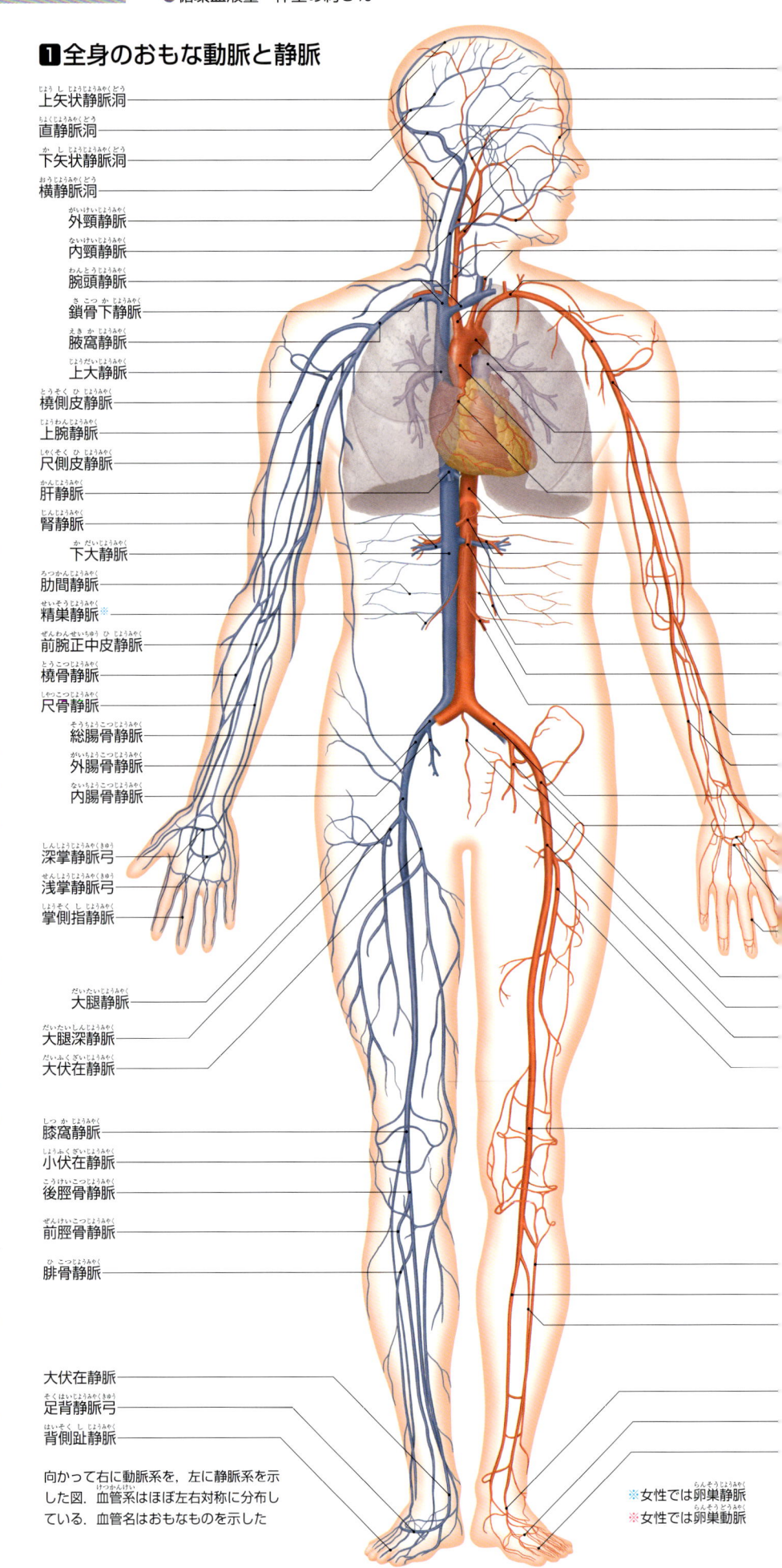

　血管系は血液を運ぶ管で，心臓から全身の組織へ血液を送る動脈，全身の組織から心臓へ血液をもどす静脈，動脈と静脈の間をつなぐ毛細血管から構成される．動脈と静脈は，その内腔を流れる血液の性状ではなく，血流の方向によって区別される．毛細血管は機能的には血管系の主要部で，血液と組織との間でガス交換や物質交換（56㌻，104㌻）がおこなわれる．血液循環のポンプ装置である心臓（46㌻），血管系，リンパ系（162㌻）を，循環系または脈管系という．

【動脈】　心臓から出る動脈の本幹を大動脈といい，上行大動脈・大動脈弓・下行大動脈（胸部大動脈と腹部大動脈）に区分される（図❶）．動脈は末梢へ向かうにつれて枝分かれして細くなり，毛細血管に移行する直前には小動脈（細動脈）になる（図❷）．動脈壁は内膜・中膜・外膜から構成され，基本的に，内膜は内皮（内皮細胞）・基底膜・内弾性板から，中膜は平滑筋・外弾性板から，外膜は疎性結合組織からできている（図❸，図❺）．中膜の平滑筋とその間を埋める弾性線維の発達のちがいによって，動脈は筋型と弾性型に分けられる．血圧の変動を受ける大動脈や腕頭・総頸・鎖骨下動脈などは弾性線維が発達した弾性型動脈である．中等大の動脈や小動脈は平滑筋が発達した筋型動脈で，収縮によって内径を変化させて血流量を調節する．

【毛細血管】　1層の内皮細胞と基底膜からできている毛細血管（図❺）は，3型に分けられる．内皮細胞に小孔がない連続性（筋型）毛細血管は筋組織など多くの組織にみられ，多数の小孔がある有窓性（窓あき）毛細血管は内分泌腺や腎臓の糸球体にみられる（90㌻）．内皮細胞内と内皮細胞間に大小の孔がある非連続性毛細血管は肝臓にみられ，洞様毛細血管（類洞，80㌻）とよばれる．一般に毛細血管は分枝吻合して毛細血管網をつくる．

【静脈】　毛細血管につながる小静脈（細静脈）は合流して太さを増し，からだの深部を動脈に沿って走る深静脈（伴行静脈）と皮下を走る皮静脈に分かれ，最終的に上大静脈と下大静脈にまとまって心臓にもどる（図❶）．静脈壁も動脈壁と同様に内膜・中膜・外膜から構成されるが，血圧の影響を受けない静脈では中膜の平滑筋や弾性線維が少なく，壁の厚さは動脈よりも薄く，内径は動脈よりも大きい（図❺）．また，静脈の血流はゆるやかなため停滞がおこりやすく，上肢や下肢の静脈壁には逆流をふせぐ静脈弁が発達している（図❹）．

❶全身のおもな動脈と静脈

- 上矢状静脈洞
- 直静脈洞
- 下矢状静脈洞
- 横静脈洞
- 外頸静脈
- 内頸静脈
- 腕頭静脈
- 鎖骨下静脈
- 腋窩静脈
- 上大静脈
- 橈側皮静脈
- 上腕静脈
- 尺側皮静脈
- 肝静脈
- 腎静脈
- 下大静脈
- 肋間静脈
- 精巣静脈※
- 前腕正中皮静脈
- 橈骨静脈
- 尺骨静脈
- 総腸骨静脈
- 外腸骨静脈
- 内腸骨静脈
- 深掌静脈弓
- 浅掌静脈弓
- 掌側指静脈
- 大腿静脈
- 大腿深静脈
- 大伏在静脈
- 膝窩静脈
- 小伏在静脈
- 後脛骨静脈
- 前脛骨静脈
- 腓骨静脈
- 大伏在静脈
- 足背静脈弓
- 背側趾静脈

向かって右に動脈系を，左に静脈系を示した図．血管系はほぼ左右対称に分布している．血管名はおもなものを示した

※女性では卵巣静脈
※女性では卵巣動脈

158

| 後頭動脈 |
| 浅側頭動脈 |
| 眼角動脈 |
| 内頸動脈 |
| 外頸動脈 |
| 顔面動脈 |
| 総頸動脈 |
| 鎖骨下動脈 |
| 腕頭動脈 |
| 腋窩動脈 |
| 大動脈弓 |
| 上腕動脈 |
| 肺動脈 |
| 上行大動脈 |
| 冠状動脈 |
| 下行大動脈 |
| 腎動脈 |
| 腹腔動脈 |
| 上腸間膜動脈 |
| 精巣動脈※ |
| 肋間動脈 |
| 下腸間膜動脈 |
| 橈骨動脈 |
| 尺骨動脈 |
| 総腸骨動脈 |
| 外腸骨動脈 |
| 深掌動脈弓 |
| 浅掌動脈弓 |
| 固有掌側指動脈 |
| 内腸骨動脈 |
| 正中仙骨動脈 |
| 大腿動脈 |
| 大腿深動脈 |
| 膝窩動脈 |
| 前脛骨動脈 |
| 後脛骨動脈 |
| 腓骨動脈 |
| 足背動脈 |
| 弓状動脈 |
| 背側趾動脈 |

2 動脈と静脈の連絡

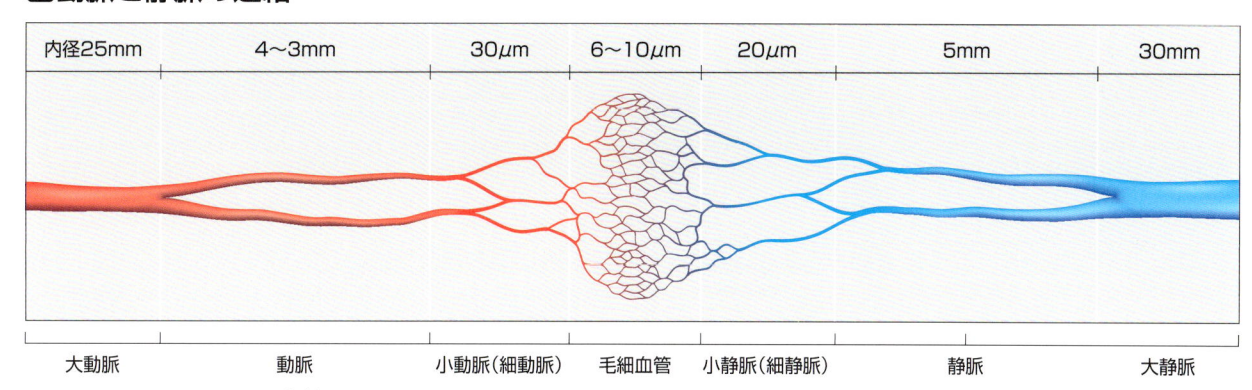

| 内径25mm | 4〜3mm | 30μm | 6〜10μm | 20μm | 5mm | 30mm |

大動脈 — 動脈 — 小動脈(細動脈) — 毛細血管 — 小静脈(細静脈) — 静脈 — 大静脈

小動脈と小静脈の壁の平滑筋はしだいに消失して，平滑筋のない毛細血管に移行する．毛細血管網の血流は小動脈末端部の平滑筋の収縮によって調節される．毛細血管に移行するやや太い部分を動脈性毛細血管，静脈性毛細血管とよぶ．

3 動脈壁

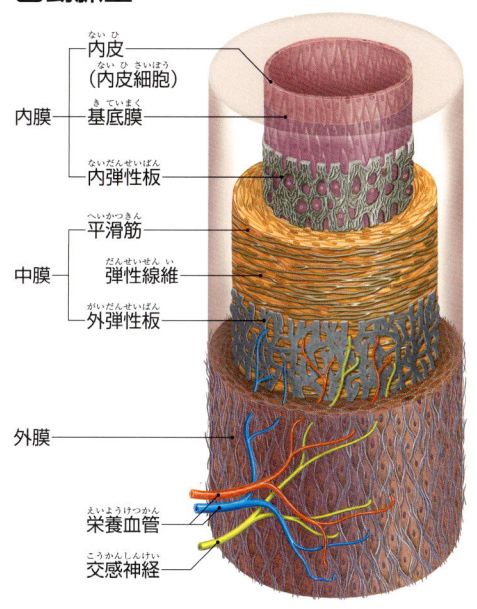

内膜：内皮（内皮細胞），基底膜，内弾性板
中膜：平滑筋，弾性線維，外弾性板
外膜：栄養血管，交感神経

図は筋型動脈の例．中膜は動脈を特徴づける層で，筋型動脈では平滑筋が発達している．1mm以上の内腔をもつ動脈や静脈の外膜には，血管を養う栄養血管や平滑筋を収縮させる交感神経が分布している．

4 静脈還流と静脈弁

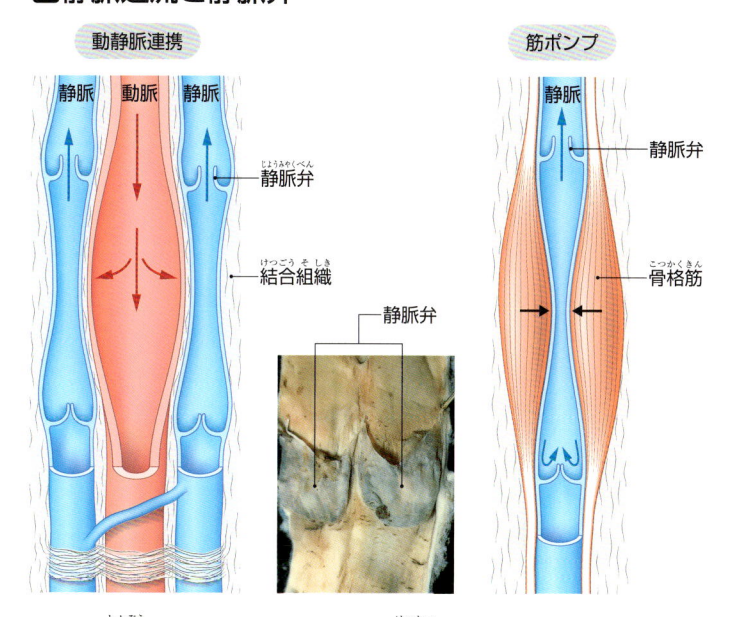

動静脈連携：静脈，動脈，静脈弁，結合組織
筋ポンプ：静脈，静脈弁，骨格筋
静脈弁

静脈では心臓への血液の還流は，動脈内の血圧変動が静脈壁に伝わる動静脈連携，内臓の動きや骨格筋の収縮が静脈壁に伝わる筋ポンプ作用，呼吸運動にともなう胸腔内と静脈内の圧力差，動静脈吻合などによって促される．静脈弁は血液の逆流防止装置である．

5 血管壁の比較

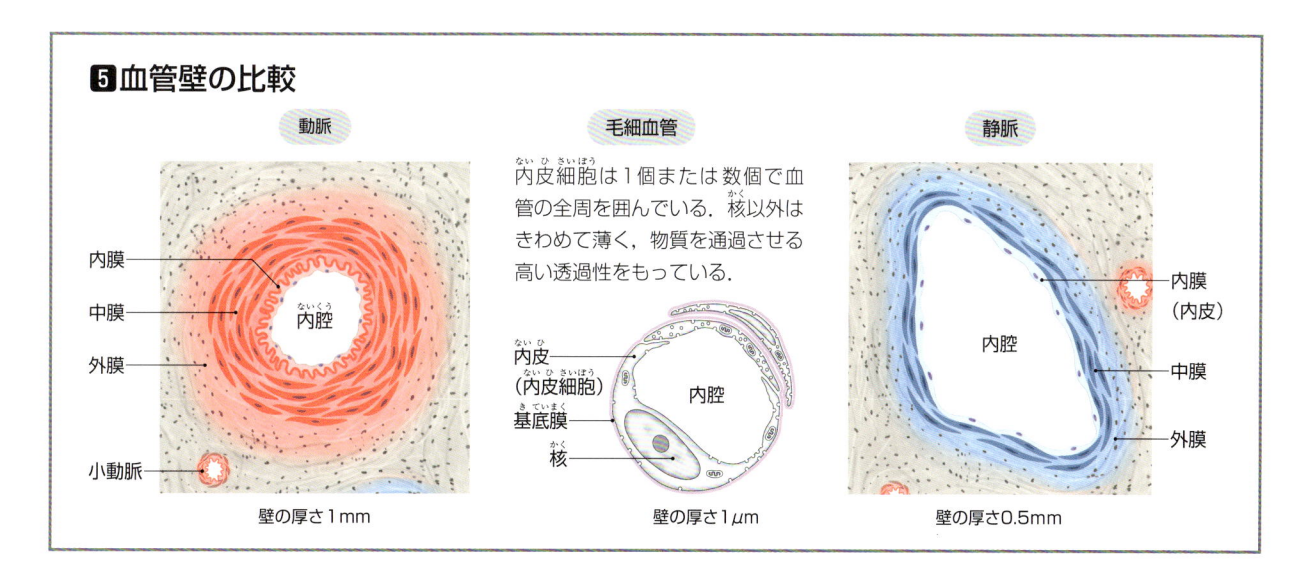

動脈：内膜，中膜，外膜，内腔，小動脈　壁の厚さ1mm

毛細血管：内皮（内皮細胞），基底膜，内腔，核　壁の厚さ1μm
内皮細胞は1個または数個で血管の全周を囲んでいる．核以外はきわめて薄く，物質を通過させる高い透過性をもっている．

静脈：内膜（内皮），中膜，外膜，内腔　壁の厚さ0.5mm

❻ 出生前の血液循環

胎盤では胎児血液と母体血液の間でガス交換や物質交換がおこなわれる．酸素や栄養に富む血液は臍静脈によって胎児に運ばれ，二酸化炭素や老廃物をふくんだ胎児血液は臍動脈によって胎盤へもどされる．

胎児-胎盤循環

主な部位：膣，大動脈弓，動脈管（ボタロー管），上大静脈，上行大動脈，卵円孔，肺動脈幹，静脈管，下大静脈，下行大動脈，内腸骨動脈，臍静脈，臍動脈，臍帯，左心房，右心房，左心室，右心室，肺，肝臓，胎盤，羊膜腔，羊膜，絨毛膜板，絨毛膜絨毛，絨毛膜絨毛内の毛細血管，子宮静脈，子宮動脈

胎児血液の酸素飽和度

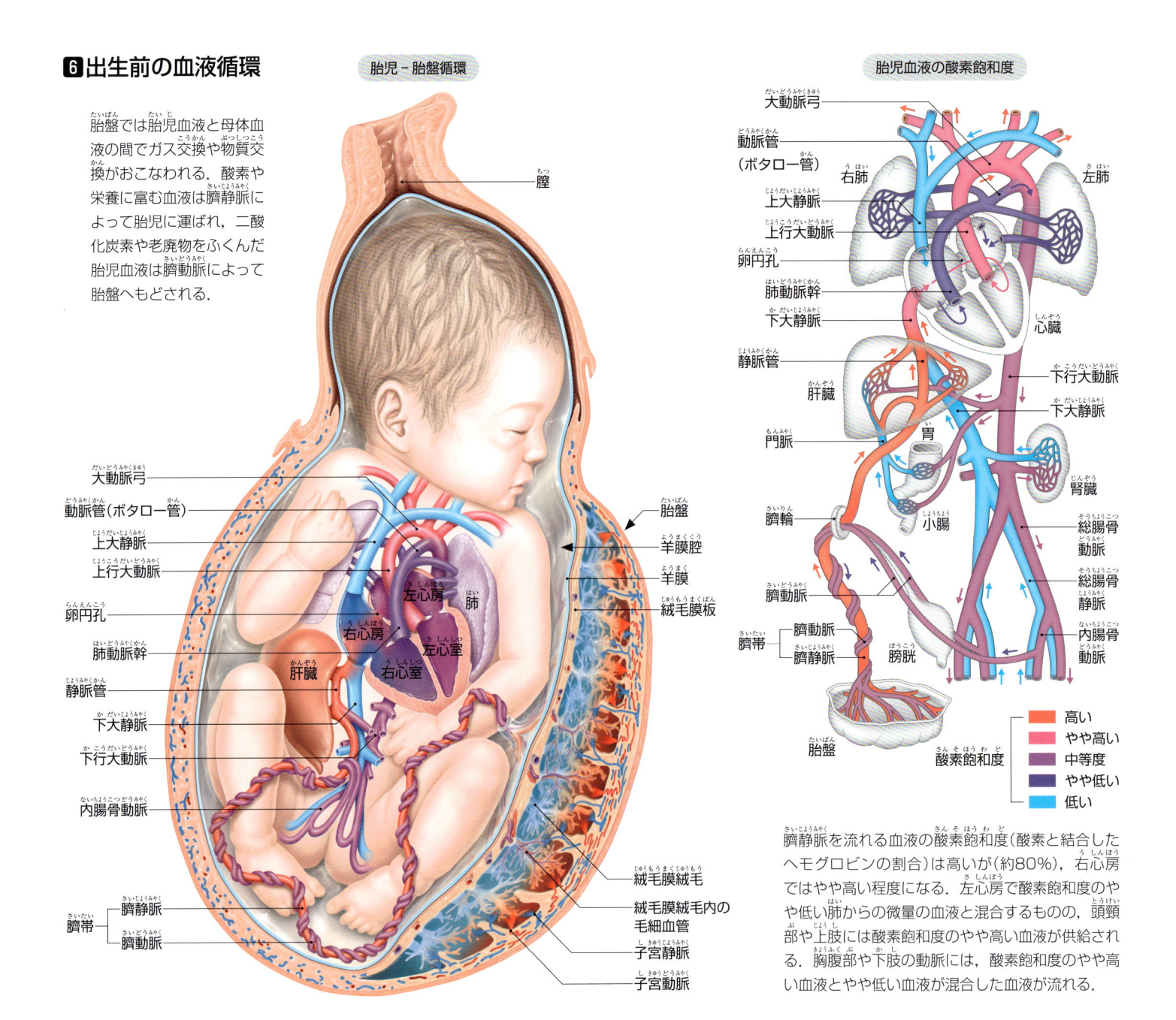

大動脈弓，動脈管（ボタロー管），右肺，左肺，上大静脈，上行大動脈，卵円孔，肺動脈幹，下大静脈，心臓，静脈管，肝臓，下行大動脈，下大静脈，門脈，胃，腎臓，臍輪，小腸，総腸骨動脈，臍動脈，総腸骨静脈，臍帯，臍動脈，臍静脈，膀胱，内腸骨動脈，胎盤

酸素飽和度：
- 高い
- やや高い
- 中等度
- やや低い
- 低い

臍静脈を流れる血液の酸素飽和度（酸素と結合したヘモグロビンの割合）は高いが（約80％），右心房ではやや高い程度になる．左心房で酸素飽和度のやや低い肺からの微量の血液と混合するものの，頭頸部や上肢には酸素飽和度のやや高い血液が供給される．胸腹部や下肢の動脈には，酸素飽和度のやや高い血液とやや低い血液が混合した血液が流れる．

【出生前の血液循環】　羊膜腔を満たす羊水のなかで育つ胎児は肺呼吸（外呼吸，56ページ）をおこなわず，消化管や肝臓，腎臓も機能しないので，酸素と二酸化炭素の交換（ガス交換），栄養素の吸収，老廃物の排出はすべて胎盤でおこなわれる（図❻，104ページ）．

絨毛膜絨毛を介して母体血液から酸素を受け取った血液は，1本の臍静脈に運ばれて胎児の体内に入り肝臓へ向かうが，大半は肝臓へ入らずに静脈管を通って下大静脈に入る．静脈管からの血液と下肢からの酸素の乏しい血液は下大静脈で混ざり合って心臓の右心房に入るが，大半は心房中隔に開いた卵円孔を通って左心房へ向かい，左心室から上行大動脈へ流れる．頭頸部や上肢からの酸素の乏しい血液は上大静脈から右心房に入り，下大静脈から入った血液の一部と混ざり合って右心室から肺動脈幹へ流れるが，大半は肺に達する手前で動脈管（ボタロー管）を通って大動脈弓にそそぐ．上行大動脈と動脈管からの血液は混ざり合って下行し，左右の内腸骨動脈から分かれた2本の臍動脈に運ばれて胎児の体外に出て胎盤に達し，母体血液に二酸化炭素を排出する．

胎児の血液循環では，静脈管，卵円孔，動脈管という迂回路の存在によって，酸素飽和度の高い血液と低い血液が混合する（図❻）．

【出生後の血液循環】　出生直後から肺呼吸がはじまり，消化管や肝臓，腎臓が機能しはじめると，不要となった迂回路は閉鎖し，臍静脈と臍動脈も閉塞する．

これらの変化によって，心臓は右心（右心房と右心室）と左心（左心房と左心室）に分離し，大静脈→右心→肺動脈には二酸化炭素や老廃物の多い血液（静脈血）が，肺静脈→左心→大動脈には酸素や栄養に富む血液（動脈血）が流れるようになる（図❼）．右心室→肺動脈→肺の毛細血管→肺静脈→左心房に至る肺循環（小循環）では肺呼吸が，左心室→大動脈→組織の毛細血管→大静脈→右心房に至る体循環（大循環）では組織呼吸（内呼吸，56ページ）がおこなわれる．

●おもな病気　解離性大動脈瘤*，静脈炎*，動脈管開存症* など

160

❼出生後の血液循環

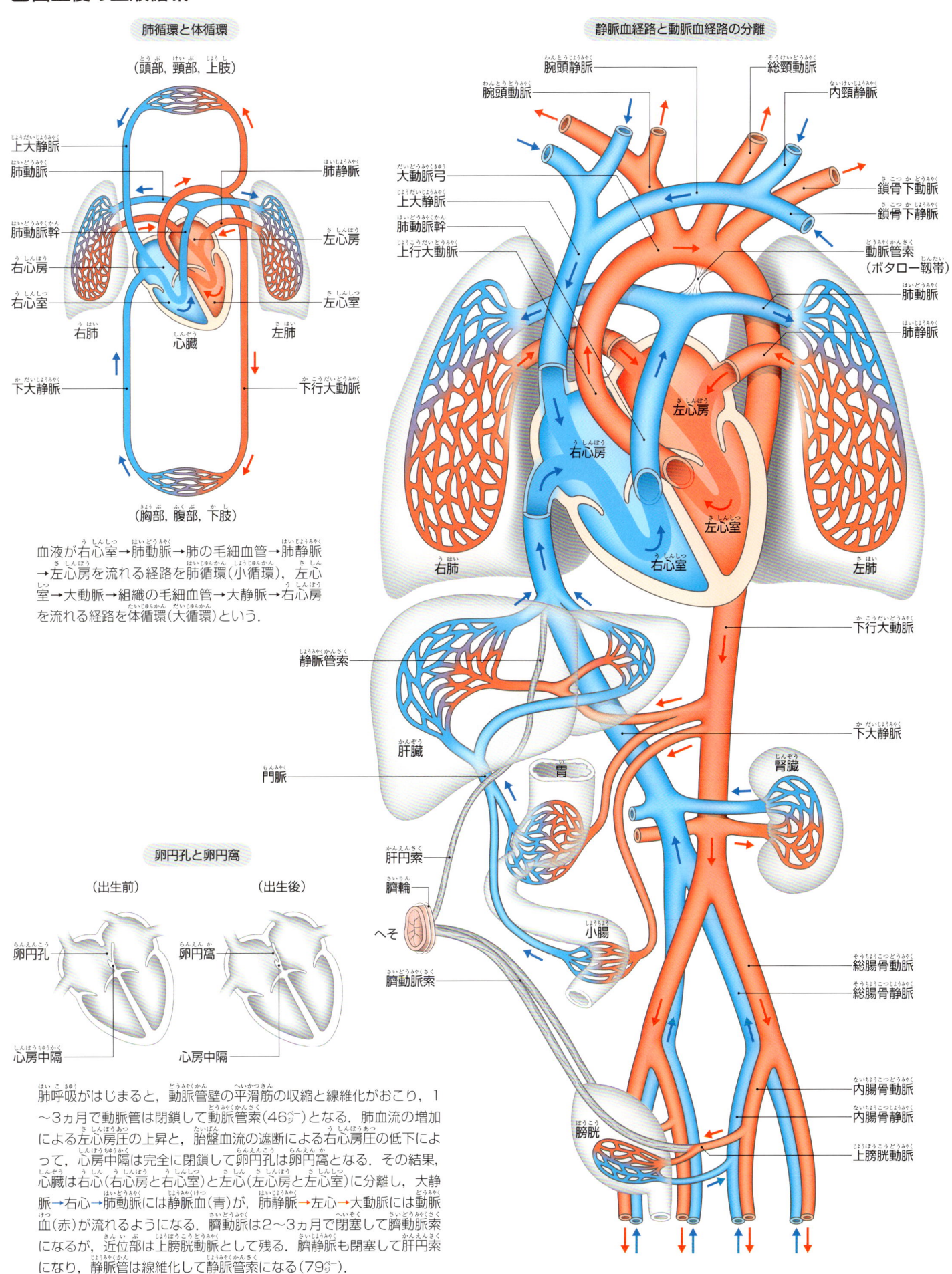

肺循環と体循環

（頭部，頸部，上肢）

- 上大静脈
- 肺動脈
- 肺動脈幹
- 右心房
- 右心室
- 右肺
- 肺静脈
- 左心房
- 左心室
- 左肺
- 心臓
- 下大静脈
- 下行大動脈

（胸部，腹部，下肢）

血液が右心室→肺動脈→肺の毛細血管→肺静脈→左心房を流れる経路を肺循環（小循環），左心室→大動脈→組織の毛細血管→大静脈→右心房を流れる経路を体循環（大循環）という．

卵円孔と卵円窩

（出生前）
- 卵円孔
- 心房中隔

（出生後）
- 卵円窩
- 心房中隔

肺呼吸がはじまると，動脈管壁の平滑筋の収縮と線維化がおこり，1～3ヵ月で動脈管は閉鎖して動脈管索（46ページ）となる．肺血流の増加による左心房圧の上昇と，胎盤血流の遮断による右心房圧の低下によって，心房中隔は完全に閉鎖して卵円孔は卵円窩となる．その結果，心臓は右心（右心房と右心室）と左心（左心房と左心室）に分離し，大静脈→右心→肺動脈には静脈血（青）が，肺静脈→左心→大動脈には動脈血（赤）が流れるようになる．臍動脈は2～3ヵ月で閉塞して臍動脈索になるが，近位部は上膀胱動脈として残る．臍静脈も閉塞して肝円索になり，静脈管は線維化して静脈管索になる（79ページ）．

静脈血経路と動脈血経路の分離

- 腕頭静脈
- 腕頭動脈
- 総頸動脈
- 内頸静脈
- 大動脈弓
- 上大静脈
- 鎖骨下動脈
- 鎖骨下静脈
- 肺動脈幹
- 上行大動脈
- 動脈管索（ボタロー靱帯）
- 肺動脈
- 肺静脈
- 左心房
- 右心房
- 左心室
- 右心室
- 右肺
- 左肺
- 静脈管索
- 下行大動脈
- 肝臓
- 下大静脈
- 門脈
- 胃
- 腎臓
- 肝円索
- 臍輪
- へそ
- 小腸
- 臍動脈索
- 総腸骨動脈
- 総腸骨静脈
- 内腸骨動脈
- 内腸骨静脈
- 膀胱
- 上膀胱動脈

5 全身—161

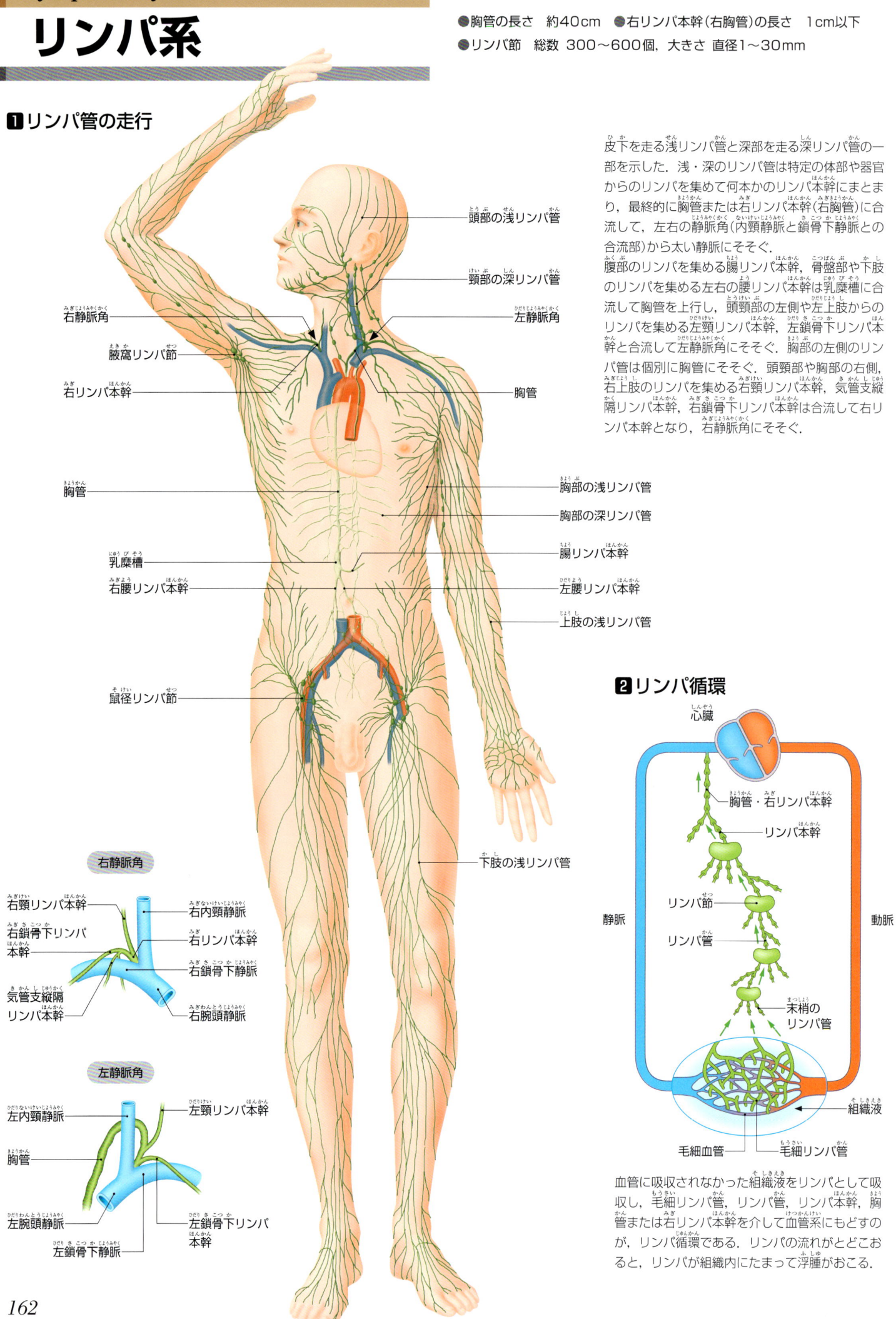

lymphoid system
リンパ系

- 胸管の長さ 約40cm ● 右リンパ本幹(右胸管)の長さ 1cm以下
- リンパ節 総数 300〜600個, 大きさ 直径1〜30mm

❶ リンパ管の走行

皮下を走る浅リンパ管と深部を走る深リンパ管の一部を示した．浅・深のリンパ管は特定の体部や器官からのリンパを集めて何本かのリンパ本幹にまとまり，最終的に胸管または右リンパ本幹(右胸管)に合流して，左右の静脈角(内頸静脈と鎖骨下静脈との合流部)から太い静脈にそそぐ．
腹部のリンパを集める腸リンパ本幹，骨盤部や下肢のリンパを集める左右の腰リンパ本幹は乳糜槽に合流して胸管を上行し，頭頸部の左側や左上肢からのリンパを集める左頸リンパ本幹，左鎖骨下リンパ本幹と合流して左静脈角にそそぐ．胸部の左側のリンパ管は個別に胸管にそそぐ．頭頸部や胸部の右側，右上肢のリンパを集める右頸リンパ本幹，気管支縦隔リンパ本幹，右鎖骨下リンパ本幹は合流して右リンパ本幹となり，右静脈角にそそぐ．

図中ラベル（本体図）:
- 頭部の浅リンパ管
- 頸部の深リンパ管
- 右静脈角
- 左静脈角
- 腋窩リンパ節
- 右リンパ本幹
- 胸管
- 胸管
- 胸部の浅リンパ管
- 胸部の深リンパ管
- 乳糜槽
- 腸リンパ本幹
- 右腰リンパ本幹
- 左腰リンパ本幹
- 上肢の浅リンパ管
- 鼠径リンパ節
- 下肢の浅リンパ管

右静脈角:
- 右頸リンパ本幹
- 右内頸静脈
- 右鎖骨下リンパ本幹
- 右リンパ本幹
- 右鎖骨下静脈
- 気管支縦隔リンパ本幹
- 右腕頭静脈

左静脈角:
- 左内頸静脈
- 左頸リンパ本幹
- 胸管
- 左腕頭静脈
- 左鎖骨下静脈
- 左鎖骨下リンパ本幹

❷ リンパ循環

- 心臓
- 胸管・右リンパ本幹
- リンパ本幹
- 静脈
- 動脈
- リンパ節
- リンパ管
- 末梢のリンパ管
- 組織液
- 毛細血管
- 毛細リンパ管

血管に吸収されなかった組織液をリンパとして吸収し，毛細リンパ管，リンパ管，リンパ本幹，胸管または右リンパ本幹を介して血管系にもどすのが，リンパ循環である．リンパの流れがとどこおると，リンパが組織内にたまって浮腫がおこる．

3 リンパ球浸潤とリンパ小節

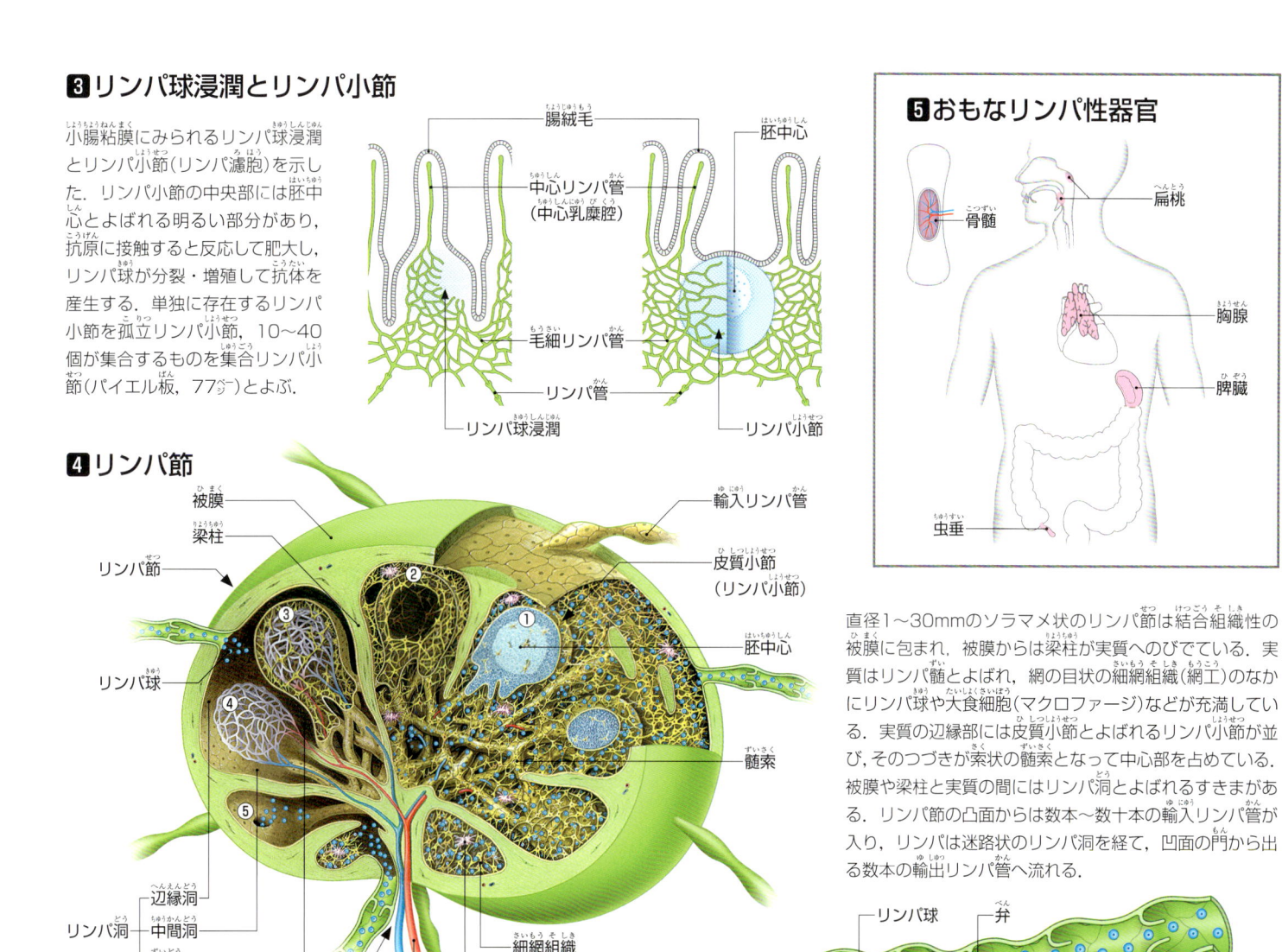

小腸粘膜にみられるリンパ球浸潤とリンパ小節（リンパ濾胞）を示した．リンパ小節の中央部には胚中心とよばれる明るい部分があり，抗原に接触すると反応して肥大し，リンパ球が分裂・増殖して抗体を産生する．単独に存在するリンパ小節を孤立リンパ小節，10〜40個が集合するものを集合リンパ小節（パイエル板，77ページ）とよぶ．

4 リンパ節

① 皮質小節の断面
② 皮質小節を取り除いたあとの細網組織
③ 細網組織と血管との関係
④ 毛細血管網
⑤ 輸入リンパ管の開口部

直径1〜30mmのソラマメ状のリンパ節は結合組織性の被膜に包まれ，被膜からは梁柱が実質へのびている．実質はリンパ髄とよばれ，網の目状の細網組織（網工）のなかにリンパ球や大食細胞（マクロファージ）などが充満している．実質の辺縁部には皮質小節とよばれるリンパ小節が並び，そのつづきが索状の髄索となって中心部を占めている．被膜や梁柱と実質の間にはリンパ洞とよばれるすきまがある．リンパ節の凸面からは数本〜数十本の輸入リンパ管が入り，リンパは迷路状のリンパ洞を経て，凹面の門から出る数本の輸出リンパ管へ流れる．

5 おもなリンパ性器官

毛細血管から組織へ漏れ出した血液の液性成分（血漿）は組織液（間質液）とよばれ，大部分は毛細血管に再吸収されて血液にもどるが，一部は血管系とは異なる脈管系を経て血液にもどる．この脈管系をリンパ系といい，そこを流れる液体をリンパとよぶ．リンパ系はリンパ管系とリンパ性器官から構成される．

【リンパ】　リンパは，リンパ球などの細胞成分とリンパ漿とよばれる液性成分からできている．通常は無色透明であるが，消化時に小腸から吸収されるリンパは多量の脂肪滴をふくんで乳状に白濁するので，とくに乳糜とよばれる．

【リンパ管系】　リンパ管系は，全身の組織から集めたリンパを左右の静脈角（内頸静脈と鎖骨下静脈との合流部）に運ぶ管で（図1），毛細リンパ管からはじまり，しだいに合流して弁をもつリンパ管になる（図2）．リンパ管は皮下を走る浅リンパ管と深部の血管に沿って走る深リンパ管に分かれるが，両者は合流して何本かのリンパ本幹にまとまり，最終的には胸管または右リンパ本幹（右胸管）に合流する．胸管は左静脈角に，右リンパ本幹は右静脈角にそそぎ，リンパは静脈にもどって心臓に還流する．

【リンパ性器官】　リンパ性器官は1次性（中枢性）と2次性（末梢性）に分かれる．1次性リンパ性器官は骨髄と胸腺（174ページ）で，リンパ球が発生・分化・成熟する場所である．2次性リンパ性器官はリンパ節，扁桃（38ページ），脾臓（86ページ），虫垂（74ページ）などで，成熟したリンパ球が分布して免疫応答を担う場所である（図5）．

リンパ管の途中に存在するリンパ節は高度に発達したリンパ性器官で，リンパ管を流れる異物や老廃物，細菌を分解処理してリンパを濾過し，抗原物質と特異的に反応して抗体をつくりだし，生体を防御する（図4）．リンパ節は，頸部，腋窩（わきの下），鼠径部（腹部と大腿の境），腹膜などの結合組織に多くみられる（図1）．独立した器官をつくらず，組織内にリンパ球がまばらに集合する現象をリンパ球浸潤，浸潤したリンパ球が密に集合して小結節状になるものをリンパ小節（リンパ濾胞）という（図3）．

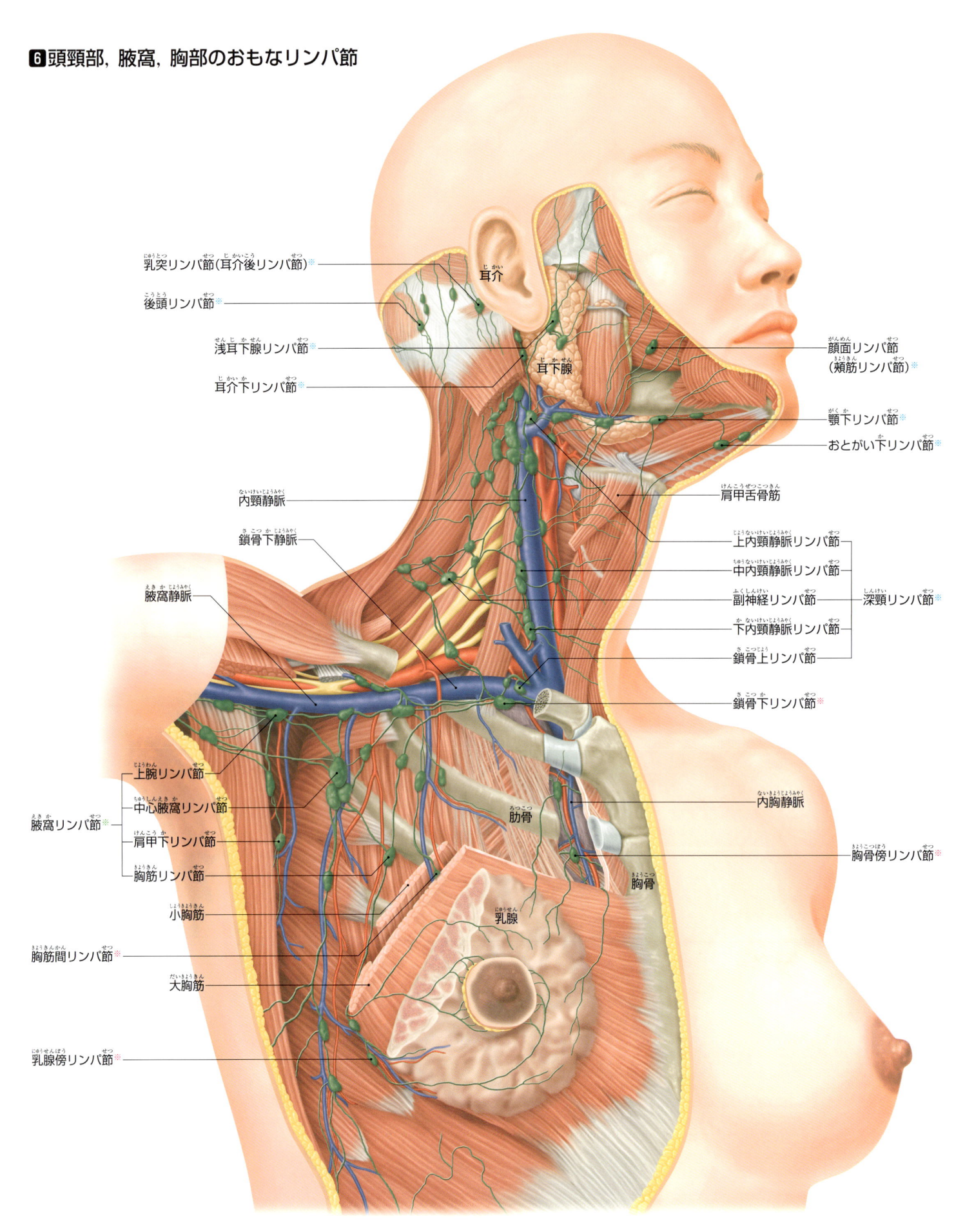

❻頭頸部，腋窩，胸部のおもなリンパ節

乳突リンパ節（耳介後リンパ節）※
後頭リンパ節※
浅耳下腺リンパ節※
耳介下リンパ節※
耳介
耳下腺
顔面リンパ節（頬筋リンパ節）※
顎下リンパ節※
おとがい下リンパ節※
内頸静脈
肩甲舌骨筋
鎖骨下静脈
上内頸静脈リンパ節
中内頸静脈リンパ節
腋窩静脈
副神経リンパ節
深頸リンパ節※
下内頸静脈リンパ節
鎖骨上リンパ節
鎖骨下リンパ節
上腕リンパ節
中心腋窩リンパ節
腋窩リンパ節※
肩甲下リンパ節
肋骨
内胸静脈
胸筋リンパ節
胸骨傍リンパ節※
小胸筋
胸骨
胸筋間リンパ節※
乳腺
大胸筋
乳腺傍リンパ節※

頭頸部のリンパ節（※）として，耳介・耳下腺の周囲や下顎底のリンパ節，内頸静脈に沿う深頸リンパ節を示した．上肢のリンパ節（※）である腋窩リンパ節には，へそから上の胸腹壁浅層や乳腺の外方からのリンパも流れる．乳腺の内方のリンパは胸部のリンパ節（※）である胸骨傍リンパ節に流れる．

7 腹部，鼠径部のおもなリンパ節

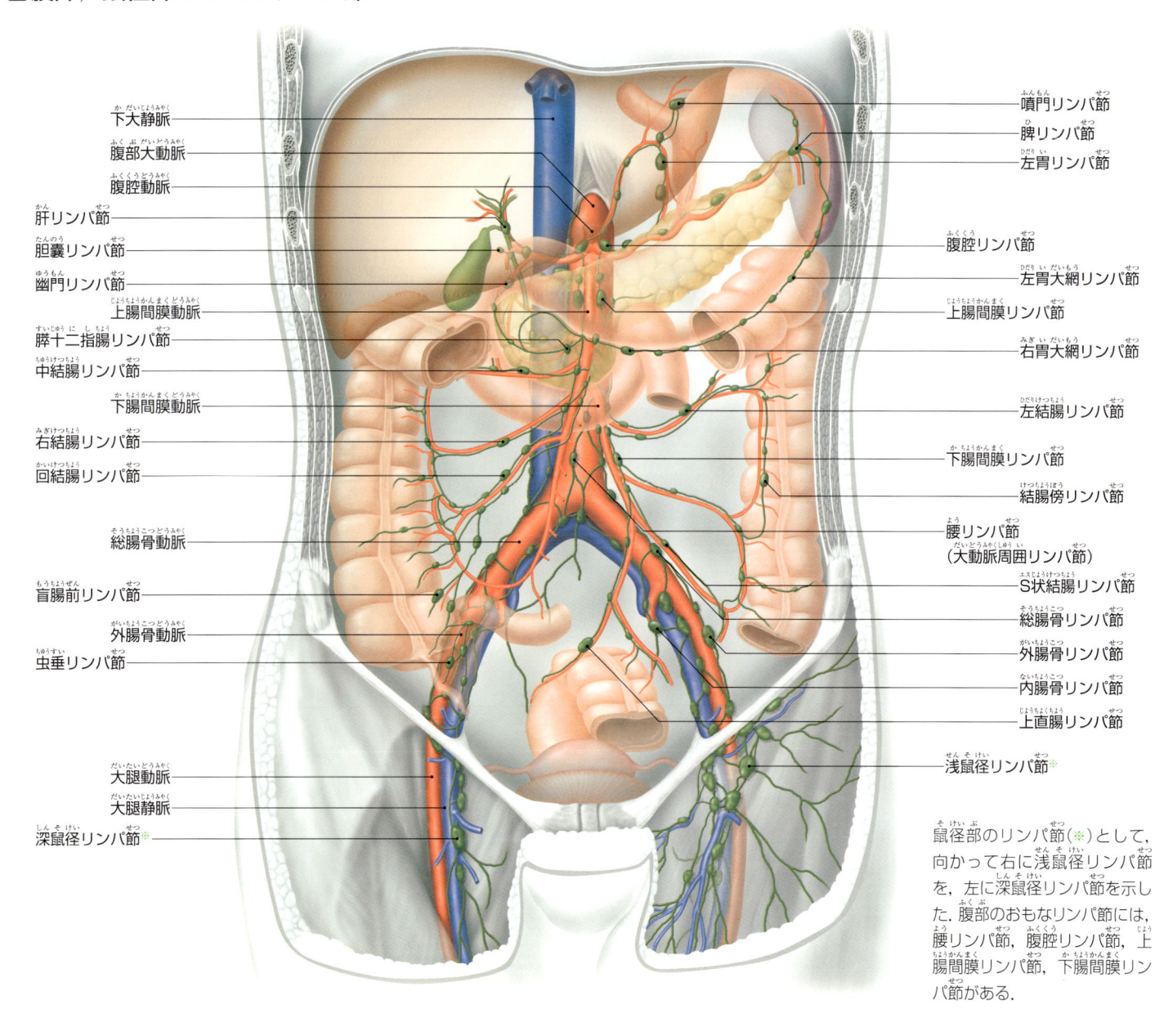

(図中ラベル)
下大静脈
腹部大動脈
腹腔動脈
肝リンパ節
胆嚢リンパ節
幽門リンパ節
上腸間膜動脈
膵十二指腸リンパ節
中結腸リンパ節
下腸間膜動脈
右結腸リンパ節
回結腸リンパ節
総腸骨動脈
盲腸前リンパ節
外腸骨動脈
虫垂リンパ節
大腿動脈
大腿静脈
深鼠径リンパ節※

噴門リンパ節
脾リンパ節
左胃リンパ節
腹腔リンパ節
左胃大網リンパ節
上腸間膜リンパ節
右胃大網リンパ節
左結腸リンパ節
下腸間膜リンパ節
結腸傍リンパ節
腰リンパ節（大動脈周囲リンパ節）
S状結腸リンパ節
総腸骨リンパ節
外腸骨リンパ節
内腸骨リンパ節
上直腸リンパ節
浅鼠径リンパ節※

鼠径部のリンパ節（※）として，向かって右に浅鼠径リンパ節を，左に深鼠径リンパ節を示した．腹部のおもなリンパ節には，腰リンパ節，腹腔リンパ節，上腸間膜リンパ節，下腸間膜リンパ節がある．

【頭頸部のリンパ節】 頭頸部のリンパ節は耳介・耳下腺の周囲や下顎底にあり，これらから出たリンパ管は最終的に深頸リンパ節に流入する（図6）．深頸リンパ節は内頸静脈に沿う20～30個のリンパ節群で，肩甲舌骨筋を境に上深頸リンパ節と下深頸リンパ節に分かれる．深頸リンパ節から出たリンパ管は頸リンパ本幹に合流する．

【上肢と胸部のリンパ節】 上肢，乳腺の外方，へそから上の胸腹壁浅層のリンパ管は，腋窩リンパ節に流入する（図6）．腋窩リンパ節はわきの下にある30～40個のリンパ節群で，腋窩静脈に沿うものとその枝に沿うものからなる．腋窩リンパ節から出たリンパ管は鎖骨下リンパ本幹に合流する．乳腺の内方のリンパ管は胸骨傍リンパ節に流入して静脈角へ向かう．胸壁深層のリンパ管は，胸骨傍リンパ節，肋間リンパ節，前・後縦隔リンパ節などを経て，左側では胸管にそそぎ，右側では右気管支縦隔リンパ本幹に合流する．胸部内臓のリンパ管は前・後縦隔リンパ節，気管気管支リンパ節を経て，右静脈角にそそぐ．

【下肢と腹部のリンパ節】 下肢，外陰部，下腹部，殿部などの浅層のリンパ管は，鼠径部の皮下脂肪組織中にある7～10個の浅鼠径リンパ節に流入する（図7）．浅鼠径リンパ節から出たリンパ管は大腿動・静脈に沿う3～5個の深鼠径リンパ節を経て上行し，外腸骨リンパ節，総腸骨リンパ節を経て腰リンパ本幹に合流する．腎臓や副腎，骨盤内臓などのリンパ管は，20～30個の腰リンパ節に流入したのち腰リンパ本幹に合流する．胃，十二指腸，肝臓，膵臓，脾臓などのリンパ管は腹腔動脈の根もとにある10～20個の腹腔リンパ節に，空腸，回腸，結腸のリンパ管は上腸間膜動脈とその枝に沿う100～200個の上腸間膜リンパ節と，下腸間膜動脈とその枝に沿う50個ほどの下腸間膜リンパ節とに入り，それらから出たリンパ管は腸リンパ本幹に合流する．

●**おもな病気** 悪性リンパ腫*，リンパ節炎*，リンパ浮腫*など

5 全身——165

脳神経

cranial nerves

神経系は中枢神経系と末梢神経系に区分される．中枢神経系は脳と脊髄であり，脳・脊髄と身体各部の器官を結ぶ神経線維の束を末梢神経系という．末梢神経系は，脳神経，脊髄神経(170ページ)，自律神経系(172ページ)から構成される．

【脳神経の名称】 脳神経は脳に連絡する12対の末梢神経で，嗅神経(Ⅰ)，視神経(Ⅱ)，動眼神経(Ⅲ)，滑車神経(Ⅳ)，三叉神経(Ⅴ)，外転神経(Ⅵ)，顔面神経(Ⅶ)，内耳神経(Ⅷ)，舌咽神経(Ⅸ)，迷走神経(Ⅹ)，副神経(Ⅺ)，舌下神経(Ⅻ)とよばれる(図❶)．各脳神経は頭蓋底の多数の孔を通りぬけて頭頸部に分布するが，迷走神経は下行して胸腹部の内臓に分布する．

【神経線維】 末梢神経系は，末梢から中枢に感覚刺激を伝える感覚(求心性)線維と，中枢から末梢に運動指令を伝える運動(遠心性)線維からなる．これらの神経線維が，外的環境に適応する器官(感覚器・皮膚・骨格筋・腱・関節など)に分布する場合を体性神経系(動物神経系，運動神経系)，生命を維持する器官(内臓や脈管の平滑筋，心筋，腺など)に分布する場合を臓性神経系(植物神経系，自律神経系)とよぶ．

脳神経は体性の感覚・運動線維と臓性の感覚・運動線維をふくんでおり，脳幹の起始核から出る臓性の運動線維(自律神経系の副交感性線維，図❷)は動眼・顔面・舌咽・迷走神経に混在する．また，嗅上皮，網膜，内耳，舌・咽頭の粘膜に分布する感覚線維と，胎生期の鰓弓に由来する横紋筋に分布する運動線維は，頭頸部にかぎられた特殊感覚線維，特殊運動線維(鰓運動線維)としてあつかわれ，そのほかの身体領域に広く分布する感覚・運動線維(一般線維)とは区別される(図❸)．鰓運動線維をふくむ三叉・顔面・舌咽・迷走・副神経は鰓弓神経と総称される．各脳神経の機能は，どのような神経線維成分をふくむかによって異なる(図❸)．

【嗅神経，視神経，内耳神経】 体性の特殊感覚線維からなる神経で，嗅神経は嗅覚を伝え(33ページ)，視神経は視覚を伝える(29ページ)．内耳神経は蝸牛神経と前庭神経から構成され，蝸牛神経は聴覚を，前庭神経は平衡感覚を伝える(31ページ)．

【動眼神経，滑車神経，外転神経，舌下神経】 体性の運動線維からなる神経で，外眼筋(29ページ)や舌筋の運動を支配する．臓性の運動線維をふくむ動眼神経は一部の内眼筋を支配する．

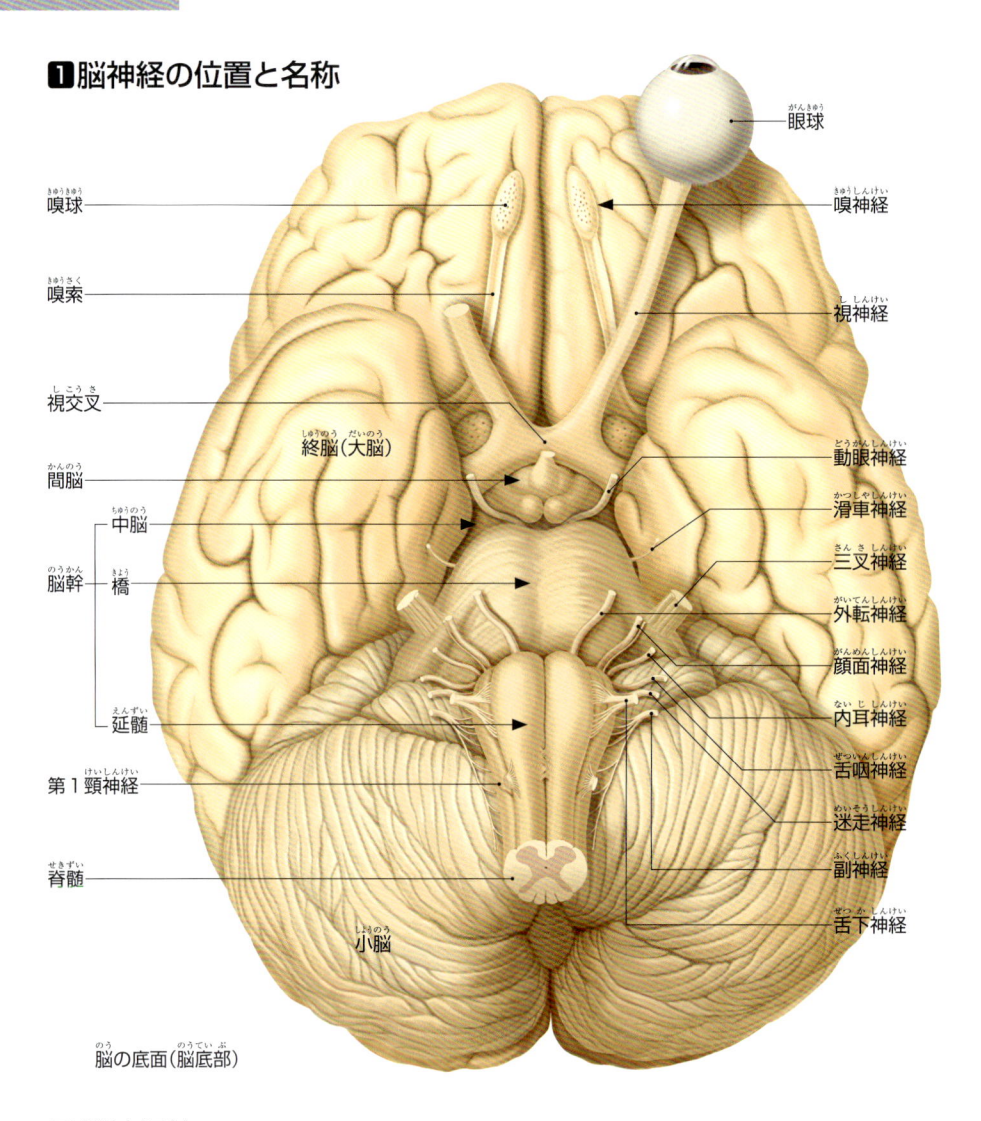

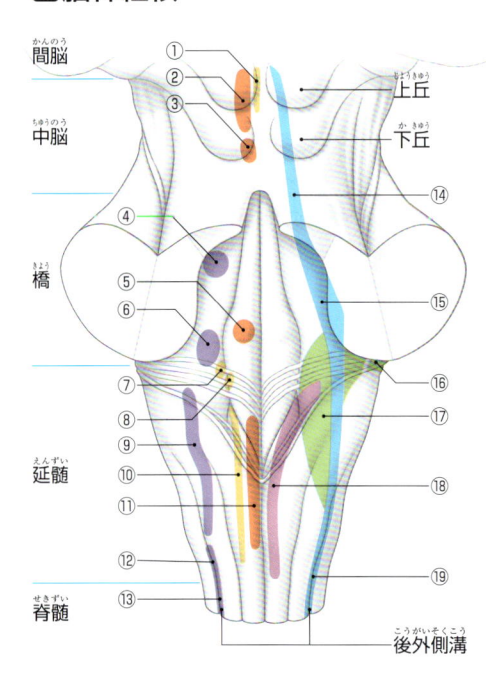

❶ 脳神経の位置と名称

脳の底面(脳底部)

❷ 脳神経核

小脳を取り除き，脳幹を後ろ(背側)からみた図．脳幹の外表面に投影した脳神経核はそれぞれ1対あるが，図では向かって左に①〜⑬の核を，右に⑭〜⑲の核を示した

脳幹には嗅神経と視神経をのぞく10対の脳神経の中枢(神経核，ニューロンの細胞体の集団)がある．運動線維が出る神経核を起始核，感覚線維が入る神経核を終止核という．

体性の運動線維の起始核 ②動眼神経核，③滑車神経核，⑤外転神経核，⑪舌下神経核

臓性の運動線維(副交感性線維)の起始核 ①動眼神経副核，⑦上唾液核(顔面神経にふくまれる中間神経の起始核)，⑧下唾液核(舌咽神経の起始核)，⑩迷走神経背側核

臓性の特殊運動線維(鰓運動線維)の起始核 ④三叉神経運動核，⑥顔面神経核，⑨疑核(迷走神経核の一部を構成する)，⑫副神経核(副神経延髄根)，⑬副神経脊髄核(副神経脊髄根)

体性の感覚線維の終止核 ⑭三叉神経中脳路核，⑮三叉神経主感覚核，⑲三叉神経脊髄路核

臓性の感覚線維の終止核 ⑱孤束核(迷走神経核の一部を構成する．顔面・舌咽・迷走神経の臓性の特殊感覚線維も入る)

体性の特殊感覚線維の終止核 ⑯蝸牛神経核，⑰前庭神経核

❸ 脳神経のおもな分布領域

番号と名称	中枢のある位置	神経の出入りする位置	体性の運動線維	体性の感覚線維	臓性の運動線維	臓性の感覚線維
Ⅰ 嗅神経	終脳	嗅脳		鼻腔の嗅上皮(嗅覚) →33ペ		
Ⅱ 視神経	間脳	間脳		眼の網膜(視覚) →29ペ		
Ⅲ 動眼神経	(間脳)中脳	中脳	外眼筋(上直筋, 下直筋, 内側直筋, 下斜筋), 上眼瞼挙筋 →29ペ		内眼筋(瞳孔括約筋, 毛様体筋) →29ペ	
Ⅳ 滑車神経	中脳	中脳	外眼筋(上斜筋) →29ペ			
Ⅴ 三叉神経	中脳〜頸髄	橋		顔面皮膚, 涙腺, 結膜, 角膜, 脈絡膜, 強膜, 眼瞼, 鼻腔・口腔粘膜, 舌, 歯, 歯肉, 口唇, 硬膜 →168ペ	咀嚼筋 →36ペ 口蓋帆張筋, 鼓膜張筋, 顎舌骨筋, 顎二腹筋 →25ペ	
Ⅵ 外転神経	橋	橋	外眼筋(外側直筋) →29ペ			
Ⅶ 顔面神経	橋	橋		耳介・外耳道の皮膚 →30ペ, 169ペ	唾液腺(顎下腺, 舌下腺) →35ペ, 涙腺 →28ペ 顔面筋(表情筋) →24ペ あぶみ骨筋	舌の前3分の2(味覚) →34ペ
Ⅷ 内耳神経	橋〜延髄	橋		内耳の蝸牛(聴覚) →30ペ 内耳の前庭・半規管(平衡感覚) →30ペ		
Ⅸ 舌咽神経	延髄	延髄		耳介・外耳道の皮膚 →30ペ	唾液腺(耳下腺) →35ペ 茎突咽頭筋	舌の後ろ3分の1(味覚) →34ペ
Ⅹ 迷走神経	延髄	延髄		耳介・外耳道の皮膚 →30ペ	咽頭・喉頭の平滑筋と腺, 胸腹部の内臓と腺 咽頭・喉頭の横紋筋	咽頭下半・喉頭・胸腹部の内臓 喉頭蓋(味覚) →38ペ
Ⅺ 副神経	延髄〜頸髄	延髄〜頸髄			胸鎖乳突筋 →25ペ 僧帽筋 →25ペ, 144ペ	
Ⅻ 舌下神経	延髄	延髄	舌筋(口蓋舌筋をのぞく) →34ペ			

表中の分布領域の色分けは, 図❷の脳神経核の色に合わせた. ただし, 臓性の特殊感覚線維の分布領域は ■ で示した.

4 三叉神経のおもな枝（左側面）

V₁ 三叉神経第1枝（眼神経）
1. 涙腺神経
2. 前頭神経
3. 眼窩上神経
4. 滑車上神経
5. 鼻毛様体神経
6. 滑車下神経

V₂ 三叉神経第2枝（上顎神経）
7. 頬骨神経
8. 眼窩下神経
9. 上歯槽神経の前上歯槽枝
10. 上歯槽神経の中上歯槽枝
11. 上歯槽神経の後上歯槽枝

V₃ 三叉神経第3枝（下顎神経）
12. 頬神経
13. 咬筋神経
14. 耳介側頭神経
15. 舌神経
16. 下歯槽神経
17. 顎舌骨筋神経
18. おとがい神経

三叉神経は，中頭蓋窩（15ﾍﾟ）の側頭骨錐体の上にある三叉神経節（半月神経節）から3つの枝に分かれる．上眼窩裂を通って眼窩に出る第1枝を眼神経，正円孔を通って翼口蓋窩に出る第2枝を上顎神経，卵円孔を通って側頭下窩に出る第3枝を下顎神経という．

顔面の皮膚感覚支配
- 眼神経の支配領域
- 上顎神経の支配領域
- 下顎神経の支配領域

【三叉神経】　第Ⅴ脳神経の三叉神経は脳神経のなかでもっとも太く，体性の感覚線維と鰓運動線維からなる．感覚線維は太い感覚根を，運動線維は細い運動根をつくって橋の外面中央から出る．感覚線維は拡張して三叉神経節（半月神経節）をつくったのち，3つの枝に分かれる（図4）．第1枝を眼神経，第2枝を上顎神経，第3枝を下顎神経といい，おもに顔面や鼻腔・口腔領域の感覚を伝える．運動線維は三叉神経節の下面を通って頭蓋の外へ出ると下顎神経に合流し，咀嚼筋（36ﾍﾟ）などの運動を支配する．三叉神経の3つの枝は脳の硬膜にも感覚線維を分布する．

［眼神経］　眼神経は上眼窩裂を通って眼窩に出ると，涙腺神経，前頭神経，鼻毛様体神経に分かれる．前頭神経は眼窩上神経と滑車上神経を，鼻毛様体神経は前篩骨神経・後篩骨神経・長毛様体神経・滑車下神経を分枝する（図4）．涙腺，結膜，角膜，脈絡膜，強膜，上眼瞼，鼻腔粘膜，鼻や前頭部の皮膚などの感覚を伝える．

［上顎神経］　上顎神経は正円孔を通って翼口蓋窩に出ると，翼口蓋神経節への枝（翼口蓋神経）・頬骨神経・眼窩下神経・上歯槽神経などに分かれる（図4）．下眼瞼，側頭部や頬部の皮膚，口蓋の粘膜，上顎の歯や歯肉，上唇などの感覚を伝える．

［下顎神経］　下顎神経は卵円孔を通って側頭下窩に出ると，咬筋神経・深側頭神経・内側翼突筋神経・外側翼突筋神経・口蓋帆張筋神経・鼓膜張筋神経・頬神経・耳介側頭神経を分枝したのち，舌神経と下歯槽神経に分かれる．下歯槽神経は顎舌骨筋神経を分枝したのち下顎管のなかを走り，おとがい神経となる（図4）．咀嚼筋，口蓋帆張筋，鼓膜張筋，顎舌骨筋，顎二腹筋（前腹）の運動を支配し，これらの筋の感覚と頬粘膜，側頭部の皮膚，舌や口腔底の粘膜，下顎の歯や歯肉，おとがい部や下唇の感覚を伝える．

【顔面神経】　第Ⅶ脳神経の顔面神経は，顔面筋（表情筋，24ﾍﾟ）やあぶみ骨筋の運動を支配する鰓運動線維と，唾液腺（顎下腺と舌

5 顔面神経のおもな枝（左側面）

耳下腺をつらぬいて顔面筋（表情筋, 24㌻）に分布する顔面神経のおもな枝を示した．また，顔面の皮膚に分布する三叉神経の枝（※）や，前頸部・耳介周囲・後頭部の皮膚に分布する頸神経の枝（※）も併せて示した．

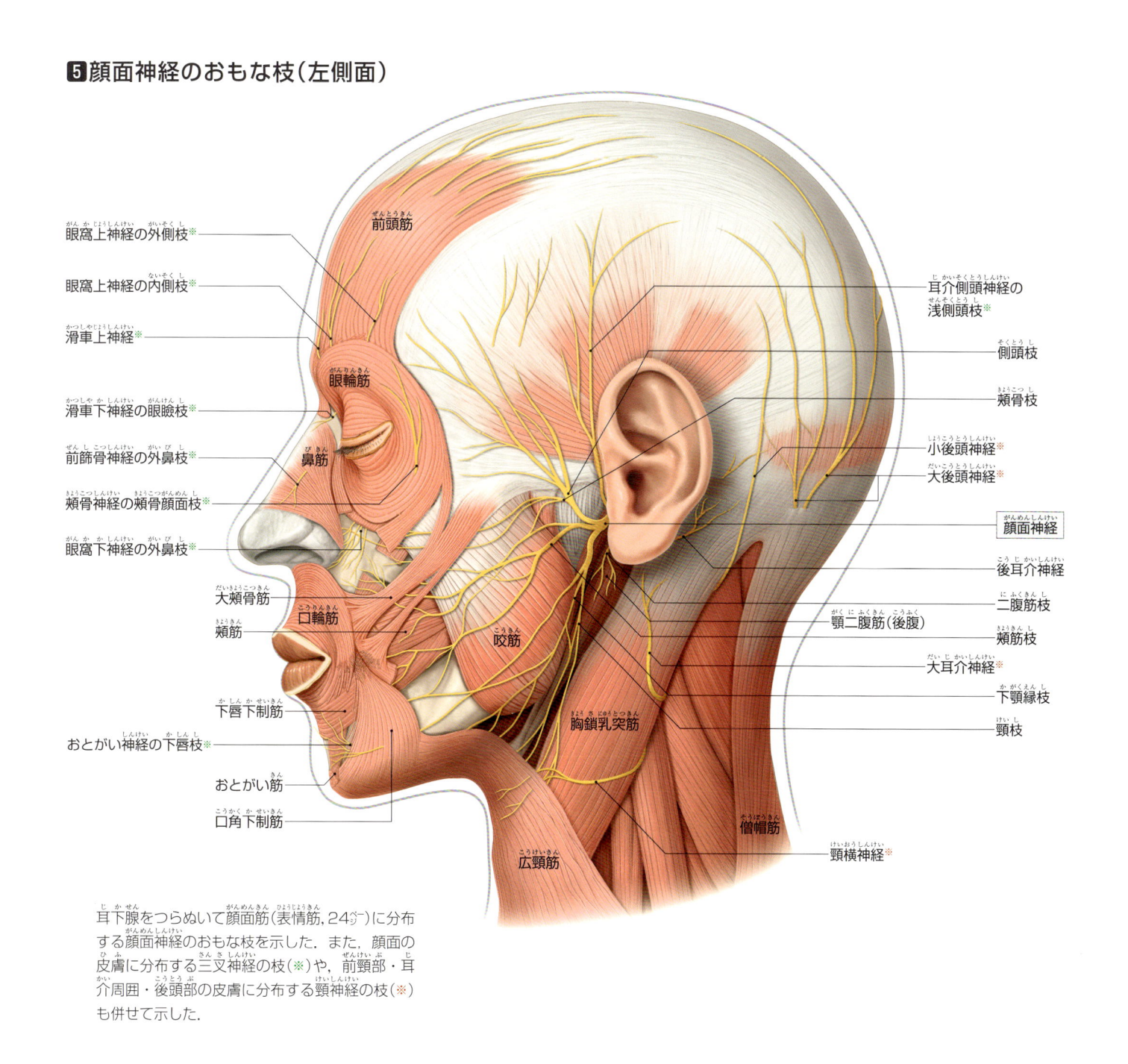

下腺）や涙腺の分泌を支配する臓性の運動線維，耳介や外耳道の皮膚感覚を伝える体性の感覚線維，味覚を伝える臓性の特殊感覚線維からなる．鰓運動線維以外の神経線維は筋膜性の鞘に包まれており，中間神経とよばれる．鰓運動線維と中間神経は，橋を出て内耳神経とともに内耳孔から内耳道に入り，内耳道底で内耳神経と分かれると1本にまとまって側頭骨岩様部にある顔面神経管に入る．顔面神経管のなかで顔面神経は屈曲・拡張して膝神経節をつくり，涙腺の分泌を支配する大錐体神経を翼口蓋神経節へ向けて出す．顔面神経管を下行する間に，あぶみ骨筋神経と鼓索神経が枝分かれし，鼓索神経は舌神経に合流して舌の前3分の2の味覚を伝え，顎下腺や舌下腺の分泌を支配する．顔面神経は茎乳突孔を通って頭蓋の外に出ると，後頭部の皮筋に分布する後耳介神経，顎二腹筋（後腹）と茎突舌骨筋に分布する二腹筋枝を出したのち，耳下腺のなかで耳下腺神経叢を形成する．耳下腺神経叢から出る側頭枝・頬骨枝・頬筋枝・下顎縁枝・頸枝などは耳下腺をつらぬいて表情筋に分布する（図5）．

【舌咽神経，迷走神経，副神経】 第Ⅸ脳神経の舌咽神経は，茎突咽頭筋の運動を支配する鰓運動線維，唾液腺（耳下腺）の分泌を支配する臓性の運動線維，舌の後ろ3分の1の味覚を伝える臓性の特殊感覚線維，耳介や外耳道の皮膚感覚を伝える体性の感覚線維からなる．第Ⅹ脳神経の迷走神経は，胸腹部の内臓の運動を支配する臓性の運動線維を主成分とする神経で，内臓感覚を伝える臓性の感覚線維，咽頭や喉頭の横紋筋の運動を支配する鰓運動線維，喉頭蓋領域の味覚を伝える臓性の特殊感覚線維，耳介や外耳道の皮膚感覚を伝える体性の感覚線維からなる．第Ⅺ脳神経の副神経は胸鎖乳突筋と僧帽筋の運動を支配する鰓運動線維からなる．

●おもな病気　顔面神経麻痺*，三叉神経痛* など

spinal nerves
脊髄神経

❶脊髄と脊髄神経

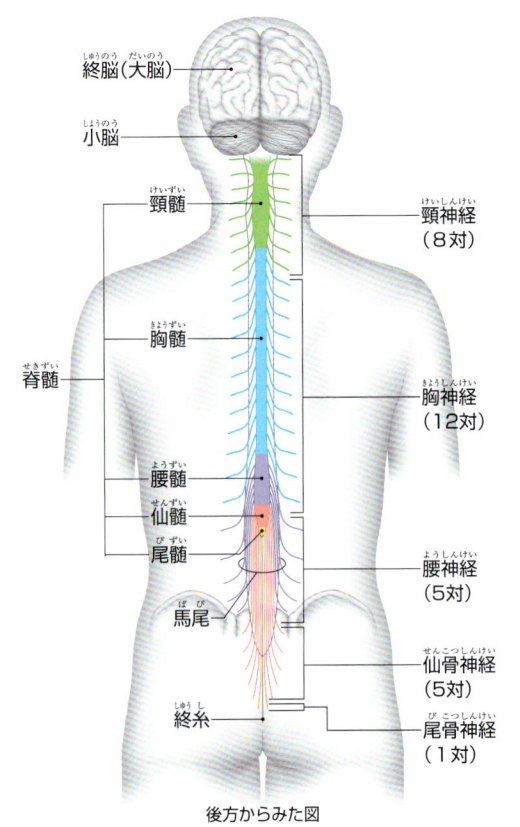

終脳（大脳）
小脳
頸髄
胸髄
脊髄
腰髄
仙髄
尾髄
馬尾
終糸

頸神経（8対）
胸神経（12対）
腰神経（5対）
仙骨神経（5対）
尾骨神経（1対）

後方からみた図

❷脊髄神経の前枝と後枝（胸神経）

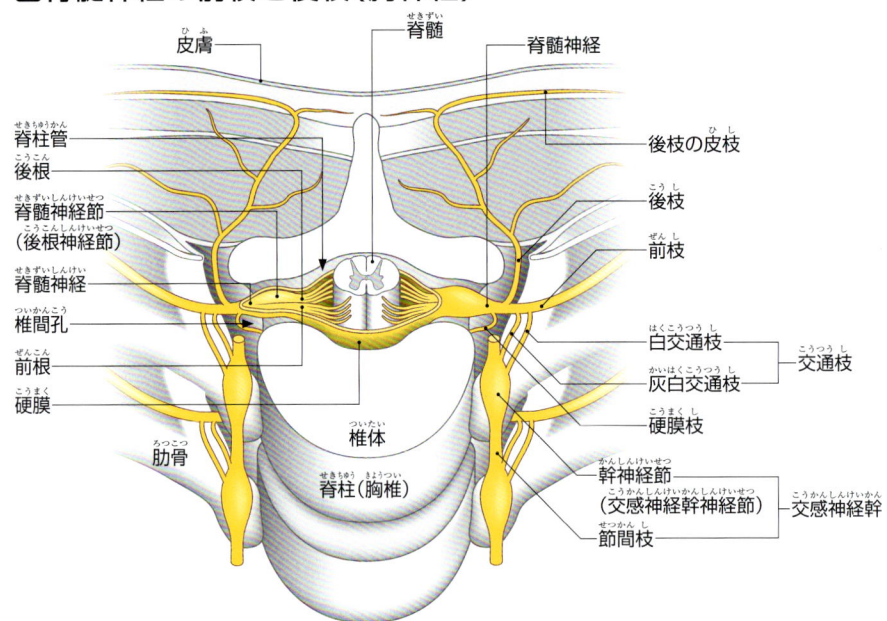

皮膚／脊髄／脊髄神経／後枝の皮枝／後枝／前枝／白交通枝／交通枝／灰白交通枝／硬膜枝／幹神経節（交感神経幹神経節）／交感神経幹／節間枝

脊柱管／後根／脊髄神経節（後根神経節）／脊髄神経／椎間孔／前根／硬膜／肋骨／椎体／脊柱（胸椎）

脊髄神経は椎間孔を通るとすぐに前枝と後枝に分かれ，前枝からは硬膜枝と交通枝が分かれる．脊柱の両側には自律神経系の交感神経幹（173ページ）が頭蓋底から尾骨まで縦に走っており，交通枝は脊髄神経と幹神経節（脊椎の側方にあるため椎傍神経節ともよばれる）との連絡路となる．交通枝には，有髄線維が集まる白色の白交通枝と無髄線維が集まる灰白色の灰白交通枝がある．

❸脊髄神経の神経線維

体性の運動線維（─）は，脊髄前角のニューロン（神経細胞）から出て前根を通って脊髄神経に入り，骨格筋に分布する．
体性の感覚線維（─）は，脊髄神経節の偽単極ニューロンから中枢側と末梢側に分岐する2本の神経突起で，皮膚感覚や深部感覚を脊髄後角に伝える．
臓性の運動線維は，第1胸髄〜第3腰髄の側角のニューロン（節前ニューロン）から出る自律神経系交感神経の節前線維（─）である（173ページ）．上部胸髄から出る節前線維は，白交通枝から交感神経幹に入るとそのなかを上行したのち幹神経節（椎傍神経節）で節後ニューロンと交代し，節後線維（─）は灰白交通枝から脊髄神経にもどって心臓や肺などに分布する．中部〜下部胸髄から出る節前線維と腰髄から出る節前線維は，幹神経節を素通りして脊椎の前方の椎前神経節で節後ニューロンと交代し，それぞれの節後線維は腹部内臓や骨盤内臓などに分布する．臓性の感覚線維（─）は，椎前・椎傍神経節を素通りして白交通枝から脊髄神経に入り，内臓感覚を脊髄神経節を介して脊髄後角に伝える．

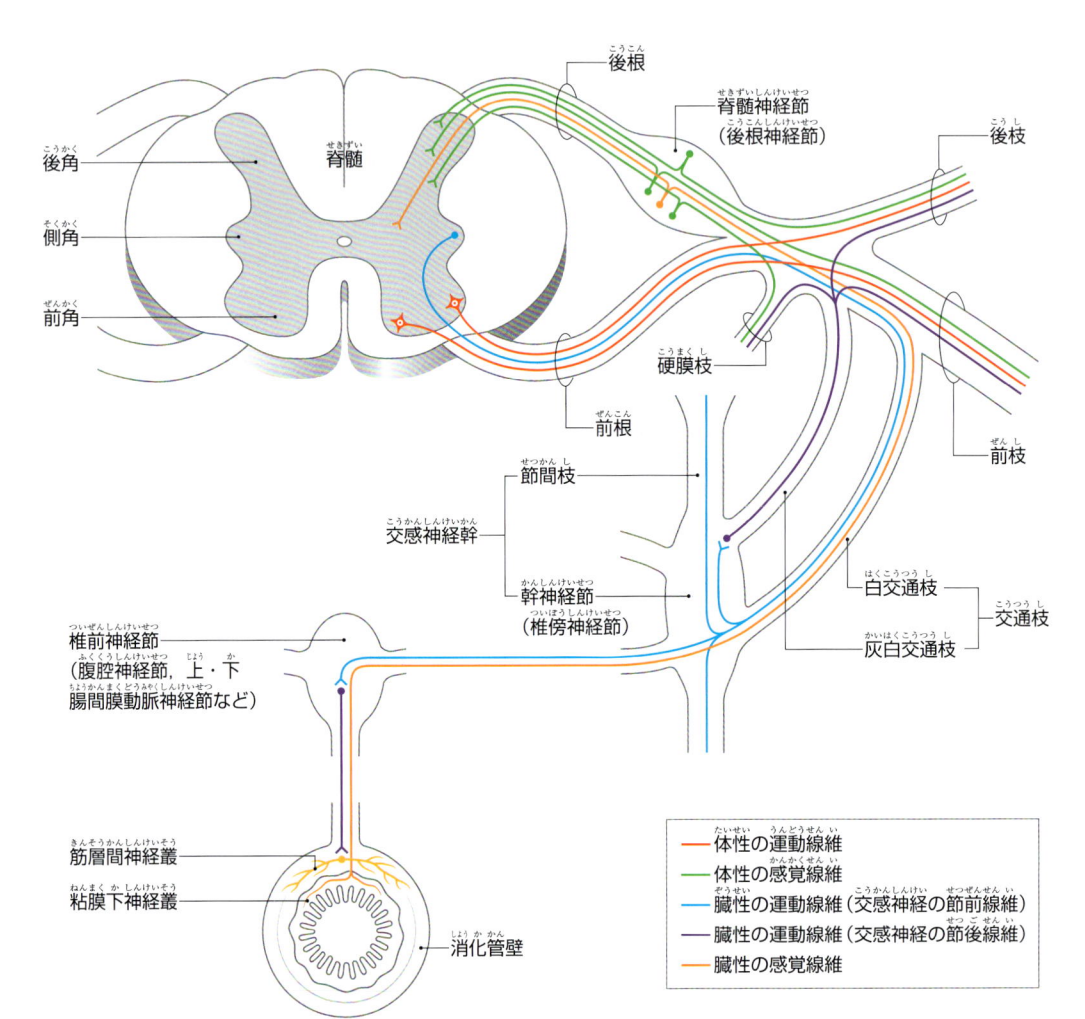

後根／脊髄神経節（後根神経節）／後枝／後角／脊髄／側角／前角／硬膜枝／前根／節間枝／交感神経幹／幹神経節（椎傍神経節）／白交通枝／交通枝／灰白交通枝／前枝／椎前神経節（腹腔神経節，上・下腸間膜動脈神経節など）／筋層間神経叢／粘膜下神経叢／消化管壁

── 体性の運動線維
── 体性の感覚線維
── 臓性の運動線維（交感神経の節前線維）
── 臓性の運動線維（交感神経の節後線維）
── 臓性の感覚線維

4 皮膚分節

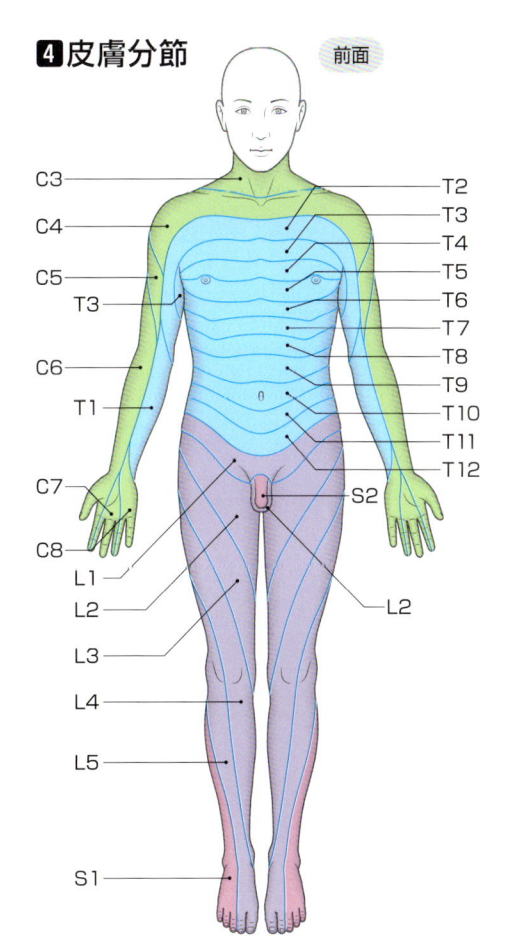

顔面や耳介をのぞく全身の皮膚には，脊髄神経の皮神経が分布して皮膚感覚（痛覚，温度覚，触・圧覚など）をとらえている．1本の脊髄神経によって支配される皮膚領域を皮膚分節（デルマトーム）といい，脊髄神経の高さに順次したがって帯状に配列している．特定の皮膚分節に感覚障害が現れた場合には，その分節を支配する脊髄神経や脊髄の損傷が疑われる．皮枝を出さない第1頸神経（C1）に対応する皮膚分節は図示されていない．

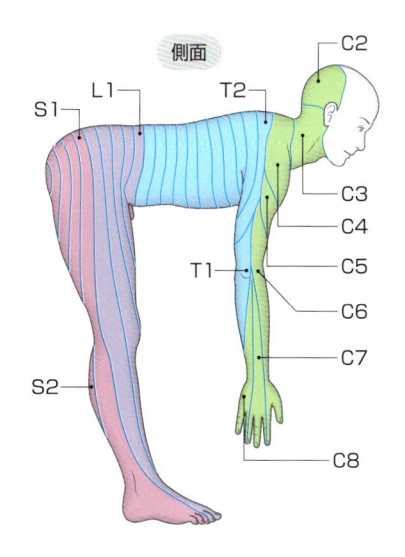

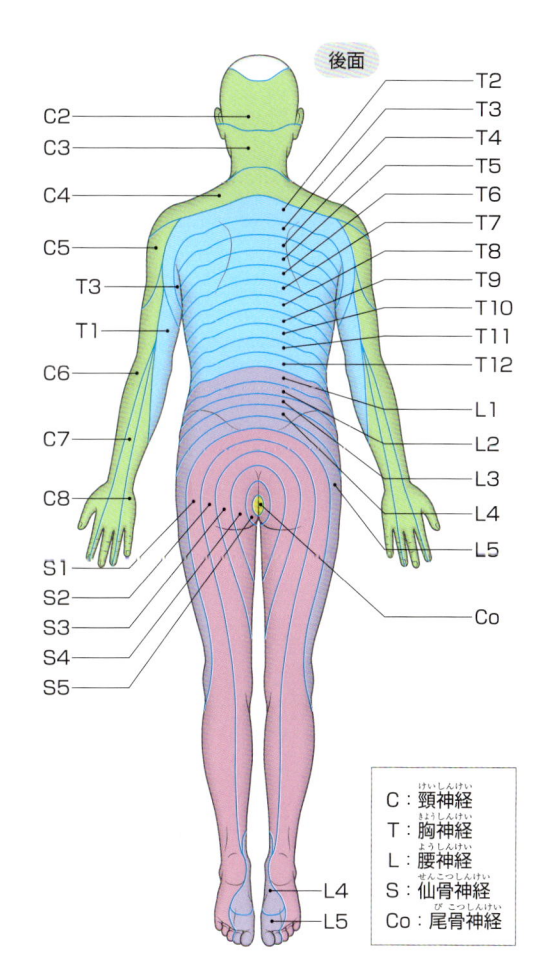

C：頸神経
T：胸神経
L：腰神経
S：仙骨神経
Co：尾骨神経

脊髄神経は中枢神経系の脊髄（22ジ）に連絡する31対の末梢神経で，頸髄からは8対の頸神経，胸髄からは12対の胸神経，腰髄からは5対の腰神経，仙髄からは5対の仙骨神経，尾髄からは通常1対の尾骨神経が出る（図1）．これらの脊髄神経は椎間孔を通って脊柱管の外に出て，体幹や四肢に広く分布する．

【神経線維】 脊髄神経は，末梢から中枢に感覚刺激を伝える感覚（求心性）線維と，中枢から末梢に運動指令を伝える運動（遠心性）線維からなり，体性の感覚・運動線維と臓性の感覚・運動線維をふくむ混合神経である（166ジ）．体性の感覚線維は皮膚感覚や深部感覚を伝え（19ジ），体性の運動線維は骨格筋の運動を支配する．臓性の感覚線維は内臓感覚（飢え，渇き，悪心，便意，尿意，性欲，内臓痛など）を伝え，第1胸髄〜第3腰髄の側角から出る臓性の運動線維（自律神経系の交感神経性線維）は心筋や内臓・血管壁の平滑筋の運動，腺の分泌を支配する（図3，173ジ）．

【前枝と後枝】 脊髄の前外側溝から出る根糸（運動線維）は集まって前根を，後外側溝から出る根糸（感覚線維）は集まって後根をつくる（23ジ）．後根はふくらんで脊髄神経節（後根神経節）をつくり，椎間孔を通るところで前根と合流して脊髄神経の幹となる．各脊髄神経はすぐに前枝と後枝に分かれる．前枝からは硬膜枝と交通枝が分かれ，硬膜枝は脊柱管をいったん出てふたたび脊柱管に入り，血管や骨膜に分布する．脊髄神経と交感神経幹の幹神経節を連絡する交通枝には白交通枝と灰白交通枝がある（図2，図3）．後枝は後頸部・背部の筋と皮膚に分布し，後枝よりも太い前枝は胸神経をのぞいて神経叢をつくり，胸腹部・上肢・下肢の筋と皮膚に分布する．筋に分布する枝を筋枝，皮膚に分布する枝を皮枝という．皮枝のうち神経線維量が多く，皮膚感覚のみを支配する枝を皮神経とよぶ．皮神経の分布には比較的明瞭な分節性（皮膚分節またはデルマトーム，皮膚感覚帯ともよばれる，図4）がみられる．

【頸神経】 第1〜第8頸神経は，後頭骨と第1頸椎（環椎）の間を通る第1頸神経をのぞき，それぞれ番号の1つ若い頸椎の下の椎間孔を通る．第1頸神経の後枝を後頭下神経，第2頸神経の後枝を大後頭神経という．頸神経の前枝は交通して頸神経叢や腕神経叢をつくる．頸神経叢から出る神経は後頭部や頸部の皮膚・舌骨下筋群・横隔膜へ，腕神経叢から出る神経は上肢へ向かう（123ジ）．

【胸神経】 第1〜第12胸神経は，それぞれ同番号の胸椎の下の椎間孔を通る．第1〜第11胸神経の前枝を肋間神経，第12胸神経の前枝を肋下神経という．中位〜下位の肋間神経と肋下神経は腹部に達し，肋間筋だけでなく前腹筋や側腹筋も支配する（142ジ）．

【腰・仙骨・尾骨神経】 第1〜第5腰神経は同番号の腰椎の下の椎間孔を，第1〜第5仙骨神経は仙骨孔を，尾骨神経は第1・第2尾椎の間を通る．腰神経と仙骨神経の前枝が交通してできる腰仙骨神経叢（135ジ）から出る神経は，下腹部，陰部，下肢へ向かう．

●おもな病気　神経根症状*，末梢神経損傷*，肋間神経痛*など

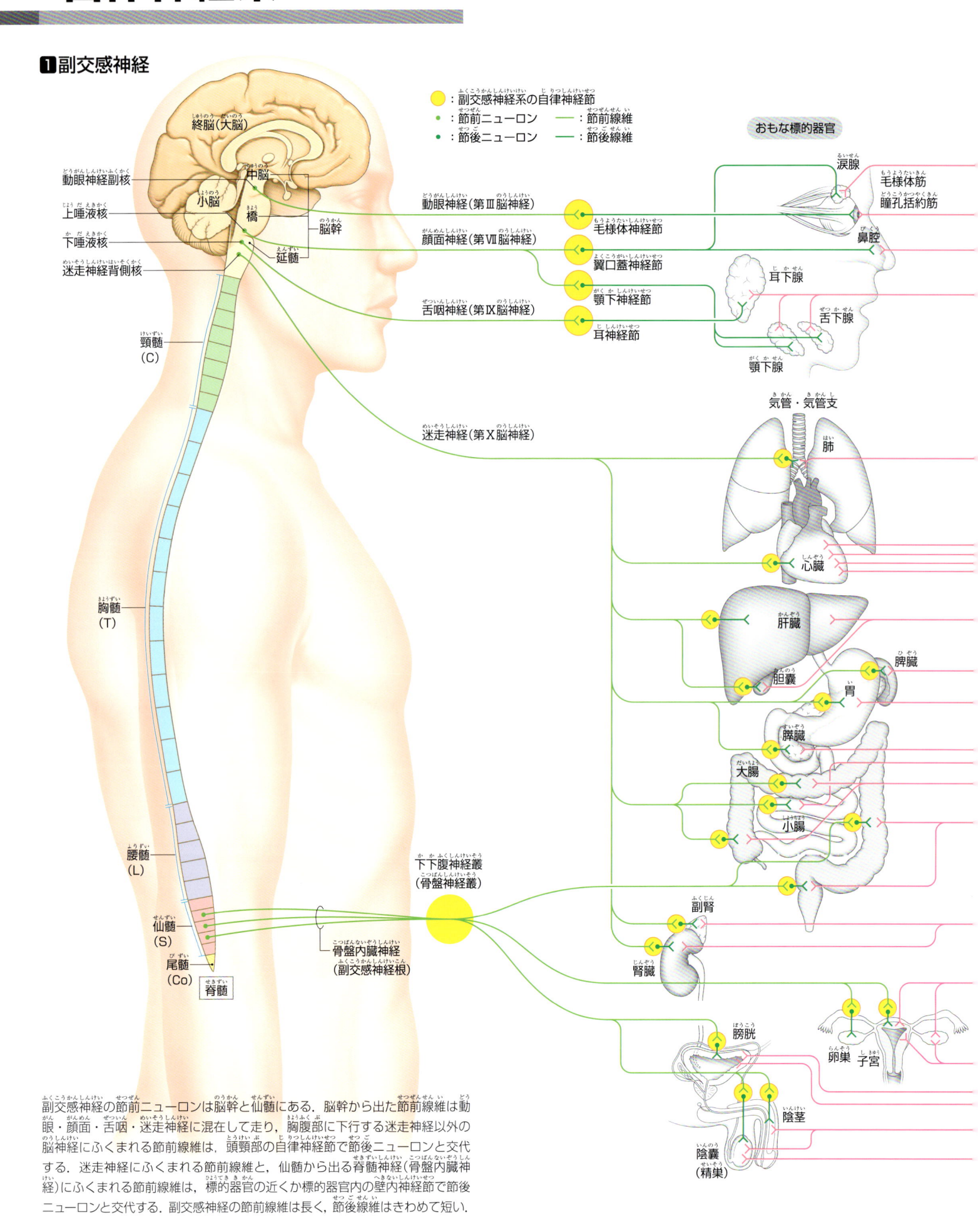

autonomic nervous system
自律神経系

❶副交感神経

○：副交感神経系の自律神経節
●：節前ニューロン　── ：節前線維
●：節後ニューロン　── ：節後線維

おもな標的器官

副交感神経の節前ニューロンは脳幹と仙髄にある．脳幹から出た節前線維は動眼・顔面・舌咽・迷走神経に混在して走り，胸腹部に下行する迷走神経以外の脳神経にふくまれる節前線維は，頭頸部の自律神経節で節後ニューロンと交代する．迷走神経にふくまれる節前線維と，仙髄から出る脊髄神経（骨盤内臓神経）にふくまれる節前線維は，標的器官の近くか標的器官内の壁内神経節で節後ニューロンと交代する．副交感神経の節前線維は長く，節後線維はきわめて短い．

❷交感神経

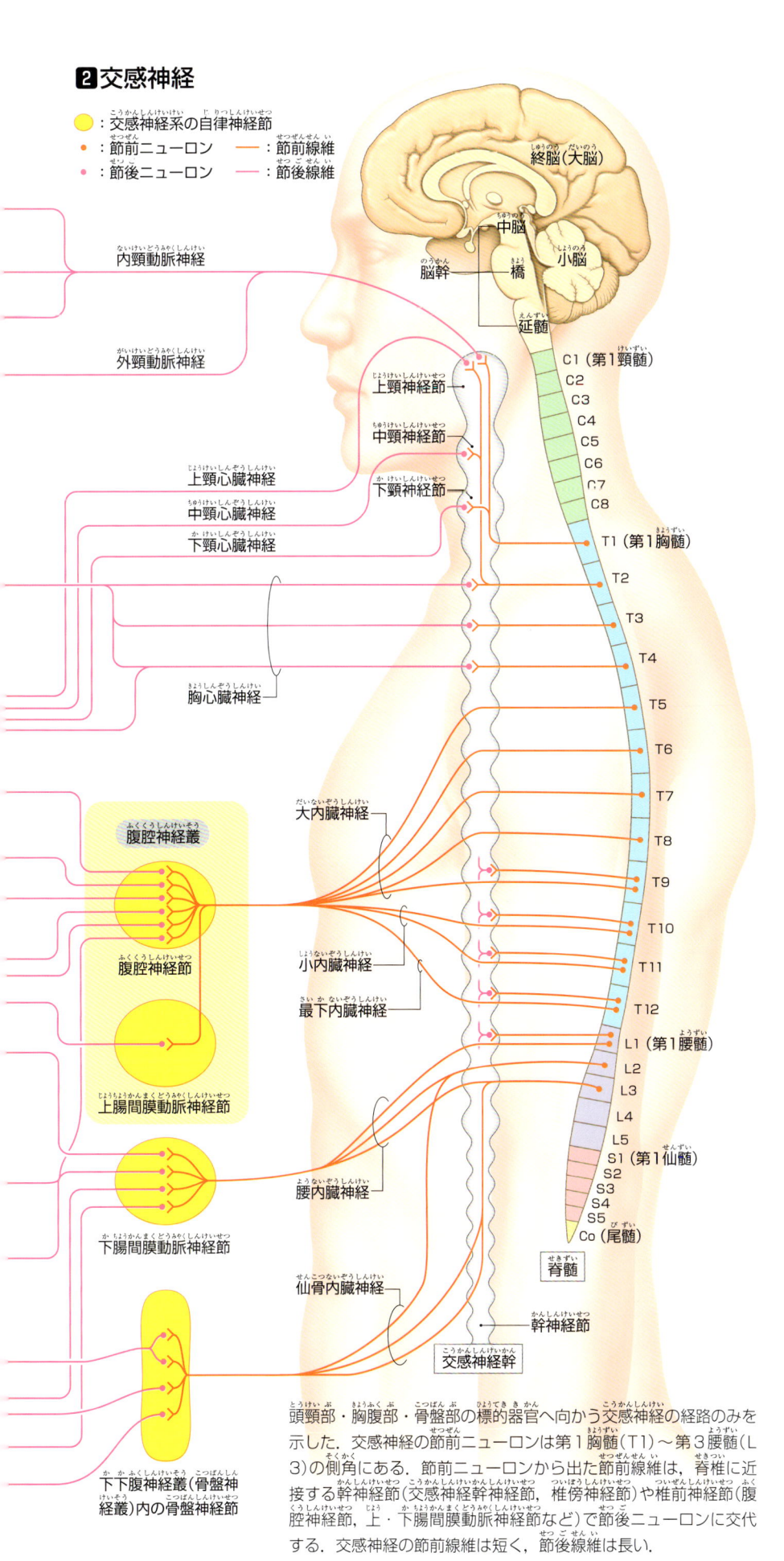

- 🟡：交感神経系の自律神経節
- ・：節前ニューロン ─：節前線維
- ・：節後ニューロン ─：節後線維

【図の標識】
- 内頸動脈神経
- 外頸動脈神経
- 上頸心臓神経
- 中頸心臓神経
- 下頸心臓神経
- 胸心臓神経
- 腹腔神経叢
- 腹腔神経節
- 上腸間膜動脈神経節
- 下腸間膜動脈神経節
- 下下腹神経叢（骨盤神経叢）内の骨盤神経節
- 終脳（大脳）
- 中脳
- 脳幹
- 橋
- 小脳
- 延髄
- 上頸神経節
- 中頸神経節
- 下頸神経節
- C1（第1頸髄）〜C8
- T1（第1胸髄）〜T12
- 大内臓神経
- 小内臓神経
- 最下内臓神経
- L1（第1腰髄）〜L5
- 腰内臓神経
- S1（第1仙髄）〜S5
- Co（尾髄）
- 仙骨内臓神経
- 脊髄
- 幹神経節
- 交感神経幹

頭頸部・胸腹部・骨盤部の標的器官へ向かう交感神経の経路のみを示した．交感神経の節前ニューロンは第1胸髄（T1）〜第3腰髄（L3）の側角にある．節前ニューロンから出た節前線維は，脊椎に近接する幹神経節（交感神経幹神経節，椎傍神経節）や椎前神経節（腹腔神経節，上・下腸間膜動脈神経節など）で節後ニューロンに交代する．交感神経の節前線維は短く，節後線維は長い．

自律神経系は，平滑筋や心筋の運動と腺の分泌を無意識的・反射的に調節する末梢神経系である．呼吸・循環・消化・分泌・体温調節など生命を維持する機能をもつ内臓や脈管におもに分布しており，臓性神経系または植物神経系ともよばれる．自律神経系は拮抗的にはたらく副交感神経（図❶）と交感神経（図❷）に分けられる．

【神経線維】　自律神経系では脳幹や脊髄内のニューロン（神経細胞）から出る運動（遠心性）線維は，標的器官に達する途中でかならずニューロンを交代する．その中継箇所がニューロンの細胞体が集合する自律神経節である．ここより中枢側のニューロンを節前ニューロン，その線維を節前線維（有髄性）といい，自律神経節でシナプスをつくって交代する末梢側のニューロンを節後ニューロン，その線維を節後線維（無髄性）という．内臓感覚（飢え，渇き，悪心，便意，尿意，性欲，内臓痛など）を伝える感覚（求心性）線維は，脳神経節や脊髄神経節のニューロンに入り，そこから出た軸索が後根を経て脊髄後角でニューロンを交代する．自律神経系の節前線維と節後線維は独立した神経束をつくらず，脳神経（166ﾍﾟｰｼﾞ）や脊髄神経（170ﾍﾟｰｼﾞ）に混在して走る．

【副交感神経】　安静時に優位にはたらく自律神経系で，腸の蠕動運動や分泌の亢進，排尿・排便の促進，心拍数・呼吸数の減少，瞳孔の縮小などをもたらす．節前ニューロンの細胞体が脳幹と仙髄にあり，頭仙系自律神経ともよばれる．脳幹から出る節前線維は動眼・顔面・舌咽・迷走神経に混在し，仙髄から出る節前線維は仙骨神経を経て骨盤内臓神経に混在する．頭頸部では毛様体神経節，翼口蓋神経節，耳神経節，顎下神経節で，胸腹部では標的器官の近くか器官内の壁内神経節で節後ニューロンと交代する．

【交感神経】　活動時に優位にはたらく自律神経系で，血圧の上昇，心拍数・呼吸数の増加，瞳孔の散大，発汗や立毛，腸の蠕動運動の低下などをもたらす．節前ニューロンの細胞体が第1胸髄（T1）〜第3腰髄（L3）の側角にあり，胸腰系自律神経ともよばれる．頭頸部や胸部内臓，体壁や体肢の血管・腺・立毛筋へ向かう節前線維は交感神経幹の幹神経節（椎傍神経節）で節後ニューロンと交代し，腹部内臓や骨盤内臓へ向かう節前線維は幹神経節を素通りして椎前神経節で節後ニューロンと交代する（170ﾍﾟｰｼﾞ）．

内分泌腺とホルモン

endocrine glands and hormones

　組織液から取り込んだ低分子物質を，細胞内でより複雑な物質に合成して細胞外へ放出する過程を，分泌という．分泌機能を営む腺細胞の多くは集合して腺を形成する．腺は，導管を介して分泌物を体表面や管腔に排出する外分泌腺と，導管をもたず，組織液を介して分泌物を毛細血管に放出する内分泌腺に分けられる．内分泌腺から分泌される物質はホルモンとよばれる．ホルモンは血流に運ばれて特定の器官（標的器官）に達すると，その細胞（標的細胞）の細胞膜受容体と特異的に反応して結合し，標的細胞の生理機能を促進または抑制する．

【内分泌腺】 内分泌腺には，下垂体，松果体，甲状腺(40ページ)，上皮小体(副甲状腺，41ページ)，副腎などのように独立した内分泌器官を構成するもの，膵島(85ページ)，精巣(96ページ)，卵巣(100ページ)などのようにほかの機能をもつ器官のなかに内分泌細胞が混在するもの，消化管（胃や腸）のように上皮組織のなかに内分泌細胞が散在するもの(71ページ)，などがある（図3）．

【下垂体】 下垂体は蝶形骨のトルコ鞍に埋まる無対の器官で，腺性下垂体と神経下垂体に区分される．一般に下垂体前葉とよばれる腺性下垂体は腺組織からできており，甲状腺・副腎皮質・精巣・卵巣などの発達と活動を調節する数種類の刺激ホルモン，骨や全身の成長を促す成長ホルモン，乳汁の分泌を促すプロラクチンなどを分泌する（前葉ホルモン，図1）．一般に下垂体後葉とよばれる神経下垂体は神経組織からできており，乳汁の排出を促し，子宮平滑筋を収縮させるオキシトシンと，血圧を上昇させ，腎臓での水の再吸収を促すバソプレシンを分泌する（後葉ホルモン，図1）．

【視床下部】 間脳の視床下部は，下垂体のホルモン分泌を調節する内分泌系の最上位中枢である（視床下部-下垂体系，図2，103ページ）．視床下部で産生される視床下部ホルモンは，下垂体門脈に放出されて下垂体前葉に達し，前葉ホルモンの分泌を促進または抑制する．後葉ホルモンは視床下部で産生され，神経軸索を下降して下垂体後葉の軸索終末に貯留し，必要に応じて血液中に放出される．視床下部や下垂体のホルモン分泌は，末梢の内分泌腺から分泌されるホルモンの血中濃度によって自動調節されている（フィードバック機構）．

❶視床下部ホルモンと下垂体ホルモン

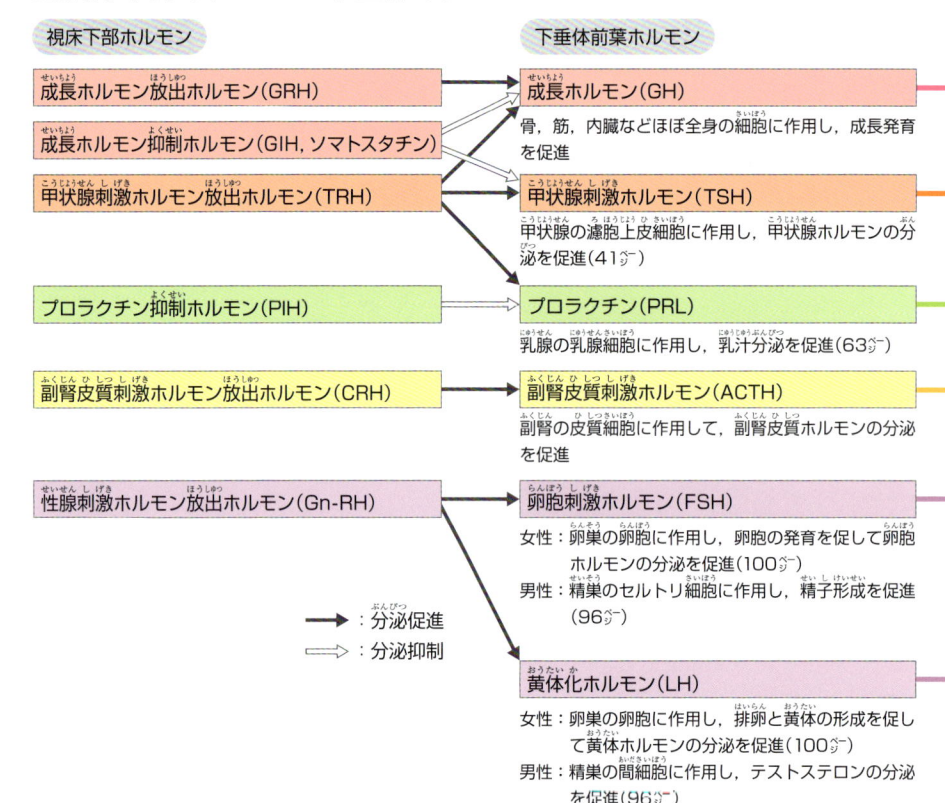

視床下部ホルモン
- 成長ホルモン放出ホルモン(GRH)
- 成長ホルモン抑制ホルモン(GIH，ソマトスタチン)
- 甲状腺刺激ホルモン放出ホルモン(TRH)
- プロラクチン抑制ホルモン(PIH)
- 副腎皮質刺激ホルモン放出ホルモン(CRH)
- 性腺刺激ホルモン放出ホルモン(Gn-RH)

→：分泌促進
⇒：分泌抑制

下垂体前葉ホルモン
- **成長ホルモン(GH)**：骨，筋，内臓などほぼ全身の細胞に作用し，成長発育を促進
- **甲状腺刺激ホルモン(TSH)**：甲状腺の濾胞上皮細胞に作用し，甲状腺ホルモンの分泌を促進(41ページ)
- **プロラクチン(PRL)**：乳腺の乳腺細胞に作用し，乳汁分泌を促進(63ページ)
- **副腎皮質刺激ホルモン(ACTH)**：副腎の皮質細胞に作用して，副腎皮質ホルモンの分泌を促進
- **卵胞刺激ホルモン(FSH)**：
  - 女性：卵巣の卵胞に作用し，卵胞の発育を促して卵胞ホルモンの分泌を促進(100ページ)
  - 男性：精巣のセルトリ細胞に作用し，精子形成を促進(96ページ)
- **黄体化ホルモン(LH)**：
  - 女性：卵巣の卵胞に作用し，排卵と黄体の形成を促して黄体ホルモンの分泌を促進(100ページ)
  - 男性：精巣の間細胞に作用し，テストステロンの分泌を促進(96ページ)

下垂体後葉ホルモン
- **オキシトシン**：乳腺の筋上皮細胞に作用し，乳汁排出を促進(63ページ)．子宮の平滑筋に作用し，子宮の収縮をおこして分娩を促進
- **バソプレシン(抗利尿ホルモン，ADH)**：腎臓に作用し，水の再吸収を促進(91ページ)

　ホルモンはその化学構造から，①ペプチドホルモン，②ステロイドホルモン，③アミノ酸誘導体ホルモンに大別される．視床下部・下垂体・上皮小体(副甲状腺)・膵島・消化管ホルモンは①に，副腎皮質・精巣・卵巣ホルモンは②に，甲状腺・副腎髄質・松果体ホルモンは③に分類される．ホルモンの血中濃度は10^{-6}～10^{-10} mol/ℓと非常に低く，ごく微量で効果を発揮する．

❷視床下部-下垂体系

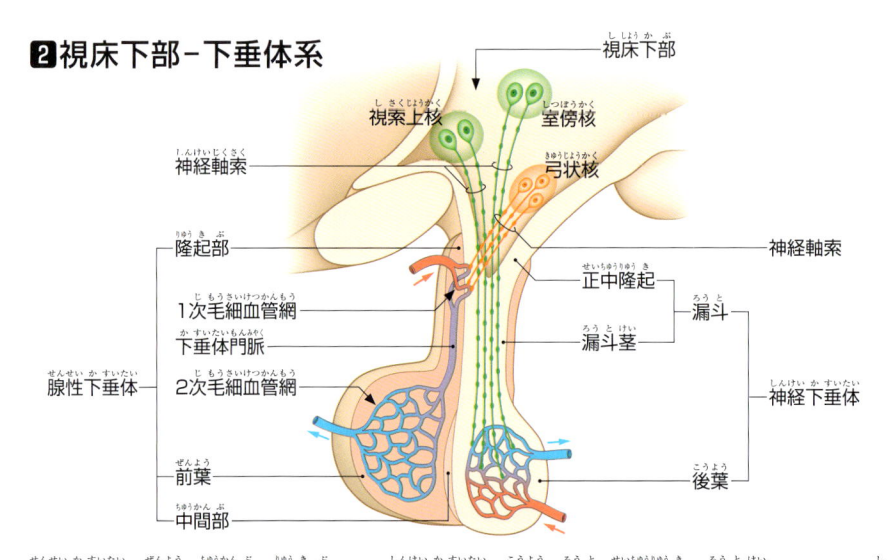

腺性下垂体は前葉，中間部，隆起部から，神経下垂体は後葉，漏斗（正中隆起と漏斗茎）からなる．視床下部ホルモンは視床下部の弓状核の神経細胞によって産生され，神経軸索末端から正中隆起の1次毛細血管網に放出されて下垂体門脈に集められ，2次毛細血管網を経て前葉に入る．後葉ホルモンは視床下部の視索上核と室傍核の神経細胞によって産生され，神経軸索を下降して後葉の軸索終末に貯留する．

❸おもな内分泌腺

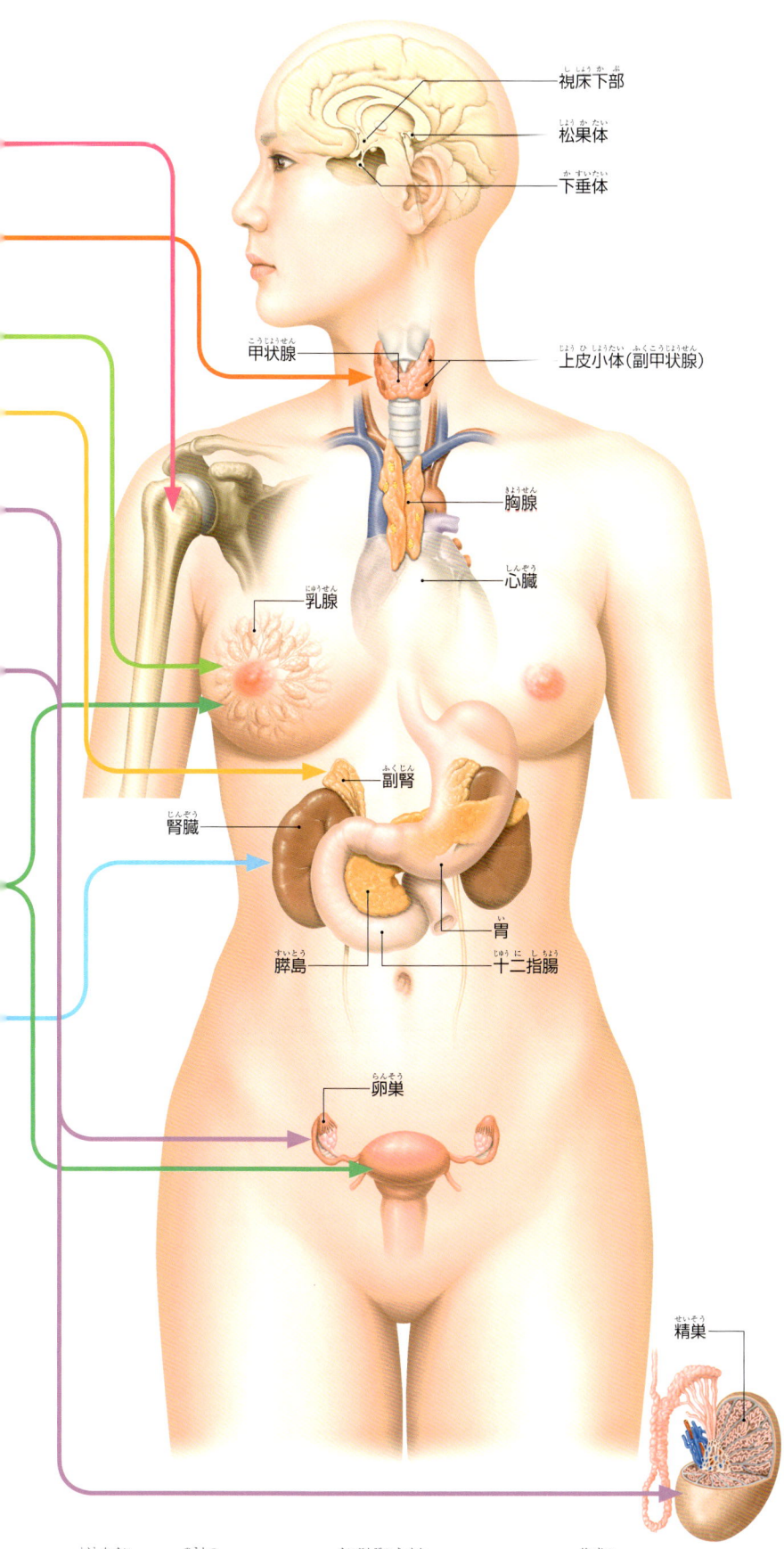

視床下部
松果体
下垂体
甲状腺
上皮小体(副甲状腺)
胸腺
心臓
乳腺
副腎
腎臓
膵島
胃
十二指腸
卵巣
精巣

松果体は第3脳室の後上壁にある内分泌器官で，光刺激によって概日リズムを調整する視交叉上核から信号を受けて，メラトニンを分泌する．副腎は腎臓の上にのる1対の内分泌器官で，表層の皮質はステロイドホルモン，深層の髄質はカテコールアミンを分泌する．胸腺の上皮細胞，心房壁の心筋細胞，腎臓の皮質の間質細胞，胃幽門部のG細胞，十二指腸粘膜内のS細胞などもホルモンを分泌する．

❹ホルモンの種類と作用

内分泌腺	ホルモンの種類	おもな作用
松果体	メラトニン	催眠作用，体温低下作用
甲状腺	サイロキシン(T_4) トリヨードサイロニン(T_3)	基礎代謝率の亢進，成長の促進，精神機能への刺激，心機能の亢進，血流量増加
	カルシトニン	破骨細胞活動(骨吸収)の抑制，血中カルシウム濃度低下作用
上皮小体(副甲状腺)	パラソルモン	破骨細胞活動(骨吸収)の促進，血中カルシウム濃度上昇作用
胸腺	サイモシン	T細胞の分化・成熟の促進
心臓	心房性ナトリウム利尿ペプチド	尿中への水・ナトリウム排泄の促進
副腎皮質	アルドステロン(電解質コルチコイド)	遠位尿細管・集合管でのNa^+再吸収とK^+・H^-分泌の促進
	コルチゾール(糖質コルチコイド)	タンパク・脂肪分解作用，血糖上昇作用，抗炎症・抗ストレス作用，免疫抑制作用
	アンドロゲン(男性ホルモン)	タンパク合成作用，成長の促進．女性でも分泌される
副腎髄質	アドレナリン	肝臓での糖代謝の促進，心機能の亢進，血糖上昇作用
	ノルアドレナリン	血管収縮作用，血圧上昇作用
膵島	グルカゴン	肝臓でのグルコース分解の促進，血糖上昇作用
	インスリン	肝臓，筋，脂肪組織でのグルコース分解の抑制，血糖低下作用
	ソマトスタチン	グルカゴンやインスリンの分泌を抑制
胃	ガストリン	胃酸の分泌促進
十二指腸	セクレチン	膵液の分泌促進，胆汁の分泌促進，胃酸の分泌抑制
腎臓	エリスロポエチン	骨髄での赤血球産生の促進
精巣	テストステロン	男性生殖器の発育と2次性徴の発現，精子形成の促進，タンパク同化作用
卵巣	エストロゲン(卵胞ホルモン)	女性生殖器の発育と2次性徴の発現，子宮内膜の増殖，乳管の発育
	プロゲステロン(黄体ホルモン)	子宮腺の分泌促進，乳腺の発育，子宮内膜の成長刺激作用，子宮の収縮抑制作用

おもな病気〔全身〕

●**悪性リンパ腫** リンパ系(リンパ管系やリンパ性器官)から発生する腫瘍の総称。リンパ系のおもな細胞は白血球の一種であるリンパ球で、リンパ球ががん化することによっておこる。原因は不明であるが、エプスタイン-バー・ウイルス(EBウイルス)やヒトT細胞白血病ウイルスI型(HTLV-I)などのウイルス感染が原因のひとつと考えられている。悪性リンパ腫は、比較的予後のよいホジキンリンパ腫と、悪性度が高い非ホジキンリンパ腫に大別される。リンパ節が腫れて大きくなるのが初発症状で、ホジキンリンパ腫では頸部のリンパ節におこることが多く、非ホジキンリンパ腫では加えてわきの下(腋窩)や足のつけ根(鼠径部)のリンパ節にみられるほか、胃、腸、肺などにもおこる。おもな症状は、食欲不振、体重減少、発熱、貧血、全身倦怠感で、免疫機能が低下すると感染をおこしやすい。

●**アジソン病** 副腎皮質から分泌されるステロイドホルモンが減少する病気。副腎低形成ともよばれる。副腎皮質の病変による原発性と下垂体の副腎皮質刺激ホルモン分泌不全による続発性に大別される。おもな症状は、全身倦怠感、体重減少、色素沈着、下痢、わき毛の脱落など。

●**アトピー性皮膚炎** 湿疹(おもに表皮に発生するかゆみをともなう無菌性の炎症)が慢性的に寛解・悪化する皮膚の病気。はっきりとした原因は不明であるが、アレルギーをひきおこす遺伝的素因(アトピー素因)をもつ人や、皮膚の保湿・バリア機能が低下して皮膚が過敏になったり感染しやすくなっている人におこりやすい。アレルギーの原因となるおもな抗原(アレルゲン)は、食物・ダニ・ハウスダスト・花粉で、乳児期のアトピー性皮膚炎ではとくに食物アレルギーがみられる。症状は皮膚に赤みをおびた紅斑が現れることからはじまり、しだいに丘疹、水疱、膿疱、びらん(表皮がただれて欠損し、滲出物でじめじめと湿潤した状態)、痂皮(かさぶた)、苔癬化(皮膚が厚くかさかさになった状態)と変化していく。皮膚炎は、乳児期では頭部と顔面、胸部などに、思春期以後では頸部、前胸部、肘、手のひら、膝、足くびなどに現れることが多い。

●**アルドステロン症** 副腎皮質から分泌されるアルドステロンの分泌過剰でおこる病気。原発性と続発性がある。良性の腺腫や副腎過形成による原発性アルドステロン症では、高血圧と血中カリウム濃度の低下にともなう多尿がおもな症状である。続発性アルドステロン症はネフローゼ、肝硬変、腎性高血圧によるものが多い。

●**疥癬** 疥癬虫(ヒゼンダニ)が皮膚に寄生して発生する炎症性の病気。成虫は、指(または足趾)、肘、わきの下(腋窩)、腹部、外陰部(陰茎や陰嚢)、殿部などの皮膚の浅い溝や毛包内に寄生することが多い。おもな症状は全身に散在する丘疹で、かゆみをともなう。夜間、床に入って温まるとかゆみははげしくなる。指と指の間にできる丘疹では、ごく細い灰白色の線(疥癬トンネル)がみられることがある。

●**解離性大動脈瘤** 大動脈の内膜の一部に裂け目(内膜裂孔)ができ、そこから血液が流れ込んで内膜と中膜が分離(解離)し、中膜がこぶ(瘤)状にふくらむ病気。上行大動脈におこるものが70％ともっとも多く、ついで左鎖骨下動脈分岐部から末梢の下行大動脈におこるものが多い。解離腔と瘤状化は末梢に向かってらせん状に進行する。おもな症状は発症にともなう激痛で、上行大動脈や胸部大動脈の解離では前胸部や背部が痛むが、進行するにしたがって腹部、腰部、下肢へと痛みが移動する。動脈硬化にともなう中膜の変性や脆弱化、大動脈の拡張、高血圧などが誘因とされる。こぶが破裂すると生命にかかわる。

●**下垂体性巨人症** 下垂体前葉から分泌される成長ホルモン(GH)が過剰に分泌され、身長が平均値に比較して3倍以上になった状態。単に巨人症ともよばれる。内分泌異常の病気で、多くは良性の下垂体腺腫が原因である。そのほか、小児期に甲状腺機能亢進症があると高身長になる場合がある。また、思春期以前に性腺機能低下症を発症すると骨端線閉鎖がおくれ、成長ホルモンの分泌が過剰でなくても、身長が異常に高くなる場合がある。

●**関節リウマチ** 全身の関節、とくに手足の関節や膝関節に痛みや腫れが生じる自己免疫性の病気。関節を包む滑膜の炎症(滑膜炎)にはじまり、やがて全身の関節の軟骨や骨が破壊される。遺伝的背景に外的要因やストレスが加わって発症するが、はっきりとした原因は不明である。急性期では、関節の痛みと腫れによる運動制限と、起床から数時間、指が動きにくくなる〈朝のこわばり〉が特徴。病状は慢性に経過し、炎症は四肢の関節から脊椎の関節や顎関節などにも波及する。また、肘関節近くの尺骨に沿って皮下結節(リウマトイド結節)が現れたり、心臓、肺、眼、神経系もおかされるようになる。小児期に発病するものは若年性関節リウマチ、血管炎など関節炎以外の重篤な症状が認められるものは、悪性関節リウマチとよばれる。

●**顔面神経麻痺** 顔面神経(第VII脳神経)の損傷によっておこる顔面筋(表情筋)の運動麻痺。麻痺した側の顔面が垂れ下がるのが特徴で、皮膚にはしわがよらず、まぶたが閉じなくなり、口角が下がって口をとがらせにくくなる。顔面神経は舌・顎下腺・舌下腺・涙腺・あぶみ骨筋にも分布しているので、味覚障害や唾液・涙液の分泌低下、音が大きく響く聴覚過敏などもみられ、ときに耳介後部痛も現れる。

顔面神経麻痺でもっとも多いのは、ベル麻痺とよばれる特発性顔面神経麻痺で、年齢や男女の区別なく発症する。はっきりとした原因は不明であるが、単純疱疹ウイルス(ヘルペスウイルスI型)などの潜伏ウイルスの再活性化、血液循環障害、免疫異常などが疑われている。一般にベル麻痺の予後はよく、症状の多くは3～6ヵ月で自然に治るが、まれに強い麻痺が残ることがある。ベル麻痺以外の顔面神経麻痺には、水痘-帯状疱疹ウイルス感染によって外耳道に疱疹(ヘルペス)を生じるラムゼー-ハント症候群がある。ラムゼー-ハント症候群では、難聴・耳鳴り・めまいなどの内耳神経症状にひきつづいて、顔面神経麻痺がおこる場合がある。また、脳腫瘍や脳梗塞、脳出血、中耳炎が側頭骨岩様部の顔面神経管に波及したときなどにも、顔面神経麻痺がおこる場合がある。

●**高血圧症** 血圧が持続的に高い状態。WHOの血圧判定基準では、拡張期血圧(最低血圧)が90mmHg以上、または収縮期血圧(最高血圧)が140mmHg以上の場合をいう。最低血圧が85mmHg未満、最高血圧が130mmHg未満は正常血圧とされ、最低血圧が85～89mmHg、または最高血圧が130‑139mmHgは正常高値血圧とされる。高血圧症では血圧のコントロールをおこなわないと、心筋の肥大や心不全、動脈硬化など、全身の組織や器官にさまざまな弊害が現れる。

●**骨形成不全症** 骨・歯・強膜などに異常をおこす先天性の病気。骨がもろく、眼球を包む強膜が薄く青くみえる、難聴の3つの症状が特徴。骨折しやすく、四肢や脊柱、胸郭が変形する。

●**骨髄炎** 骨髄に発生する炎症性の病気。緑膿菌や黄色ブドウ球菌などの細菌感染によるものが多い。発症時の症状は高熱と感染部位の激痛、腫れで、やがて骨が破壊される。学童期の男児に多い。結核菌による骨髄炎や、体内の結核病巣から結核菌が脊柱に転移する脊椎カリエスをおこす場合がある。

●**骨粗鬆症** 骨の絶対量(骨量)が減少し、骨組織が破綻して、骨折しやすくなる全身性の病気。加齢にともなうことが多い。骨がもろく、弱くなり、ちょっとしたきっかけで骨折をおこす。脊柱の圧迫骨折や大腿骨頸部の骨折がよくみられる。おもな症状は、腰背部の痛み、関節痛、筋力低下、疲れやすさである。閉経後にみられるものは閉経後骨粗鬆症、高齢者にみられるものは老人性骨粗鬆症とよばれる。

●**骨軟化症** 石灰化されていない類骨が骨組織中に多量にある病気。骨をつくるかたい組織が十分に形成されないため、四肢の変形、低身長、脊柱の変形、頭蓋の変形などがおこる。ビタミ

ンDやカルシウムの不足，ビタミンD代謝障害（抗てんかん薬の長期服用・肝障害・慢性腎不全などによる）がおもな原因である．骨端線閉鎖以前の幼小児期に発症するものはくる病とよばれ，骨端線閉鎖以後に発症するものを骨軟化症という．骨軟化症の初期症状は，腰痛，背部痛，関節痛，骨痛，筋力低下，疲れやすさなど．

●**再生不良性貧血** 血液中の血球成分（赤血球・白血球・血小板）が減少する病気．骨髄で血球をつくりだす多能性造血幹細胞に異常がおこり，血球形成（造血）と血液中への血球放出ができなくなる．先天性のもの（ファンコニ貧血）はまれで，多くは後天性であるが，はっきりとした原因は不明．おもな症状は，貧血，易感染性（感染症になりやすい），出血など．

●**三叉神経痛** 三叉神経（第V脳神経）の3本の枝のうち1本以上に痛みがおこる病気．第1枝（眼神経）よりも第2枝（上顎神経）や第3枝（下顎神経）におこることが多い．三叉神経が分布する顔面皮膚に，ピリピリッとしたはげしい痛みが突然おこる．それが数秒から数分おきにくりかえし現れ，通常では数時間でおさまる．痛みは顔の片側に現れ，両側に同時に現れることはまれである．はっきりとした原因は不明であるが，洗顔，ひげ剃り，歯みがきなど顔の特定の部位に触れると痛みが誘発されることがある．50～60歳代に好発し，女性にやや多い．痛みが出なくなる寛解期はまちまちで，数週間から長い例では数年つづくこともある．歯の病気や上顎洞炎，顎関節の病気，中耳炎などによっておこるものは，症候性（2次性）三叉神経痛とよばれる．

●**脂質異常症** 血液中のコレステロールやトリグリセリド（中性脂肪）などの脂質が過剰または不足する病気．脂質の過剰を放置すると，心臓の冠状動脈をはじめ，全身の動脈の内腔面にコレステロールが沈着し，アテローマ（粥状硬化巣）とよばれる動脈硬化性病変が形成され，虚血性心疾患（狭心症，心筋梗塞など）や脳血管障害（脳梗塞，脳血栓症など）の引き金となる．また，肥満や糖の代謝異常の原因ともなる．先天性，家族性，糖尿病などの病気によるものがあり，脂質や糖質の多い食事やアルコールの多飲で誘発される．悪玉コレステロールが高値となる高LDL（低比重リポタンパク）コレステロール血症，善玉コレステロールが低値となる低HDL（高比重リポタンパク）コレステロール血症，中性脂肪が高値となる高トリグリセリド血症の3タイプがある．

●**重症筋無力症** 全身の骨格筋が脱力し，疲れやすくなる自己免疫性の病気．末梢神経系の運動線維が骨格筋に接合する神経筋接合（運動終板）の障害によっておこる．おもな症状はまぶ

たの垂れ下がり（眼瞼下垂），眼球運動障害による複視で，顔面筋（表情筋）もおかされて無表情な顔貌になる．嚥下・構音障害も現れ，末期では呼吸困難に陥る．

●**静脈炎** 静脈壁に発生する炎症性の病気の総称．血栓形成をともなうことが多く，血栓のために静脈はうっ滞をおこし，閉塞する．原因不明の特発性静脈炎のほかに，肘静脈への静脈注射でおこる静脈炎，細菌性静脈炎，静脈瘤炎による血栓性静脈炎，前腕・下腿・足部の皮静脈が数cmにわたって腫大する遊走性静脈炎，胸壁の皮静脈（胸腹壁静脈）が索状に腫れるモンドール病（血栓性静脈炎），ベーチェット病にともなう四肢の皮静脈の血栓性静脈炎，全身性エリテマトーデスや結節性動脈周囲炎などの膠原病による静脈炎（壊死性血管炎）などがある．

●**自律神経失調症** 原因不明の身体的な自律神経性愁訴（不定愁訴）があるが，愁訴に見合う器質的変化がみられない状態．不定愁訴症候群ともよばれる．不定愁訴には，疲れやすい，下肢倦怠感，全身倦怠感，頭が重い，動悸・息切れ，胃部の重圧感，腹部の不快感，手足のしびれなどがあげられる．心因性の有無や自律神経系の機能失調の有無から，いくつかのタイプに分類される．心因性による不定愁訴を発現する神経症型，心因性と自律神経失調が組み合わさった心身症型，心因性はなく自律神経中枢失調を発現する本態性自律神経失調症がある．

●**神経根症状** 脊髄神経の前根や後根の圧迫や炎症などの神経根障害によって，脊髄神経の分布領域に現れる症状の総称．神経根症候群ともよばれる．圧迫や炎症の原因には，とげ（骨棘）による神経根圧迫，椎間板ヘルニア，椎体へのがんの転移，脊髄炎，脊髄空洞症，帯状疱疹（後根神経節の炎症），追突や打撲による脊椎捻挫などがあげられる．おもな症状は，種々のレベルの神経根の痛み（根痛），筋の萎縮や麻痺，異常感覚・感覚過敏・痛覚鈍敏などの感覚障害である．痛みの性質は，軽いものから激痛までさまざまである．痛みや感覚障害は，皮膚分節（デルマトームまたは皮膚感覚帯）に一致して現れる．

●**進行性筋ジストロフィー症** 筋そのものに異常がある筋原性疾患（ミオパチー）のうちで，骨格筋が萎縮して筋力が低下する遺伝性・進行性の病気．四肢や腰部の筋，顔面筋（表情筋）などの部位の骨格筋がおかされるかによって，いくつかのタイプ（ほぼ男子のみに発病するデュシェンヌ型など）がある．幼児期にころびやすい，つまずきやすいなどで気づかれる．進行すると，青年期には起立不能に陥ることが多い．

●**蕁麻疹** 皮下の毛細血管ループの透過性が亢進し，血漿（血液から血球をのぞいた液体成分）

が血管外へ漏れ出す皮膚の病気．かゆみをともない，皮膚の一部分が赤みをおびて（紅斑），むくむ（浮腫）．紅斑と浮腫を膨疹といい，蕁麻疹に特有の皮膚症状（皮疹）とされる．膨疹は1～5分間ほどで形成されるが，かゆい部分をかくと増大し，ときには前胸部や膝から大腿へかけて広範囲に現れる場合もある．小さいものなら数時間以内に消失するが，数日間にわたって，かゆみと膨疹をくりかえすことも少なくない．急性と慢性があり，もっとも多い急性蕁麻疹では，膨疹は短時間であとかたもなく消失し，もとの健康な皮膚にもどることが多い．原因は不明であるが，急性蕁麻疹では食物，薬剤，ダニ・ハウスダストなどの環境因子に対するアレルギーをひきおこす遺伝的素因（アトピー素因）の関与が疑われている．

蕁麻疹の種類は多く，寒冷にさらされた部位に生じる寒冷蕁麻疹，日光にさらされた部位に生じる日光蕁麻疹，入浴・運動・ストレスなどの発汗刺激によるコリン性蕁麻疹，植物などなんらかの物質に接触した部位に生じる接触蕁麻疹などがある．

●**全身性エリテマトーデス** 全身の多くの臓器が障害される炎症性の病気．SLEともよばれる．はっきりとした原因は不明であるが，遺伝的素因やウイルス感染，自己の抗原に対して抗体を産生する免疫異常などが疑われている．おもな症状は，発熱，体重減少，食欲不振，全身倦怠感，リンパ節の腫れ，関節の痛み（関節炎），頬部や鼻梁にまたがる蝶形紅斑，爪周囲や手掌紅斑，潰瘍，蕁麻疹，水疱，紫斑（皮下の毛細血管からの出血）などの皮膚症状である．呼吸器症状（胸膜炎など），心症状（心膜炎など），腎症状（持続性タンパク尿など），神経症状（痙攣発作や精神症状）などもみられる．

●**先端巨大症** 下垂体前葉から分泌される成長ホルモン（GH）の過剰によって，特有な顔貌や代謝異常をきたす病気．骨端線閉鎖以後（骨の発育停止以後）に発症するもので，額やあご，手足などからだの先端部が肥大する．成長ホルモンの分泌過剰は良性の下垂体腺腫によるものがほとんどで，30～40歳代にもっとも多い．おもな症状は，顔貌変化，手足の肥大，巨大舌，発汗の亢進（多汗），頭痛，手足のしびれ，心肥大，性欲低下，視力低下，視野狭窄などで，糖尿病・脂質異常などの代謝異常，高血圧を合併することが多い．骨端線が閉鎖する以前に発症すると，骨が異常に成長して下垂体性巨人症になる．

●**帯状疱疹** 皮膚に神経痛のような痛み，発赤，帯状の水疱が現れる病気．小児期に水痘をひきおこすウイルスは治癒後も神経節に潜伏し，過労や加齢など免疫力の低下をきっかけに再活性

化し、神経を破壊しながら体表の皮膚へ向かう．症状は片側の皮膚分節に一致して現れる．

●**脱毛症** 円形のはげ（脱毛斑）がとつぜん頭部に現れる円形脱毛症と，青壮年期の男性特有のわかはげが徐々に進行する男性型脱毛症（壮年性脱毛症）がある．円形脱毛症では，皮膚に異常は認められず，自覚症状もないのがふつうで，頭髪のほか，まゆげ，陰毛などにも脱毛がおこる．原因は不明であるが，アトピー素因や扁桃の感染，内分泌異常，ストレスなどの関与が疑われている．多くは6ヵ月〜1年以内に自然に治る．男性型脱毛症は，25歳ころからはじまることが多い．男性ホルモンの分泌亢進がおこりやすい体質による場合が多く，脱毛は生理的現象であるため回復は期待できない．男性ホルモン過剰の病気に関連して，おこる場合がある．

●**多発性筋炎** 骨格筋に発生する広範囲の炎症性の病気．原因として膠原病やウイルス感染，自己免疫性の病気などが疑われている．女性に多く，発症すると発熱や筋肉痛，筋肉の萎縮，筋力低下などの症状が現れる．炎症が平滑筋や心筋に波及すると嚥下障害や不整脈，便秘，腹部膨満などがおこってくる．浮腫性紅斑や色素沈着などの皮膚病変をともなう場合は，皮膚筋炎とよばれる．

●**痛風** 関節に沈着した尿酸塩によって，関節に炎症が急激に発生する病気．血液中の尿酸（核酸などの構成成分であるプリン体の最終代謝産物）は腎臓から尿中に排泄されるが，腎臓の排泄機能が低下すると，血液中の尿酸値が高い状態になり（高尿酸血症），その状態が長期間つづくことによって発症する．おもな症状は，足の第1趾（母趾）の中足趾節関節に激痛と発赤，熱感をともなう腫れがとつぜんおこることで，痛風発作とよばれる．初回の痛風発作がおさまっても，痛風を放置すると3〜6ヵ月後に再発する．再発以降は発作をくりかえすたびに発作の間隔が短くなり，やがて関節が破壊されて変形する．皮下に痛風結節をともなう場合もある．肉類の飽食，アルコールの多飲，運動不足などが誘因となり，40歳代以降の男性に好発する．女性には比較的少ない．

●**糖尿病** 血糖（血液中のグルコース）が高い状態になりやすい体質の人におこる代謝異常．空腹時の血糖値（血中グルコース濃度）が126mg/dl以上，または食後（75gブドウ糖負荷試験では負荷後2時間）の血糖値が200mg/dl以上ある場合をいう．高血糖を放置すると細い血管がおかされ，糖尿病性網膜症，糖尿病性腎症，脳卒中，心筋梗塞，下肢壊疽など重大な合併症がおこってくる．原因は，糖や脂質の代謝に重要な役割を果たしているインスリンの不足で，1型糖尿病，2型糖尿病，先天性そのほかの原因によるもの，妊娠をきっかけに発病するもの，の4つのタイプに分けられる．

1型糖尿病は，ウイルス感染や自己免疫などによって膵臓のランゲルハンス島が破壊され，インスリンの分泌がほとんどないか，まったくない分泌不全に陥るタイプである．日本ではこのタイプは少なく，糖尿病患者全体の2〜3％以下と推定される．発症は急激で，発症年齢は一般に10〜14歳であるが，中年以降に発症することもまれではない．2型糖尿病は，インスリン分泌不足とインスリンに対する感受性が低下するインスリン抵抗性によって発症するタイプである．日本では大部分がこのタイプである．2型糖尿病は生活習慣病ともよばれ，肥満や高脂肪食，運動不足，種々のストレスなどが関与している．中年以降の発症が多いが，若年者や児童にも増加している．発症はゆるやかで，何年も無症状で経過する．おもな症状は，口のかわき（口渇），疲れやすさ，多尿，視力障害，体重減少，神経痛，多食，化膿傾向など．

●**動脈管開存症** 胎生期の動脈管が新生児期以降も開いている状態．ボタロー管開存症ともよばれる．胎生期に肺動脈幹と大動脈弓末端部を連絡する動脈管が，右心房から肺動脈幹に流入した血液を大動脈弓に直接流すバイパスである．生後，呼吸の開始とともに肺循環がはじまると，動脈管はおそくとも数週間以内に収縮・閉鎖する．先天性心疾患の10〜15％を占め，女児にやや多い．動脈管が細い場合はほとんど症状を示さず，発育も正常である場合が多い．動脈管が太い場合は，乳児期早期に左心不全に陥り，肺高血圧症を合併する場合がある．心不全や呼吸器感染をくりかえし，発育もおくれる．

●**白癬** カビの一種である白癬菌が皮膚や毛髪，爪に寄生して発生する炎症性の病気．浅在性白癬が多いが，白癬菌が真皮や皮下組織に寄生・増殖し，さらに内臓に侵入する場合は深在性白癬とよばれる．寄生部位の皮膚が赤く腫れ（紅斑と浮腫）て，水疱，びらん（欠損）が生じ，かゆみをともなう．寄生部位によって，頭部白癬（頭部浅在性白癬，しらくも），体部白癬（小水疱性斑状白癬，ぜにたむし），股部白癬（頑癬または輪郭性湿疹状白癬，いんきんたむし），足白癬・手白癬（汗疱状白癬，みずむし），爪白癬などとよばれる．

●**白血病** 血液中の白血球ががん化する血液の悪性腫瘍．骨髄で血球をつくりだす多能性造血幹細胞に異常がおこり，白血球が無制限に増殖しつづけて正常な血液をつくる機能が損なわれる．原因は不明であるが，放射線被曝，ウイルス感染，抗がん剤の服用，遺伝，化学物質などが疑われている．急性，慢性，特殊型がある．急性白血病では，貧血，出血，発熱，リンパの腫れなどの症状が現れて急速に重症化し，未治療の場合には数ヵ月で死亡することもある．

●**末梢神経損傷** 末梢神経が物理的・化学的作用によって損傷を受け，その神経が分布する領域に種々の運動障害（麻痺，筋力低下など）や感覚障害（感覚の消失など）が現れる状態．①切断や圧滅によって神経が完全に断裂している場合，②神経がつながっているようにみえても，内部の神経線維（軸索）が断裂している場合，③圧迫などによって一時的に神経が麻痺しただけの場合，の3つのタイプに分類される．

●**リンパ節炎** 体内に侵入した病原体がリンパ節に入ることで発生する炎症性の病気．皮下のリンパ節におこる表在リンパ節炎と，風疹や麻疹（はしか），流行性耳下腺炎，ネコひっかき病，川崎病，敗血症，トキソプラズマ症などによる深部リンパ節炎がある．表在リンパ節炎では，リンパ節の発赤と腫れ，熱感，自発痛，圧痛などがおこる．頸部・縦隔・肺門の深部リンパ節炎では，嚥下・呼吸障害，せき，喘鳴（ゼー，ヒューという連続音）がおこる．腸間膜リンパ節炎では腹痛，嘔吐がおこり，腸骨リンパ節炎では下腹部痛・圧痛を訴える．小児では，頭部・顔面・口腔・上気道の感染で，頭頸部のリンパ節炎をおこすことがもっとも多い．

●**リンパ浮腫** 四肢にリンパがうっ滞して発生するむくみ（浮腫）．組織間の体液（組織液，リンパ）を集めるリンパ管の発育不全や圧迫，狭窄，閉塞などにより，リンパの流れが阻害されたり，減少することでおこる．リンパ水腫ともよばれる．原因が不明の1次性リンパ浮腫（特発性リンパ浮腫）と，リンパ系の炎症や腫瘍，手術後，寄生虫感染（フィラリア症）などによって圧迫・狭窄・閉塞がおこる2次性リンパ浮腫がある．おもな症状は四肢のむくみであるが，通常は片側の上肢や下肢がむくんで太くなり，重症になると皮膚が厚くかたくなる（この病態は象皮病とよばれる）．

●**肋間神経痛** 肋間（肋骨と肋骨の間）に発生する慢性の突発性の痛み．原因不明の原発性肋間神経痛と，肋間神経（胸神経前枝）の分布経路やその周囲になんらかの病変（肋骨の骨折・腫瘍・外傷，脊柱・脊髄の病気，帯状疱疹，胸膜炎，結核，肺がん，大動脈瘤，胃・腎臓・卵巣・睾丸の病気など）がみられる続発性肋間神経痛に分けられる．上位の肋間神経（第1〜第6胸神経）は肋間筋や胸壁皮膚を，下位の肋間神経（第7〜第12胸神経）は腹部の筋や腹壁皮膚に分布している．原発性肋間神経痛では，痛みは急に強くなって片側にくりかえしおこり，肋骨に沿って帯状に放散する．続発性肋間神経痛は，体位の変換や呼吸，腹圧，作業（労作），圧迫などで痛みが強くなる．

資料編

【組織学の基礎知識】
【からだのデータ】

histology & human body data

細胞 cell

細胞は，からだを構成する最小単位の構造物である．1個の細胞は増殖・分裂して分化し，特定の機能や構造をもつ細胞は集合して組織をつくり，組織と組織は組み合わさって器官を形成する．細胞は核と細胞質から構成される．核膜に包まれた核は核小体と染色質からなり，染色質のなかに遺伝子が存在する．細胞膜に包まれた細胞質には，多様な機能をもつ細胞小器官がふくまれる．

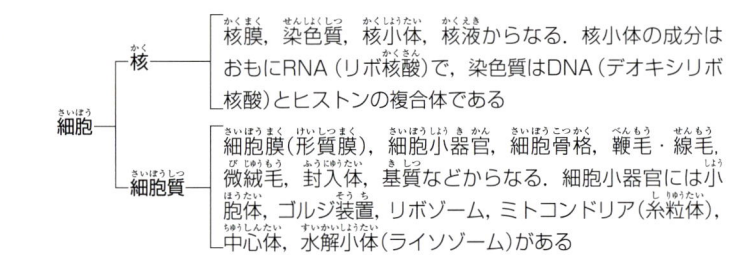

細胞 ┬ 核 ── 核膜，染色質，核小体，核液からなる．核小体の成分はおもにRNA（リボ核酸）で，染色質はDNA（デオキシリボ核酸）とヒストンの複合体である
　　 └ 細胞質 ── 細胞膜（形質膜），細胞小器官，細胞骨格，鞭毛・線毛，微絨毛，封入体，基質などからなる．細胞小器官には小胞体，ゴルジ装置，リボゾーム，ミトコンドリア（糸粒体），中心体，水解小体（ライソゾーム）がある

●細胞の基本構造

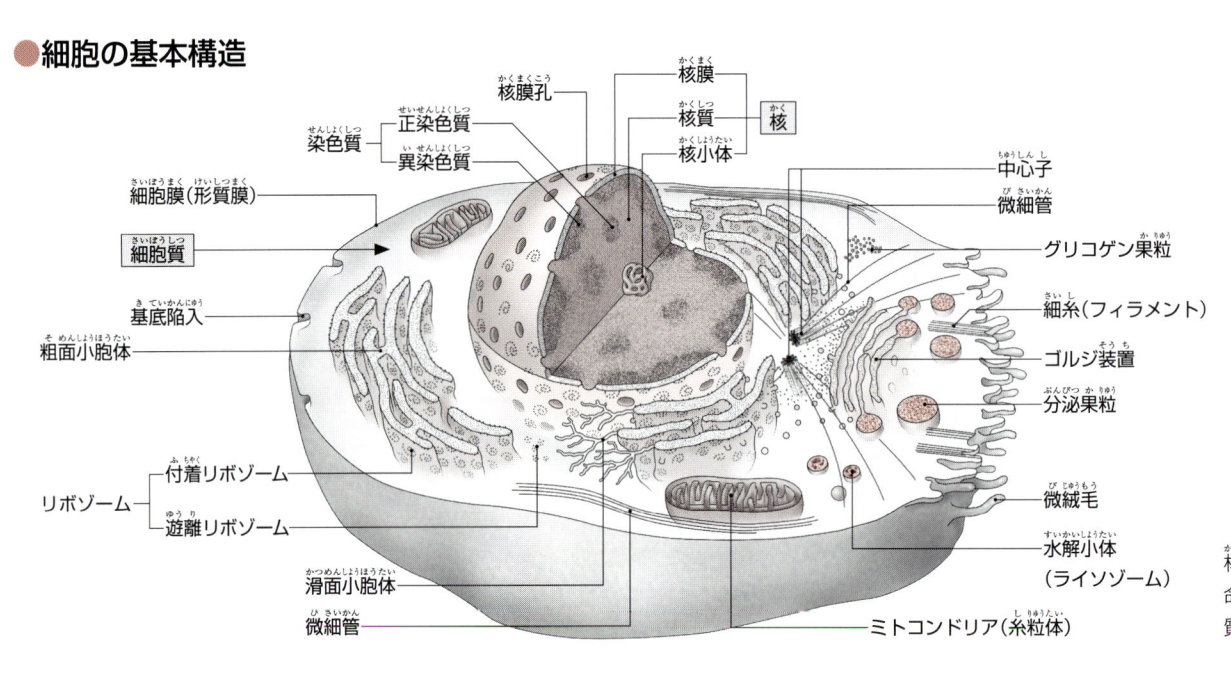

核と細胞質をつくる生命活動の基礎となる物質を原形質という．

●おもな細胞小器官

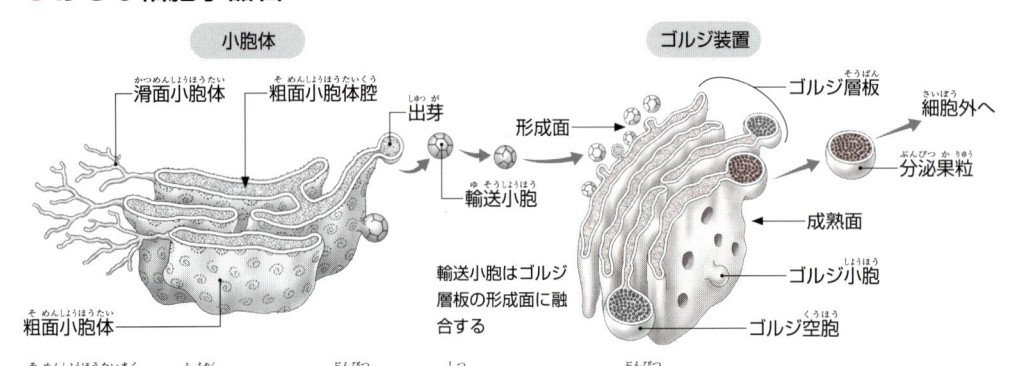

小胞体

粗面小胞体膜上の付着リボゾームで分泌タンパク質を合成．輸送小胞にして放出し，ゴルジ装置へ運ぶ．滑面小胞体の機能は細胞によって異なる．

ゴルジ装置

受け取った分泌タンパク質と糖を結合・濃縮し，成熟面から分泌果粒にして放出．糖衣の形成や加水分解酵素合成による水解小体の形成にも関与している．

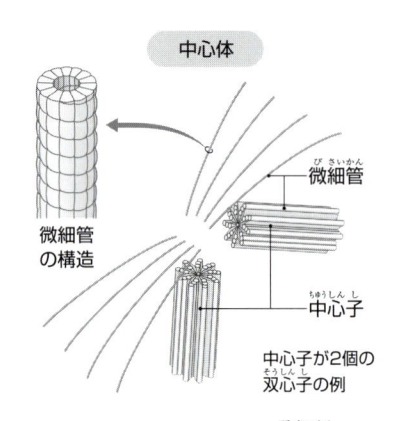

中心体

3本ずつ組になった計9群の微細管がつくる中心子の集まり（通常2個）を中心体という．微細管は細胞の支柱となり（細胞骨格），物質輸送や細胞分裂期の染色体移動に関与する．

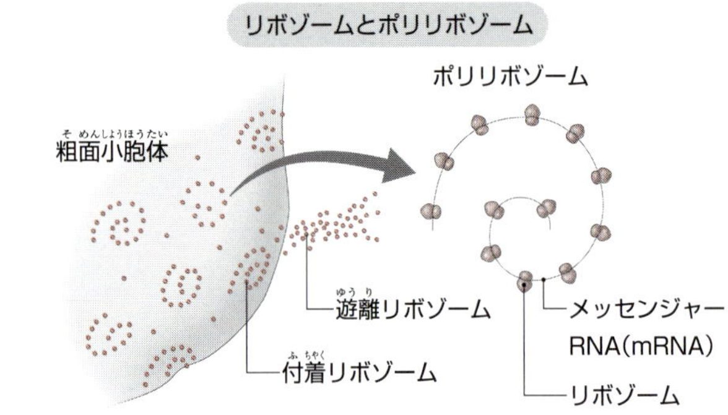

リボゾームとポリリボゾーム

リボゾームは，核からのmRNAの情報にもとづき，タンパク質を合成．リボゾームの集合体がポリリボゾーム（ポリゾーム）．細胞質のなかに散在する遊離リボゾームはその細胞に必要なタンパク質を合成する．

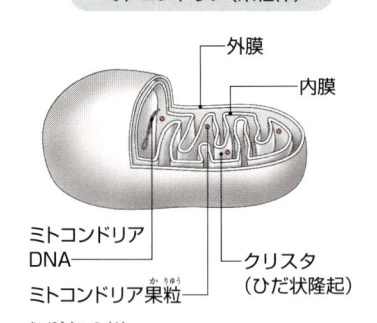

ミトコンドリア（糸粒体）

細胞内呼吸の場で，エネルギー（アデノシン三リン酸，ATP）を産生．分裂によって自己増殖する．

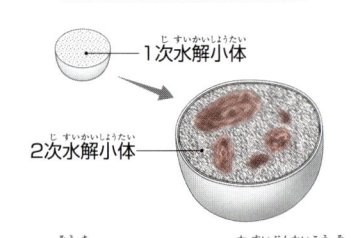

水解小体（ライソゾーム）

ゴルジ装置から放出された加水分解酵素をふくみ，細胞外からの異物や細胞内の老廃物を飲み込み分解する．

細胞膜（形質膜）

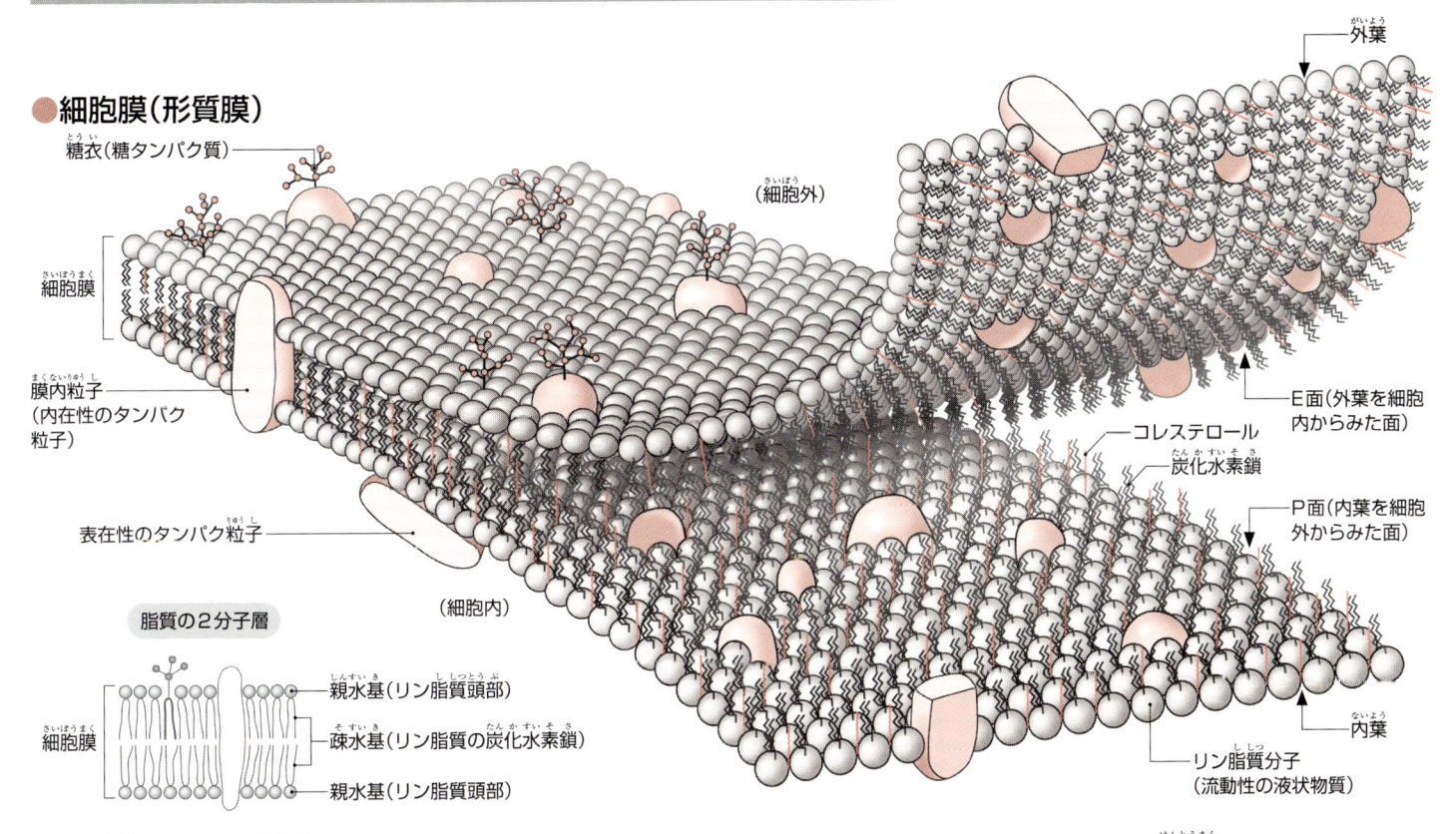

- 糖衣（糖タンパク質）
- 細胞膜
- 膜内粒子（内在性のタンパク粒子）
- 表在性のタンパク粒子
- （細胞外）
- 外葉
- E面（外葉を細胞内からみた面）
- コレステロール
- 炭化水素鎖
- P面（内葉を細胞外からみた面）
- 内葉
- リン脂質分子（流動性の液状物質）
- （細胞内）

脂質の2分子層
- 細胞膜
- 親水基（リン脂質頭部）
- 疎水基（リン脂質の炭化水素鎖）
- 親水基（リン脂質頭部）

細胞の表面を包む細胞膜は脂質，糖質，コレステロールの3分子からできており，脂質の2分子層（脂質二重層）とタンパク質の膜内粒子が基本構造を形づくっている．細胞膜は流動性に富む半透膜で，細胞内外の物質が2分子層を介して出入りする．

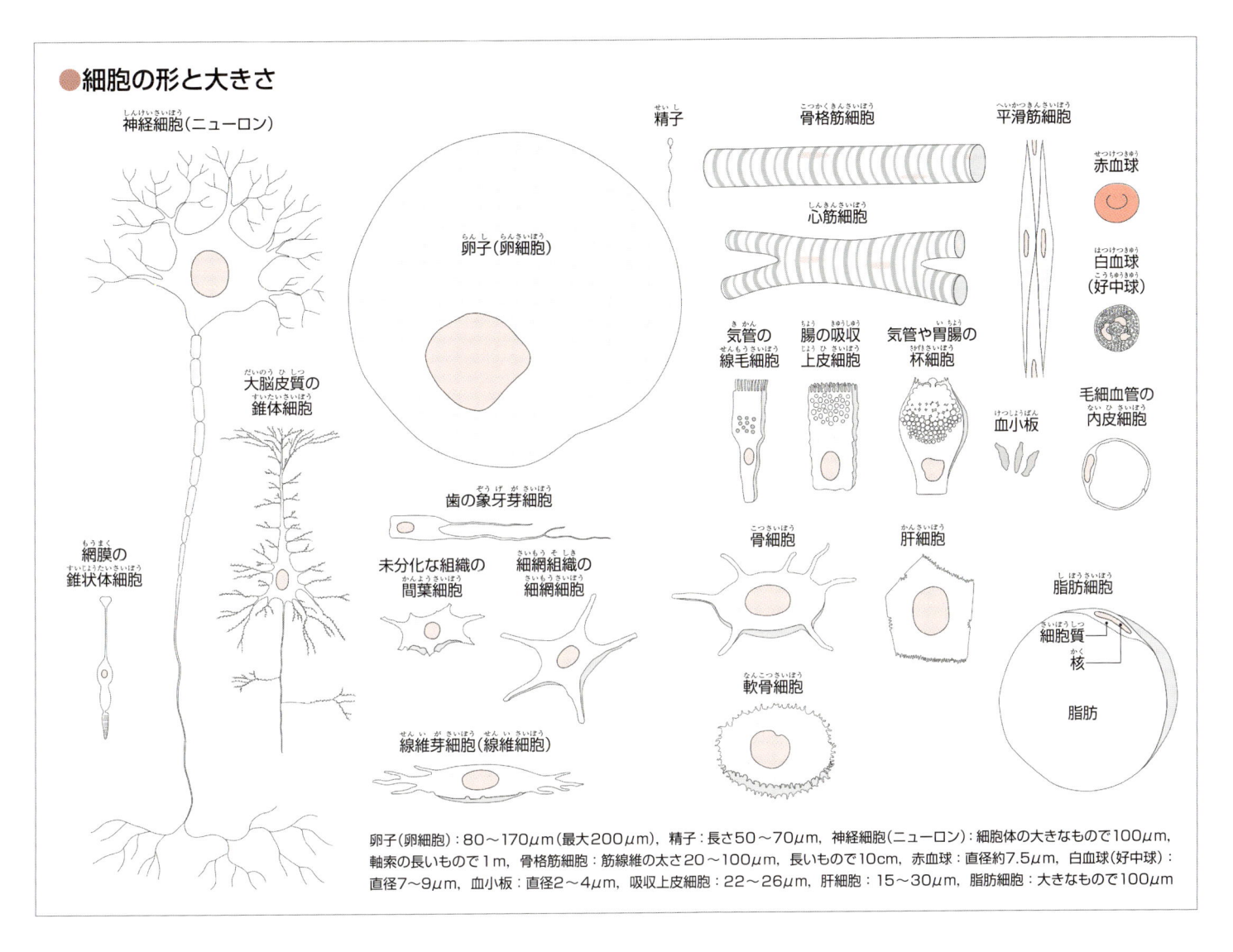

細胞の形と大きさ

- 神経細胞（ニューロン）
- 精子
- 骨格筋細胞
- 平滑筋細胞
- 赤血球
- 心筋細胞
- 白血球（好中球）
- 卵子（卵細胞）
- 大脳皮質の錐体細胞
- 気管の線毛細胞
- 腸の吸収上皮細胞
- 気管や胃腸の杯細胞
- 毛細血管の内皮細胞
- 網膜の錐状体細胞
- 血小板
- 歯の象牙芽細胞
- 未分化な組織の間葉細胞
- 細網組織の細網細胞
- 骨細胞
- 肝細胞
- 脂肪細胞
  - 細胞質
  - 核
  - 脂肪
- 軟骨細胞
- 線維芽細胞（線維細胞）

卵子（卵細胞）：80～170μm（最大200μm），精子：長さ50～70μm，神経細胞（ニューロン）：細胞体の大きなもので100μm，軸索の長いもので1m，骨格筋細胞：筋線維の太さ20～100μm，長いもので10cm，赤血球：直径7.5μm，白血球（好中球）：直径7～9μm，血小板：直径2～4μm，吸収上皮細胞：22～26μm，肝細胞：15～30μm，脂肪細胞：大きなもので100μm

資料編―181

上皮組織 epithelial tissue

上皮組織は，体表面や，外界と交通する管状の器官の内面をおおう細胞層であり，上皮ともよばれる．上皮組織は，その細胞層の数によって単層・多列・重層上皮に分けられ，細胞の形によって扁平・立方・円柱・線毛・移行上皮に分けられる．さらに機能によっても被蓋・腺(分泌)・吸収・感覚・呼吸上皮に分けられる．上皮組織には，隣接する細胞間をつなぐ接着装置が発達している．

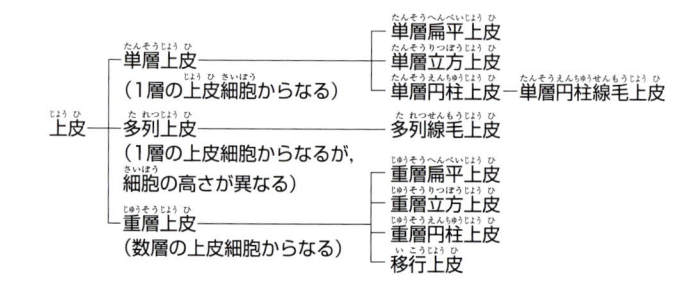

```
         ┌ 単層上皮         ┌ 単層扁平上皮
         │ (1層の上皮細胞からなる) ├ 単層立方上皮
         │                 └ 単層円柱上皮－単層円柱線毛上皮
上皮 ────┤ 多列上皮
         │ (1層の上皮細胞からなるが，─ 多列線毛上皮
         │  細胞の高さが異なる)
         │                 ┌ 重層扁平上皮
         └ 重層上皮         ├ 重層立方上皮
           (数層の上皮細胞からなる) ├ 重層円柱上皮
                           └ 移行上皮
```

●上皮細胞の層と形による分類

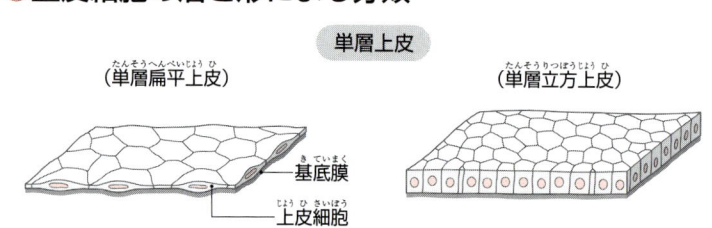

単層上皮

(単層扁平上皮)
細胞の形が扁平．血管の内皮，肺胞の上皮，漿膜の中皮など．

(単層立方上皮)
細胞の形が立方状．尿細管の一部の上皮，甲状腺の濾胞上皮など．

(単層円柱上皮) 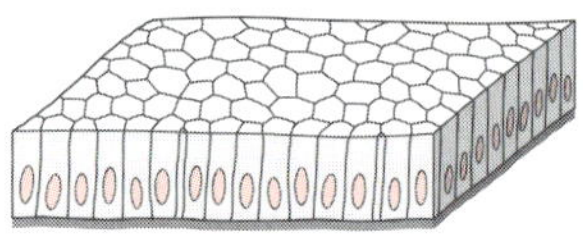
細胞の形が円柱状．胃，小腸，大腸の上皮など．

(単層円柱線毛上皮) 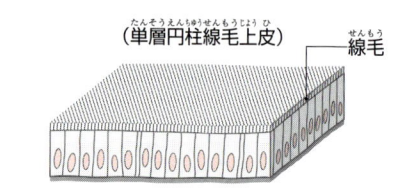
細胞の形が円柱状で，線毛をもつ．細気管支，子宮，卵管の上皮など．

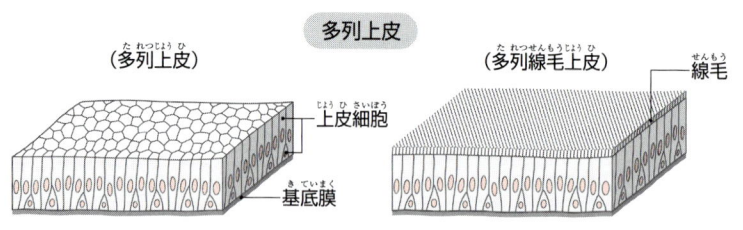

多列上皮

(多列上皮)
丈の高い細胞と低い細胞が混在．涙腺・唾液腺の導管の上皮など．

(多列線毛上皮)
丈の高い細胞が線毛をもつ．鼻腔，気管，耳管，精管の上皮など．

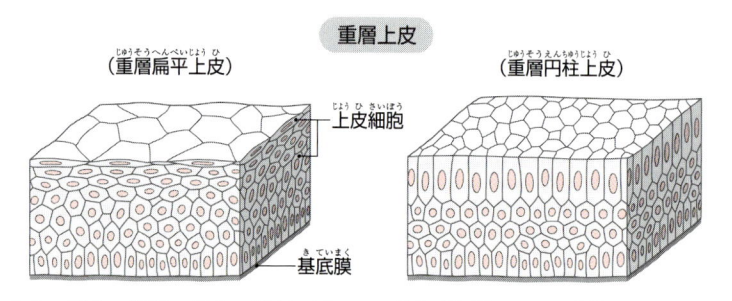

重層上皮

(重層扁平上皮)
皮膚の表皮，角膜の上皮，口腔・食道・腟の上皮など．

(重層円柱上皮)
円蓋部結膜の上皮，尿道の一部や軟口蓋の上皮など．

(移行上皮) 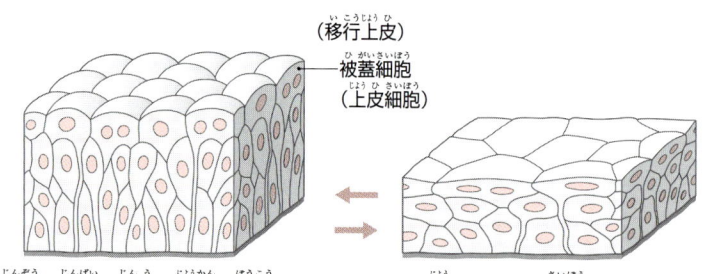
腎臓の腎杯や腎盂，尿管，膀胱などの上皮では，尿が空の時は細胞層が5～6層であるが(左)，尿が充満すると上皮細胞が扁平化して横にずれ，細胞層が減る(右)．

●上皮細胞の面と細胞間の連結

上皮細胞の面

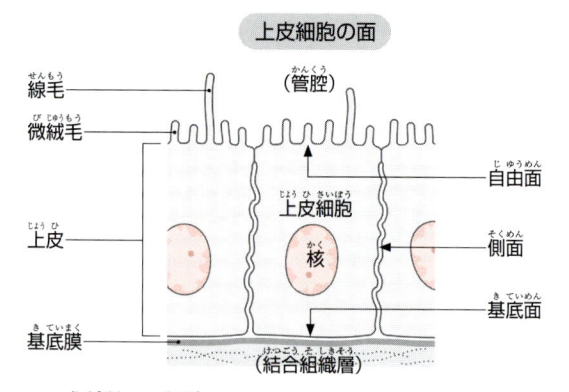

自由面は，細胞外からの物質の取り込みや細胞外への物質分泌をおこなう場所で，呼吸器の上皮細胞は線毛を，消化器の上皮細胞は微絨毛をもつ場合が多い．

上皮細胞間の連結

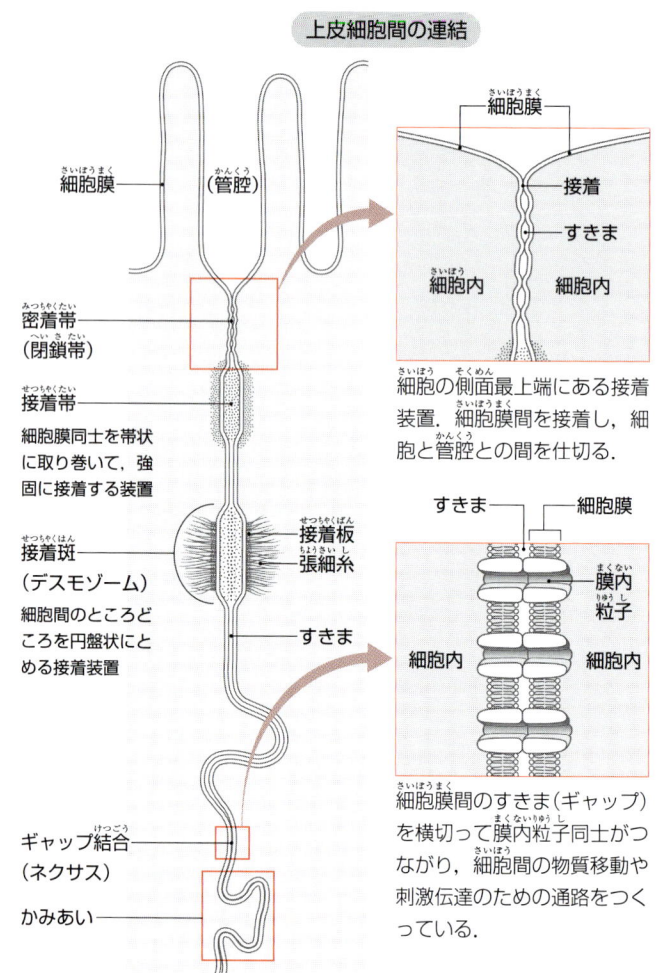

密着帯(閉鎖帯)
細胞の側面最上端にある接着装置．細胞膜間を接着し，細胞と管腔との間を仕切る．

接着帯
細胞膜同士を帯状に取り巻いて，強固に接着する装置

接着斑(デスモゾーム)
細胞間のところどころを円盤状にとめる接着装置

ギャップ結合(ネクサス)
細胞膜間のすきま(ギャップ)を横切って膜内粒子同士がつながり，細胞間の物質移動や刺激伝達のための通路をつくっている．

かみあい

側面の細胞膜間には通常わずかなすきまがある．細胞運動によるすきまのひろがりを防ぎ，細胞間の物質移動や刺激伝達をおこなうために，細胞膜間をつなぐ接着複合体(密着帯，接着帯，接着斑)や，ギャップ結合(ネクサス)，かみあいなどの特殊な構造がみられる．

腺 gland

細胞内で特定の物質を合成して細胞外へ分泌する細胞を腺細胞といい，腺細胞が集合して分泌機能をいとなむ構造を腺という．腺は，上皮組織（上皮）に由来するものが多く，上皮のなかに単独に腺細胞が存在するものを上皮内腺，上皮から離れて結合組織層に落ち込んで腺組織をつくるものを上皮外腺という．上皮外腺は，導管をもつ外分泌腺と導管をもたない内分泌腺に分けられる．

● 上皮内腺

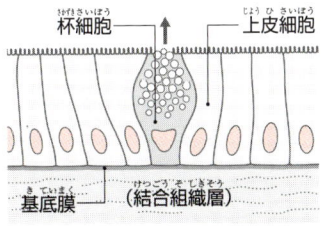

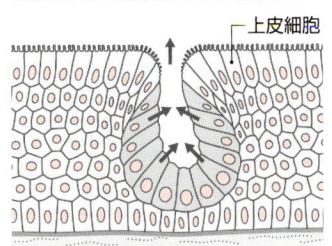

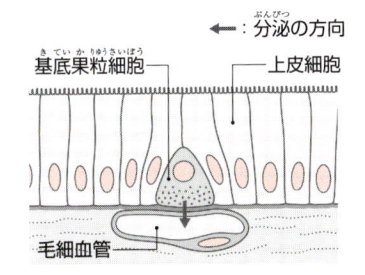

上の2図は上皮内単細胞腺．左は粘液を分泌する杯細胞（外分泌腺細胞）．右はホルモンを分泌する基底果粒細胞（内分泌腺細胞）．
下の図は上皮内多細胞腺（外分泌腺）．喉頭蓋や鼻腔の上皮にみられ，粘液を分泌する．

● 上皮外腺（外分泌腺と内分泌腺）

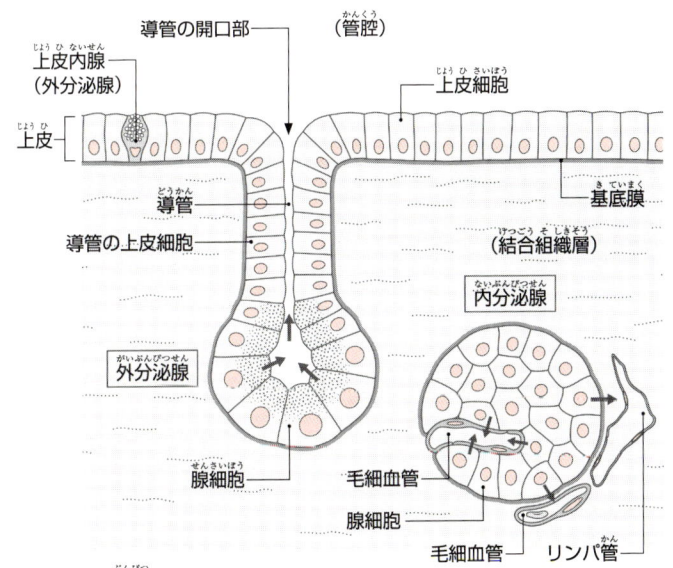

外分泌腺は，導管によってもとの上皮と連絡している腺組織で，腺細胞から分泌される物質は導管を通って体表や管腔（管状器官の内腔）に排出される．内分泌腺は導管をもたない腺組織で，腺細胞から分泌される物質は周囲の毛細血管やリンパ管に放出される．

● 外分泌腺のおもな形

唾液を分泌する顎下腺の構造．外分泌腺では腺細胞の極性が明瞭で，核は基底面（基底膜側）に寄り，分泌物は自由面（腺腔側）に集まる．

顎下腺は粘液細胞と漿液細胞をもつ混合腺である

■ は腺細胞からなる終末部（分泌部）

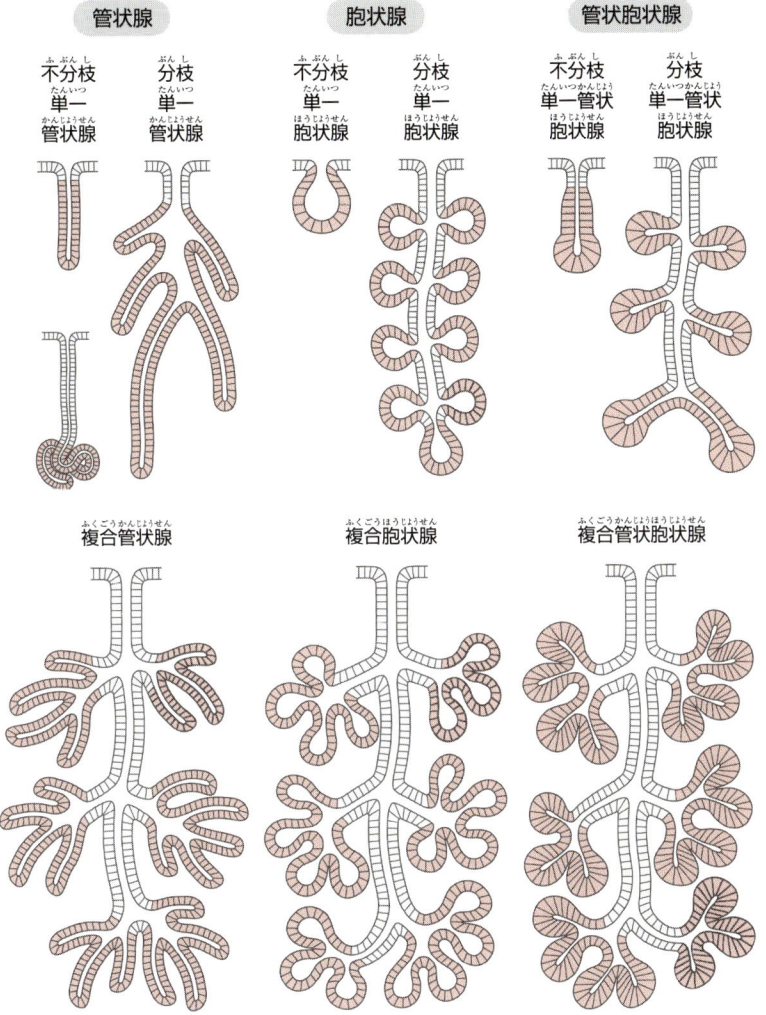

管状腺	不分枝単一管状腺：汗腺，腸腺など　分枝単一管状腺：小唾液腺，胃底腺，十二指腸腺（ブルンネル腺），子宮腺など　複合管状腺：舌のエブナー腺，涙腺，噴門腺，尿道球腺など
胞状腺	不分枝単一胞状腺：皮膚の小さい脂腺など　分枝単一胞状腺：皮膚の大きな脂腺，眼瞼の瞼板腺（マイボーム腺）など　複合胞状腺：大唾液腺の耳下腺，乳腺，前立腺など
管状胞状腺	不分枝単一管状胞状腺：胃の一部の幽門腺など　分枝単一管状胞状腺：一部の幽門腺など　複合管状胞状腺：大唾液腺の舌下腺・顎下腺，気道や膵臓の外分泌腺など

資料編—183

結合組織 connective tissue

結合組織は、組織や器官の間隙を満たしてこれらを接着・保護しており、軟骨組織・骨組織・血液とリンパとともに支持組織とよばれる。結合組織は、豊富な細胞間質とそのなかに散在する数種類の細胞から構成される。細胞間質は線維（膠原・弾性・細網線維）と基質からなる。線維の種類・太さ・走行によって、結合組織は線維性結合組織・膠様組織・細網組織・脂肪組織に分類される。

```
              ┌ 線維性結合組織
              │  ・疎性結合組織
              │  ・強靭結合組織（密性結合組織）
結合組織 ─────┤
              ├ 膠様組織
              ├ 細網組織
              └ 脂肪組織
```

● 皮膚の結合組織

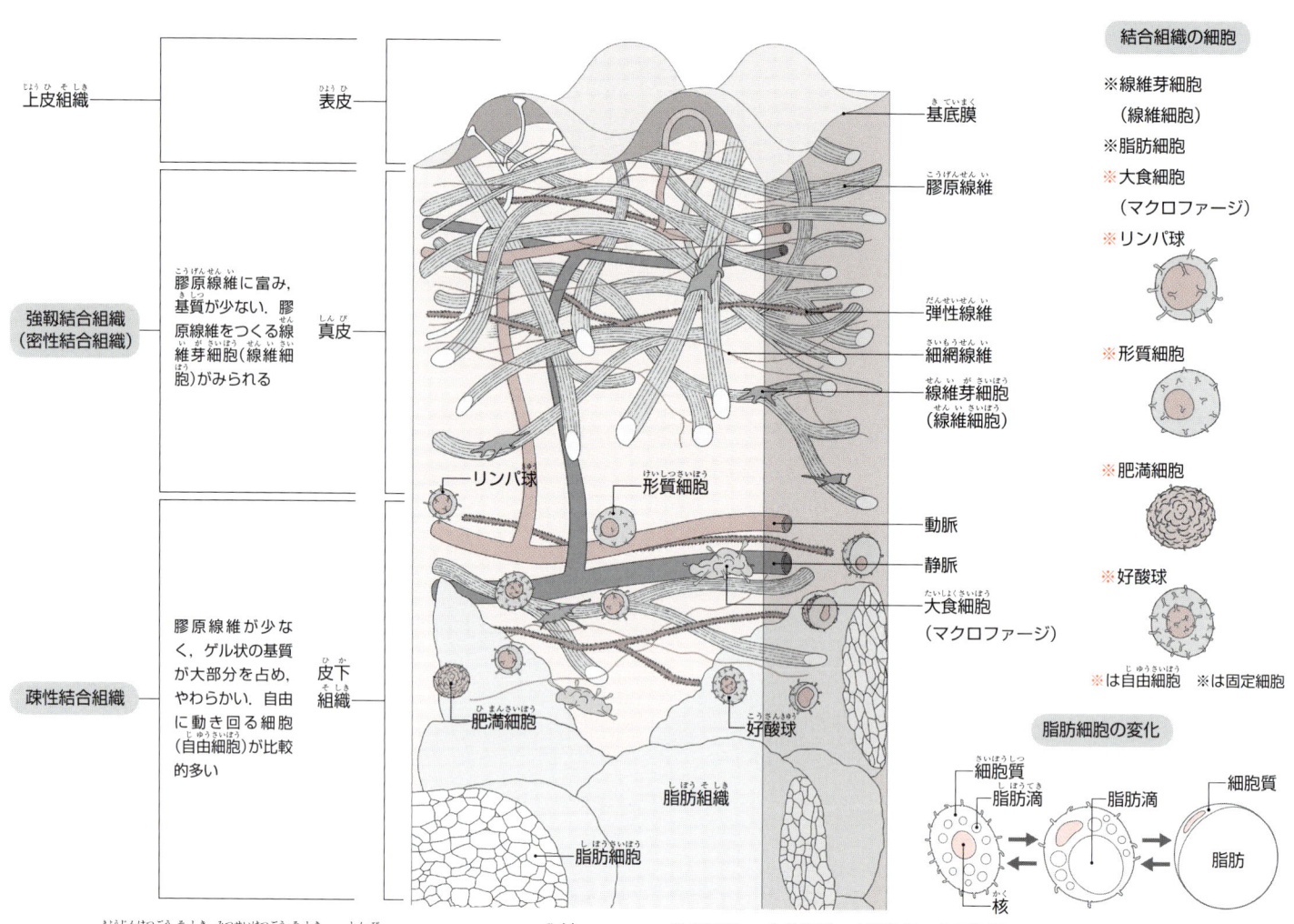

結合組織の細胞
- ※線維芽細胞（線維細胞）
- ※脂肪細胞
- ※大食細胞（マクロファージ）
- ＊リンパ球
- ＊形質細胞
- ＊肥満細胞
- ＊好酸球

※は自由細胞　※は固定細胞

脂肪細胞の変化（細胞質・脂肪滴・核 → 脂肪）

強靭結合組織（密性結合組織）は真皮や器官表面をおおう被膜などに分布し、疎性結合組織は皮下組織や粘膜固有層・粘膜下組織、血管や神経の外膜など、全身に広く分布する。結合組織には線維芽細胞（線維細胞）、肥満細胞、脂肪細胞、大食細胞（マクロファージ）、リンパ球、好酸球、形質細胞などがみられる。疎性結合組織は再生能力が高く、再生の際には線維をつくる線維芽細胞が増殖する。

● 結合組織の種類

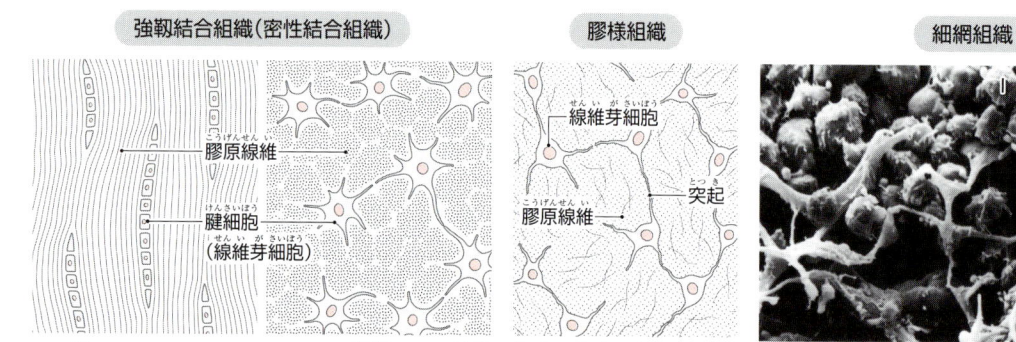

強靭結合組織（密性結合組織）
左は腱の縦断面、右はその横断面。靭帯、腱、筋膜などでは、線維の走る方向に規則性があり、ひも状や膜状になるためきわめて強い。

膠様組織
胎児の皮下や臍帯にみられる結合組織。透明で粘液質に富んでいる。

細網組織 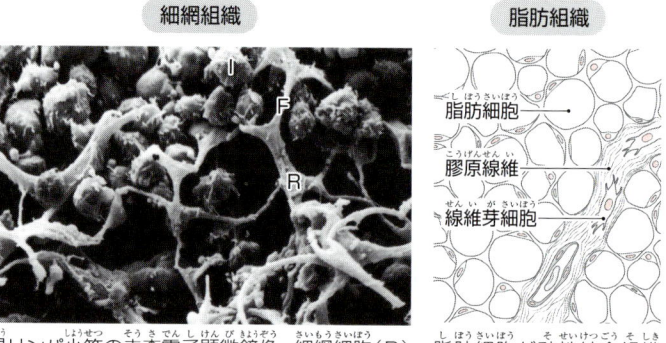
腸リンパ小節の走査電子顕微鏡像。細網細胞（R）と細網線維（F）がつくる網工の間をリンパ球（I）が満たしている。リンパ節などにみられる。

脂肪組織
脂肪細胞が疎性結合組織の大部分を占めると脂肪組織とよばれる。

血液 blood

血液は，血管のなかを循環する赤色の液体で，液性の血漿と有形成分から構成される．有形成分のほとんどは血球とよばれる細胞で，赤血球・白血球・血小板に大別され，白血球はさらに果粒白血球と無果粒白血球に分類される．血液形成（造血）は出生後はおもに骨髄でおこなわれ，1個の多能性造血幹細胞からすべての血球が分化する．血液とリンパは液性結合組織とよばれる．

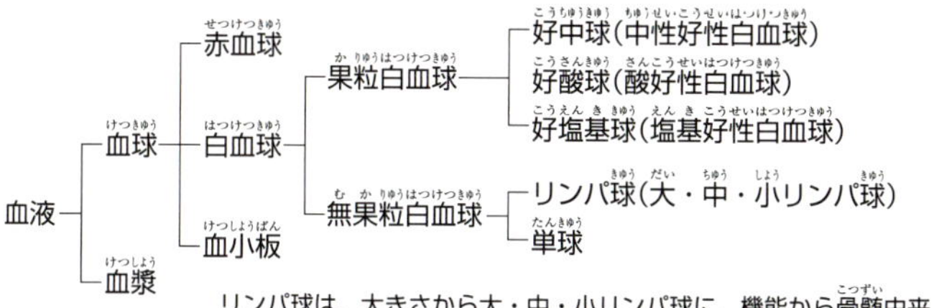

```
        ┌ 赤血球
        │           ┌ 果粒白血球 ┬ 好中球（中性好性白血球）
        │           │            ├ 好酸球（酸好性白血球）
血液 ─┼ 血球 ┬ 白血球          └ 好塩基球（塩基好性白血球）
        │        │   └ 無果粒白血球 ┬ リンパ球（大・中・小リンパ球）
        │        └ 血小板                └ 単球
        └ 血漿
```

リンパ球は，大きさから大・中・小リンパ球に，機能から骨髄由来のBリンパ球（B細胞）と胸腺由来のTリンパ球（T細胞）に分けられる

● 血球形成（造血）

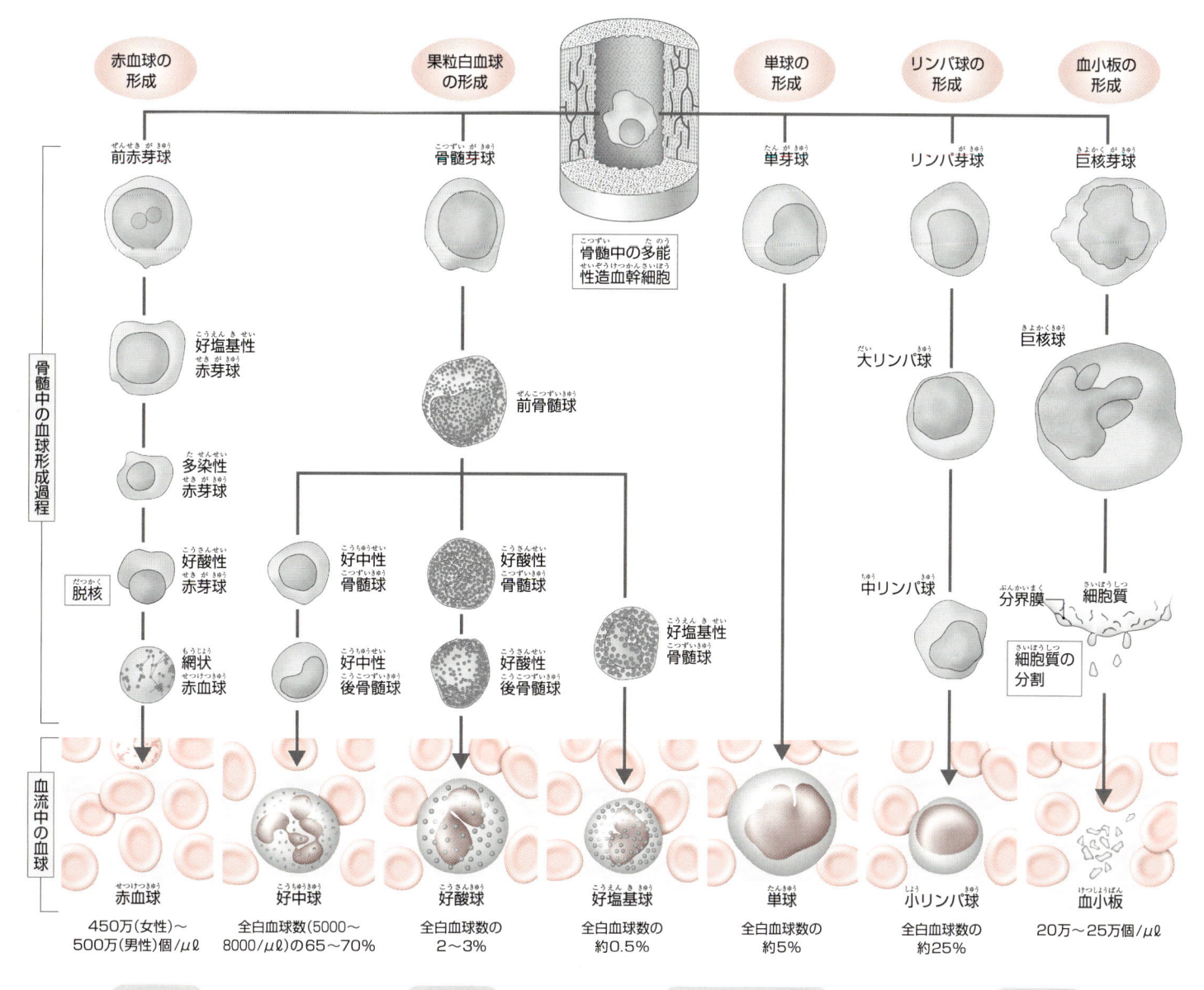

赤血球の形成
前赤芽球 → 好塩基性赤芽球 → 多染性赤芽球 → 好酸性赤芽球（脱核）→ 網状赤血球 → 赤血球

果粒白血球の形成
骨髄芽球 → 前骨髄球 → 好中性骨髄球／好酸性骨髄球／好塩基性骨髄球 → 好中性後骨髄球／好酸性後骨髄球 → 好中球／好酸球／好塩基球

単球の形成
単芽球 → 単球

リンパ球の形成
リンパ芽球 → 大リンパ球 → 中リンパ球 → 小リンパ球

血小板の形成
巨核芽球 → 巨核球 →（分界膜／細胞質／細胞質の分割）→ 血小板

骨髄中の多能性造血幹細胞

骨髄中の血球形成過程 ／ 血流中の血球

- 赤血球：450万（女性）〜500万（男性）個/μℓ
- 好中球：全白血球数（5000〜8000/μℓ）の65〜70%
- 好酸球：全白血球数の2〜3%
- 好塩基球：全白血球数の約0.5%
- 単球：全白血球数の約5%
- 小リンパ球：全白血球数の約25%
- 血小板：20万〜25万個/μℓ

赤血球 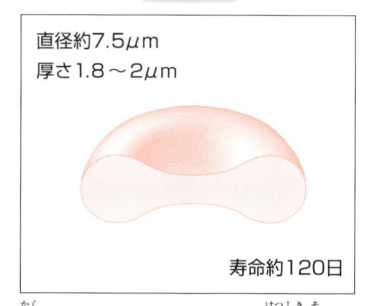
直径約7.5μm
厚さ1.8〜2μm
寿命約120日
核はない．酸素は細胞内の色素（ヘモグロビン）と結合する．色素は集合すると赤くみえる．

好中球 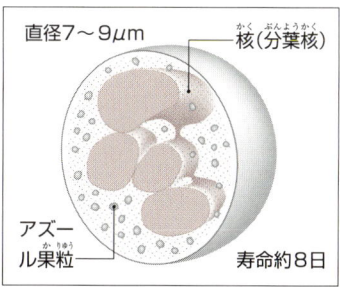
直径7〜9μm
核（分葉核）
アズール果粒
寿命約8日
血管外の疎性結合組織（粘膜固有層など）へ遊走すると細菌や異物を飲み込み，分解する．

Bリンパ球（B細胞） 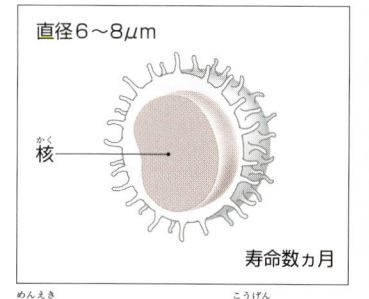
直径6〜8μm
核
寿命数ヵ月
免疫応答に直接関与し，抗原刺激を受けると形質芽細胞となり，抗体を産生する形質細胞に分化する．

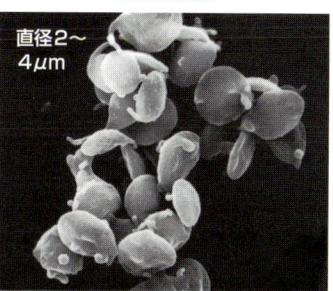

血小板
直径2〜4μm
走査電子顕微鏡像．核はなく，刺激を受けると偽足をのばし相互に凝集し，止血を促進する．

神経組織　nervous tissue

神経組織は，中枢神経系と末梢神経系を構成する組織で，おもに神経細胞（ニューロン）と神経膠細胞（グリア細胞）からなる．神経細胞は核と核周部からなる神経細胞体とその突起から構成される．突起には樹状突起と軸索突起（軸索）がある．樹状突起は興奮を細胞体へ求心性に伝え，軸索突起は興奮を細胞体から遠心性に伝える．神経膠細胞は神経組織の支持，栄養，代謝にはたらく．

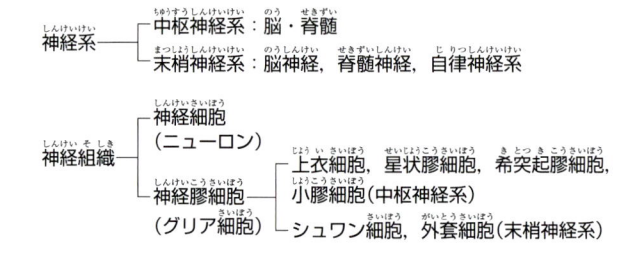

神経系 ── 中枢神経系：脳・脊髄
　　　　└ 末梢神経系：脳神経，脊髄神経，自律神経系

神経組織 ── 神経細胞（ニューロン）
　　　　　└ 神経膠細胞（グリア細胞）── 上衣細胞，星状膠細胞，希突起膠細胞，小膠細胞（中枢神経系）
　　　　　　　　　　　　　　　　　　　　シュワン細胞，外套細胞（末梢神経系）

●神経細胞（ニューロン）

基本構造

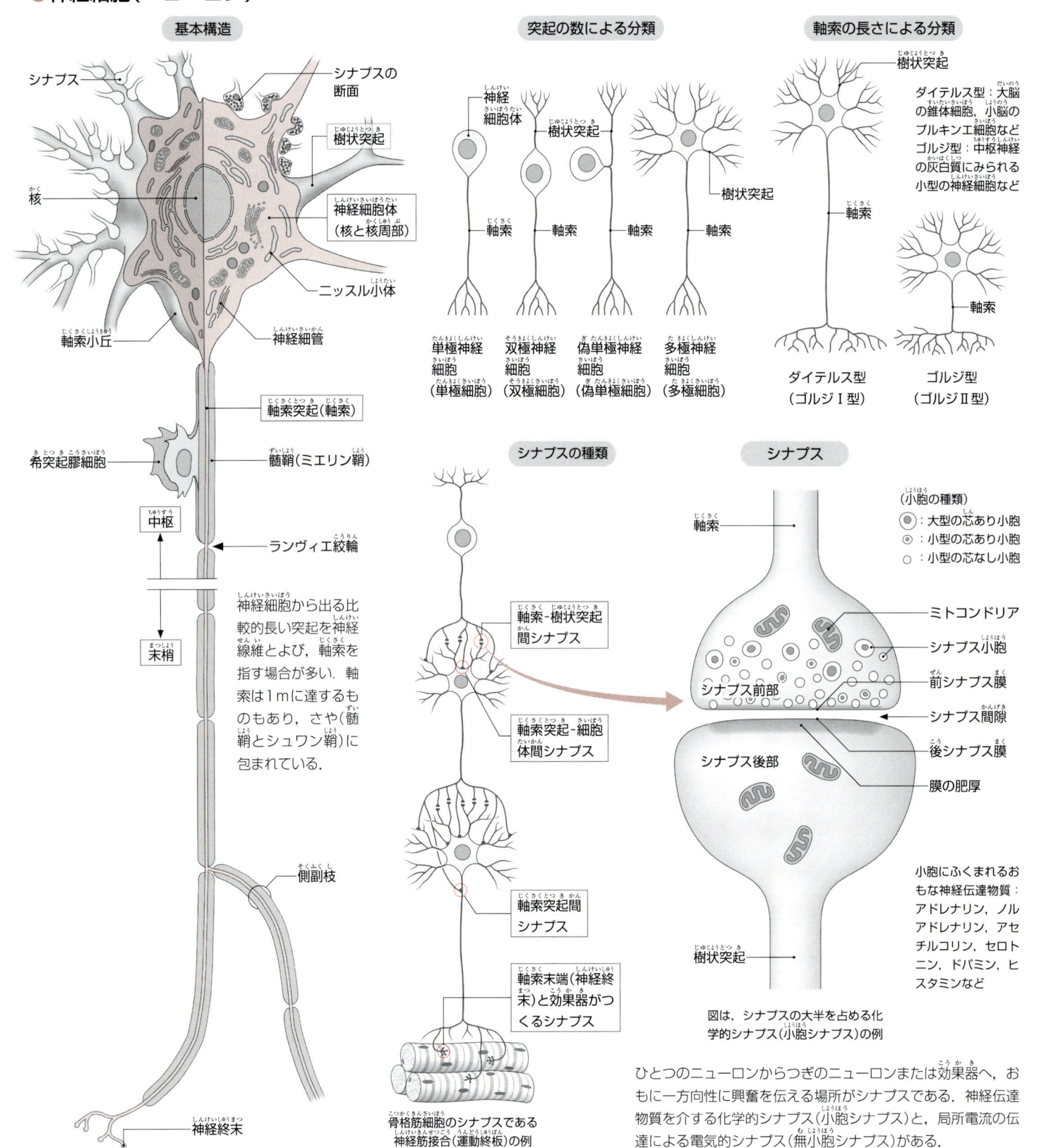

- シナプス
- シナプスの断面
- 樹状突起
- 核
- 神経細胞体（核と核周部）
- ニッスル小体
- 軸索小丘
- 神経細管
- 軸索突起（軸索）
- 希突起膠細胞
- 髄鞘（ミエリン鞘）
- 中枢
- ランヴィエ絞輪
- 末梢
- 側副枝
- 神経終末

神経細胞から出る比較的長い突起を神経線維とよび，軸索を指す場合が多い．軸索は1mに達するものもあり，さや（髄鞘とシュワン鞘）に包まれている．

突起の数による分類

- 神経細胞体
- 樹状突起
- 軸索
- 単極神経細胞（単極細胞）
- 双極神経細胞（双極細胞）
- 偽単極神経細胞（偽単極細胞）
- 多極神経細胞（多極細胞）

軸索の長さによる分類

- 樹状突起
- 軸索

ダイテルス型：大脳の錐体細胞，小脳のプルキンエ細胞など
ゴルジ型：中枢神経の灰白質にみられる小型の神経細胞など

- ダイテルス型（ゴルジⅠ型）
- ゴルジ型（ゴルジⅡ型）

シナプスの種類

- 軸索-樹状突起間シナプス
- 軸索突起-細胞体間シナプス
- 軸索突起間シナプス
- 軸索末端（神経終末）と効果器がつくるシナプス

骨格筋細胞のシナプスである神経筋接合（運動終板）の例

シナプス

- 軸索
- ミトコンドリア
- シナプス小胞
- シナプス前部
- 前シナプス膜
- シナプス間隙
- 後シナプス膜
- シナプス後部
- 膜の肥厚
- 樹状突起

（小胞の種類）
- ◉：大型の芯あり小胞
- ⊙：小型の芯あり小胞
- ○：小型の芯なし小胞

小胞にふくまれるおもな神経伝達物質：アドレナリン，ノルアドレナリン，アセチルコリン，セロトニン，ドパミン，ヒスタミンなど

図は，シナプスの大半を占める化学的シナプス（小胞シナプス）の例

ひとつのニューロンからつぎのニューロンまたは効果器へ，おもに一方向性に興奮を伝える場所がシナプスである．神経伝達物質を介する化学的シナプス（小胞シナプス）と，局所電流の伝達による電気的シナプス（無小胞シナプス）がある．

神経線維(軸索)とさや(髄鞘とシュワン鞘)

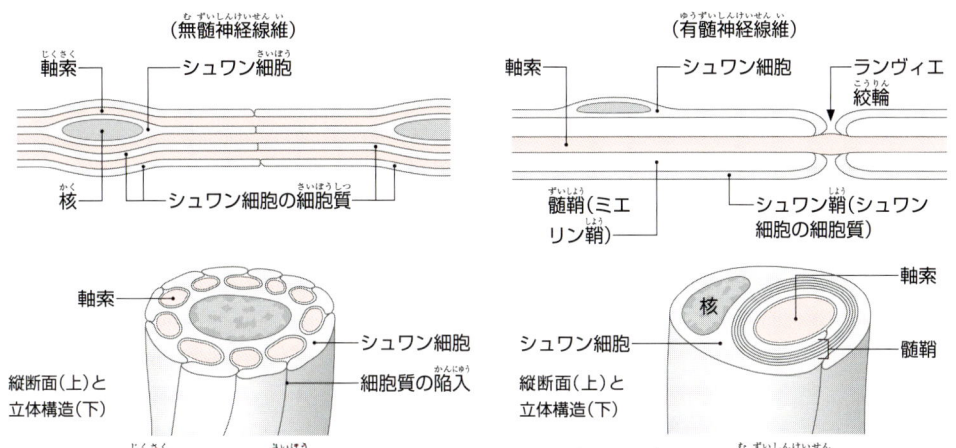

(無髄神経線維) / (有髄神経線維)

軸索はシュワン細胞に包まれる．左はシュワン細胞のみに包まれる無髄神経線維，右はシュワン細胞の内方に特別なさや(髄鞘)をもつ有髄神経線維．

ランヴィエ絞輪(拡大図)

シュワン細胞のつぎめにあたる部分では，髄鞘がわずかの距離(0.08〜0.6mm)をへだてて断絶し，軸索が露出する(絞輪)．興奮は絞輪部分のみを跳躍して伝わる(跳躍伝導)．

髄鞘の形成

シュワン細胞が軸索を抱え込み，細胞膜同士が癒着して軸索間膜ができると，シュワン細胞の回転に応じて間膜が軸索の外面に幾重にも巻きつく．細胞質は押し出されて各層は癒合し，髄鞘が形成される．

●おもな神経膠細胞(グリア細胞)

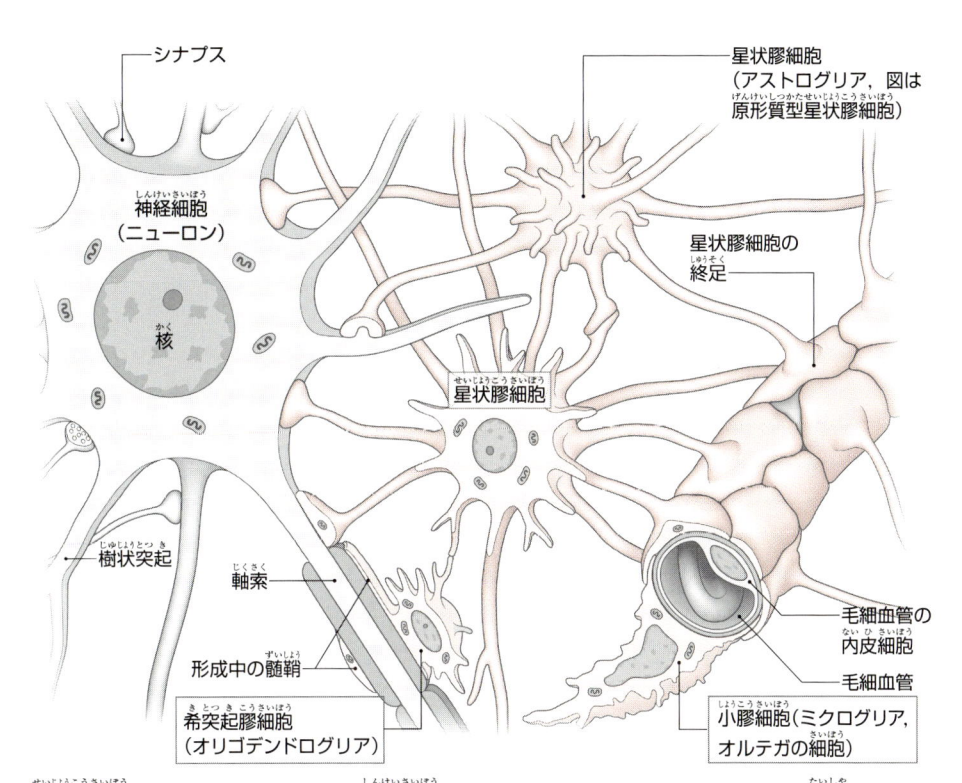

星状膠細胞は突起を放射状にのばして神経細胞と血管をつなぎ，神経細胞の支持・栄養・代謝にはたらく．希突起膠細胞は脳・脊髄にはないシュワン細胞に代わり，細胞体の突起の先端をひろげて軸索を包み込んで髄鞘を形成する．小膠細胞は大食細胞の役割を果たすと考えられている．

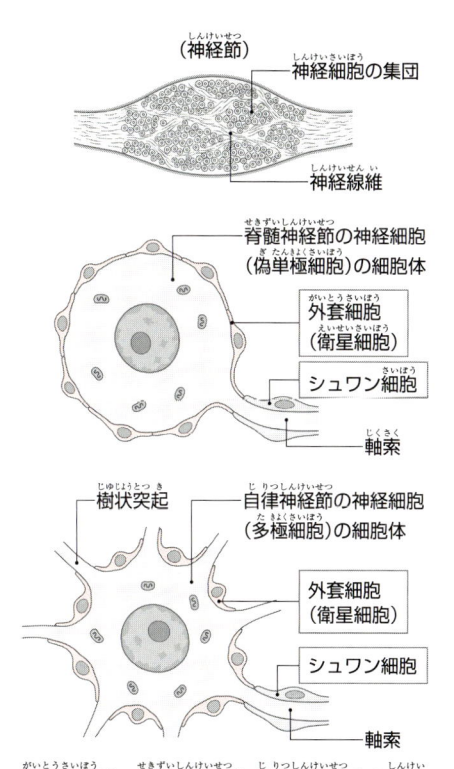

外套細胞は，脊髄神経節や自律神経節内の神経細胞の細胞体を外套のように包み込み，支持・栄養する細胞で，衛星細胞ともよばれる．

成長にともなうからだの割合の変化

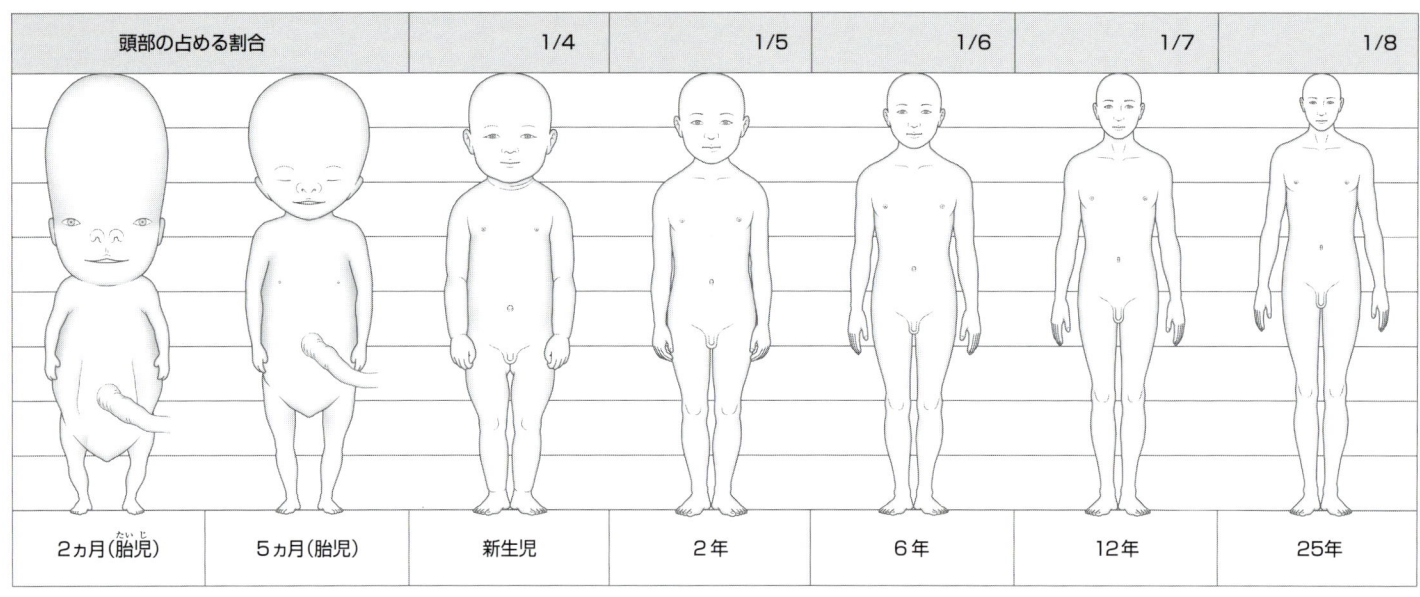

頭部の占める割合		1/4	1/5	1/6	1/7	1/8
	2ヵ月(胎児)	5ヵ月(胎児)	新生児	2年	6年	12年	25年

ScammonとCalkinsより改変

胚子・胎児の形態変化と異常のおこりやすい時期

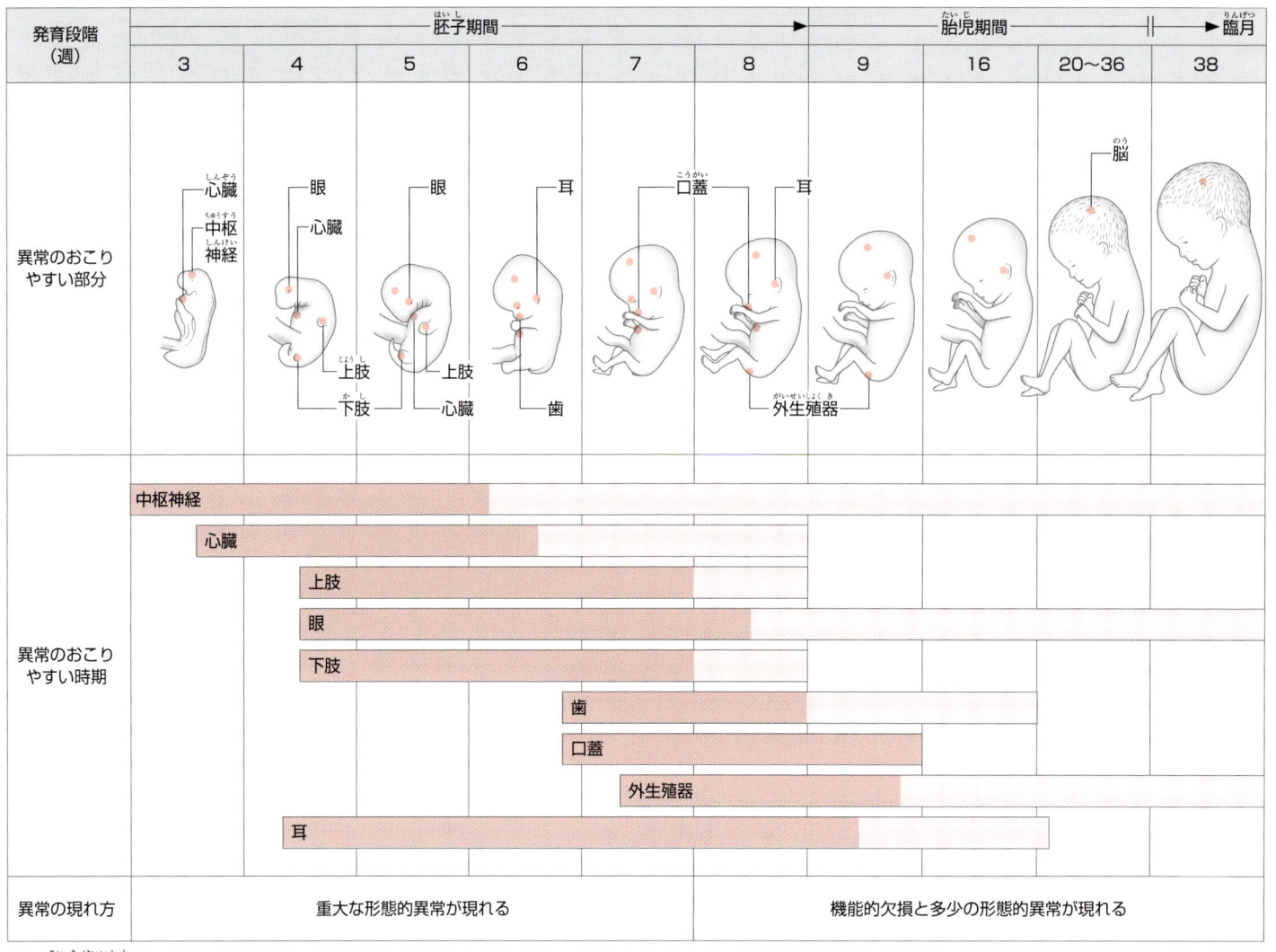

発育段階(週)	3	4	5	6	7	8	9	16	20〜36	38
	←──────── 胚子期間 ────────→						← 胎児期間 →			►臨月
異常のおこりやすい部分	心臓/中枢神経	眼/心臓/上肢/下肢	眼/上肢/心臓	耳	口蓋/歯	耳/外生殖器		脳		

異常のおこりやすい時期
- 中枢神経（3〜約6週が非常に敏感、以降胎児期間まで）
- 心臓（3〜約6週が非常に敏感）
- 上肢（4〜約8週が非常に敏感）
- 眼（4〜約8週が非常に敏感、以降まで）
- 下肢（4〜約8週）
- 歯（6〜約8週、以降まで）
- 口蓋（6〜約9週、以降まで）
- 外生殖器（7〜約9週、以降まで）
- 耳（4〜約9週、以降まで）

異常の現れ方	重大な形態的異常が現れる	機能的欠損と多少の形態的異常が現れる

■ 催奇形因子に非常に敏感な時期　□ 催奇形因子にあまり敏感でない時期

注：器官分化する前の受精後2週間は催奇形因子に侵されにくいが，侵された場合は胎内死亡することが多い．

Moore, K. L.：The Developing Human, Clinically Oriented Embryology, 2nd ed., W. B. Saunders Co., Philadelphia, 1977より改変

からだの数値

● 目安として健康時の一般的な値を示した.

【頭蓋と脊柱】
◆頭蓋
頭蓋骨の数　15種類23個
脳頭蓋の骨の数　6種類8個
顔面頭蓋の骨の数　9種類15個
◆脊柱
長さ　男性：約75cm, 女性：68.5〜70.5cm
椎骨の数　32〜34個(仙椎, 尾椎をそれぞれ
　1骨とすると26個)

【脳と脊髄】
◆脳
脳全体の重さ　男性：1350〜1400g
　　　　　　　女性：1200〜1250g
終脳(大脳)　前後径(矢状径) 約17cm
　　　　　　左右径(幅) 約13cm
　　　　　　重さ　脳全体の重さの約80%
左右の大脳半球の表面積　約1500cm²
大脳皮質の厚さ　平均2〜5mm
大脳の神経細胞数　数百億個
小脳　最大横径 約10cm
　　　重さ　脳全体の重さの約10%
脳に供給される血液量
　心拍出量(約5ℓ/分)の約15%
脳の酸素消費量　全身の酸素消費量の約20%
低酸素状態における脳の変調
　約3分間つづくと脳の一部が回復不能に陥る
　約5分間つづくと脳の機能が完全に失われる
◆脊髄
長さ　男性：約44cm, 女性：約42cm
太さ　横径 1〜1.4cm
重さ　男性：25〜26g, 女性：約24g
終糸の長さ　約16cm
脳脊髄液の量　100〜150mℓ

【眼】
眼球　横径・縦径 各 約24mm,
　　　前後径(眼軸) 21〜26mm, 重さ 約7.5g
眼球間の距離　60〜65mm
まぶたの厚さ　うわまぶた 約3mm
　　　　　　　したまぶた 約3.5mm
両眼での視野角度
　上方：58°〜65°
　下方：73°〜75°
　内方：約65°
　外方：100°〜104°
　左右：200°〜208°
まつげが生えかわる期間　約150日
まばたきの間隔　3〜6秒

【耳】
外耳道　長さ 約25mm, 内径 約6mm
鼓膜　長径 約9mm, 短径 約8mm,
　　　厚さ 約0.1mm, 面積 約60mm²
耳管　長さ 30〜40mm
蝸牛　全長(約2回転半) 約30mm,
　　　高さ 4〜5mm, 蝸牛底の径 8〜9mm

【鼻】
鼻腔　長さ 6.5〜7.5cm, 高さ 4.3〜4.6cm,
　　　幅 1.3〜1.5cm

【口腔と唾液腺】
◆舌
大きさ　長さ 約7cm, 幅 約5cm,
　　　　厚さ 約2cm
味蕾の数　約1万個
◆唾液腺
長さ(長径)
　耳下腺：4〜5cm
　顎下腺：2.5〜3.5cm
　舌下腺：3〜4cm
唾液の分泌量　1〜1.5ℓ/日

【歯】
乳歯の数　20本(乳切歯8本, 乳犬歯4本,
　　　　　乳臼歯8本)
永久歯の数　28〜32本(切歯8本, 犬歯4本,
　　　　　　小臼歯8本, 大臼歯8〜12本)
歯の生える順番と時期
《乳歯》
　乳中切歯：6〜8ヵ月
　乳側切歯：7〜12ヵ月
　第1乳臼歯：12〜16ヵ月
　乳犬歯：15〜20ヵ月
　第2乳臼歯：20〜30ヵ月
《永久歯》
　第1大臼歯：6〜7歳
　第1切歯：7〜8歳
　第2切歯：8〜9歳
　第1小臼歯：9〜11歳
　犬歯：11〜13歳
　第2小臼歯：11〜15歳
　第2大臼歯：13〜16歳
　第3大臼歯(親知らず)：17〜40歳
力いっぱいかんだときの力(20代の男性の場合)
　歯列全体：80〜100kg
　切歯：6〜23kg
　大臼歯：16〜42kg
ふつうに食物を咀嚼するときの臼歯の力　約30kg

【咽頭と喉頭】
◆咽頭
長さ　12〜14cm(上咽頭 約2.5cm, 中咽頭
　　　約5cm, 下咽頭 約6.5cm)
◆喉頭
高さ　男性：約4cm, 女性：約3.3cm
声帯の長さ　男性：約2cm, 女性：約1.5cm

【甲状腺】
大きさ
　右葉：高さ 3.1〜4.5cm, 幅 1.1〜2.5cm,
　　　　厚さ 1.1〜2.0cm
　左葉：高さ 2.6〜4.5cm, 幅 1.1〜2.0cm,
　　　　厚さ 1.1〜2.5cm
　峡部：高さ 0.6〜2.5cm
重さ　男性：約19g, 女性：15〜17g

【心臓】
大きさ　長径 約14cm, 短径 約10cm,
　　　　前後径(厚さ) 約8cm
重さ　250〜300g
冠血流量　約250mℓ/分(安静時)
心拍数
　成人：70〜75/分(安静時)
　新生児：120〜140/分(安静時)
1回拍出量　約70mℓ
心拍出量　約5ℓ/分(安静時)

【気管・気管支と肺】
◆気管・気管支
気管　長さ 10〜11cm, 直径 1.5〜2cm
気管支　左主気管支の長さ 4〜6cm
　　　　右主気管支の長さ 2.5〜3cm
◆肺
両肺の重さ　男性：約1060g
　　　　　　女性：約930g
肺胞の数　両肺で約5億個
肺胞の総表面積　約90m²
1回換気量　約500mℓ(安静時)
1回の呼吸で新しくなる肺のなかの空気　約14%
肺活量　男性：3000〜4000mℓ
　　　　女性：2000〜3000mℓ
1分間の呼吸数(安静時)
　新生児：約40回
　5歳児：約25回
　成人平均：約15〜18回
せき, くしゃみの速度　約115km/時

【横隔膜】
面積　約300cm²
横隔膜の運動のみによる1回の空気吸入量
　約250mℓ（安静時）

【食道】
長さ　男性：約25cm，女性：約23cm
左右径　約2cm
蠕動（波）の移動速度　2～4cm/秒
食物の通過時間　30～60秒（液体は1～6秒）

【胃】
容量（内容物が中等量の場合）1300～1400mℓ
　（満腹の場合）2000～2400mℓ
長さ（内容物が中等量の場合）
　大彎：42～49cm，小彎：12～15cm
蠕動（波）の移動速度　2～6mm/秒
食物の通過時間　約4時間
胃液の分泌量　1500～2500mℓ/日

【小腸】
長さ　小腸：6～7m，十二指腸：25～30cm
太さ　十二指腸：約4cm，空腸起始部：約
　2.7cm，回腸終末部：約2.5cm
絨毛の長さ　約1mm
絨毛の数　小腸粘膜1mm²中に約30個
小腸の吸収表面積　約200m²
蠕動（波）の移動速度　1～2cm/秒
食物の通過時間　7～9時間
腸液の分泌量　約2400mℓ/日

【大腸と肛門】
◆大腸
長さ　約1.7m（盲腸：5～6cm，上行結腸：
　約20cm，横行結腸：約50cm，下行結腸：
　約25cm，S状結腸：約45cm，直腸：約20
　cm）
虫垂の長さ　6～9cm
虫垂の太さ　直径約6mm（ほぼ鉛筆の太さ）
食物の通過時間　25～30時間
食物を摂取してから排便するまでの時間
　30～120時間
大便の量　100～200g/日
◆肛門管
長さ　1.8～3cm

【肝臓】
大きさ　長径（左右径）約25cm，
　　　　短径（横径）約15cm，厚さ　約7cm
重さ　1100～1200g
肝臓に供給される血液量
　心拍出量（約5ℓ/分）の約25%

【門脈】
門脈幹の長さ　5～8cm
門脈幹の太さ　約1cm（肝門の下で）

【胆嚢と膵臓】
◆胆嚢
大きさ　長さ　約8cm，幅　3～4cm
容量　約60mℓ
胆嚢管の長さ　約3cm
総胆管の長さ　約7cm
胆汁の分泌量　200～800mℓ/日
◆膵臓
大きさ　長さ　14～16cm，厚さ　1.6～1.8cm，
　頭部の幅　約5cm，体部の幅　約3cm
重さ　約70g
膵液の分泌量　500～800mℓ/日

【脾臓】
大きさ　長さ　約10.5cm，幅　約6.5cm，
　厚さ　約2.5cm
重さ　80～120g

【腎臓】
大きさ
　右：長さ　9.2～11.5cm，幅　4.6～5.7cm
　左：長さ　9.6～11.7cm，幅　4.6～5.6cm
重さ　右：95.6～103.6g，左：107.2～111.2g
腎血流量　1.2～1.3ℓ/分
糸球体濾過量　100～125mℓ/分
原尿の量　150～180ℓ/日
尿量　1.5～1.8ℓ/日

【尿管，膀胱，尿道】
◆尿管
長さ　男性：左 25～30cm，右 27～30cm
　　　女性：左 28～30cm，右 26～29cm
◆膀胱
容量　男性：400～660mℓ
　　　女性：男性の約83%
尿意を感じる量　約250mℓ以上
◆尿道
長さ　男性：16～18cm
　　　女性：3～4cm

【男性生殖器】
◆陰茎
長さ　約9cm（弛緩時）
周囲　約8cm（弛緩時）
陰茎亀頭の長さ　約3cm（弛緩時）
陰茎亀頭の周囲　約9cm（弛緩時）
◆精巣（睾丸）
大きさ　縦径 4～5cm，横径 2.5cm，
　厚さ　約3cm
重さ　約10g
容量　約8mℓ
精巣上体管の長さ　約4m
曲精細管　1本の長さ 70～80cm，口径 0.1
　～0.3mm，1精巣に約800本
◆精索・精管
精索の長さ　約12cm
精管の長さ　30～50cm
◆精子
長さ　0.05～0.07mm
精液1mℓ中の精子の数　約6000万
　（約4500万以下は不妊の原因となりうる）
精子の受精可能期間　射精後30時間～3日
精子の移動速度　2～3mm/分

【前立腺】
大きさ　縦径 約2.5cm，横径 約3cm，
　厚さ　約1.5cm
重さ　約15g

【女性生殖器】
◆卵巣
大きさ　長さ 2.5～4.0cm，幅 1.2～1.7cm，
　厚さ 0.6～1.1cm
重さ　約6g
◆卵子
大きさ　直径 0.08～0.17mm
原始卵胞の数　出生時70万～200万個
　（一生の間に排卵されるのは約500個）
排卵後，卵子が子宮に達するまでの期間
　3～4日
卵子の受精可能期間　排卵後約24時間
◆卵管
長さ　7～15cm
幅　峡部：2～3mm，膨大部：6～8mm
◆子宮
長さ　子宮体：約4.5cm，子宮頸：約2.5cm
重さ　40～65g
◆膣
長さ　6～7.5cm

【月経と妊娠・出産】
◆月経
月経周期の日数　通常28日（正常範囲25～38日）
月経持続日数　平均4.5日（通常7日以内に自
　然止血）
月経出血量　20～120mℓ（平均約50mℓ）
◆妊娠・出産
受精後から着床まで　平均6日
妊娠期間　受精から分娩までは平均265日
　（最終月経の第1日から分娩までは約280日）
妊娠末期の子宮　全体の長さ 約36cm，
　重さ 約1000g
妊娠末期の胎盤
　重さ 約500g（胎児の体重の14～17%），
　直径 15～20cm，厚さ 1.5～3.0cm
出生時の臍帯（へその緒）
　長さ 50～60cm，太さ 直径 1～2cm
出産後数日の乳汁分泌量　2000～3000mℓ/日

【骨盤】
高さ　男性：約21cm，女性：約19cm
幅（腸骨稜間径）　男性：約25.9cm
　　　　　　　　 女性：約26.0cm

【骨と筋】
◆骨
全身の骨の総数　200個以上
　頭蓋骨の数：23個
　脊柱を構成する椎骨の数：32～34個
　胸郭を構成する胸骨と肋骨の数：25個
　上肢骨の数：64個
　下肢骨の数：62個
全身の骨の総重量　体重の約20%
◆筋
全身の筋の総数　約300種650個
全身の筋の総重量　体重の40～50%
全身の骨格筋の数　約400個

【皮膚と毛・爪】
◆皮膚
総面積　男性：約1.8m^2，女性：約1.6m^2
重さ　体重の約8%
厚さ　表皮：0.07～2.0mm（一般体部 0.1～0.3mm，手掌 約0.7mm，足底 1.3～2.0mm），
　真皮：0.3～3.0mm
全身の皮膚の感覚点
　痛点（痛みを感じる箇所）：約200万～400万ヵ所
　温点（熱さを感じる箇所）：約3万ヵ所
手背の皮膚の1cm^{2}あたりに存在する感覚点
　痛点：100～200ヵ所
　温点：0～3ヵ所
　冷点（冷たさを感じる箇所）：約23ヵ所
　触点（物が触れたとわかる箇所）：約25ヵ所
死の危険をともなうやけどの面積　全身の約1/3
◆毛
頭毛の数　約10万本
頭毛の伸長速度　平均0.4mm/日
1日に抜ける頭毛の数　約70本
生えかわりに要する期間　約5～7年
◆爪
爪の伸長速度　0.1～0.14mm/日

【血管と血液・リンパ】
◆血管
総重量　体重の約3%
総延長（血管をすべてつなげた長さ）　約9万km
総面積
　（血管を切り開いて内腔面をつなげた面積）
　約6300m^2
太さ　大動脈：内径約25mm，大静脈：内径
約30mm，毛細血管：内径約0.006～0.01mm
◆血液
循環血液量　体重の約8%
出血の致死量　全血液量の約1/2
赤血球の寿命　血管内で約120日
白血球（好中球）の寿命　血管内で 約8日
血小板の寿命　血管内で8～11日
日本人の血液型の割合　A型：約40%，O型：
　約30%，B型：約20%，AB型：約10%
◆リンパ
胸管の長さ　約40cm
右リンパ本幹（右胸管）の長さ　1cm以下
リンパ節の総数　300～600個
リンパ節の大きさ　直径1～30mm

【体液と体温】
◆体液
生体中の水分量（体重比）
　新生児：約80%
　乳児：約70%
　成人男性：約60%
　成人女性：約50%
1日の汗の量　通常約500mℓ，多いときで
　数千mℓ
◆体温
平熱　幼児：約37.0℃，成人：36.0～36.9℃，
　高齢者：約36.0℃
微熱　成人で37.0～37.9℃
中等熱　成人で38.0～38.9℃
高熱　成人で39.0℃以上
体温の変化とからだの変調
　44～45℃で生命の危機
　41～42℃で痙攣をおこす
　約33℃で意識低下
　約28℃で不整脈がおこり生命の危機

〔参考文献〕
- 伊藤　隆：解剖学講義，南山堂，東京，1983
- 大久保昭行（監修）：健康の地図帳，講談社，東京，1997
- 大村　裕（編）：概説生理学——動物的機能編，南山堂，東京，1981
- 小川鼎三，森　於菟；森　富，大内　弘（改訂）：解剖学，改訂第11版，第1巻 総説・骨学・関節学・筋学，金原出版，東京，1982
- 小川鼎三；山田英智，養老孟司（改訂）：解剖学，改訂第11版，第3巻 感覚器学・内臓学，金原出版，東京，1982
- 尾崎俊行（編）：基礎人体生理学，廣川書店，東京，1984
- 長田泰公：新版 生理学要説，第7版，光生館，東京，1982
- 小田嶋梧郎：からだの機構，メヂカルフレンド社，東京，1981
- 金子丑之助：日本人体解剖学，第18版，第1巻 骨学・靱帯学・筋学，南山堂，東京，1982
- 金子丑之助：日本人体解剖学，第18版，第2巻 内臓学・感覚器学，南山堂，東京，1982
- 貴邑冨久子，根来英雄：シンプル生理学，南江堂，東京，1988
- 古河太郎，本田良行（編）：現代の生理学，金原出版，東京，1982
- 後藤昌義（編）：概説生理学——植物的機能編，南江堂，東京，1979
- 須賀昭一（編）：歯——科学とその周辺，共立出版，東京，1981
- 田内　久，黒田行昭：細胞の老化，共立出版，東京，1981
- 武見太郎（編集主幹）：医科学大事典（全50巻），講談社，東京，1982～1983
- 田多井吉之介，長田泰公：新版 教養の生理解剖学，光生館，東京，1968
- 坪井　実，ほか：生理学，講談社，東京，1977
- 坪井　實（編）：人体の生理学——機能と形態，廣川書店，東京，1982
- 中井準之助，ほか（編）：解剖学辞典，新装版，朝倉書店，東京，2004
- 日野原重明，ほか（編）：解剖学・生理学（系統看護学講座2），医学書院，東京，1968
- 平沢　興；岡本道雄（改訂）：解剖学，改訂第11版，第2巻 脈管学・神経系，金原出版，東京，1982
- 藤田恒太郎：人体解剖学，第31版，南江堂，東京，1983
- 藤田尚男，藤田恒夫：標準組織学 総論，第4版，医学書院，東京，2002
- 藤田尚男，藤田恒夫：標準組織学 各論，第4版，医学書院，東京，2010
- 真島英信：生理学，改訂第17版，文光堂，東京，1978
- Despopoulos, A., Silbernagl, S.；佐久間康夫（監訳）：カラー図解 よくわかる生理学の基礎，メディカル・サイエンス・インターナショナル，東京，2005
- Fawcett, D. W.；山田英智，市川　厚，黒住一昌（監訳）：ブルーム・フォーセット 組織学〔1〕，第11版，廣川書店，東京，1991
- Ganong, W. F.；星　猛，ほか（共訳）：医科 生理学展望，原書17版，丸善，東京，1996
- Guyton, A. C.；相川貞男，ほか（監訳）：エッセンス 人体の生理学，廣川書店，東京，1982
- Kahle, W., Leonhardt, H., Platzer, W.；越智淳三（訳）：解剖学アトラス，第3版，文光堂，東京，1990
- Silbernagl, S., Despopoulos, A.；福原武彦，ほか（訳）：生理学アトラス，文光堂，東京，1982

出典，参考文献

◆出典

写真／

- p.14 ❶頭蓋の構成（①前面，②左側面）：佐藤達夫
- p.15 ❷頭蓋底の内面と外面：佐藤達夫
  ❸頭蓋の発達（胎児，小児）：佐藤達夫
- p.18 ❷脳の外側面：金光　晟
- p.19 ❺脳の底面（脳底部）：金光　晟
- p.20 ❼脳の内側面（右大脳半球）：金光　晟
  ❽脳の前額面：金光　晟
- p.27 おもな病気（脳動脈瘤）：山口三千夫
  おもな病気（脳梗塞）：平井俊策
  おもな病気（硬膜外血腫）：三澤章吾
- p.49 おもな病気（冠状動脈狭窄）：西村重敬
  おもな病気（粥状硬化症）：山口和克
  おもな病気（正常な冠状動脈）：山口和克
- p.57 ❹肺胞（肺胞壁の毛細血管）：滝沢敬夫
- p.63 おもな病気（乳がん）：小池道子
- p.71 ❺胃粘膜と胃腺（胃粘膜ひだの表面）：山元寅男
- p.77 ❷消化管壁の構造（微絨毛）：山元寅男
- p.83 ❸肝臓内の門脈分布（2点）：奥平雅彦
- p.89 ❸腎臓の構造（腎小体）：岡林昭雄
- p.92 ❸尿管口：町田豊平
- p.96 ❶精子：白井将文
- p.97 ❸曲精細管の内部：熊本悦明
- p.133 おもな病気（下肢静脈瘤）：草場　昭
- p.148 ❷骨単位（オステオン）：中井準之助
- p.154 ❹皮膚の表面：鈴木啓之
- p.156 ❶毛根と毛包（③毛球部）：鈴木啓之
- p.157 ❷毛幹：鈴木啓之
- p.159 ❹静脈還流と静脈弁：河西達夫
- p.184 結合組織の種類（細網組織）：三好萬佐行
- p.185 血液（血小板）：安永幸二郎

図／

- p.21 ❾脳室；原　一之：人体スペシャル 脳の地図帳，p.80，講談社，東京，2005
- p.22 ❶脊髄の区分；原　一之：人体スペシャル 脳の地図帳，p.17，講談社，東京，2005
  ❷脊髄の内部；原　一之：人体スペシャル 脳の地図帳，p.18，講談社，東京，2005
- p.31 ❷蝸牛；山内昭雄，鮎川武二：感覚の地図帳，p.43，p.45，講談社，東京，2001
  ❹半規管と前庭（平衡斑）；山内昭雄，鮎川武二：感覚の地図帳，講談社，p.50，東京，2001
- p.47 ❺心臓の4つの弁；佐藤達夫：人体スペシャル 胸部の地図帳，p.31，講談社，東京，2008
- p.61 ❷後方からみた食道（生理的狭窄部）：佐藤達夫：人体スペシャル 胸部の地図帳，p.69，講談社，東京，2008
- p.96 ❷精巣の構造；和氣健二郎：細胞と組織の地図帳，p.127，講談社，東京，2003
- p.100～101 ❷卵巣周期；和氣健二郎：細胞と組織の地図帳，p.130-131，講談社，東京，2003
- p.102～103 ❶子宮内膜の構造（卵胞の変化，子宮内膜の変化）；和氣健二郎：細胞と組織の地図帳，p.134-135，講談社，東京，2003
- p.104 ❶受精，卵割，着床；和氣健二郎：細胞と組織の地図帳，p.132-133，講談社，東京，2003
- p.148～149 ❶骨の構造（長骨）；和氣健二郎：細胞と組織の地図帳，p.32-33，講談社，東京，2003
- p.160 ❻出生前の血液循環（胎児-胎盤循環）；Clemente, C. D.：Anatomy. A Regional Atlas of the Human Body, 2nd ed., Fig. 153, Urban & Schwarzenberg, Baltimore, Munich, 1981
- p.170 ❶脊髄と脊髄神経；原　一之：人体スペシャル 脳の地図帳，p.16，講談社，東京，2005

◆参考文献

- 伊藤　隆：解剖学講義，南山堂，東京，1983
- 伊藤正男，井村裕夫，高久史磨（総編集）：医学書院 医学大辞典，医学書院，東京，2003
- 大村　裕（編）：概説生理学——動物的機能編，南江堂，東京，1981
- 小川鼎三，森　於菟；森　富，大内　弘（改訂）：解剖学，改訂第11版，第1巻 総説・骨学・関節学・筋学，金原出版，東京，1982
- 小川鼎三；山田英智，養老孟司（改訂）：解剖学，改訂第11版，第3巻 感覚器学・内臓学，金原出版，東京，1982
- 尾崎俊行（編）：基礎人体生理学，廣川書店，東京，1984
- 長田泰公：新版 生理学要説，第7版，光生館，東京，1982
- 小田嶋梧郎：からだの機構，メヂカルフレンド社，東京，1981
- 金子丑之助：日本人体解剖学，第18版，第1巻 骨学・靱帯学・筋学，南山堂，東京，1982
- 金子丑之助：日本人体解剖学，第18版，第2巻 内臓学・感覚器学，南山堂，東京，1982
- 鴨下重彦，柳澤正義（監修）：こどもの病気の地図帳，講談社，東京，2002
- 貴邑冨久子，根来英雄：シンプル生理学，南江堂，東京，1988
- 古河太郎，本田良行（編）：現代の生理学，金原出版，東京，1982
- 後藤昌義（編）：概説生理学——植物的機能編，南江堂，東京，

- 1979
- 坂井建雄, 河原克雅（総編集）：カラー図解 人体の正常構造と機能, 全10巻縮刷版, 日本医事新報社, 東京, 2008
- 佐藤達夫：解剖学実習, Vol.1（第1～第14章）, 東京医科歯科大学医学部第2解剖, 東京, 1995
- 佐藤達夫：解剖学実習, Vol.2（第15章～第25章）, 東京医科歯科大学医学部第2解剖, 東京, 1995
- 佐藤達夫：解剖学実習, Vol.3（第26章～第40章）, 東京医科歯科大学医学部第2解剖, 東京, 1995
- 佐藤達夫：解剖学実習, Vol.4（第41～第52章）, 東京医科歯科大学医学部第2解剖, 東京, 1995
- 佐藤達夫（監修）：末梢神経の走行分布（ポスター）, 協和企画, 東京, 1981
- 佐藤達夫（監修）：図譜 筋・骨格と神経・血管──後面（ポスター）, Visual Technology Systems Ltd., 東京, 1988
- 佐藤達夫（監修）：図譜 筋・骨格と神経・血管──前面（ポスター）, Visual Technology Systems Ltd., 東京, 1989
- 佐藤達夫（監修）：上肢の神経の走行と分布（ポスター）, エーザイ, 東京, 2010
- 佐藤達夫, 坂本裕和：リハビリテーション解剖アトラス, 医歯薬出版, 東京, 2006
- 佐藤達夫：臨床に役立つ解剖学実習, Ⅰ上肢, 医歯薬出版, 東京, 2007
- 佐藤達夫：臨床に役立つ解剖学実習, Ⅱ下肢, 医歯薬出版, 東京, 2007
- 佐藤達夫：臨床に役立つ解剖学実習, Ⅲ体幹, 医歯薬出版, 東京, 2007
- 佐藤達夫：人体スペシャル 胸部の地図帳, 講談社, 東京, 2008
- 社団法人日本解剖学会（監修）：解剖学用語, 改訂13版, 医学書院, 東京, 2007
- 須賀昭一（編）：歯──科学とその周辺, 共立出版, 東京, 1981
- 清木勘治：小解剖学書, 改訂第2版, 金芳堂, 京都, 1980
- 大地陸男：生理学テキスト, 文光堂, 東京, 1992
- 田内 久, 黒田行昭：細胞の老化, 共立出版, 東京, 1981
- 武見太郎（編集主幹）：医科学大事典（全50巻）, 講談社, 東京, 1982～1983
- 田多井吉之介, 長田泰公：新版 教養の生理解剖学, 光生館, 東京, 1968
- 坪井 実, ほか：生理学, 講談社, 東京, 1977
- 坪井 實（編）：人体の生理学──機能と形態, 廣川書店, 東京, 1982
- 中井準之助, ほか（編）：解剖学辞典 新装版, 朝倉書店, 東京, 2004
- 日本整形外科学会, 日本リハビリテーション医学会：関節可動域表示ならびに測定法（改訂）, 1995
- 原 一之：人体スペシャル 脳の地図帳, 講談社, 東京, 2005
- 日野原重明, ほか（編）：解剖学・生理学（系統看護学講座2）, 医学書院, 東京, 1968
- 平沢 興；岡本道雄（改訂）：解剖学, 改訂第11版, 第2巻 脈管学・神経系, 金原出版, 東京, 1982
- 福田邦三, 小川鼎三：人体の解剖生理学, 第13版, 南山堂, 東京, 1972
- 藤田恒太郎：人体解剖学, 第31版, 南江堂, 東京, 1983
- 藤田尚男, 藤田恒夫：標準組織学 総論, 第4版, 医学書院, 東京, 2002
- 藤田尚男, 藤田恒夫：標準組織学 各論, 第4版, 医学書院, 東京, 2010
- 藤田恒夫：入門人体解剖学, 改訂第3版, 南江堂, 東京, 1988
- 本陣良平：図説人体組織学, 南山堂, 東京, 1984
- 真島英信：生理学, 改訂第17版, 文光堂, 東京, 1978
- 山内昭雄, 鮎川武二：感覚の地図帳, 講談社, 東京, 2001
- 山田安正：現代の組織学, 第3版, 金原出版, 東京, 1994
- 和氣健二郎：細胞と組織の地図帳, 講談社, 東京, 2003
- 渡 仲三：医学要点双書[2]組織学, 金芳堂, 京都, 1985
- Benninghoff / Goerttler：Lehrbuch der Anatomie des Menschen, Urban & Schwarzenberg, München, Wien, Baltimore, 1985
- Bucher, O.：Cytologie, Histologie und mikroskopische Anatomie des Menschen, 9th ed., Verlag Hans Huber, Bern, Stuttgart, Wien, 1977
- Clemente, C. D.：Anatomy. A Regional Atlas of the Human Body, 2nd ed., Urban & Schwarzenberg, Baltimore, Munich, 1981
- Despopoulos, A., Silbernagl, S.；佐久間康夫（監訳）：カラー図解 よくわかる生理学の基礎, メディカル・サイエンス・インターナショナル, 東京, 2005
- Die Fiore, M., S. H.；藤田恒夫, 武藤正樹, 栗原幸二（共訳）：人体組織図譜, 南江堂, 東京, 1983
- Drake, R. L. et al.；塩田浩平（訳）：グレイ解剖学アトラス, 原著第1版, エルゼビア・ジャパン, 東京, 2008
- Eisler, P.：Die Muskcln des Stammes, Bardelebens Handbuch der Menschlichen Anatomie, Vol. 2, Part 2-1, Gustav Fischer, Jena, 1912
- Fawcett, D. W.；山田英智, 市川 厚, 黒住一昌（監訳）：ブルーム・フォーセット 組織学[1], 第11版, 廣川書店, 東京, 1991
- Fawcett, D. W.；山田英智, 市川 厚, 黒住一昌（監訳）：ブルーム・フォーセット 組織学[2], 第11版, 廣川書店, 東京, 1991
- Ganong, W. F.；星 猛, ほか（共訳）：医科 生理学展望, 原書17版, 丸善, 東京, 1996
- Grant, J. C. B.；森田 茂, 楠 豊和（訳）：グラント解剖学図譜,

第6版，医学書院，東京，1977
- Gray, H. ; Goss, C. M. (ed.) : Anatomy of the Human Body, 29th American Edition, Leaz & Febiger, Philadelphia, 1973
- Guyton, A. C. ; 相川貞男，ほか(監訳)：エッセンス 人体の生理学，廣川書店，東京，1982
- Kahle, W., Leonhardt, H., Platzer, W. ; 越智淳三(訳)：解剖学アトラス，第3版，文光堂，東京，1990
- Krstić. R. V. ; 藤田恒夫(監訳)：クルスティッチ・立体組織学図譜 I 細胞篇，西村書店，新潟，1981
- Krstić, R. V. ; 藤田恒夫(監訳・総監修)：クルスティッチ・立体組織学図譜 II 組織篇，第2版，西村書店，新潟，1986
- Langman, J., Woerdeman, M. W. ; 寺田春水，池田敏子(訳)：ラングマン解剖学図譜，医学書院，東京，1980
- Lanz, W. v., Wachsmuth, W. : Praktische Anatomie, Vol. 1, Part 3, 2nd ed., Arm, Springer-Verlag, Berlin, Göttingen, Heidelberg, 1959
- Lanz, W. v. ; Lang, J., Wachsmuth, W. (ed.) ; 山田致知，津山直一(監訳)：ランツ下肢臨床解剖学，医学書院，東京，1979
- Lehninger, A. L., Nelson, D. L., Cox, M. M. ; 山科郁男(監修)，川嵜敏祐(編集)：レーニンジャーの新生化学〔上〕，第2版，廣川書店，東京，1993
- Lehninger, A. L., Nelson, D. L., Cox, M. M. ; 山科郁男(監修)，川嵜敏祐(編集)：レーニンジャーの新生化学〔下〕，第2版，廣川書店，東京，1993
- Martini, F. H., Timmons, M. J., McKinley, M. P. ; 井上貴央(監訳)：カラー人体解剖学——構造と機能：ミクロからマクロまで，西村書店，東京，2003
- McMinn, R. M. H., Abrahams, P. H., Hutchings, R. T., Marks Jr., S. C. ; 佐藤達夫(訳)：人体解剖カラーアトラス，原書第4版，南江堂，東京，1999
- Moore, K. L., Persaud, T. V. N. ; 瀬口春道，ほか(訳)：ムーア人体発生学，原著第7版，医歯薬出版，東京，2007
- Netter, F. H. ; 西尾篤人，ほか(監修)，内藤芳篤，ほか(監訳)：The Ciba Collection of Medical Illustrations，筋骨格 第1部 解剖，生理，代謝障害，日本チバガイギー，宝塚，1991
- Pernkopf, E. ; Ferner, H. (ed.) : Atlas of Topographical and Applied Human Anatomy, 2nd ed., Vol. 2, Thorax, Abdomen and Extremities, Urban & Schwarzenberg, Baltimore, Munich, 1980
- Pernkopf, E. ; Platzer, W. (ed.) ; 佐藤達夫(訳)：ペルンコップ臨床局所解剖学アトラス，第3版，第1巻 頭部・頸部，医学書院，東京，1995
- Rauber, A., Kopsch, F. ; Leonhard, H. (ed.) : Anatomie des Menschen, Vol. 1, Georg Thieme Verlag, Stuttgart, New York, 1987
- Rauber, A., Kopsch, F. ; Leonhard, H. (ed.) : Anatomie des Menschen, Vol. 4, Georg Thieme Verlag, Stuttgart, New York, 1988
- Rohen, J. W., 横地千仭：解剖学カラーアトラス，第6版，医学書院，東京，2007
- Sadler, T. W. ; 安田峯生，沢野十蔵(訳)：ラングマン人体発生学，第7版，医学書院エムワイダブリュー，東京，1996
- Schünke, M. et al. ; 坂井建雄，松村讓兒(監訳)：プロメテウス解剖学アトラス 解剖学総論／運動器系，医学書院，東京，2007
- Schünke, M. et al. ; 坂井建雄，大谷 修(監訳)：プロメテウス解剖学アトラス 頸部／胸部／腹部・骨盤部，医学書院，東京，2008
- Schünke, M. et al. ; 坂井建雄，河田光博(監訳)：プロメテウス解剖学アトラス 頭部／神経解剖，医学書院，東京，2009
- Sicher, H. : Oral Anatomy, 4th ed., The C.V. Mosby Company, Saint Louis, 1965
- Silbernagl, S., Despopoulos, A. ; 福原武彦，ほか(訳)：生理学アトラス，文光堂，東京，1982
- Snell, R. S. ; 山内昭雄(訳)：スネル臨床解剖学，第3版，メディカル・サイエンス・インターナショナル，東京，2005
- Snell, R. S. ; 山内昭雄(訳)：スネル臨床発生学，第1版，メディカル・サイエンス・インターナショナル，東京，1985
- Sobotta, J. ; 岡本道雄(監訳)：Sobotta図説 人体解剖学，第4版(原書第19版)，第1巻 頭部・頚部・上肢・皮膚，医学書院，東京，1996
- Sobotta, J. ; 岡本道雄(監訳)：Sobotta図説 人体解剖学，第5版(原書第21版)，第2巻 体幹・内臓・下肢，医学書院，東京，2002
- Spalteholz, W. : Handatlas der Anatomie des Menschen, 11th ed., Vol. 2, Verlag von S. Hirzel, Leipzig, 1922
- Tandler, J. : Lehrbuch der Systematischen Anatomie, Vol. 1, Verlag von F. C. W. Vogel, Leipzig, 1926
- Tank, P. W., Gest, T. R. ; 佐藤達夫(訳)：あたらしい人体解剖学アトラス，メディカル・サイエンス・インターナショナル，東京，2009
- Toldt, C. -Hochstetter : Anatomischer Atlas, 14th ed., Vol. 2, Urban & Schwarzenberg, Berlin, Wien, 1928
- Wheater, P. R., Burkitt, H. G., Daniels, V. G. ; 山田英智(監訳)：機能を中心とした図説組織学，医学書院，東京，1981
- Wolf-Heidegger, G. ; Frick, H. F., Kummer, B., Putz, R. V. (ed.) ; 内野滋雄，田中重徳，ほか(監訳)：ヴォルフ 人体解剖学アトラス，原書第4版，西村書店，新潟，東京，1993

さくいん

本文と図および図説明文の語を五十音順に並べた．
本文中に語があるページは立体で，図および図説明文中に語があるページは*斜体*で，また，とくに詳しい解説があるページは**太字**で示した．

あ

I 帯 —— *150*
間細胞 —— 96, *97*, 174
間細胞刺激ホルモン —— 96
アウエルバッハ神経叢 —— 73, *77*
あおそこひ —— 42
アキレス腱 —— *125*, *141*
悪性リンパ腫 —— 176
アクチンフィラメント —— *150*, 151
アクロソーム —— *96*
あご —— **37**
足細胞 —— 91, *91*
アジソン病 —— 176
足の関節 —— *125*, *130*, **131**, *138*, *139*, *146*
足の筋 —— *124*, 125, *125*
足の骨 —— *130*, *138*, *139*
アストログリア —— 187
頭 —— *12*
アデノイド —— 42
アテローマ —— *49*
アトピー性皮膚炎 —— 176
アドレナリン —— 175
あぶみ骨 —— 30, *30*
あぶみ骨筋神経 —— 169
あぶみ骨底 —— 30, *31*
アポクリン汗腺 —— *152*, 153
アルドステロン —— *91*, 175
アルドステロン症 —— 176
R 波 —— *51*
鞍関節 —— *146*, 147
アンドロゲン —— 96, 175

い

胃 —— 66, 68, **69**, *69*, 76, 82, 175
胃液 —— 70, 77
胃炎 —— 108
胃円蓋 —— 69, *69*
胃潰瘍 —— 108
胃角 —— *69*, 70, *71*
異化作用 —— *81*
胃下垂 —— 108
胃がん —— 108
胃間膜 —— *67*
胃結腸間膜 —— 68, *69*
移行上皮 —— 92, *93*, 93, *182*
胃小窩 —— 70, *71*, *76*, 77
胃小区 —— 70, *71*
胃静脈 —— 82, *83*

胃腺 —— 70, *71*, *76*, 77
胃体 —— 69, *69*, *70*, 71
胃体管 —— *71*
胃大網静脈 —— 82, *87*
胃大網動脈 —— *87*
I 型有毛細胞 —— *31*
1 軸関節 —— *146*, 147
1 次溝 —— *19*
1 次精母細胞 —— 96, *97*
1 次性リンパ性器官 —— 163
1 次脳胞 —— *18*
1 次卵胞 —— 100, *100*, *102*
1 次卵母細胞 —— 100, *100*, *101*
一般心筋細胞 —— *50*, 151
一般線維（神経線維の）—— 166
胃底 —— 69, *69*, *70*, 71
胃底腺 —— 70, *71*, *183*
胃道 —— *71*
胃動脈 —— *85*
胃粘膜 —— 70, *71*
胃粘膜ひだ —— 70, *71*
胃脾間膜 —— 86, *87*
陰核 —— 98, *98*, *99*, 99
陰核海綿体 —— *93*
陰核亀頭 —— *98*, 99
陰核体 —— *98*
陰核提靱帯 —— *98*
陰核包皮 —— *98*, 99
陰茎 —— 94, *94*, 95, *95*
陰茎海綿体 —— *92*, *94*, 95, *95*
陰茎海綿体小柱 —— *95*
陰茎海綿体洞 —— *95*
陰茎海綿体白膜 —— *95*
陰茎亀頭 —— *93*, *94*, 95, *95*
陰茎脚 —— *95*
陰茎筋膜 —— *95*
陰茎根 —— *95*, *95*
陰茎深動脈 —— *95*
陰茎体 —— *95*, *95*
陰茎中隔 —— *95*
陰茎提靱帯 —— *94*
陰茎背 —— *94*
陰茎背神経 —— *95*
陰茎背動脈 —— *95*
インスリン —— 84, *85*, 175
咽頭 —— 13, *13*, **38**, *38*, 39, *56*, *60*
咽頭筋 —— 38
咽頭扁桃 —— *32*, 38, *38*
陰嚢 —— 94, *94*, 95, *95*, 99
陰嚢水腫 —— 108
陰嚢中隔 —— *94*, 95, *95*

陰嚢縫線 —— *94*
陰部神経 —— *134*, 135
陰部神経叢 —— *135*
陰部大腿神経 —— *134*, 135, *135*
陰裂 —— *99*

う

ウィリス動脈輪 —— 27, *27*
ウェルニッケ野 —— *19*
右脚（房室束の）—— *50*, 50
烏口肩峰靱帯 —— *114*, 115, *115*
烏口上腕靱帯 —— 115, *115*
烏口突起 —— *114*, *115*, *139*
烏口腕筋 —— *112*, 113, *140*
右枝（門脈の）—— *83*
右心 —— 47, 160
右腎 —— 66, 67, *88*
右心耳 —— *46*, 49
右心室 —— 45, *46*, 47, *47*, *48*, *49*, 50, *51*, *56*, 161
右心房 —— 45, *46*, 47, *47*, *48*, *49*, 50, *56*, 161
臼状関節 —— *146*, 147
右肺 —— *44*, 45, 52, *53*, 55
右葉（肝臓の）—— 68, 78, *78*, 79, *79*
右葉（甲状腺の）—— *40*, 40, *41*
運動器 —— *138*, 140
運動終板 —— *150*, 151
運動神経系 —— 166
運動性言語中枢 —— *19*
運動線維 —— *22*, 166, *166*, *167*, 168, 169, *170*, *171*, 173
運動前野 —— *19*
運動野 —— *19*, 22

え

永久歯 —— 37, *37*
衛星細胞 —— 187
栄養血管（肝臓の）—— 80
（血管の）—— *159*
栄養膜 —— 104, *104*
栄養膜合胞体層 —— 104, *104*
栄養膜細胞層 —— 104, *104*
ALS —— 42
腋窩陥凹 —— *114*, 115, *115*
腋窩-鎖骨下静脈血栓症 —— 136
腋窩静脈 —— 120, *121*, *121*, *158*, *164*, 165
腋窩神経 —— *122*, 123

腋窩動脈 —— 120, *120*, *159*
腋窩リンパ節 —— *162*, *164*, 165
液性結合組織 —— 185
えくぼ様症状（乳房の）—— *63*
エクリン汗腺 —— 152, *152*, 153, *155*
ACTH —— *174*
S 細胞（十二指腸の）—— 175
S 状結腸 —— 66, *66*, 72, *74*, 75, *75*, *82*, *93*, *98*
S 状結腸間膜 —— *75*
S 状結腸静脈 —— *82*
S 状結腸リンパ節 —— *165*
S 状静脈洞 —— *26*, 27
S 状洞溝 —— *15*
ST 時間 —— *51*
エストロゲン —— 63, *63*, 100, *102*, *102*, *103*, 104, 175
S 波 —— *51*
A 帯 —— *150*
ADH —— *174*
エナメル質 —— 37, *37*
FSH —— *174*
エブナー腺 —— *34*, *183*
エリスロポエチン —— 175
LH —— 102, *174*
遠位尿細管（曲部）—— *90*, 91
　　　　　（直部）—— *90*, 91
円回内筋 —— *112*, 113, *140*
円蓋部結膜 —— *28*
運動神経系 → 塩基好性白血球 —— 185
円形脱毛症 —— 178
遠視 —— 29
遠心性線維 —— 166, *171*, *173*
延髄 —— *18*, 19, *20*, 21, *23*, *32*, 166, *172*, *173*
円柱層（表皮の）—— 152, *153*, *154*

お

横隔胸膜 —— *55*
横隔神経 —— *44*
横隔脾ひだ —— 86, *87*
横隔膜 —— *44*, *55*, *58*, **59**, *59*, 60, *60*, *61*, *79*
横隔膜炎 —— 64
横隔膜弛緩症 —— 64
横隔膜ヘルニア —— 59, 64
横隔膜麻痺 —— 64
横口蓋ひだ —— *37*
横行結腸 —— 66, *67*, 72, *74*, 75, *82*

横行結腸間膜——67, 72, 74
横静脈洞——158
黄色靱帯——16
黄線——157
横足弓——130, 131
横足根関節——130, 131
黄体——100, 100, 101, 102, 103, 174
黄体化ホルモン——96, 100, 102, 103, 174
黄体期——102, 103
黄体ホルモン——63, 100, 102, 103, 174, 175
横洞溝——15
横突間筋——144, 145
横突間靱帯——16
横突起——16, 17, 17, 23, 145
横突孔——16, 17, 26, 27
横突肋骨窩——16, 17
黄斑——28, 29
横披裂筋——39
横紋筋——140, 151
オキシトシン——63, 63, 174, 174
オスグッド-シュラッター病——136
オステオン——148, 148, 149
おたふくかぜ——42
オッディ括約筋——84
おとがい横筋——24
おとがい下動脈——26
おとがい下リンパ節——164
おとがい棘——37
おとがい筋——24, 169
おとがい孔——14, 36, 168
おとがい神経——168, 168, 169
おとがい舌筋——34
おとがい舌骨筋——35, 35
おとがい動脈——26
おとがい隆起——14, 36
親知らず——37, 37
オリゴデンドログリア——187
オルテガの細胞——187

か

外陰部——98, 99
外果——130, 138, 139
回外筋——112, 113
外果関節面——131
外果動脈網——133
外眼角——28
外寛骨筋——125
外眼筋——29, 29
外環状層板——149
外頸静脈——158

外頸動脈——26, 27, 40, 159
外頸動脈神経——173
回結腸静脈——82
回結腸唇——74
回結腸動脈——72
回結腸リンパ節——165
外後頭隆起——14, 15, 141
外肛門括約筋——74, 75
外呼吸——56, 56, 160
介在層板——148, 148, 149
介在板——151
介在部（顎下腺の）——183
（膵臓の）——85, 85
外耳——12, 18, 30
外子宮口——99, 99
外耳孔——14, 168
外痔静脈叢——75
概日リズム——175
外耳道——12, 12, 30, 30
外精筋膜——94, 95, 96
外生殖器（女性の）——98, 98, 99, 99
外生殖器（男性の）——94, 94, 95, 95
外舌筋——34, 35
疥癬——176
回旋筋——144, 145
回旋筋腱板——114, 115
回旋枝——48, 48, 49
外側顆——128
外側下膝動脈——132, 132
外側環軸関節——17
外側胸筋神経——122, 123
外側胸静脈——121, 121
外側胸動脈——120, 120
外側距踵靱帯——130
外側頸筋——25
外側楔状骨——130, 131
外側溝——18, 19, 19, 20
外側広筋——124, 140
外側膝蓋支帯——128, 129
外側膝状体——29
外側手根側副靱帯——118
外側上顆——116
外側上膝動脈——132, 132
外側神経束——122, 123
外側靱帯——36
外側前腕皮神経——122
外側足根動脈——132, 133
外側足底静脈——133, 133
外側足底神経——134, 135
外側足底動脈——132, 133
外側足背皮神経——134, 135, 135
外側側副靱帯——116, 117, 128, 129, 130, 131
外側大腿回旋静脈——133

外側大腿回旋動脈——132, 132
外側大腿皮神経——134, 135, 135
外側中葉区——54
外側中葉枝——54
外側直筋——29
外側肺底区——54
外側肺底枝——54
外側半規管——30, 31
外側半月——128, 128, 129, 147
外側皮枝（肋間神経の）——143
外側鼻軟骨——32
外側腓腹皮神経——134, 135, 135
外側副伏在静脈——133
外側膨大部神経——31
外側野（視床下部の）——21
外側葉（甲状腺の）——40
外側翼突筋——36, 37
外側翼突筋神経——168
外弾性板——158, 159
回腸——66, 67, 72, 72, 74, 76, 77, 82
回腸口——74, 75
回腸口小帯——74
外腸骨静脈——132, 158
外腸骨動脈——132, 159, 165
外腸骨リンパ節——165, 165
回腸静脈——82
回腸動脈——73
外転神経——166, 166, 167
外転神経核——166
外套——18, 18, 20
外頭蓋底——15
外套細胞——187
外尿道括約筋——92, 93, 93, 106
外尿道口——92, 93, 93, 95, 98, 99, 99
海馬——20
灰白交通枝——170, 171
灰白質（脊髄の）——22, 22, 23
（脳の）——18, 19, 20, 21
海馬傍回——19, 32
外反膝——136
外反足——136
外反肘——136
外反母趾——136
外皮——152
外鼻——12, 32, 33
外鼻孔——32, 33
外腹斜筋——59, 66, 140, 142, 142, 143, 144
外腹斜筋膜——96
外分泌腺——174, 183, 183
外分泌部（膵臓の）——85, 85
開閉筋——25
外閉鎖筋——124, 127
解剖学的正位——8, 9

解剖頸——114, 115, 115
外膜——61, 76, 77
蓋膜——31
海綿骨——148
海綿質——148, 148
海綿質腔——148, 149
海綿静脈洞——26
海綿層（子宮内膜の）——102
海綿体部（尿道の）——92
外毛根鞘——156, 157
回盲唇——74
回盲ひだ——74
回盲部——72
回盲弁小帯——74
外有毛細胞——31
解離性大動脈瘤——176
外リンパ——30, 31
外リンパ隙——30, 31
外肋間筋——59, 59, 142, 143, 145
下咽頭——32, 38, 38, 41, 61
カウパー腺——94, 94, 95
顔——12
下外側上腕皮神経——122, 123
下角（肩甲骨の）——115, 139
下顎縁枝（顔面神経の）——169
下顎窩——15, 36, 37
下顎角——36
下顎管——168, 168
下顎孔——37
下顎骨——12, 14, 36, 37, 138, 139, 168
下顎枝（下顎骨の）——36, 37
下顎神経——36, 168, 168
下顎体——36
化学的シナプス——186
下顎頭——36, 37, 37
下下腹神経叢——172, 173
顆間窩——129
下眼窩裂——14, 28
下眼瞼——28
下関節突起——16, 17
顆間隆起——129
下気道——53
蝸牛——30, 30, 31
蝸牛管——30, 31
蝸牛孔——31
蝸牛神経——30, 30, 31, 166
蝸牛神経核——31, 166
蝸牛窓——30, 31
蝸牛頂——31
下狭窄部（食道の）——61
核——180, 180
角化——154, 154, 156, 157, 157
角化細胞——152

顎下神経節——172, 173
顎下腺——12, 35, 35, 183
顎下腺管——35
顎下リンパ節——164
顎関節——14, 15, 36, 37, 146
顎関節症——42
角質——152, 157
角質化——154, 157
角質器——152, 157
角質細胞——153, 153, 154, 154
角質層（表皮の）——152, 153, 153, 154, 154
角質変性——154
核小体——180, 180
顎舌骨筋——25, 35, 35
顎舌骨筋神経——168, 168
角切痕——69, 69, 70, 71
拡張期（心周期の）——50, 51
顎二腹筋（前腹）——25
　　　　　（後腹）——25, 169, 169
角膜——28, 29
核膜——180, 180
核膜孔——180
隔膜部（尿道の）——92
下頸心臓神経——173
下後鋸筋——144, 144
下行結腸——66, 72, 74, 75, 75, 82
下行膝動脈——132, 132
下甲状腺動脈——40, 40, 41
下行性伝導路——22
下行大動脈——158, 159, 160, 161
下骨盤隔膜筋膜——106, 107
下肢——112, **124**
下肢骨——124, 124, 138, 139
下矢状静脈洞——26, 158
下肢静脈瘤——133
下歯槽静脈——37
下歯槽神経——35, 37, 168, 168
下歯槽動脈——37
下肢帯——124, 124, 125, 138, 138, 139
下肢帯の筋——124, 125, 125
下肢の筋——**124**, 124, 125, 140, 141
下肢の静脈——**133**, 133
下肢の神経——134, **135**
下肢の動脈——**132**, 132
下肢の骨——**124**, 124, 125
下斜筋——28, 29
下尺側側副動脈——120, 120
荷重関節——128
顆状関節——119, 131
下歯列弓——36
下唇——34

下伸筋支帯——124, 131, 140
下神経幹——122, 123
下深頸リンパ節——165
下唇動脈——26
下唇下制筋——140
下垂手——123
下膵十二指腸動脈——73
下垂足——136
下垂体——21, 174, 175
下垂体窩——15
下垂体後葉——63, 174
下垂体性巨人症——176
下垂体前葉——63, 174
下垂体ホルモン——174
下垂体門脈——174, 174
ガス交換——53, **56**, 56, 57, 79, 105, 160
ガス交換部——53
ガストリン——70, 175
仮声帯——38, 39
下舌区——54
下舌枝——54
下前腸骨棘——107, 126, 127
下双子筋——125, 125, 127
下爪皮——157
下腿骨間膜——128, 129
下腿三頭筋——125
下大静脈——46, 47, 49, 58, 61, 66, 79, 79, 80, 80, 82, 88, 132, 133, 158, 158, 160, 161
下大静脈口——49
下腿の筋——124, 124, 125, 125
下唾液核——166, 172
肩回旋筋腱板損傷——136
過多月経——108
下腸間膜静脈——82, 83, 87, 88, 159, 165
下腸間膜動脈神経節——170, 173
下腸間膜リンパ節——165, 165
下直筋——28, 29
下直腸静脈——82
下椎切痕——16
滑液——147
滑液鞘——131
滑液包——114
滑車下神経——168, 168, 169
滑車上神経——168, 168, 169
滑車神経——166, 166, 167
滑車神経核——166
滑車切痕——116, 116, 117
滑膜——147, 147
滑膜絨毛——147
滑面小胞体——180
括約筋——140, 151
カテコールアミン——175
下殿神経——134, 135, 135

下殿皮神経——134, 135
可動関節——146, 147, 147
下頭斜筋——145
下橈尺関節——116, 117, 119
下内頸静脈リンパ節——164
下肺静脈——55
下鼻甲介——14, 32
下鼻道——28, 32
過敏性腸症候群——108
下副腎動脈——88
花粉症——42
鎌状野——70
下葉（肺の）——52, 53, 55, 55
下葉気管支——54
果粒細胞——153, 154, 154
果粒層（表皮の）——152, 153, 154, 154
果粒層（卵胞の）——100
果粒白血球——185
カルシトニン——40, 41, 149, 175
加齢黄斑変性——42
仮肋——45
下肋骨窩——16, 17
肝胃間膜——69
肝炎——108
肝円索——79, 79, 82, 161
肝円索裂——79, 79
感音部——30
眼窩——12, 14, 15, 28, 29, 168
眼窩下筋——24
眼窩下孔——14
眼窩下神経——168, 168, 169
眼角筋——24
感覚器——12, 29, 30, 33, 152
眼角筋——24
感覚性言語中枢——19
感覚線維——22, 166, 166, 167, 168, 169, 170, 171, 173
眼角動脈——26, 159
感覚野——19
眼窩脂肪体——28
眼窩上孔——14
眼窩上神経——168, 168, 169
眼窩上切痕——14
眼窩部——24
肝鎌状間膜——67, 78, 79, 79
肝管——80, 84
肝がん——108
肝冠状間膜——78, 78, 79
含気骨——139
肝機能——80
眼球——12, 28, 29, 166
眼球運動——29
眼球外膜——29
眼球血管膜——29
眼球結膜——28
眼球線維膜——29

眼球中膜——29
眼球内膜——29
肝曲——74
眼筋——29
肝区域——80, 80, 83
冠血流量——49
眼瞼——28, 29
眼瞼部——24
還元分裂——96
汗孔——152
肝硬変——108
寛骨——16, 106, 107, 107, 124, 124, 125, 126, 138, 139
寛骨臼——106, 107, 107, 124, 126, 127
寛骨臼横靱帯——126, 127
寛骨臼窩——126, 127
寛骨臼切痕——126, 127
肝細胞——80, 80, 83
肝細胞索——80, 80
眼軸——29
間質液——163
間質細胞（腎臓の）——175
肝実質細胞——80
肝十二指腸間膜——68
冠状溝——48
管状骨——139
冠状静脈口——47, 49
冠状静脈洞——46, 48, 49, 49
管状腺——183
杆状体細胞——28, 29
冠状動脈——**48**, 48, 49, 159
冠状動脈狭窄——49
冠状動脈口——49
冠状縫合——14
管状胞状腺——183
肝静脈——80, 82, 158
肝小葉——80, 80
眼神経——168, 168
幹神経節——170, 173, 173
関節——**147**
関節運動——115, 115, 117, 117, 119, 127, 127, 128, 131
関節液——147
関節円板——147
関節窩——147, 147
関節環状面——116, 117, 117
関節筋——140, 151
関節腔——147, 147
関節上腕靱帯——115, 115
関節唇——114, 115, 126, 127
関節頭——147, 147
関節突起（下顎骨の）——14, 36
　　　　（椎骨の）——17
関節内靱帯——147
関節半月——128, 129, 147

さくいん——197

関節包——147, *147*
関節面——147
関節リウマチ——176
汗腺——*152, 152*, *183*
肝臓——*66, 67, 68*, **78**, *78, 79, 82*
環椎——*16, 17, 17, 23*
環椎後頭関節——*17*
貫通管——148, *148*
貫通静脈——*133*
貫通動脈——*132*
眼底出血——42
冠動脈——48
肝内胆管——*80*
間脳——*18, 18, 20,* 21, *23, 166*
眼房——29
眼房水——*28,* 29
間膜——*67,* 69, 72, *74*
間膜ひも——*74,* 75
顔面筋——*13, 24, 25, 140*
顔面痙攣——42
顔面神経——25, *34, 36, 166, 166, 167,* 168, *169, 172, 173*
顔面神経核——*166*
顔面神経管——169
顔面神経麻痺——176
顔面チック——42
顔面頭蓋——*12, 12, 14, 15, 15, 138*
顔面動脈——*26, 159*
顔面リンパ節——*164*
肝門——*79, 79,* 83
間葉細胞——*181*
眼輪筋——*24, 25, 140, 169*
肝リンパ節——*165*

き

疑核——*166*
気管——*12,* 13, *13, 38,* 40, *41,* 52, 53, *53,* **54**, *54,* 55, 56, 60, *60, 61*
気管気管支リンパ節——165
気管支——*52,* 53, *53,* **54**, 56
気管支炎——64
気管支拡張症——64
気管支縦隔リンパ本幹——*162*
気管支ぜんそく——64
気管支動脈——55, *57*
気管支肺炎——64
気管腺——*54*
気管軟骨——*38,* 54, *54*
気管分岐部——*52,* 53, 54, 60, *60*
気胸——64
起始(筋の)——141

起始核——*166*
奇静脈——*45, 55, 60, 82*
キース・フラックの結節——50
基節骨(足の)——*130,* 131
(手の)——*118,* 119, *139*
キーセルバッハ部位——*33*
基礎体温——*102, 103*
偽単極神経細胞——*186*
基底果粒細胞——*71, 183*
基底細胞——*153, 154, 154*
基底層(子宮内膜の)——*102, 102, 103*
基底層(表皮の)——*152, 153, 154, 154*
基底脱落膜——*104, 105*
基底板——*31*
気道——*32,* 38, *38,* 53
気道系——*53*
亀頭冠——*95*
亀頭包皮炎——108
希突起膠細胞——*186, 187*
きぬた骨——*30, 30*
機能局在——*19, 19*
機能血管(肝臓の)——*80*
機能層(子宮内膜の)——*102, 102, 103,* 104
希発月経——108
逆蠕動——70
逆流性食道炎——64
ギャップ結合——*182*
QRS時間——*51*
臼蓋形成不全——136
球海綿体筋——*92, 98*
嗅覚器——33
嗅覚中枢——*32*
嗅覚伝導路——*33*
嗅覚野——*32*
球関節——*146,* 147
嗅球——*19, 32, 33, 33, 166*
球形嚢神経——*31*
球形嚢斑——*30, 31*
嗅細胞——*33, 33*
嗅索——*13, 19, 32, 33, 33, 166*
嗅三角——*19, 32*
嗅糸——*33*
臼歯——*37, 37*
休止期脱毛——*157*
嗅糸球——*33*
吸収上皮細胞——*73, 77, 181*
弓状核——*174*
弓状膝窩靭帯——128, *129*
弓状静脈——*90*
弓状線——*106,* 107, *107*
弓状動脈——*90, 90, 132, 133, 159*

嗅上皮——*33*
嗅小毛——*33*
嗅神経——*33, 33, 166, 166, 167*
求心性線維——*166,* 171, 173
急性腸炎——108
急性乳腺炎——63
嗅腺——*33*
吸息筋——59
QT時間——*51*
嗅内野——*32*
嗅粘膜——*32, 33*
Q波——*51*
嗅部——*32,* 33, *33*
嗅葉——*19, 32*
橋——*18, 19, 20,* 21, *23, 32, 166, 172, 173*
胸横筋——142
胸郭——*17,* 44, *45, 58, 59, 138,* 138
胸郭下口——44
胸郭上口——44
胸管——*45, 55, 162,* 163, 165
胸棘筋——*145*
胸筋——142
頬筋——*24,* 25, *35, 169*
胸筋間リンパ節——*164*
頬筋枝(顔面神経の)——*169*
胸筋リンパ節——*164*
頬筋リンパ節——*164*
胸腔——*44,* 45, *45*
胸肩峰動脈——*120, 120*
胸骨——*44, 45, 138, 143, 164*
頬骨——*14, 37, 138, 168*
胸骨角——54
頬骨弓——*14, 15*
胸骨甲状筋——*25*
頬骨枝(顔面神経の)——*169*
頬骨神経——*168, 168, 169*
胸骨舌骨筋——*25, 140*
胸骨体——*45, 114, 138*
胸骨端——*114*
胸骨部(横隔膜の)——*58,* 59
胸骨柄——*45, 114, 138*
胸骨傍リンパ節——*164,* 165
胸最長筋——*145*
胸鎖関節——*112, 112, 114,* 115, *115, 146*
胸鎖乳突筋——*25, 25, 59, 140, 141, 142, 169*
胸神経——*22, 170,* 171, *171*
頬神経——*168, 168*
強靭結合組織——*153, 184*
狭心症——*49*
胸心臓神経——*173*
胸髄——*22, 22, 170, 172, 173*
胸腺——*45, 163, 175*

頬腺——*35, 35*
胸椎——*16, 17, 17, 23,* 44, *45, 58, 138, 139*
狭頭症——42
頬粘膜——*35*
胸背神経——*123, 123*
峡部(甲状腺の)——*40, 40, 41*
胸部——*8,* **44**, *44*
胸部食道——*58, 60*
胸部大動脈——*45, 55, 58, 60, 61,* 158
胸部の筋——*140,* **142**
胸壁——45
強膜——*28,* 29
胸膜——*44, 45, 55, 55*
胸膜腔——*45, 55, 55*
強膜静脈洞——*28*
胸腰筋膜——*141,* 144
胸腰系自律神経——173
胸肋三角——*58,* 59
巨核芽球——*185*
巨核球——*185*
棘下窩——*139*
棘下筋——*113, 113, 114, 141*
棘間筋——144, *145*
棘間靭帯——*16*
棘筋——144, *144, 145*
棘孔——15, *15*
棘上窩——*139*
棘上筋——*113, 113,* 114
棘上靭帯——*16*
曲精細管——*96, 96, 97*
棘突起——*16, 17, 17, 23, 145*
曲尿細管——*88, 89, 89*
棘肋筋——*144, 144*
虚血性心疾患——*49*
挙睾筋——*142*
距骨——*130, 131, 139*
距骨下関節——*130,* 131
距骨滑車——*130,* 131
距舟靭帯——*130*
距踵舟関節——*130,* 131
距腿関節——*124, 124, 125, 130, 131, 131, 132, 146*
筋萎縮性側索硬化症——42
近位中心子——*96*
近位尿細管(曲部)——*90,* 91
(直部)——*90,* 91
筋衛星細胞——*150, 151*
筋芽細胞——*150*
筋型動脈——*158, 159*
筋形質——151
筋原線維——*150, 151, 151*
筋細糸——*150, 151, 151*
筋細胞——*150,* 151
近視——*29*

筋枝(脊髄神経前枝の)── 171
筋質部(横隔膜の)── *58*, 59, *59*
筋周膜── *150*, 151
筋上皮細胞── *62*, 63, *63*, *174*
筋上膜── *150*, 151
筋節── *150*
筋線維── *150*, 151
筋層(胃の)── *70*, 70, *71*
　　(子宮の)── *99*
　　(消化管の)── *77*
　　(食道の)── *61*
　　(大腸の)── *75*, *77*
　　(虫垂の)── *74*
筋層間神経叢── *61*, *73*, *77*, *170*
筋束── *150*, 151
筋組織── **151**
筋頭── 141
筋突起── *36*, *37*
筋内膜── *150*, 151
筋尾── 141
筋皮神経── *122*, 123, *123*
筋腹── 141
筋紡錘── *150*, 151
筋ポンプ── *159*
筋膜── *150*, 151, 153

く

区域気管支── *53*, 54, *54*
空回腸静脈── *82*
空腸── *66*, *67*, 72, *72*, *73*, *76*, *77*, *82*, 85
空腸静脈── *82*
空腸動脈── *73*
駆出期(心周期の)── *51*
口── *12*
屈筋(下肢の)── *125*
　　(上肢の)── *113*
屈筋支帯── *112*, *119*, *140*
クッパー細胞── *80*
クーパー靱帯── *63*
首── *12*
頸── *12*
クプラ── *31*
くも膜── *13*, *18*, *21*, *23*
くも膜下腔── *13*, *21*, *23*
くも膜下出血── *27*
くも膜果粒── *13*, *21*
くも膜小柱── *21*
クラウゼ終棍── *155*, *155*
グラーフ卵胞── *100*, *101*
グリア細胞── *186*, *187*
グリソン鞘── *80*
グルカゴン── *84*, *175*
クレチン症── *42*
クローン病── *108*

け

毛── *152*, *152*, **157**
頸横神経── *169*
脛骨── 124, *124*, *125*, 128, *128*, *129*, *130*, *138*, *139*
脛骨外側顆── *129*
脛骨静脈── 133
脛骨神経── *134*, 135, *135*
脛骨粗面── *128*, *129*
脛骨内側顆── *128*, *129*
頸最長筋── *145*
頸枝(顔面神経の)── *169*
形質細胞── *153*, *184*
形質膜── *180*, *181*
頸静脈孔── *15*, *15*, *27*
頸神経── *22*, *170*, 171, *171*
頸神経叢── *123*, *144*, *171*
頸髄── *13*, *22*, *22*, *23*, *170*, *171*, *172*, *173*
頸椎── *13*, *16*, *17*, *17*, *60*, *138*, *139*
頸動脈管── *15*, *15*, *27*
茎突舌筋── *34*
茎突舌骨筋── *25*
頸粘液細胞── *71*
頸板状筋── *145*
脛腓関節── *129*
頸部── *8*, **13**, *17*
頸部食道── *60*, *61*
頸部の筋── **25**, *140*, *141*
頸膨大── *22*, *22*
頸リンパ本幹── *165*
血液── **185**
血液空気関門── *56*, *57*
血液循環── *160*, *160*, *161*
楔間関節── *130*, *131*
血管極── *91*
血管系── **158**
血管条── *31*
血球── *185*, *185*
血球形成── 185
月経── *102*, *102*, *103*
月経黄体── *103*
月経期── *102*, *102*, *103*
月経困難症── *108*
月経周期── *99*, **102**, *102*
結合組織── **184**
結合組織腔── *62*
結合組織索── *141*
結合組織性毛包── *156*, 157
血色素── *86*
楔舟関節── *130*, *131*
血漿── *163*, *185*, *185*
月状骨── *118*, 119

血小板── *185*, *185*
月状面── *107*, *126*, *127*
結腸── *72*, *75*, *76*, *77*
結腸間膜── *67*, *72*
結腸静脈── *82*
結腸動脈── *72*
結腸半月ひだ── *74*, *75*, *75*
結腸ひも── *74*, *75*, *75*
結腸膨起── *74*, *75*, *75*
結腸傍リンパ節── *165*
血糖値── *85*
結膜── *28*, 29
結膜嚢── *28*
楔立方関節── *130*, 131
ケラチノサイト── *152*, 154
ケラチン── *152*, *154*
ケラチン線維── *154*, *154*
ケラトヒアリン果粒── *154*, *154*
腱── *141*, *184*
限外濾過── *91*
腱画── *142*
腱間結合── *119*
肩関節── *112*, *112*, *113*, *114*, **115**, *138*, *139*, *146*
肩関節脱臼── *136*
腱鏡── *141*, *144*
原形質型星状膠細胞── *187*
肩甲下筋── *112*, 113, *114*
肩甲下静脈── *121*, *121*
肩甲下神経── *123*, *123*
肩甲下動脈── *120*, *120*
肩甲下リンパ節── *164*
肩甲挙筋── *25*, *144*, *144*
肩甲棘── *115*, *139*
肩甲筋── 113
肩甲骨── *112*, *113*, *114*, 115, *115*, *138*, *139*, *143*
肩甲上神経── *123*, *123*
肩甲舌骨筋(上腹)── *25*, *140*, *164*
肩甲舌骨筋(下腹)── *25*
肩甲背神経── *123*, *123*
腱細胞── *184*
肩鎖関節── *112*, *112*, *113*, *114*, *115*, *146*
腱索── *47*
肩鎖靱帯── *115*
犬歯── *37*, *37*
犬歯筋── *24*
原始骨髄── *149*
腱鞘炎── *136*
剣状突起── *44*, *45*, *138*
原小脳── 21
原始卵胞── *100*, *100*, *102*
減数分裂── *96*, *97*, *100*, *101*, *104*, *104*

腱中心── *58*
原尿── *90*, *91*
原胚子── *104*
腱板── *115*
瞼板腺── *28*, *183*
原皮質── *19*
肩峰── *114*, *115*, *139*
肩峰下包── *114*
肩峰端── *114*
腱膜── *141*, *142*

こ

鉤── *32*
好塩基球── *185*
好塩基性骨髄球── *185*
好塩基性赤芽球── *185*
高温期(基礎体温の)── *103*
口蓋── 35
口蓋咽頭弓── *34*, *37*
口蓋咽頭筋── *39*
口蓋骨── *14*, *15*, *32*, *34*, *37*
口蓋垂── *32*, *34*, *37*
口蓋舌弓── *34*, *37*
口蓋舌筋── *34*
口蓋腺── *35*, *37*
後外側溝── *22*, *23*
後外側裂── *20*, *21*
口蓋突起── *15*, *32*
口蓋帆── *32*, *37*, *38*
口蓋帆張筋神経── *168*
口蓋扁桃── *34*, *38*, *38*
口蓋縫線── *37*
後角── *22*, *22*, *23*, *170*, 173
岬角── *106*, 107
口角下制筋── *24*, *25*, *140*, *169*
口角挙筋── *24*, 25
後下行枝── *48*, *48*
後下小脳動脈── *27*
睾丸── *94*, *94*, *95*, *96*, *96*
交感神経── *159*, *173*, *173*
交感神経幹── *23*, *170*, *173*, *173*
交感神経幹神経節── *170*, *173*
交感神経節── *23*
後眼房── *28*, 29
後弓── *17*
口峡── *34*, 35, *38*, *38*
後鋸筋── *144*
後距腓靱帯── *130*
咬筋── *25*, *36*, *37*, *169*
咬筋神経── *168*, *168*
口腔── *12*, *13*, *15*, *34*, **35**, *35*, *56*, *60*
口腔前庭── *34*, 35
口腔底── *35*
口腔粘膜── *35*

さくいん──199

広頸筋——24, 25, 169
後脛骨筋——125
後頸筋——25
後脛骨静脈——133, 133, 158
後脛骨動脈——132, 132, 159
後脛骨反回動脈——132, 132
高血圧症——176
後結節——17
後結節間路——50
膠原線維——148, 184
硬口蓋——15, 32, 33, 34, 35, 37
後交通動脈——27, 27
後骨間神経——123
後骨間動脈——120, 121
後根——22, 23, 170, 171, 173
後根神経節——23, 170, 171
虹彩——28, 29
後索——22, 22, 23
好酸球——184, 185
好酸性後骨髄球——185
好酸性骨髄球——185
好酸性赤芽球——185
後枝（脊髄神経の）——23, 122, 144, 170, 171
後枝（内頸動脈の）——27
後耳介神経——169, 169
後篩骨神経——168
後篩骨動脈——33
後室間溝——48, 48, 49
後室間枝——48, 48
後斜角筋——25
後縦隔リンパ節——165
後十字靱帯——128, 129
後縦靱帯——16
甲状頸動脈——120
甲状舌骨筋——25
甲状舌骨膜——38, 40, 41
甲状腺——12, 13, 13, 38, **40**, 40, 41, 55, 61, 174, 174, 175
甲状腺機能亢進症——42
甲状腺機能低下症——42
甲状腺刺激ホルモン——41, 41, 174
甲状腺刺激ホルモン放出ホルモン——41, 41, 174
甲状腺動脈——40
甲状腺ホルモン——40, 41, 174
鉤状突起（尺骨の）——116, 117
　　　　　（膵臓の）——85
甲状軟骨——36, 38, 39, 40, 55
後上葉区——54
後上葉枝——54
後上腕回旋静脈——121, 121
後上腕回旋動脈——120, 120

後上腕皮神経——123
口唇——34, 35
後神経束——122, 123
口唇腺——35, 35
後正中溝——22, 23
後前腕皮神経——122, 123
後爪郭——157
後側頭泉門——15
後大腿皮神経——134, 135, 135
後大脳動脈——27, 27
後柱——22
好中球——185
好中性後骨髄球——185
好中性骨髄球——185
交通枝（脊髄神経の）——170, 171
喉頭——13, 13, **38**, 38, 56, 60
喉頭炎——42
喉頭蓋——14, 15, 17
喉頭蓋——32, 34, 38, 39, 39, 41
喉頭蓋窩——15, 15
喉頭蓋結節——39
喉頭蓋軟骨——38
後頭下筋——144, 145
後頭下神経——171
後頭極——18
後頭筋——24, 25, 141
喉頭筋——39
喉頭口——38, 38, 39, 39
後頭骨——14, 139, 168
喉頭室——39
後頭前切痕——18, 19
喉頭前庭——39
後頭動脈——159
後頭乳突縫合——14
喉頭部（咽頭の）——38
後頭葉——18, 19, 19, 20
喉頭隆起——12, 38, 60, 60
後頭リンパ節——164
鉤突窩——116, 116, 117
口内炎——42
後脳——18
広背筋——140, 141, 142, 144, 144
後肺底区——54
後肺底枝——54
後半規管——30, 31
後半月大腿靱帯——128, 129
後鼻孔——32, 33, 38, 38
後腹筋——66, 142
後膨大部神経——31
硬膜——12, 13, 18, 21, 23, 27, 168, 170
硬膜外血腫——27
硬膜外出血——27

硬膜枝——170, 171
硬膜静脈洞——27
肛門——74, **75**, 75, 106
肛門管——74, 75, 75
肛門挙筋——75, 98, 106, 107
肛門櫛——75
肛門柱——75
肛門洞——75
後葉（下垂体の）——174
膠様組織——184, 184
後葉ホルモン——174, 174
抗利尿ホルモン——91, 174
口輪筋——24, 25, 140, 169
後輪状披裂筋——39
口裂——34, 35
誤嚥——39
股関節——107, 124, 124, 125, 126, **127**, 127, 138, 139, 146
股関節脱臼——136
呼吸——56, 59
呼吸運動——59
呼吸器——44
呼吸筋——59, 59, 142
呼吸細気管支——53, 54, 55, 56, 57
呼吸粘膜——32, 33
呼吸部——32, 33
黒質——20
鼓索神経——169
鼓室——30, 30
鼓室階——30, 31
五十肩——136
古小脳——21
孤束核——166
骨化——147, 148
骨格——**138**
骨格筋——22, 25, 113, 125, 138, **140**, 140, 141, 150, 151, 170
骨格筋細胞——150, 151, 181
骨芽細胞——148, 149
骨化中心——149
骨幹——148
骨間距踵靱帯——130
骨間筋（足の）——125
　　　（手の）——113
骨間手根間靱帯——118
骨間靱帯——147, 147
骨間膜——147, 147
骨基質——148
骨吸収——148, 149
骨形成——148, 149
骨形成不全症——176
骨結合——147
骨細胞——148, 148, 149, 181
骨質——148

骨小管——148, 149
骨小腔——148, 149
骨小柱——148, 149
骨髄——148, 148, 163, 185
骨髄炎——176
骨髄芽球——185
骨髄腔——148, 148, 149
骨性の連結——147
骨層板——148, 148, 149
骨組織——**148**
骨粗鬆症——176
骨端——148
骨単位——148, 148, 149
骨端線——148
骨端軟骨——148, 149
骨内膜——149
骨軟化症——176
骨盤——17, 66, 66, 106, **107**, 107, 124, 126, 138, 138
骨盤隔膜——106, 107
骨盤下口——106, 107, 107
骨盤筋——125
骨盤腔——66, 67, 88, 106, 107, 107
骨盤傾斜——106, 107
骨盤傾斜角——106
骨盤軸——107
骨盤上口——106, 107, 107
骨盤神経節——173
骨盤神経叢——172, 173
骨盤底——106, 107
骨盤内臓神経——172, 173
骨盤部——66
骨盤部尿管——92
骨盤誘導線——107
骨膜——13, 147, 147, 148, 148
骨迷路——30, 31
骨梁——148
ゴナドトロピン——103
古皮質——19
鼓膜——12, 30, 30
鼓膜張筋神経——168
固有胃腺——70
固有感覚——19
固有肝動脈——79, 79, 80, 80, 83, 84, 87
固有胸筋——142, 144
固有口腔——34, 35
固有掌側指神経（尺骨神経の）——122
固有掌側指神経（正中神経の）——122, 123
固有掌側指動脈——120, 121, 159
固有底側趾神経——134
固有底側趾動脈——132, 133
固有背筋——144, 144, 145

固有鼻腔——33
固有卵巣索——98, 99
孤立リンパ小節——76, 77, 163
ゴルジ型（神経細胞の）——186
ゴルジ装置——180
ゴルジ-マッツォーニ小体——155
コルチ器——30, 31
コルチゾール——175
コレシストキニン——84
コロイド——41
根間中隔——37
混合神経——171
根糸——23, 171
根静脈（門脈の）——83
コーンハイム野——150

さ

鰓運動線維——166, 166, 168, 169
最下内臓神経——173
細気管支——53, 54, 57
鰓弓神経——166
細隙膜——91
最上胸動脈——120, 120
細小心臓静脈——49
細静脈——158
臍静脈——79, 105, 160, 160
再生不良性貧血——177
臍帯——105, 160
最長筋——144, 144, 145
細動脈——158
臍動脈——105, 160, 160
臍動脈索——161
最内肋間筋——142, 143
細胞——**180**
細胞質——180, 180
細胞小器官——180, 180
臍傍静脈——82, 83
細胞膜——180, 180, 181
細網細胞——181, 184
細網線維——80, 86
細網組織——163, 184, 184
サイモシン——175
臍輪——160
サイロキシン——41, 41, 175
サイログロブリン——41
杯細胞——54, 54, 73, 75, 181, 183
左脚（房室束の）——50, 50
索状結合組織——62, 63, 63
柵状神経終末——152, 155, 155
鎖骨——112, 113, 114, 115, 138, 139, 142, 143
坐骨——106, 107, 107, 124, 125, 126, 138, 139

鎖骨下筋——142, 142
鎖骨下筋神経——123
鎖骨下静脈——44, 120, 121, 158, 161, 164
鎖骨下動脈——27, 44, 120, 159, 161
鎖骨下リンパ節——164
鎖骨下リンパ本幹——165
坐骨棘——107, 126
坐骨結節——107
鎖骨上神経——122, 123
鎖骨上リンパ節——164
坐骨神経——134, 135, 135
坐骨神経痛——136
鎖骨切痕——114
坐骨大腿靱帯——126, 127, 127
坐骨尾骨筋——106, 107
左枝（門脈の）——83
左心——47, 160
左腎——66, 67, 88
左心耳——46
左心室——45, 46, 47, 47, 48, 48, 49, 49, 50, 51, 56, 161
左心室後静脈——48, 49
左心室後動脈——48, 48
左心房——45, 46, 47, 47, 48, 49, 50, 51, 56, 161
左心房斜静脈——48, 49
左肺——44, 45, 52, 53, 55
鎖動脈——86, 87
左葉（肝臓の）——68, 78, 79, 79
　　　（甲状腺の）——40, 40, 41
サル手——122
三角間膜——78, 79
三角筋——24, 112, 113, 113, 114, 140, 141, 142, 144
三角骨——118, 119
三角靱帯——131
酸好性白血球——185
三叉神経——34, 36, 166, 166, 167, 168, 168
三叉神経運動核——166
三叉神経主感覚核——166
三叉神経脊髄路核——166
三叉神経節——168, 168
三叉神経第1枝——168, 168
三叉神経第3枝——168, 168
三叉神経第2枝——168, 168
三叉神経中脳路核——166
三叉神経痛——177
3次卵胞——100, 101, 102
三尖弁——47, 47, 49, 50
酸素飽和度——160
3大栄養素——81
産道——98, 107
三頭筋——141

三半規管——30, 30

し

GIH——174
CRH——174
GRH——174
GH——174
Gn-RH——174
COPD——64
耳介——12, 12, 30, 30
耳介下リンパ節——164
耳介筋——25
耳介後リンパ節——164
耳介側頭神経——168, 168, 169
耳介軟骨——30
痔核——108
視覚器——29
視覚伝導路——29
視覚野——19, 29
耳下腺——12, 30, 35, 35, 183
耳下腺管——35
耳下腺神経叢——169
耳下腺乳頭——35, 35
歯冠——37, 37
耳管——12, 30, 30, 38, 38
耳管咽頭口——30, 32, 38, 38
色素果粒——153, 153, 156, 157
色素上皮細胞——28
子宮——93, 98, 98, 99, 99, 174
子宮円索——98, 99
子宮外妊娠——108
子宮外膜——99
子宮角——98, 99
子宮筋腫——108
子宮腔——99
子宮頸——98, 99, 99
子宮頸管——98, 99
子宮頸がん——108
子宮広間膜——98, 99, 99
子宮静脈——99, 105, 160
子宮腺——103, 183
子宮体——98, 99, 99
糸球体——89, 90, 90, 91
糸球体外間膜細胞——91, 91
子宮体がん——108
糸球体腎炎——108
糸球体包——89, 90, 90, 91
糸球体傍細胞——91
糸球体傍複合体——91
糸球体濾液——91
糸球体濾過——91
糸球体濾過量——90
子宮底——99, 99
子宮動脈——99, 105, 160
子宮内膜——99, 102, 102, 103, 104

子宮内膜炎——108
子宮内膜症——109
子宮粘膜——99, 102
子宮部（子宮の）——98, 99
　　　（胎盤の）——105
軸索——186, 186, 187
軸索突起——186, 186
軸性骨格——138
軸椎——16, 17, 17
指屈筋——113
歯頸——37
刺激伝導系——50, 50, 151
視交叉——19, 29, 166
視交叉上核——175
指骨——112, 112, 113, 118, 119, 138, 139
趾骨——124, 124, 125, 130, 131, 138, 139
篩骨——14, 15, 32, 33, 33
篩骨洞——32, 33, 33
篩骨蜂巣——33
歯根——37, 37
歯根管——37
歯根尖孔——37
歯根膜——37
視細胞——29
G細胞（胃の）——70, 175
視索——19
視索上核——174
示指——118, 122, 138
示指伸筋——113, 119
歯歯槽関節——147, 147
支持組織——184
脂質異常症——177
脂質二重層——181
脂質の代謝——81
視床——18, 20, 21, 23
視床核——21
視床下部——18, 20, 21, 23, 41, 63, 174, 174, 175
視床下部-下垂体系——63, 174, 174
視床下部-下垂体-卵巣系——103
視床下部ホルモン——174, 174
耳小骨——30, 30
視床上部——21
歯状靱帯——23
歯状線——75
糸状乳頭——34
茸状乳頭——34
視床脳——21
耳状面——16, 107
視神経——19, 20, 28, 29, 29, 166, 166, 167
視神経管——14, 15, 15
視神経細胞——28

視神経細胞層——28
視神経鞘——28
耳神経節——172, 173
視神経線維層——28
視神経乳頭——28
歯髄腔——37
雌性生殖子——100
耳石——31
耳石器——31
指節間関節——118, 119
趾節間関節——131
指節骨——119
趾節骨——131
脂腺——152, 152, 153, 155, 156, 157
歯槽——37, 37
歯槽突起——14, 36, 37
歯槽部——14, 36, 37
舌——34, 35
膝横靱帯——128, 129
膝窩——132, 141
膝蓋下脂肪体——128
膝蓋骨——124, 124, 128, 128, 129, 138
膝蓋骨関節面——129
膝蓋骨尖——128
膝蓋骨底——128
膝蓋上包——128, 128, 129
膝蓋靱帯——128, 128, 129, 140
膝蓋面——128
膝窩筋——125, 129
膝窩静脈——133, 133, 158
膝窩動脈——132, 132, 159
室間孔——21
膝関節——124, 124, 125, **128**, 128, 129, 133, 138, 139, 146
膝関節動脈網——132, 132
膝十字靱帯——128
櫛状線——75
膝神経節——169
室靱帯——39
室傍核——174
四頭筋——141
歯突起——17, 17
歯突起窩——17
シナプス——186
シナプス小胞——186
歯肉——34, 37
歯肉炎——42
指背腱膜——119
趾背腱膜——131
篩板——15, 32, 33, 33
脂肪細胞——181, 184
視放線——29
脂肪組織——184, 184
脂肪被膜(腎臓の)——88, 89

斜角筋——25, 25, 59, 140, 143
尺側手根屈筋——112, 113, 113, 119, 140, 141
尺側手根伸筋——113, 113, 119, 141
尺側側副動脈——120
尺側反回動脈後枝——120, 120
尺側反回動脈前枝——120, 120
尺側皮静脈——121, 121, 158
車軸関節——146, 147
斜膝窩靱帯——128, 129
射精管——92, 93, 94, 95, 95
斜走筋(胃の)——70, 70, 77
尺骨——112, 112, 113, 116, 117, 118, 138, 139
尺骨静脈——121, 121, 158
尺骨神経——122, 123, 123
尺骨神経麻痺——122
尺骨粗面——116
尺骨動脈——120, 120, 121, 159
射乳——62, 63
シャーピー線維——37, 148
斜披裂筋——39
斜裂——52, 53, 55, 55
縦隔——44, 45, 45, 60
縦隔胸膜——55
自由下肢骨——124, 138, 138, 139
集合管——89, 90, 91
集合リンパ小節——74, 77, 77, 163
自由細胞——184
終糸——22, 22, 170
終止核——166
十字靱帯——147
自由絨毛——105
収縮期(心周期の)——50, 51
収縮輪——70, 71, 73
重症筋無力症——177
舟状骨——118, 119, 130, 131
自由上肢骨——112, 112, 138, 138, 139
自由神経終末——152, 153, 154, 155, 155
重層円柱上皮——182
縦走筋(胃の)——70, 70, 76
　(小腸の)——73, 73
　(食道の)——60, 61
　(大腸の)——75, 77
重層上皮——182
重層扁平上皮——38, 60, 76, 76, 152, 182
縦足弓——130, 131
十二指腸——60, 66, 70, 71, 72, 76, 82, 84, 85, 87, 175
十二指腸潰瘍——109

十二指腸空腸曲——72, 72, 85
十二指腸腺——76, 183
終脳——18, 18, 23, 32, 166, 172, 173
自由ひも——74, 75
終末細気管支——53, 54, 57
終末小体——154, 155
終末部(顎下腺の)——183
　(汗腺の)——153
　(脂腺の)——157
　(膵臓の)——85
充満期——51
絨毛——105
絨毛幹——105
絨毛間腔——105
絨毛膜——104
絨毛膜腔——105
絨毛膜絨毛——104, 105, 160, 160
絨毛膜板——105, 160
絨毛膜無毛部——105
絨毛膜有毛部——104, 105
主気管支——53, 55, 60
粥状硬化症——49
粥状硬化巣——49
手根管——119
手根間関節——118, 119
手根骨——112, 112, 113, 118, 119, 138, 139
手根側副靱帯——119
手根中央関節——118, 119
手根中手関節——118, 119, 146
手根部——118
主細胞(胃の)——71
種子骨——139
手掌——112
樹状突起——186, 186
主膵管——72, 84, 85, 85
受精——**104**, 104
受精能獲得——104
受精卵——98, 103, 104
手背——123
手背静脈網——121, 121
シュレンム管——28
シュワン細胞——187
シュワン鞘——187
循環系——158
小陰唇——98, 98, 99, 99
上咽頭——32, 38, 38
上咽頭収縮筋——39
漿液細胞——183
小円筋——113, 113, 114, 141
正円孔——168
消化液——70
消化管——**76**, 76
消化器——66
消化器系——76

上角(肩甲骨の)——115
上顎間縫合——14
上顎骨——12, 14, 15, 32, 36, 37, 138, 168
上顎神経——168, 168
上顎洞——28, 32, 33, 33
消化腺——76
松果体——20, 174, 175
上-下葉区——54
上-下葉枝——54
上眼窩裂——14, 15, 168
上眼瞼——28
上眼瞼挙筋——28, 29
上肝静脈——80
上関節突起——16, 17, 106
上関節面——16, 17
小汗腺——152
上気道——53
小臼歯——37, 37
小胸筋——44, 45, 142, 142, 143, 164
小頬骨筋——24, 25
上狭窄部(食道の)——61
笑筋——24, 25
上頸心臓神経——173
小結節——114
小結節稜——114
上後鋸筋——144, 144
上行結腸——66, 72, 74, 75, 82
小膠細胞——187
上甲状腺動脈——26, 40
上行性伝導路——22
上行大動脈——26, 27, 44, 46, 47, 48, 49, 50, 56, 158, 159, 160, 161
小後頭神経——169
小後頭直筋——145
踵骨——130, 131, 134, 139
踵骨腱——125, 141
小骨盤——66, 92, 107
上骨盤隔膜筋膜——106, 107
小指——118, 122, 138
上肢——**112**
上耳介筋——24
小指外転筋——112, 113, 114, 119, 140, 141
小趾外転筋——125, 131
小指球——122
上肢骨——112, 112, 138, 139
上矢状静脈洞——13, 21, 26, 27, 158
上矢状洞溝——15
小指伸筋——113, 119, 141
上歯槽神経——168, 168
硝子体——28, 29
上肢帯——112, 115, 138, 138, 139

上肢帯の筋——112, 113, 113
小指対立筋——112, 119
上肢の筋——112, 113, 113, 140, 141
上肢の静脈——121, 121
上肢の神経——122, 123, 123
上肢の動脈——120, 120
上肢の骨——112, 112, 113
硝子膜——156, 157
上斜筋——29
上尺側側副動脈——120, 120
小十二指腸乳頭——72, 84, 85, 85
小循環——47, 160, 161
小消化腺——76
上小脳動脈——27
鞘小皮——156
小静脈——158
上歯列弓——36
上唇——34
上唇挙筋——24, 25
上伸筋支帯——124, 131, 140
上神経幹——122, 123
上深頸リンパ節——165
小心臓静脈——48, 49
上唇動脈——26, 33
小腎杯——89, 89, 90, 91
上唇鼻翼挙筋——24, 25
上唇方形筋——24
小節——20
小舌——53
小舌下腺管——35
上舌区——54
上舌枝——54
上前腸骨棘——107, 126
小泉門——15
上双子筋——125, 125, 127
上爪皮——157
掌側指静脈——121, 121, 158
掌側尺骨手根靱帯——118
掌側手根間靱帯——118
掌側手根腱鞘——119
掌側手根中手靱帯——118
掌側中手静脈——121, 121
掌側中手靱帯——118
掌側中手動脈——120, 121
掌側橈骨手根靱帯——118
上大静脈——26, 27, 44, 46, 47, 49, 50, 55, 56, 60, 120, 121, 158, 158, 160
上大脳静脈——26
上唾液核——166, 172
小唾液腺——35, 35
小腸——66, 67, 72, 72, 76
小腸間膜——67, 72, 73
上腸間膜静脈——82, 83, 85, 87

上腸間膜動脈——67, 72, 73, 73, 85, 87, 88, 159, 165
上腸間膜動脈神経節——170, 173
上腸間膜リンパ節——165, 165
上直筋——28, 29
上直腸静脈——82
上直腸リンパ節——165
上椎切痕——16
小殿筋——125, 125, 127
小転子——126, 127
上殿神経——134, 135, 135
上頭斜筋——145
上橈尺関節——116, 117, 146
小動脈——158
上内頸静脈リンパ節——164
小内臓神経——173
小脳——18, 18, 21, 23, 32, 166, 172, 173
小脳回——18, 21
小脳核——21
小脳溝——18, 21
小脳虫部——19
小脳半球——19, 20, 21
小脳皮質——21
上肺静脈——55
上皮——182
上皮外腺——183, 183
上鼻甲介——32
上皮細胞——182
上皮小体——40, 41, 174, 175
踵腓靱帯——130
上皮性毛包——156, 157
上皮組織——182
上鼻道——32
上皮内腺——183, 183
上皮内多細胞腺——183
小鼻翼軟骨——32
小伏在静脈——133, 133, 158
小帽——31
上膀胱動脈——161
小胞シナプス——186
小胞体——180
漿膜——44, 66, 70, 72, 74, 75, 77, 77, 78, 79, 86, 99
漿膜性心膜——45, 46
静脈——47, 158, 158, 159
静脈炎——177
静脈角——162, 163, 165
静脈管——79, 160, 160
静脈管索——79, 161
静脈管索裂——79, 79
静脈血——13, 47, 56, 57, 160, 161
静脈性毛細血管——159
静脈弁——158, 159
小網——67, 68, 69, 69, 79, 86

睫毛——28
上葉(肺の)——52, 53, 55, 55
小葉下静脈——80
小葉間結合組織(肝臓の)——80
　　　　　　　　(肺の)——57
小葉間静脈——80, 80, 90
小葉間胆管——80, 80
小葉間導管(膵臓の)——85, 85
小葉間動脈(肝臓の)——80, 80
　　　　　 (腎臓の)——90, 90
小葉間の3つ組——80, 80
上葉気管支——54
小腰筋——124, 125, 143
小葉内導管(膵臓の)——85, 85
小翼——15
踵立方関節——130, 131
小菱形筋——144, 144
小菱形骨——118, 119
小リンパ球——185
上肋骨窩——16, 17
小彎——69, 69, 70, 70, 71
上腕筋——112, 112, 113, 116, 140, 141
上腕骨——112, 113, 114, 115, 116, 117, 138, 139, 143
上腕骨外側上顆——117
上腕骨滑車——116, 116, 117
上腕骨小頭——116, 116, 117
上腕骨頭——114, 115
上腕骨内側顆上稜——116
上腕骨内側上顆——116, 117
上腕三頭筋——113, 113, 116, 140, 141
上腕三頭筋長頭——114
上腕静脈——121, 121, 158
上腕深静脈——121
上腕深動脈——120, 120
上腕動脈——120, 120, 159
上腕二頭筋——112, 113, 114, 140
上腕二頭筋腱膜——140
上腕二頭筋長頭——114
上腕の筋——112, 113, 113
上腕リンパ節——164
食道——13, 13, 41, 44, 45, 55, 60, 60, 61, 69, 70, 71, 76, 76, 82
食道-胃接合部——60
食道潰瘍——64
食道がん——64
食道静脈——82
食道静脈瘤——83, 83
食道腺——61, 76, 77
食道入口部——60
食道噴門腺——76
食道裂孔——58, 59, 60, 60, 61

植物神経系——166, 173
鋤骨——14, 15
処女膜——99
女性ホルモン——98, 100
ショパール関節——130, 131
自律神経系——21, 50, 166, 173
自律神経失調症——177
自律神経終末——155
自律神経節——172, 173, 173
自律神経叢——77
糸粒体——180
糸粒体鞘——96
シルビウス溝——18, 19
歯列弓——35, 37
痔瘻——109
しろそこひ——42
心圧痕——55
深陰茎筋膜——95
深陰茎背静脈——95
腎盂——89, 89, 92
腎盂腎炎——109
深会陰横筋——106
心音——51
心音図——51
心外膜——45, 45, 46, 47
深胸筋——45, 142, 143
心筋——49, 50, 151, 151
心筋梗塞——49
心筋細胞——50, 151, 151, 175, 181
伸筋支帯——113, 119, 141
心筋層——46, 47, 48, 49, 50, 151
神経因性膀胱——109
神経核——19, 166
神経下垂体——174, 174
神経管——18
神経幹——122, 123
深頸筋——13, 25, 25
神経筋接合——150, 151
神経系——166
神経膠細胞——186, 187
神経根症状——177
神経細胞——186, 186
神経細胞体——18, 186, 186
神経終末——152, 154, 155
神経線維——18, 31, 166, 167, 170, 171, 173, 187
神経束(腕神経叢の)——122, 123
神経組織——186
神経伝達物質——186
神経頭蓋——15
深頸リンパ節——164, 165
腎結石——109
進行性筋ジストロフィー症——177
唇交連——34

さくいん——203

深指屈筋——112
心室——47, 51
深膝蓋下包——128
心室中隔——47, 47, 50
心室中隔欠損症——64
心周期——50, 51
深掌静脈弓——121, 121, 158
腎小体——88, 89, 89, 90, 90, 91
深掌動脈弓——120, 121, 159
新小脳——21
深静脈——120, 121, 121, 132, 133, 133, 158
腎静脈——88, 89, 90, 158
腎錐体——89, 89
心切痕——53
心尖——46, 47, 48
心臓——44, 46, **47**, 47, 48, 50, 175
腎臓——88, **89**, 89, 90, 174, 175
心臓骨格——50
心臓の静脈——46, 48, 48, **49**
心臓弁膜症——64
深足底動脈——132, 133
深足底動脈弓——132, 133
深側頭神経——168
深鼠径輪——143
深鼠径リンパ節——165, 165
靱帯——147
靱帯結合——147, 147
腎単位——90, 90
腎柱——89, 89, 90
心底——46, 47, 48
心電図——50, 51
腎洞——89, 89
腎動脈——88, 89, 90, 90, 159
心内膜——46, 47
心内膜下枝——50, 50
腎乳頭——89, 89, 90
腎膿瘍——109
腎杯——89
深背筋——144, 144
心拍出量——47, 49
心拍数——50
心拍動——**50**
腎盤——89, 89, 92
真皮——152, 153, 153, 155, 156, 157, 157, 184
深腓骨神経——134, 135, 135
新皮質——18, 19
真皮乳頭——152, 153
深部感覚——19, 21, 170
腎不全——109
心房——47, 51
心房収縮期——51

心房性ナトリウム——175
心房中隔——47, 47
心房中隔欠損症——64
心膜——44, 45, 46, 55, 59
心膜炎——64
心膜腔——45, 46
蕁麻疹——177
新毛——157
腎門——89, 89
深リンパ管——163
真肋——45

す

随意筋——60, 113, 125, 140, 151
膵液——84, 85, 85
膵炎——109
水解小体——180
髄核——16
膵管——72, 72, 84, 85, 85
膵がん——109
髄腔——148, 148, 149
髄質（腎臓の）——89, 89, 90, 90, 91
髄質（大脳の）——18, 19
髄質（卵巣の）——100, 100
膵十二指腸静脈——82
膵十二指腸リンパ節——165
髄鞘——186, 187
水晶体——28, 29
錐状体細胞——28, 29, 181
膵静脈——82
水腎症——109
膵臓——66, 82, **84**, 84, 87
髄体——20, 21
錐体外路系——19, 22
錐体筋——142, 143
錐体細胞——181
錐体乳突部——15, 30
錐体葉——40, 40
錐体路——22
垂直板——14
膵島——85, 85, 174, 175
髄脳——18
水平板——15, 32
水平裂（小脳の）——18, 20, 21
　　　　（肺の）——52, 55, 55
髄放線——89
髄傍ネフロン——90
髄膜——13, 18, 22, 23
髄膜炎——42
皺眉筋——24, 25
頭蓋——138
頭蓋骨——14, 15
ステロイドホルモン——175
スプリング靱帯——131

せ

精液——95
精管——92, 94, 94, 95, 95, 96, 96
精管膨大部——94, 94, 95
精丘——95
精索——94, 94, 95, 142
正視——29
精子——94, **96**, 96, 97, 104, 104, 181
精子形成——96, 97, 174
精子細胞——96, 97
精子進入——104, 104
精子発生——96, 97
成熟分裂——96
成熟卵子——104
星状膠細胞——187
精上皮——96, 97
生殖器——66
生殖器（女性の）——**98**
　　　（男性の）——**94**
生殖細胞——94, 96, 98, 100
生殖腺——96, 98, 100
性腺——96, 98, 100
性腺刺激ホルモン——96, 100, 103
性腺刺激ホルモン放出ホルモン——103, 174
正蠕動——70
精巣——94, 94, 95, 96, 96, 98, 174, 174, 175
精巣下降——95
精巣挙筋——94, 95, 96, 142, 142
精巣縦隔——96, 96
精巣周膜——96
精巣上体——94, 94, 95, 96, 96
精巣上体管——96
精巣上体垂——95
精巣鞘膜——95, 96
精巣上膜——96
精巣静脈——88, 158
精巣小葉——96, 96
精巣垂——95
精巣中隔——96, 96
精巣動脈——88, 95, 159
精巣網——96, 96
精巣輸出管——96, 96
精祖細胞——96, 97
声帯——13, 38, 39, 39
声帯筋——39
声帯靱帯——39
声帯ひだ——38, 39, 39
声帯ポリープ——42
正中環軸関節——17
正中甲状舌骨靱帯——38, 40

正中臍索——92, 93
正中神経——122, 123, 123
正中神経麻痺——122
正中仙骨動脈——159
正中隆起——174
正中輪状甲状靱帯——38
成長ホルモン——174, 174
成長ホルモン放出ホルモン——174
成長ホルモン抑制ホルモン——174
精嚢——92, 94, 94, 95, 95
精母細胞——97
声門——39, 39
声門裂——39, 39
生理的狭窄部（食道の）——60, 61
生理的彎曲（脊柱の）——17
精路——93, 94
赤核——20
赤筋——151
赤筋細胞——151
脊髄——13, 13, 17, 18, 18, **22**, 22, 23, 166, 166, 170, 172, 173
脊髄円錐——22, 22
脊髄空洞症——42
脊髄神経——13, 18, 22, 23, 166, 170, **171**, 173
脊髄神経節——23, 170, 171, 173
脊髄反射——22
脊髄反射弓——22
脊柱——13, 16, **17**, 22, 23, 60, 106, 138, 139
脊柱管——16, 17, 22, 23, 170
脊柱管狭窄症——42
脊柱起立筋——144, 144
赤脾髄——86, 87
セクレチン——175
舌——34, 35
舌咽神経——34, 166, 166, 167, 169, 172, 173
舌炎——42
舌縁——34, 35
石灰化——148
舌下小丘——34, 35, 35
舌下神経——166, 166, 167
舌下神経核——166
舌下腺——12, 35, 35, 183
舌下ひだ——34, 35, 35
節間枝——170
舌筋——35
赤血球——163, 185, 185
接合子——104
節後線維——172, 173, 173
舌骨——14, 25, 34, 36, 38, 41
舌骨下筋——25, 25
舌骨筋——25, 25
舌骨上筋——25, 25

204

舌骨舌筋——34
舌骨体——38
節後ニューロン——170, 172, 173
舌根——34, 35, 38
切歯——37, 37
切歯乳頭——37
舌小帯——34, 35, 35
舌神経——35, 168, 168, 169
舌正中溝——34
舌尖——34, 35
舌腺——35, 35
節前線維——170, 172, 173, 173
節前ニューロン——170, 172, 173, 173
舌体——34, 35
接着帯——182
接着斑——154, 182
舌動脈——26
Z帯——150
舌乳頭——34, 35
舌背——34, 35
舌扁桃——34, 35, 38, 38
背骨——17, 22
セメント質——37, 37
セルトリ細胞——96, 97, 174
腺——78, 174, **183**
線維芽細胞——153, 153, 181, 184
線維細胞——181, 184
線維鞘——96, 119
線維性結合組織——184, 184
線維性心膜——46
線維性の連結——147
線維被膜(腎臓の)——89, 89
線維膜——147, 147
線維輪(心臓の)——50
(椎間円板の)——16
浅陰茎筋膜——95
浅陰茎背静脈——95
前陰唇交連——99
浅会陰横筋——106
浅会陰筋膜——98, 106
前外果動脈——132, 132
前外側溝——22, 23
前角——22, 22, 23, 170
前下行枝——46, 48, 48
前下小脳動脈——26, 27
前眼房——28, 29
前弓——17
浅胸筋——45, 142, 142
前鋸筋——45, 59, 62, 140, 142, 142
前距腓靱帯——130
浅頸筋——13, 25, 25
前頸筋——25
前脛骨筋——124, 131, 140

前脛骨筋腱——140
前脛骨静脈——133, 133, 158
前脛骨動脈——132, 132, 159
前脛骨反回動脈——132, 132
前結節——17
前結節間路——50
前交通動脈——27, 27
仙骨——16, 17, 74, 106, 107, 107, 126, 134, 138, 144
仙骨管——106
前骨間神経——122, 123
前骨間動脈——120, 121
仙骨神経——22, 170, 171, 171, 173
仙骨神経叢——134, 135, 135
前骨髄球——185
仙骨底——106
仙骨内臓神経——173
前根——22, 23, 170, 171
腺細胞——174, 183
前索——22, 22, 23
前歯——37, 37
前枝(脊髄神経の)——23, 122, 170, 171
前枝(内頸動脈の)——27
前耳介筋——24
浅耳下腺リンパ節——164
浅指屈筋——112, 119, 140
浅指屈筋腱——140
前篩骨神経——168, 169
前篩骨動脈——33
前室間溝——48, 48, 49
前室間枝——46, 48, 48, 49
前斜角筋——25
前縦隔リンパ節——165
前十字靱帯——128, 129
前縦靱帯——16
前障——19, 20
浅掌静脈弓——121, 121, 158
浅掌動脈弓——120, 121, 159
線条部(顎下腺の)——183
前上葉区——54
前上葉枝——54
前上腕回旋静脈——121, 121
前上腕回旋動脈——120, 120
染色質——180, 180
全身性エリテマトーデス——177
前心臓静脈——48, 49
仙髄——22, 22, 170, 172, 173
前皺柱——99
腺性下垂体——174, 174
前正中裂——22, 22, 23
前赤芽球——185
前脊髄動脈——27
前舌腺——35
前側頭泉門——15

浅側頭動脈——159
浅鼠径輪——94, 140, 142
浅鼠径リンパ節——165, 165
先体——96, 96, 97, 104, 104
先体反応——104, 104
先端巨大症——177
前置胎盤——109
前柱——22
仙腸関節——106, 107, 124, 126, 132
仙腸関節炎——109
仙腸関節面——107
仙椎——16, 17, 107, 138, 139
穿通枝——133, 133
前庭——30, 30
前庭階——30, 31
前庭球——98, 99
前庭神経——30, 30, 31, 166
前庭神経核——31, 166
前庭神経節——31
前庭靱帯——39
前庭窓——30, 30, 31
前庭ひだ——38, 39, 39
前庭膜——31
蠕動運動(胃の)——71, 77
(小腸の)——73, 73
前頭蓋窩——15, 15
前頭極——18
前頭筋——24, 25, 140, 169
前頭骨——14, 28, 37, 138, 168
前頭神経——168, 168
前頭切痕——14
前頭洞——13, 32, 33, 33
前頭葉——18, 19, 19, 20
前内果動脈——132, 132
前脳——18
浅背筋——144, 144
前肺底区——54
前肺底枝——54
前半規管——30, 31
前半膜大腿靱帯——128
仙尾関節面——107
浅腓骨神経——134, 135, 135
前皮枝(肋間神経の)——143
前腹筋——142
腺房(乳腺の)——62, 63, 63
腺房(膵臓の)——85, 85
前膨大部神経——31
線毛(嗅細胞の)——33
線毛細胞(気管の)——54, 54, 181
前有孔質——32
前葉(下垂体の)——174
前葉ホルモン——174, 174
前立腺——92, 94, 94, 95, 95, 183

前立腺管——95
前立腺小室——95
前立腺肥大——109
前立腺部(尿道の)——92, 95
浅リンパ管——163
前腕骨間膜——116, 147
前腕正中皮静脈——121, 158
前腕の筋——112, 113, 113

そ

総肝管——79, 80, 84, 84, 87
槽間中隔——37
双極神経細胞——186
総頸動脈——12, 13, 27, 40, 44, 159, 161
象牙芽細胞——181
象牙質——37, 37
造血——185
造血器官——86
総腱輪——29
爪甲——157, 157
総骨間動脈——120, 121
爪根——157, 157
総指伸筋——113, 119, 141
桑実胚——104, 104
爪床——157, 157
爪床小溝——157
総掌側指神経(尺骨神経の)——122
(正中神経の)——122
総掌側指動脈——120, 121
棕状ひだ——99
増殖期(子宮内膜の)——102, 102
臓性神経系——166, 173
臓側胸膜——45, 45, 55, 55
臓側板——45, 45, 46
臓側腹膜——66, 67
爪体——157, 157
総胆管——72, 79, 84, 85, 87
総腸骨静脈——132, 158, 161
総腸骨動脈——92, 159, 161, 165
総腸骨リンパ節——165, 165
総底側趾神経——134
爪板——157, 157
層板果粒——154
爪半月——157
層板細胞——155, 155
総腓骨神経——134, 135, 135
僧帽筋——25, 140, 141, 142, 144, 144, 169
僧帽弁——47, 47, 49, 50
爪母基——157, 157
側角——22, 22, 23, 170, 171, 173, 173
速筋——151

さくいん——205

足根間関節——131
足根骨——124, *124*, *125*, *130*, 131, *138*, *139*
足根中足関節——*130*, 131, *146*
足根部——*130*
側索——22, *22*, *23*
側爪郭——*157*
側柱——*22*
足底——*134*
足底筋——125, *125*, *141*
足底腱膜——*130*, 131
足底腱膜炎——136
足底静脈弓——*133*, *133*
足底の静脈——*133*
足底の動脈——*132*, *133*
側頭窩——*14*
側頭下窩——*168*
側頭極——*18*, *20*
側頭筋——*36*, 37
側頭骨——*14*, *15*, *138*, *139*, *168*
側頭骨岩様部——*30*
側頭枝（顔面神経の）——*169*
側頭葉——*18*, 19, *19*
側脳室——*21*
側脳室下角——*21*
側脳室後角——*21*
側脳室前角——*21*
足背静脈弓——*133*, *133*, *158*
足背静脈網——*133*, *133*
足背動脈——*132*, *132*, *159*
側腹筋——142, *143*
側副溝——*19*
鼠径管——*94*
鼠径靭帯——*124*, 132, *132*, *133*, *140*, *142*
鼠径リンパ節——*162*
組織液——*162*, 163
組織呼吸——*56*, *56*, 160
咀嚼筋——13, 25, *36*, 37, 168
疎性結合組織——153, *184*
側切歯——*37*
ソマトスタチン——*174*, *175*
粗面小胞体——*180*

た

第1脳室——*20*, *21*
第1裂——*20*, 21
大陰唇——98, *98*, 99, *99*
大円筋——*112*, 113, *113*, *141*
胎芽——*104*, *105*
体幹——*8*, 112, 138
体幹筋——140
大汗腺——153
大臼歯——37, *37*

第Ⅸ脳神経——169, *172*
大胸筋——*44*, 45, *62*, *140*, 142, *142*, *164*
大頬骨筋——*24*, *25*, *140*, *169*
大結節——*114*
大結節稜——*114*, *143*
大孔——15, *15*
大口蓋動脈——*33*
大後頭孔——*12*, *15*, *15*, *27*
大後頭神経——*169*, 171
大後頭直筋——*145*
大骨盤——*66*, *92*, *106*, 107
第Ⅴ脳神経——*168*
大坐骨孔——*134*
大坐骨切痕——*107*
第3脳室——*20*, *21*, *21*
第3脳室脈絡叢——*21*
第Ⅲ脳神経——*172*
体肢——*112*, 138
胎児——*104*, 107
大耳介神経——*169*
体肢筋——140
胎児部（胎盤の）——*105*
代謝——80, *81*
代謝器官——*78*
第Ⅺ脳神経——*169*
大十二指腸乳頭——*72*, *84*, *84*, 85, *85*
第Ⅹ脳神経——*169*, *172*
体循環——*47*, *47*, *82*, 83, 160, *161*
大循環——*47*, 160, *161*
帯状回——*20*
大消化腺——*76*, *84*
帯状溝——*20*
帯状疱疹——*177*
大静脈孔——*58*, 59
大静脈溝——*79*
大食細胞——*153*, *184*
大心臓静脈——*48*, 49
大腎杯——*89*, *89*
大錐体神経——*169*
体性感覚野——*19*
体性神経系——*166*
大舌下腺管——*35*
大前庭腺——*98*, *98*, 99
大蠕動——*75*
大泉門——*15*
大腿の筋——*124*, *125*, *125*
大腿筋膜張筋——*124*, *125*, *125*, *140*, *141*
大腿骨——124, *124*, *125*, *126*, *128*, *128*, *129*, *134*, *138*, *139*
大腿骨外側顆——*129*
大腿骨外側上顆——*129*
大腿骨頸——*126*, 127

大腿骨膝蓋面——*128*, *129*
大腿骨頭——*107*, *126*, 127
大腿骨頭壊死——136
大腿骨頭窩——*126*, 127
大腿骨頭靭帯——*126*, 127
大腿骨内側顆——*128*, *129*
大腿骨内側上顆——*128*, *129*
大腿四頭筋——*124*, 125, *128*, *128*, *129*, *140*
大腿四頭筋腱——*140*
大腿静脈——*132*, *133*, *158*, *165*
大腿神経——*134*, 135, *135*
大腿深静脈——*133*, *133*, *158*
大腿深動脈——*132*, *132*, *159*
大腿直筋——*124*, 127, *140*
大腿動脈——*132*, *132*, *159*, *165*
大腿二頭筋——125, *125*, *141*
大大脳静脈——*26*, 27
大腿の筋——125
大腿方形筋——*125*, 127
大唾液腺——35, *35*
大腸——*66*, 72, *74*, **75**, 76, *76*, 77
大腸がん——109
大腸ポリープ——109
ダイテルス型（神経細胞の）——*186*
大殿筋——125, *125*, *141*, *144*
大転子——*126*, 127
大動脈——*158*
大動脈弓——*26*, *27*, *40*, *44*, *46*, *47*, *55*, *60*, *61*, *120*, *158*, *159*, *160*, *161*
大動脈球——*48*
大動脈周囲リンパ節——*165*
大動脈洞——*48*, *49*
大動脈弁——*47*, *47*, 48, *49*, *50*
大動脈裂孔——*58*, 59
大内臓神経——*173*
大内転筋——*124*, 125, *125*, *141*
第Ⅶ脳神経——*168*, *172*
第2鼓膜——*31*
第2脳室——*20*, *21*
大脳——18, *18*, *23*, *32*, *166*, *172*, *173*
大脳横裂——*18*, *18*
大脳回——*18*, 19
大脳核——*18*, *20*
大脳鎌——*13*
大脳基底核——*18*, *18*, 19, *20*
大脳溝——*18*, 19
大脳縦裂——*18*, *19*, *20*
大脳髄質——*18*, *20*
大脳動脈輪——*27*, *27*
大脳半球——*18*
大脳皮質——*18*, *19*, *20*
大脳辺縁系——*19*

大脳葉——*18*
第Ⅷ脳神経——*30*
胎盤——*63*, *79*, *104*, *105*, *160*, *160*
胎盤関門——*105*
胎盤形成——*104*, *105*
胎盤循環——*105*
胎盤中隔——*105*
胎盤膜——*104*, *105*
胎盤葉——*105*
大鼻翼軟骨——*32*
大伏在静脈——*133*, *133*, *158*
大網——*67*, *68*, 69, *72*, *74*
大網ひも——*74*, *75*
大腰筋——*124*, 125, *140*, *143*
大翼——*15*
第4脳室——*20*, *21*
第4脳室正中口——*21*
第4脳室脈絡叢——*21*
大菱形筋——*141*, 144, *144*
大菱形骨——*118*, *119*
大リンパ球——*185*
大彎——*69*, *69*, 70, *70*, *71*
唾液腺——*12*, **35**, *169*
楕円関節——*146*, 147
多極神経細胞——*186*
ダグラス窩——*93*, *98*, *99*
多軸関節——*146*, 147
多染性赤芽球——*185*
脱毛症——*178*
脱落膜——*104*
脱落膜板——*105*
多能性造血幹細胞——*185*, *185*
多発性筋炎——*178*
多裂筋——144, *145*
多列上皮——*182*
多列線毛円柱上皮——*54*, *54*
多列線毛上皮——*38*, *182*
田原の結節——*50*
短胃静脈——*82*, *83*
短回旋筋——*145*
単芽球——*185*
単関節——*147*, *147*
単球——*185*
単極神経細胞——*186*
短骨——*139*
単軸関節——*147*
短趾伸筋——*131*
胆汁——*78*, 80, *81*, 84
短掌筋——*112*, *140*
短小指屈筋——*112*, *119*
胆膵管膨大部——*84*
男性型脱毛症——*178*
弾性型動脈——*158*
弾性線維——*184*
男性ホルモン——*94*, *96*, *175*

胆石症——109
単層円柱上皮——60, 76, *76*, *182*
単層円柱線毛上皮——*182*
淡蒼球——19, *20*
単層上皮——*182*
単層扁平上皮——*182*
単層立方上皮——*182*
胆道——84
短橈側手根伸筋——*113*, *119*, *141*
短内転筋——*124*, 125
胆嚢——*66*, *68*, *78*, *79*, *79*, *82*, **84**, *84*
胆嚢炎——109
胆嚢窩——79, 84
胆嚢管——*79*, 84, *84*
胆嚢静脈——*82*, 83
胆嚢リンパ節——*165*
タンパク質の代謝——*81*
短腓骨筋——124, *124*, *125*, *131*, *140*, *141*
短母指外転筋——*112*, *119*, *140*, *141*
短母指屈筋——*112*, *119*
短母指伸筋——*113*, *119*, *141*
短母趾伸筋——*124*, *131*, *140*
淡明層（表皮の）——152
胆路——84

ち

恥丘——*98*, *98*, *99*, *99*
遅筋——151
蓄膿症——42
恥骨——*94*, *98*, *106*, 107, *107*, *124*, *125*, *126*, *138*, *139*, *143*
恥骨下角——*106*
恥骨弓——*106*
恥骨筋——*124*, 125, *127*, *140*
恥骨結合——*93*, *98*, *106*, 107, *126*
恥骨結合面——*107*
恥骨大腿靱帯——*127*, *127*
恥骨直腸筋——*106*
智歯——37, *37*
腟——*93*, *93*, *98*, *98*, *99*, *106*
腟炎——109
腟口——*98*, *99*, *99*
腟上部——*99*, *99*
腟前庭——*93*, *93*, *98*, *98*, *99*
腟粘膜皺——*99*
腟部——*99*, *99*
緻密骨——*148*
緻密質——*148*, *148*
緻密層（子宮内膜の）——*102*, 104
緻密斑——91, *91*

着床——102, *103*, *104*
中咽頭——*32*, 38, *38*
中間楔状骨——*130*, 131
中間広筋——*124*, *140*
中間質——22, *23*
中肝静脈——*80*
中間神経——*166*, 169
肘関節——112, *112*, *113*, **116**, *116*, *117*, *138*, *139*, *146*
肘関節動脈網——120, *120*
中間足背皮神経——*134*
中間大腿皮神経——*134*
中間尿細管——*90*, 91
中間部（下垂体の）——*174*
中狭窄部（食道の）——*61*
肘筋——113, *113*, *141*
中頚心臓神経——*173*
中結節間路——*50*
中結腸静脈——*82*
中結腸動脈——*72*
中結腸リンパ節——*165*
中指——*118*, *122*, *138*
中耳——12, *12*, 30
中耳炎——42
中耳腔——30
中膝動脈——*132*, *132*
中斜角筋——*25*
中手間関節——*118*, 119
中手骨——112, *112*, *113*, *118*, 119, *138*, *139*
中手指節関節——*118*, 119
中心腋窩リンパ節——*164*
中心窩——*29*
中心管——22, *22*, *23*, *148*, *148*, *149*
中神経幹——*122*, 123
中心溝——*18*, 19, *19*, *20*
中心後回——*18*
中心後溝——*18*
中心子——*180*
中心静脈（肝臓の）——*80*, *80*
　　　　（脾臓の）——*86*, *87*
中心前回——*18*
中心前溝——*18*
中心臓静脈——*48*, 49
中心体——*180*
中心動脈（脾臓の）——*86*, *87*
中心乳糜腔——*73*, *76*, *77*
中心リンパ管——*73*, *76*, *77*
虫垂——*66*, *72*, *74*, 75, *77*, *82*, *163*
虫垂炎——109
虫垂間膜——*74*
虫垂口——*74*
虫垂静脈——*82*
虫垂動脈——*72*, *74*

虫垂リンパ節——*165*
中枢神経系——18, *18*, 22, *166*, 171
中性好性白血球——*185*
肘正中皮静脈——*121*, *121*
中節骨（足の）——*130*, 131
　　　（手の）——*118*, 119, *139*
中切歯——*37*
中足間関節——*130*, 131
中足骨——*124*, *124*, *125*, *130*, 131, *138*, *139*
中足趾節関節——*130*, 131
中側副動脈——120, *120*
中大脳動脈——*26*, *27*, *27*
中直腸静脈——*82*
中殿筋——*125*, *125*, *141*, *144*
肘頭——*116*, 117, *117*
肘頭窩——116, *116*, 117, *117*
中頭蓋窩——15, *15*, *168*
中内頚静脈リンパ節——*164*
肘内障——136
中脳——*18*, *20*, 21, *23*, *166*, *172*, *173*
中脳水道——*20*, *21*
中鼻甲介——*32*
中鼻道——*32*
虫部——21
中副腎動脈——*88*
中葉（肺の）——*52*, 55, *55*
中葉気管支——*54*
虫様筋（足の）——125
　　　（手の）——*112*, 113, *119*
中リンパ球——*185*
腸——*72*, *72*
腸陰窩——*73*, *73*, *74*, 75, *75*, *77*, *77*
腸液——*73*, 77
長回旋筋——*145*
聴覚——30, *166*
聴覚器——30
聴覚伝導路——*31*
聴覚野——19, *31*
腸間膜——*67*, *72*, *72*, *74*
腸間膜根——*67*, *72*
腸間膜静脈——*83*
長胸神経——*122*, 123, *123*
蝶形骨——*14*, *15*, 37, *138*, *168*
蝶形骨洞——*32*, 33, *33*
腸脛靱帯——*125*, *140*, *141*
張原細線維——*154*
張原線維——*154*
蝶口蓋動脈——*33*
長骨——*139*, *148*
腸骨——*106*, 107, *107*, *124*, *125*, *126*, *138*, *139*
腸骨窩——*74*, *106*, *107*

腸骨下腹神経——*134*, *135*
腸骨筋——*124*, *125*, *140*, *143*
腸骨鼠径神経——*134*, *135*
腸骨粗面——*107*
腸骨大腿靱帯——*126*, *127*, *127*
腸骨尾骨筋——*106*
腸骨稜——*107*, *126*, *143*, *144*
蝶篩陥凹——*32*
長趾屈筋——125
長趾伸筋——*124*, *125*, *131*, *140*
腸絨毛——*73*, *73*, 75, *77*, *77*
長掌筋——*112*, *113*, *140*, *141*
腸腺——*66*, *73*, *73*, 75, *75*, *76*, *77*, *77*, *183*
長足底靱帯——*130*, 131
蝶番関節——*146*, 147
長橈側手根伸筋——*112*, 113, *113*, *119*, *140*, *141*
長内転筋——*124*, *125*, *140*
長腓骨筋——*124*, *125*, *131*, *140*, *141*
腸閉塞——109
腸扁桃——*74*
長母指外転筋——*112*, 113, *113*, *140*, *141*
長母指屈筋——*112*, 113, *119*
長母趾屈筋——125, *125*, *141*
長母指伸筋——113, *113*, *119*
長母趾伸筋——*124*, 125, *131*
長毛様体神経——*168*
腸腰筋——*127*
腸リンパ本幹——*162*, 165
腸肋筋——*144*, *144*, 145
直細静脈——*90*
直細動脈——*90*
直静脈洞——*21*, *26*, *27*, *158*
直精細管——*96*, *96*
直腸——*72*, *74*, 75, *75*, *76*, *82*, *93*, *94*, *98*
直腸子宮窩——*93*, *98*, *99*
直腸子宮靱帯——*99*
直腸子宮ひだ——*98*
直腸静脈叢——*75*
直腸膀胱窩——*92*
直腸横ひだ——*75*
直動脈——*73*, *73*
直尿細管——*89*, *89*
チン小帯——*28*, 29

つ

椎間円板——*16*, 17
椎間関節——*16*, 17, *17*, *146*
椎間孔——*16*, 17, *23*, *170*, 171
椎間板——*16*, 17
椎間板ヘルニア——42

さくいん——207

椎弓——17, 17, 23, 145
椎弓根——17
椎孔——17, 17
椎骨——17, 17, 23
椎骨動脈——17, 27, 27, 120
椎前筋——25, 25
椎前神経節——170, 173, 173
椎側筋——25, 25
椎体——16, 17, 17, 23
椎傍神経節——170, 173, 173
痛風——178
つち骨——30, 30
つち骨柄——30
土ふまず——131
爪——152, **157**, 157
蔓状静脈叢——95

て

TRH——41, 41, 174
TSH——41, 174
T細胞——185
T$_3$——175
停止(筋の)——141
釘植——147, 147
底側趾静脈——133, 133
底側踵舟靱帯——130, 131
底側踵立方靱帯——130, 131
底側中足静脈——133, 133
底側中足動脈——132, 133
ディッセ腔——80
T波——51
T$_4$——175
停留睾丸——109
Tリンパ球——185
テストステロン——96, 174, 175
デスモゾーム——154, 182
テニス肘——136
手の関節——118, **119**, 119, 138, 139, 146
手の筋——112, 113, 113
手の骨——138, 139
デルマトーム——171, 171
伝音部——30
電解質コルチコイド——175
転子間線——126, 127, 127
転子間稜——127
伝導路——22

と

島——19, 20
頭蓋——12, 14, **15**, 15, 16, 17, 18, 138, 138, 139
頭蓋冠——12, 14, 15
頭蓋腔——12, 15

頭蓋骨——14, 15
頭蓋泉門——15, 15
頭蓋底——12, 14, 15, 15, 166
頭蓋縫合——14, 15
同化作用——81
導管(汗腺の)——152
　　(脂腺の)——157
　　(膵臓の)——85, 85
　　(唾液腺の)——35, 183
動眼神経——166, 166, 167, 172, 173
動眼神経核——166
動眼神経副核——166, 172
導管部(気道の)——53
頭頚部——12, 13, 26
瞳孔——28, 29
豆鉤靱帯——118
橈骨——112, 112, 113, 116, 117, 118, 138, 139
橈骨窩——116, 117
橈骨手根関節——112, 112, 113, 118, 119, 146
橈骨手根靱帯——119
橈骨静脈——121, 121, 158
橈骨神経——122, 123, 123
橈骨神経麻痺——123
橈骨切痕——116, 117, 117
橈骨粗面——116
橈骨頭——116, 116
橈骨頭窩——117
橈骨動脈——120, 120, 159
橈骨輪状靱帯——116, 117, 117, 147
頭最長筋——144, 145
糖質コルチコイド——175
糖質の代謝——81
投射性神経路——22, 22
豆状骨——118, 119
豆状骨関節——118
動静脈連携——159
頭仙系自律神経——173
橈側手根屈筋——112, 113, 119, 140
橈側側副動脈——120, 120
橈側反回動脈——120, 120
橈側皮静脈——121, 121, 158
豆中手靱帯——118
頭頂後頭溝——18, 19, 19, 20
頭頂骨——14, 139, 168
頭頂葉——18, 19, 19, 20
糖尿病——178
頭半棘筋——144, 145
頭板状筋——25, 144
頭部——8, **12**
動物神経系——166
頭部の筋——**25**, 140, 141

洞房結節——50, 50
動脈——47, 158, 158, 159
動脈管——160, 160
動脈管開存症——178
動脈管索——46, 161
動脈血——13, 47, 56, 56, 160, 161
動脈周囲リンパ鞘——86, 87
動脈性毛細血管——159
動脈弁——47, 51
透明帯——100, 100, 101, 104
透明帯反応——104
透明中隔——20
透明斑——100, 101
等容性拡張期——51
等容性収縮期——51
洞様毛細血管——80, 80, 83, 158
特殊運動線維——166
特殊感覚線維——166, 166, 169
特殊心筋細胞——50, 151
トリヨードサイロニン——41, 41, 175

な

内果——130, 138, 139
内果関節面——131
内果動脈網——133
内眼角——28
内環状層板——149
内胸静脈——121, 164
内胸動脈——120
内頚静脈——12, 13, 27, 44, 120, 158, 161, 164
内頚動脈——26, 27, 27, 159
内頚動脈神経——173
内後頭隆起——15
内肛門括約筋——75
内呼吸——56, 56, 160
内骨盤筋——124
内耳——12, 12, 30
内子宮口——99
内耳孔——15
内痔静脈叢——75
内耳神経——30, 31, 166, 166, 167
内耳道——30, 31
内精筋膜——95, 96
内生殖器(女性の)——98, 98, 99
　　　　(男性の)——94, 94, 95
内舌筋——35
内臓感覚——170, 171, 173
内臓筋——151
内臓頭蓋——15
内側顆——128
内側下膝動脈——132, 132

内側脚(横隔膜の)——58
内側胸筋神経——122, 123
内側楔状骨——130, 131
内側広筋——124, 140
内側膝蓋支帯——128, 129
内側手根側副靱帯——118
内側上顆——116
内側上膝動脈——132, 132
内側上腕皮神経——122, 123
内側神経束——122, 123
内側靱帯——130, 131
内側前腕皮神経——122, 123
内側足根動脈——132, 133
内側足底静脈——133, 133
内側足底神経——134, 135
内側足底動脈——132, 133
内側足背神経——134
内側側副靱帯——116, 116, 117, 128, 129
内側大腿回旋静脈——133
内側大腿回旋動脈——132, 132
内側大腿皮神経——134
内側中葉区——54
内側中葉枝——54
内側直筋——29
内側肺底区——54
内側肺底枝——54
内側半月——128, 129, 147
内側腓腹皮神経——134, 135, 135
内側副伏在静脈——133
内側野——21
内側翼突筋——36, 37
内側翼突筋神経——168
内弾性板——158, 159
内腸骨静脈——82, 132, 158, 161
内腸骨動脈——132, 159, 160, 161
内腸骨リンパ節——165
内頭蓋底——15
内尿道括約筋——93, 93
内尿道口——92, 93, 93
内反膝——136
内反足——136
内反肘——136
内皮(毛細血管の)——159
内鼻孔——32, 33
内皮細胞(毛細血管の)——159
内腹斜筋——59, 66, 142, 142, 143, 144, 145
内腹斜筋膜——96
内分泌器官——175
内分泌細胞——70, 71, 174
内分泌腺——40, 66, 84, 96, 100, 174, 175, 183, 183
内分泌部(膵臓の)——85, 85
内閉鎖筋——106, 125, 125, 127

208

内包——20
内毛根鞘——156
内有毛細胞——31
内らせん溝——31
内リンパ——30, 31
内リンパ隙——30, 31
内肋間筋——59, 142, 143
内肋間膜——143
軟口蓋——32, 34, 35, 37, 38, 39
軟骨細胞——181
軟骨性の連結——147
軟骨内骨化——148, 149
軟骨膜——149
軟膜——13, 18, 21, 23

に

Ⅱ型有毛細胞——31
肉様膜——94, 95, 95, 96
2軸関節——146, 147
2次溝——19
2次精母細胞——96, 97
2次性リンパ性器官——163
2次脳胞——18
2次卵胞——100, 100, 102
2次卵母細胞——100, 101
二尖弁——47
二頭筋——141
二腹筋枝(顔面神経の)——169, 169
二分靱帯——130
日本脳炎——42
乳管——62, 63, 63
乳がん——63
乳管洞——62, 63, 63
乳細管——62, 63
乳歯——37
乳汁——62, 63, 63
乳汁排出——63, 63, 174
乳汁分泌——62, 63, 63, 174
乳腺——62, 63, 63, 152, 164, 174, 175, 183
乳腺炎——63
乳腺細胞——62, 63, 63, 174
乳腺小葉——62, 63, 63
乳腺傍リンパ節——164
乳腺葉——62, 63
乳頭——62, 152, 153
乳頭管——62, 63, 89, 90, 91
乳頭吸引刺激——63, 63
乳頭筋——47, 50
乳頭口——62, 63, 89
乳頭孔——90, 91
乳頭溝——34
乳頭層(真皮の)——152, 153

乳頭体——19
乳頭突起——17, 145
乳突リンパ節——164
乳糜——163
乳糜槽——162
乳房——44, 62, 63
乳房脂肪体——62
乳房体——62
乳房提靱帯——62, 63, 63
乳様突起——14
乳輪——62, 63
乳輪腺——62, 63
ニューロン——186, 186
尿——89, 90, 91, 93
尿管——66, 88, 89, 92, 92, 93, 94, 95
尿管結石——110
尿管口——92, 93, 93
尿細管——90, 90, 91, 91
尿細管極——91
尿失禁——110
尿生殖隔膜——92, 93, 95, 98, 106, 107
尿道——92, 93, 93, 94, 94, 95, 95
尿道炎——110
尿道凹窩——95
尿道海綿体——92, 94, 95, 95
尿道球——95
尿道球腺——94, 94, 95, 95, 183
尿道球腺管——95
尿道舟状窩——92, 95
尿道腺——95
尿道隆起(膣の)——99
尿毒症——110
尿の生成——91
尿の排泄——91
尿量——90
尿路——92, 92, 93, 93
妊娠——103, 104
妊娠黄体——103
妊娠期間——104
妊娠高血圧症候群——110
認知症——42

ね

ネクサス——182
ネフローゼ症候群——110
ネフロン——90, 90
粘液——33, 70, 71
粘液細胞——183
粘液水腫——42
粘液腺——77
粘液層(鼻腔の)——33, 33
粘膜(胃の)——70, 71

(消化管の)——76
(食道の)——61
(大腸の)——75, 77
粘膜下神経叢——61, 73, 77, 170
粘膜ひだ(胆嚢の)——84, 84

の

脳——12, 12, 13, 18, 18, 19, 20, 166
脳幹——18, 18, 20, 21, 23, 166, 172, 173
脳弓——20
脳血栓——27
脳梗塞——27
脳室——21
脳室周囲層——21
脳神経——18, 21, 166, 166, 167, 173
脳神経核——166
脳脊髄液——21
脳塞栓——27
脳底動脈——26, 27, 27
脳底部——19, 27, 32, 166
脳頭蓋——12, 12, 13, 14, 15, 15, 138
脳動脈瘤——27
脳軟化——27
脳梁——13, 18, 20
脳梁溝——20
ノルアドレナリン——175

は

歯——12, 12, 34, 35, 37, 37
肺——44, 52, 53, 55, 55
パイエル板——74, 77, 77, 163
肺炎——64
肺がん——64
肺胸膜——45, 45, 55, 55
背筋——144
肺区域——54, 54
配偶子——96, 100
肺結核——64
胚結節——104
肺呼吸——56, 56, 160
肺根——55, 55
胚子——104, 105
肺循環——47, 47, 56, 160, 161
肺静脈——47, 47, 56, 57
肺小葉——53, 57
肺水腫——64
肺性心——64
肺尖——52, 55
肺尖区——54
肺尖後区——54

肺尖後枝——54
肺尖枝——54
背側楔舟靱帯——130
背側楔立方靱帯——130
背側骨間筋——113, 119, 124, 131, 140, 141
背側視床——21
背側指静脈——121, 121
背側趾静脈——133, 133, 158
背側指神経(橈骨神経の)——123
(尺骨神経の)——123
背側指動脈——120
背側趾動脈——132, 133, 159
背側縦柱——96
背側手根間靱帯——118
背側手根腱鞘——119
背側手根中手靱帯——118
背側手根動脈網——120, 121
背側踵立方靱帯——130
背側足根中足靱帯——130
背側中手静脈——121, 121
背側中手靱帯——118
背側中手動脈——121, 120
背側中足静脈——133, 133
背側中足動脈——132, 133
背側橈骨手根靱帯——118
背側立方舟靱帯——130
胚中心——86, 87, 163
肺底——52, 53, 55
肺動脈——47, 51, 55, 56, 57, 159
肺動脈幹——44, 46, 47, 50, 56, 160
肺動脈弁——47, 47, 50
排尿筋——93, 93
胚盤胞——104, 104
背部の筋——141, 144
肺胞——53, 53, 55, 56, 56, 57
肺胞管——53, 55, 56, 57
肺胞孔——57
肺胞実質系——53
肺胞中隔——57
肺胞嚢——53, 55, 56, 57
肺門——45, 55, 55
排卵——100, 101, 102, 103, 104, 174
排卵期——103
パーキンソン病——42
白筋——151
薄筋——124, 125, 125, 140, 141
白筋細胞——151
白交通枝——170, 171
白質(脊髄の)——22, 22, 23
(脳の)——18, 20, 21
白質板——20, 21
白線——92, 93, 142, 143

白癬——178
白体——100, *100*, *103*
白内障——42
薄板細胞——155, *155*
白脾髄——86, *87*
白膜——94, 95, *96*, *96*, 98
破骨細胞——148, *149*
パジェット-シュレッター症候群
　　——136
橋本病——42
バソプレシン——*91*, *174*, 174
ハックスレー層——*156*
白血球——*185*, 185
白血病——178
発声——39, *39*
バッハマン束——*50*
鼻——*12*, **33**
ばね指——136
ハバース管——148, *148*, *149*
馬尾——22, *22*, *170*
パラソルモン——175
バルサルバ洞——48, *49*
バルトリン腺——98, *98*, *99*
反回神経——*41*
半規管——30, *30*, *31*
半規管膨大部——30, *31*
半奇静脈——*82*
半棘筋——144, *145*
半月——*157*
半月神経節——168, *168*
半月線——*143*
半月弁——*47*
半月弁半月——*47*
半腱様筋——125, *125*, *141*
伴行静脈——*158*
板状筋——144, *144*
半膜様筋——125, *125*, *129*, *141*

ひ

PIH——*174*
PRL——*174*
鼻炎——42
被殻——19, *20*
皮下脂肪——*153*
皮下組織——152, *152*, *153*, *155*, *156*, *184*
脾陥凹——*87*
脾機能亢進症——110
皮丘——*152*, *154*
PQ時間——*51*
脾曲——*75*
皮筋——25, *151*
鼻筋——*24*, 25, *140*, *169*
鼻腔——12, *13*, *14*, *15*, *32*, 33, *38*, *56*

鼻限——*32*, 33
皮溝——*152*
鼻甲介——*32*, 33
腓骨——124, *124*, *125*, *128*, *129*, *130*, *138*, *139*
尾骨——*16*, 17, *106*, 107, *107*, *126*, *134*, *138*
尾骨角——*107*
腓骨静脈——*158*
尾骨神経——*22*, *170*, *171*
腓骨動脈——*132*, 133, *159*
鼻根——*32*
鼻根筋——*24*, 25
微細管（細胞の）——*180*
B細胞——*185*
脾索——86, *87*
皮枝（脊髄神経の）——*171*
皮脂腺——*152*, *155*, *156*
皮質（腎臓の）——89, *89*, *90*, *90*
　　（大脳の）——*18*
　　（卵巣の）——100, *100*
皮質ネフロン——*90*
皮質迷路——*89*
皮質野——19, *19*
脾腫——110
鼻汁——33
皮臭腺——*152*
微絨毛——77, *77*
糜粥——69, *71*, *72*, *73*
尾状核——19, *20*
脾小節——*86*
皮静脈——*83*, 120, *121*, *121*, *132*, *133*, *133*, *158*
脾静脈——*82*, 83, *87*
尾状葉——79, *79*
皮神経——*171*, *171*
脾腎ひだ——*86*, *87*
脾髄——86
尾髄——22, *22*, *170*, *172*, *173*
脾髄静脈——*86*, *87*
脾髄動脈——*86*, *87*
ヒス束——*50*
鼻尖——*32*
鼻前庭——*32*, 33
脾臓——*66*, *67*, *85*, **86**, *86*, *87*, *163*
ビタミンA貯蔵細胞——*80*
左胃大網リンパ節——*165*
左胃リンパ節——*165*
左縁枝（冠状動脈の）——48, *48*
左肝静脈——*80*
左頸リンパ本幹——*162*
左結腸曲——*74*, 75, *75*
左結腸リンパ節——*165*
左鎖骨下リンパ本幹——*162*

左主気管支——*52*, *60*, *61*
左静脈角——*162*, 163
左線維三角——*50*
左側脳室——*20*, *21*
左腰リンパ本幹——*162*
左腕頭静脈——*26*, *44*
脾柱——86, *87*
鼻中隔——*32*, *33*, *38*
鼻中隔軟骨——*32*
脾柱静脈——*86*, *87*
脾柱動脈——*86*, *87*
尾椎——*16*, 17, *107*, *138*, *139*
筆毛動脈——*86*, *87*
尾骶骨——*17*
脾洞——86, *87*
鼻道——*32*, 33
脾動脈——*85*, 86, *87*
ヒト絨毛性ゴナドトロピン——*103*, 104
鼻軟骨——*12*
泌尿器——*66*
P波——*51*
鼻背——*32*
皮膚——**152**, *152*
鼻部（咽頭の）——*38*
皮膚感覚——*19*, *170*, *171*
皮膚感覚帯——*171*
腓腹筋——*124*, *125*, 125, *129*, *140*, *141*
腓腹神経——*134*, 135, *135*
皮膚腺——*152*
皮膚付属器——*63*, *152*, *157*
皮膚分節——*171*, *171*
皮膚紋理——*152*
被包脱落膜——*105*
肥満細胞——*153*, *184*
眉毛——*28*
鼻毛——*32*, 33
眉毛下制筋——*24*, 25
鼻毛様体神経——*168*, *168*
脾門——*86*, 86, *87*
表情筋——*13*, *24*, 25, *140*, *169*
表層粘液細胞——*71*
表皮——*152*, 152, *153*, *154*, *155*, *156*, 157, *157*
鼻翼——*32*
ひらめ筋——*124*, 125, *125*, *140*, *141*
ビリルビン——*86*
脾リンパ小節——*86*, *87*
脾リンパ節——*165*
Bリンパ球——*185*
鼻涙管——*12*, *28*, *29*, *32*, 33
披裂軟骨——*38*, *39*
非連続性毛細血管——*158*

ふ

ファーター乳頭——*72*, *84*, 84, *85*
ファーター-パチニ層板小体
　　——*152*, 153, *155*, *155*
ファロー四徴症——*64*
フィードバック機構——*41*, 174
フォルクマン管——148, *148*
不規則形骨——*139*
腹横筋——*59*, *66*, 142, *143*, *145*
副眼器——*28*, 29
複関節——*116*, *118*, *147*
腹腔——*66*, *107*
腹腔神経節——*170*, *173*
腹腔神経叢——*173*
腹腔動脈——*85*, *87*, *88*, *159*, *165*
腹腔リンパ節——*165*, *165*
副睾丸——*94*, 94, *95*, *96*, *96*
複合管状胞状腺——*63*, *183*
副交感神経——*172*, 173
副甲状腺——40, *41*, *174*, *175*
副甲状腺ホルモン——*40*
伏在神経——*134*, 135, *135*
副細胞——*71*
副耳下腺——*35*
副腎——*60*, *66*, *67*, 88, *174*, *174*, 175
副神経——*166*, 166, *167*, *169*
副神経延髄根——*166*
副神経核——*166*
副神経脊髄核——*166*
副神経脊髄根——*166*
副神経リンパ節——*164*
副腎髄質——*175*
副腎皮質——*175*
副腎皮質刺激ホルモン——*174*
副腎皮質刺激ホルモン放出ホルモン
　　——*174*
副腎皮質ホルモン——*91*, *174*
副膵管——*72*, *85*, 85
腹側視床——*21*
腹側縦柱——*96*
腹直筋——*58*, *59*, *66*, *140*, 142, *142*, *143*
腹直筋鞘——*140*, *142*, *143*
副突起——*17*, *145*
副鼻腔——*15*, 33, *33*
副鼻腔炎——42
腹部——*8*, **66**
腹部食道——*58*, *60*, 66, *69*
腹部大動脈——*58*, *60*, *66*, *85*, *88*, *132*, *158*
腹部尿管——*92*
腹部の筋——*140*, **142**
腹壁——*66*, *67*

腹壁静脈怒張——83, 83
腹膜——66, 67, 69, 70, 72, 72, 73, 74, 75, 78, 79, 79, 86, 86, 87, 95, 99
腹膜炎——110
腹膜器官——66
腹膜腔——66, 67
腹膜後器官——66, 67, 89
腹膜後隙——67
腹膜垂——75, 75
不随意筋——50, 60, 151
不整脈——50, 64
付着絨毛——105
付着リボゾーム——180
腹筋——142, 142, 143
不動関節——147, 147
ぶどう膜——29
プルキンエ線維——50, 50
ブルンネル腺——76, 183
ブロカ野——19
プロゲステロン——63, 100, 102, 102, 103, 104, 175
ブロードマンの分類——19
プロラクチン——63, 63, 174, 174
プロラクチン抑制ホルモン——174
分界溝——34, 35
分界線——106, 107
分界稜——49
分節運動——73, 73
分泌——174
分泌顆粒——180
分泌期——102, 103, 104
分泌部(顎下腺の)——183
　　　(汗腺の)——152
噴門——60, 69, 69, 70, 70, 76, 76
噴門口——60, 71
噴門切痕——69, 69, 70, 71
噴門腺——70, 183
噴門リンパ節——165

へ

平滑筋——151, 151, 159
平滑筋細胞——151, 151, 181
平衡感覚——21, 30
平衡感覚器——30
平衡感覚伝導路——31
閉口筋——36
平衡砂——31
平衡砂膜——31
平衡脳——21
平衡斑——30, 31
平衡毛——31
閉鎖孔——106, 107, 126, 134

閉鎖神経——134, 135, 135
閉鎖帯——182
閉鎖卵胞——100, 100
平面関節——146, 147
壁細胞——71
壁側胸膜——45, 45, 55, 55
壁側脱落膜——105
壁側板——45, 45, 46
壁側腹膜——66, 67, 74
壁内神経節——172, 173
ペースメーカー細胞——50
ペプシン——71
ペプシノゲン——70, 71
ヘモグロビン——86
ペルテス病——136
辺縁動脈——73, 73
辺縁葉——19, 19, 20
変形性股関節症——136
変形性膝関節症——136
扁桃——38, 163
扁桃体——19
扁平骨——139
片葉小節葉——21, 31
ヘンレ層——156
ヘンレループ——90, 91, 91

ほ

包茎——110
方形回内筋——112, 113, 119
方形葉——79, 79
縫合——15, 147, 147
膀胱——66, 88, **92**, 92, 93, 94, 95, 98
膀胱炎——110
膀胱がん——110
縫工筋——124, 140
膀胱頸——92, 93, 93
膀胱憩室——110
膀胱結石——110
膀胱三角——93, 93
膀胱子宮窩——93, 98, 99
膀胱尖——92, 93, 93
膀胱体——92, 93, 93
膀胱頂——92, 93, 93
膀胱底——92, 93, 93
傍細胞——71
傍糸球体装置——91, 91
房室結節——50, 50
房室束——50, 50
房室弁——47, 51
胞状奇胎——110
帽状腱膜——13, 24, 140, 141, 144
胞状垂——99
胞状腺——183

胞状卵胞——100, 101
紡錘内筋細胞——150
放線冠——100, 100, 101, 104
放線状手根靱帯——118
膨大部括約筋——84
膨大部頂——31
膨大部稜——31
包内腔——91, 91
包皮——94, 95
母細胞——97
母指——118, 119, 122, 138
母趾——130, 131
母指球——122
母指伸筋——113
母指対立筋——112, 119
母指内転筋——112, 119
母指の対立位——119
母指の対立運動——119
母指の中手指節関節——118
補助運動野——19
補助呼吸筋——59, 144
ボタロー管——160, 160
ボタロー靱帯——46, 161
勃起——95, 95
骨の再構築——148, 149
ボーマン腔——91, 91
ボーマン嚢——90, 90, 91
ポリゾーム——180
ポリリボゾーム——180
ホルモン——**174**, 175

ま

マイスナー触覚小体——152, 153, 155, 155
マイスナー神経叢——73, 77
マイボーム腺——28, 183
膜性壁——54, 54
膜内骨化——149
膜迷路——30, 31
マクロファージ——153, 163, 184
末梢神経系——18, 166, 173
末梢神経損傷——178
末節骨(足の)——130, 131
　　　(手の)——118, 119, 139
マルピギー小体——89, 90, 90
慢性甲状腺炎——42
慢性乳腺炎——63
慢性閉塞性肺疾患——64

み

ミエリン鞘——186
ミオシンフィラメント——150, 151
味覚器——34
味覚伝導路——34

味覚野——19
右胃大網リンパ節——165
右縁枝(冠状動脈の)——48, 48
右冠状動脈口——49
右肝静脈——80
右気管支縦隔リンパ本幹——165
右胸管——162, 163
右頸リンパ本幹——162
右結腸曲——74, 75
右結腸リンパ節——165
右鎖骨下リンパ本幹——162
右主気管支——52, 54, 60, 61
右静脈角——162, 163, 165
右線維三角——50
右側脳室——21
右腰リンパ本幹——162
右リンパ本幹——162, 163
右腕頭静脈——26, 44, 121
ミクログリア——187
味孔——34
味細胞——34
密性結合組織——184
密着帯——182
ミトコンドリア——180
ミトコンドリア鞘——96
耳——12, **30**, 30
味毛——34
脈管系——158
脈絡叢——21
脈絡膜——28, 29
味蕾——34, 35

む

無顆粒白血球——185
無漿膜野——79, 79
無髄神経線維——187

め

眼——12, 28, **29**
迷走神経——12, 34, 44, 50, 55, 166, 166, 167, 169, 172, 173
迷走神経背側核——166, 172
メドゥサの頭——83
メニエール病——42
メラトニン——175
メラニン——153, 153, 156, 157
メラニン細胞——153, 153, 156
メラノサイト——153, 153, 156
メルケル細胞——152, 153, 155, 155
メルケル小体——152, 153, 155, 155

さくいん——211

も

毛幹——*152*, *156*, 157, *157*
毛球——157
毛球部——*156*
毛孔——*152*, *156*
網工——*163*
毛根——*152*, *156*, 157
毛根鞘——157
毛細血管——158, *159*, *162*
毛細血管網——158
毛細胆管——80, *80*
毛細リンパ管——*162*, 163, *163*
毛周期——*157*
網状赤血球——*185*
網状層（真皮の）——*152*, 153
毛小皮——*156*, 157, *157*
毛髄——*156*, 157
毛髄質——*156*, 157
盲腸——*66*, 72, *72*, *74*, 75, 82
盲腸前リンパ節——*165*
毛乳頭——*152*, *156*, 157, *157*
網嚢——*67*, 84, *86*, *87*
毛盤——*155*
毛皮質——*156*, 157, *157*
毛母——*156*, 157
毛包——*152*, 153, 155, *155*, *156*, 157
毛母基——*156*, 157
網膜——*28*, *29*
網膜中心動脈——*28*
網様体——*21*
毛様体——*28*, *29*
毛様体筋——*28*, *29*
毛様体小帯——*28*, *29*
毛様体神経節——*172*, 173
毛様体突起——*28*
毛隆起——*156*
モルガニー小胞——*99*
門（リンパ節の）——*163*
門静脈——83
モントゴメリー腺——*63*
門脈——*78*, 79, *79*, 80, *80*, 82, **83**, *83*, *84*, *86*, *87*, *160*
門脈圧亢進症——83, *83*
門脈幹——*82*, 83
門脈循環——*82*, 83
門脈-体循環吻合——*82*

や

野球肩——136
野球肘——136
薬指——*118*, *122*, *138*

ゆ

有郭乳頭——*34*
有棘細胞——*153*, 154, *154*
有棘層——*152*, *153*, 154, *154*
有鈎骨——*118*, 119
有髄神経線維——*187*
雄性生殖子——*96*
有窓性毛細血管——*91*, 158
有頭骨——*118*, 119
有毛細胞——*31*
幽門——*68*, 69, *70*, 76
幽門括約筋——69, *70*, *71*, *76*, 77
幽門管——69, *69*, *70*, 71
幽門口——69, *71*
幽門腺——*70*, 76, 77, *183*
幽門前静脈——*82*, 83
幽門洞——69, *69*, *70*, 71
幽門部——69, *69*, 70, *70*, 71
幽門リンパ節——*165*
遊離リボゾーム——*180*
癒合筋膜——*67*
輸出細動脈（腎臓の）——*90*, 91, *91*
輸出リンパ管（リンパ節の）——*163*
輸入細動脈（腎臓の）——*90*, *90*, *91*
輸入リンパ管（リンパ節の）——*163*
U波——*51*

よ

腰外側横突間筋——*145*
葉間静脈——*90*, *90*
葉間動脈——*90*, *90*
葉間裂——*55*
葉気管支——*53*, 54
腰三角——*141*
葉状乳頭——*34*
腰神経——*22*, *135*, *170*, *171*, 171
腰神経叢——*134*, 135, *135*, 142
腰髄——*22*, *22*, *170*, *172*, *173*
腰仙骨神経幹——*135*, *135*
腰仙骨神経叢——*135*, *135*, 171
腰椎——16, *17*, *17*, *58*, *138*, *139*
腰椎部（横隔膜の）——*58*, *59*
腰内臓神経——*173*
腰内側横突間筋——*145*
腰方形筋——*66*, *142*, *143*, *145*
腰膨大——*22*, *22*
羊膜——*105*, *160*
羊膜腔——*105*, *160*
腰リンパ節——*165*, *165*
腰リンパ本幹——*162*, 165

腰肋三角——*58*, 59
翼口蓋窩——*168*
翼口蓋神経——168
翼口蓋神経節——168, 169, *172*, 173
翼突筋静脈叢——*26*

ら

ライソゾーム——*180*
ライディッヒ細胞——*96*, *97*
らせん器——*31*
らせん神経節——*31*
らせん動脈——*102*, *103*, *105*
らせんひだ——*84*
ラムダ縫合——*14*
ランヴィエ絞輪——*186*, *187*
卵円窩——*161*
卵円孔——*15*, 160, *160*, *161*, *168*
卵黄嚢——*105*
卵割——104, *104*
卵管——*98*, *98*, *99*, *101*
卵管炎——110
卵管間膜——*99*
卵管峡部——*98*, *99*
卵管采——*98*, *99*, 100, *101*
卵管子宮口——*99*
卵管腹腔口——*99*
卵管膨大部——*98*, *99*, *101*, 104, *104*
卵管漏斗——*98*, *101*
卵丘——*101*
卵形嚢——*30*
卵形嚢神経——*31*
卵形嚢斑——*30*, *31*
ランゲルハンス細胞——*153*, *153*
ランゲルハンス島——*85*, *85*
卵細胞——100, *100*, *101*, *102*, *181*
卵子——*96*, *98*, **100**, *100*, *101*, *103*, 104, *104*, *181*
卵子発生——100, *101*
卵巣——*98*, *98*, *99*, 100, *101*, 174, *174*, *175*
卵巣間膜——*99*, *99*
卵巣周期——100, *100*, 102, *102*
卵巣腫瘍——110
卵巣上体——*99*
卵巣静脈——*99*
卵巣提索——*98*, *99*
卵巣提靱帯——*98*
卵巣動脈——*99*
卵巣ホルモン——100, 102, *102*, *103*
卵祖細胞——100, *101*

卵胞——100, 102, *102*, *103*, *174*
卵胞期——102, *102*
卵胞細胞——*100*
卵胞刺激ホルモン——96, 100, *103*, *174*
卵胞上皮——100, *100*
卵胞ホルモン——63, *63*, 100, 102, *103*, *174*, *175*
卵胞洞——*101*
卵胞膜——*101*

り

梨状筋——*106*, 125, *125*, 127
リスフラン関節——*130*, 131
立方骨——*130*, 131, *139*
立方上皮——*57*
立毛筋——*152*, 153, 155, *155*, *156*, 157
利尿ペプチド——*175*
リボゾーム——*180*
隆起部（下垂体の）——*174*
流行性耳下腺炎——42
隆椎——16
菱形筋——144, *144*,
梁柱（リンパ節の）——*163*
菱脳——18
緑内障——28, 42
輪状靱帯——54, *54*
輪状軟骨——*38*, *39*, *52*, 54, *54*, *55*, 60, *60*
輪状ひだ——*73*, *73*, *75*
鱗状縫合——*14*, *147*
輪走筋（胃の）——*70*, *70*, 77
　　　（小腸の）——*73*
　　　（食道の）——*60*, *61*
　　　（大腸の）——*75*, *77*
輪帯——*126*, *127*, *127*
リンパ芽球——*185*
リンパ管——*162*, 163, *163*, 165
リンパ管系——163
リンパ球——*86*, *153*, 163, *163*, *184*, *185*
リンパ球浸潤——163, *163*
リンパ系——158, **163**
リンパ循環——*162*
リンパ叢——163
リンパ小節——*34*, *35*, *77*, *163*
リンパ髄——*163*
リンパ性器官——38, 66, 86, 163, *163*
リンパ節——163, *163*, *164*, 165, *165*
リンパ節炎——*178*
リンパ洞——*163*
リンパ浮腫——*178*

リンパ本幹——*162*, 163
リンパ濾胞——163, *163*

る

涙液——*28*, 29
涙器——*28*, 29
涙丘——*28*
涙骨——*14*
頬骨——*149*
涙小管——*28*, 29
涙腺——*12*, *28*, 29, *183*
涙腺神経——168, *168*
涙点——*28*, 29
涙道——*28*, 29
類洞——*80*, *80*, 83, 158
類洞周囲腔——*80*
涙嚢——*12*, *28*, 29

れ

裂肛——110
レニン——91
レンズ核——*20*

ろ

漏斗——*174*
漏斗茎——*174*
肋硬骨——44, *44*, *45*, *138*
肋軟骨——44, *44*, *45*, *138*
肋下筋——142
肋下神経——171
肋間筋——44, 45, 142, *143*
肋間静脈——*158*
肋間神経——142, *143*, 144, 171
肋間神経痛——178
肋間動脈——*159*
肋間リンパ節——165
肋骨——*17*, 44, *44*, *45*, *138*, *139*, *144*, *145*
肋骨胸膜——*55*
肋骨挙筋——142, *145*
肋骨突起——*16*, *17*, *145*
肋骨部（横隔膜の）——*58*, 59
濾胞——40, *41*
濾胞腔——41, *41*
濾胞上皮——*41*
濾胞上皮細胞——41, *41*, *174*
濾胞傍細胞——41, *41*
ローランド溝——*18*, 19

わ

Y字状靱帯——127
ワシ手——*122*

腕尺関節——116, *116*, *117*, 146
腕神経叢——*122*, 123, 142, 144, 171
腕橈関節——116, *116*, *117*
腕橈骨筋——*112*, 113, *113*, *140*, *141*
腕頭静脈——*26*, 27, *44*, 120, *121*, *158*, *161*
腕頭動脈——*26*, 27, *44*, *46*, *61*, *120*, *159*, *161*

さくいん——213

●イラストレーション作成指導
　佐藤達夫

●イラストレーション作成協力
　坂本裕次郎／佐久間暁美

●カバーイラストレーション
　本庄和範

●イラストレーション
　今﨑和広／金井裕也／千田和幸／二階堂聰明／本庄和範

●装幀・本文レイアウト
　杉浦幸治（銀河）／若菜　啓（design room WORKS）

●編集協力
　(有)耕人舎

監修者紹介

佐藤達夫（さとう たつお）

1937年生まれ．東京医科歯科大学医学部卒業，同大学院医学研究科修了．福島県立医科大学講師，東北大学医学部助教授を経て，1974年東京医科歯科大学医学部解剖学教授．1995年医学部長．2003年，定年退職．東京医科歯科大学名誉教授．2004年帝京平成大学教授．2009年東京有明医療大学学長，2017年名誉教授・名誉学長．専門は人体解剖学，臨床解剖学とくに機能温存手術に関連したリンパ系，自律神経系，内臓筋膜などの局所解剖学．

　著書に，『消化器の局所解剖学―食道・胃』(1993)，『リンパ系局所解剖カラーアトラス』(佐藤健次，出来尚史，村上弦との共著，1997)，『日本人のからだ―解剖学的変異の考察』(秋田恵一との共編，2000)，『リハビリテーション解剖アトラス』(坂本裕和との共著，2006)，『人体スペシャル 胸部の地図帳』(2008)などがある．

N. D. C. 491　214p　30cm

地図帳・ナース
The Atlas of the Human Body

新版 からだの地図帳

発行日──2013年11月19日　　第1刷発行
　　　　　2024年11月14日　　第14刷発行

定価はカバーに表示してあります．

監修────佐藤達夫
発行者───篠木和久
発行所───株式会社　講談社
　　　　　〒112-8001　東京都文京区音羽2-12-21
　　　　　電話　編集　03-5395-3560
　　　　　　　　販売　03-5395-5817
　　　　　　　　業務　03-5395-3615

印刷所───TOPPAN株式会社
製本所───株式会社　若林製本工場

KODANSHA

本書のコピー，スキャン，デジタル化等の無断複製は著作権法上での例外を除き禁じられています．本書を代行業者等の第三者に依頼してスキャンやデジタル化することはたとえ個人や家庭内の利用でも著作権法違反です．

Ⓡ〈日本複製権センター委託出版物〉
複写される場合は，事前に日本複製権センター(電話03-6809-1281)の許諾を得てください．

落丁本・乱丁本は購入書店名を明記のうえ，小社業務宛にお送りください．送料小社負担にてお取り替えいたします．なお，この本についてのお問い合わせは，第一事業本部企画部からだとこころ編集宛にお願いいたします．

©KODANSHA 2013, Printed in Japan

ISBN978-4-06-261025-4

〈地図帳シリーズ〉好評既刊

すべて電子書籍あり

病気の地図帳 増補改訂版

監修／矢﨑義雄（東京医科大学理事長）

造本・体裁／B5判，ソフトカバー，190頁，オールカラー　定価：本体4500円（税別）

[本書の特色]
- 病気の成り立ちをビジュアル化。〈原因〉〈発症のしくみ〉〈病態〉が一目でわかる．
- 脳梗塞，認知症，心不全，気管支喘息，乳がん，胃炎，肝硬変，骨折，高血圧，糖尿病など，からだのすべての部位におこる病気をこの一冊に収録．
- 病態がイメージできる迫力のカラーイラストと，発症のしくみの徹底図解に加え，内視鏡像など実物を感じられる画像も多数掲載．

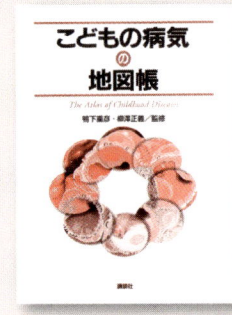

こどもの病気の地図帳

監修／鴨下重彦（元国立国際医療研究センター名誉総長）
柳澤正義（元国立成育医療研究センター名誉総長）

造本・体裁／A4変型，ソフトカバー，181頁，オールカラー　定価：本体4000円（税別）

[本書の特色]
- 発熱，けいれん，発疹など，こどもに多い主要症状の見方・考え方がわかる．
- 頭部外傷，中耳炎，扁桃肥大，気管支喘息，小児下痢症，夜尿症，アトピー性皮膚炎，起立性調節障害，熱中症，脱水症，スポーツ障害など，日常よくみられる代表的な病気の全体像を徹底図解．
- やけど，誤飲・誤嚥，外傷などの事故とその対応．

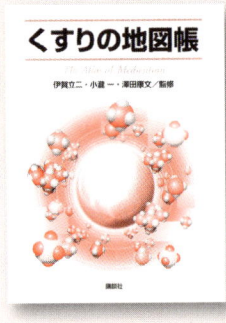

くすりの地図帳

監修／伊賀立二（東京大学名誉教授）
小瀧　一（医療教育研究所理事長）
澤田康文（東京大学大学院客員教授）

造本・体裁／A4変型，ソフトカバー，169頁，オールカラー　定価：本体4000円（税別）

[本書の特色]
- 〈くすり〉〈からだ〉〈病気〉のすべてが一目でわかる．
- からだの構造や機能，病気の状態がわかれば，くすりの体内での動き，効くしくみ，副作用が理解できる．
- 催眠・鎮静薬，抗うつ薬，抗てんかん薬，眼科用薬，耳鼻科用薬，抗狭心症薬，抗不整脈薬，血圧降下薬，喘息治療薬，抗潰瘍薬，脂質異常症用薬，糖尿病用薬，ステロイド剤など主要薬剤を網羅．

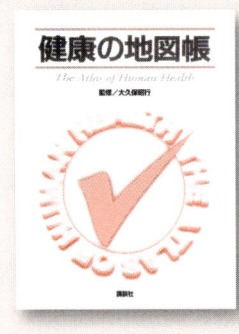

健康の地図帳

監修／大久保昭行（元東京大学教授）

造本・体裁／A4変型，ソフトカバー，182頁，オールカラー　定価：本体4200円（税別）

[本書の特色]
- 体温，血圧，脈拍，呼吸など，からだの基本的なはたらきが一目でわかる．
- 微熱がつづく，動悸・息切れがする，おなかが痛い，全身がだるい・疲れやすい，ふとりはじめた，からだがかゆい，物忘れがひどい，などの身近な症状をどのようにとらえればよいかを，病気との関連でわかりやすく解説．
- 病院で受ける検査の種類，目的，内容，正常値（基準値）を詳しく紹介．

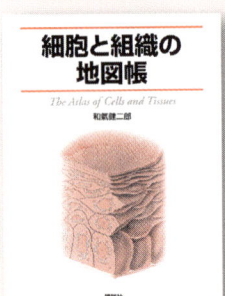

細胞と組織の地図帳

著者／和氣健二郎（東京医科歯科大学名誉教授）

造本・体裁／A4変型，ソフトカバー，158頁，オールカラー　定価：本体4000円（税別）

[本書の特色]
- ミクロの視点からみた人体器官のしくみと働き．
- 71枚の精緻なイラストレーションで，虫めがねのレベルから電子顕微鏡のレベルまで，人体器官の複雑で美しい微細構造が一目でわかる．
- Ⅰ章　器官を構成する細胞と組織／細胞，上皮，結合組織，軟骨など．
  Ⅱ章　器官の構造と機能／血管，扁桃，胸腺，リンパ管など．

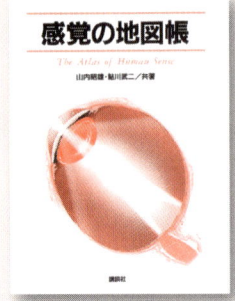

感覚の地図帳

著者／山内昭雄（元東京大学名誉教授）
鮎川武二（元日本歯科大学教授）

造本・体裁／A4変型，ソフトカバー，102頁，オールカラー　定価：本体3800円（税別）

[本書の特色]
- 視覚，聴覚，平衡感覚，味覚，嗅覚，痛覚，触覚，圧覚・固有感覚，冷温覚，血液成分感覚をひきおこすしくみを，精密なカラーイラスト，図版，写真でビジュアルに図解．
- どのような刺激がどのような感覚をひきおこすのか？　その物理的・化学的刺激の特徴を詳説．
- 脳へ刺激が到達する道筋，感覚器の発生も解説．

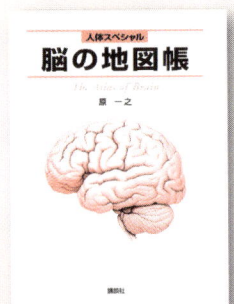

人体スペシャル　脳の地図帳

著者／原　一之（東京証券業健康保険組合診療所名誉所長）

造本・体裁／A4変型，ソフトカバー，134頁，オールカラー　定価：本体4000円（税別）

[本書の特色]
- 脊椎動物の進化にともなって，原型である脊髄から脳が巨大化し，複雑化していく筋道を明快に解説．脳をどのように理解すればよいかがわかる．
- 脳の各部の構築と機能の要点を，豊富なカラーイラスト，図版等で図解．
- 脳幹，間脳，終脳の精緻な内部構造が一目でわかる図譜を多数収録．

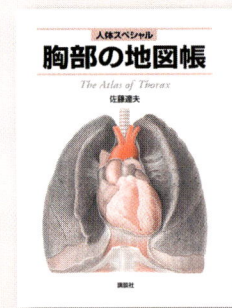

人体スペシャル　胸部の地図帳

著者／佐藤達夫（東京医科歯科大学名誉教授，東京有明医療大学名誉教授・名誉学長）

造本・体裁／A4変型，ソフトカバー，142頁，オールカラー　定価：本体4000円（税別）

[本書の特色]
- 「心臓や肺はどこにあるのか？」から「心臓や肺はなぜ胸部にあるのか？」までが納得してわかる．
- 心臓，肺，食道，横隔膜，乳腺，胸腺，胸壁の筋・骨の成り立ちや構造をビジュアルに提示．
- 医学専門書にも劣らない，臓器・血管・神経・リンパの精緻なカラーイラストに加え，写真・図版などを多数掲載．

講談社

定価は変更することがあります．